国家卫生健康委员会“十三五”规划教材
全国高等中医药教育教材

供中西医临床医学、中医学等专业用

中西医结合妇产科学

第2版

主　编　连　方　吴效科

副主编　邓高丕　张　帆　张翼宙　殷岫绮　谢　萍　崔晓萍

编　委（以姓氏笔画为序）

卫爱武（河南中医药大学）
王　浩（广东药科大学）
王国华（北京中医药大学）
王艳萍（长春中医药大学）
毛　惠（西南医科大学）
邓高丕（广州中医药大学）
刘玉兰（承德医学院）
刘金星（山东中医药大学）
闫　颖（天津中医药大学）
连　方（山东中医药大学）
肖新春（陕西中医药大学）
吴冬梅（福建中医药大学）
吴效科（黑龙江中医药大学）
张　帆（贵州中医药大学）
张翼宙（浙江中医药大学）
段　恒（重庆医科大学）
殷岫绮（上海中医药大学）
崔晓萍（陕西中医药大学）
梁雪芳（广州中医药大学）
韩凤娟（黑龙江中医药大学）
游　卉（湖南中医药大学）
谢　萍（成都中医药大学）
雷　磊（湖南中医药大学）

秘　书　相　珊（山东中医药大学）

人民卫生出版社
·北　京·

图书在版编目（CIP）数据

中西医结合妇产科学/连方，吴效科主编. —2 版
. —北京：人民卫生出版社，2020. 11
ISBN 978-7-117-29395-2

Ⅰ. ①中… Ⅱ. ①连…②吴… Ⅲ. ①妇产科病-中西医结合疗法-中医学院-教材 Ⅳ. ①R710. 5

中国版本图书馆 CIP 数据核字(2020)第 216240 号

中西医结合妇产科学
Zhongxiyi Jiehe Fuchankexue
第 2 版

主　　编：连　方　吴效科
出版发行：人民卫生出版社（中继线 010-59780011）
地　　址：北京市朝阳区潘家园南里 19 号
邮　　编：100021
E - mail：pmph @ pmph. com
购书热线：010-59787592　010-59787584　010-65264830
印　　刷：人卫印务（北京）有限公司
经　　销：新华书店
开　　本：787×1092　1/16　　印张：27
字　　数：622 千字
版　　次：2012 年 6 月第 1 版　　2020 年 11 月第 2 版
印　　次：2020 年 12 月第 1 次印刷
标准书号：ISBN 978-7-117-29395-2
定　　价：73. 00 元

《中西医结合妇产科学》(第2版)网络增值服务编委会

主　编　连　方　吴效科

副主编　邓高丕　张　帆　张翼宙　殷岫绮　谢　萍　崔晓萍

编　委（以姓氏笔画为序）

卫爱武（河南中医药大学）
王　浩（广东药科大学）
王国华（北京中医药大学）
王艳萍（长春中医药大学）
毛　惠（西南医科大学）
邓高丕（广州中医药大学）
刘玉兰（承德医学院）
刘金星（山东中医药大学）
闫　颖（天津中医药大学）
连　方（山东中医药大学）
肖新春（陕西中医药大学）
吴冬梅（福建中医药大学）
吴效科（黑龙江中医药大学）
张　帆（贵州中医药大学）
张翼宙（浙江中医药大学）
相　珊（山东中医药大学）
段　恒（重庆医科大学）
殷岫绮（上海中医药大学）
崔晓萍（陕西中医药大学）
梁雪芳（广州中医药大学）
韩凤娟（黑龙江中医药大学）
游　卉（湖南中医药大学）
谢　萍（成都中医药大学）
雷　磊（湖南中医药大学）

修订说明

为了更好地贯彻落实《国家中长期教育改革和发展规划纲要(2010—2020年)》《医药卫生中长期人才发展规划(2011—2020年)》《中医药发展战略规划纲要(2016—2030年)》和《国务院办公厅关于深化高等学校创新创业教育改革的实施意见》精神,做好新一轮全国高等中医药教育教材建设工作,人民卫生出版社在教育部、国家卫生健康委员会、国家中医药管理局的领导下,在上一轮教材建设的基础上,组织和规划了全国高等中医药教育本科国家卫生健康委员会“十三五”规划教材的编写和修订工作。

为做好新一轮教材的出版工作,人民卫生出版社在教育部高等学校中医学类专业教学指导委员会和第二届全国高等中医药教育教材建设指导委员会的大力支持下,先后成立了第三届全国高等中医药教育教材建设指导委员会、首届全国高等中医药教育数字教材建设指导委员会和相应的教材评审委员会,以指导和组织教材的遴选、评审和修订工作,确保教材编写质量。

根据“十三五”期间高等中医药教育教学改革和高等中医药人才培养目标,在上述工作的基础上,人民卫生出版社规划、确定了中医学、针灸推拿学、中药学、中西医临床医学、护理学、康复治疗学6个专业139种国家卫生健康委员会“十三五”规划教材。教材主编、副主编和编委的遴选按照公开、公平、公正的原则,在全国近50所高等院校4000余位专家和学者申报的基础上,近3000位申报者经教材建设指导委员会、教材评审委员会审定批准,聘任为主审、主编、副主编、编委。

本套教材的主要特色如下:

1. 定位准确,面向实际 教材的深度和广度符合各专业教学大纲的要求和特定学制、特定对象、特定层次的培养目标,紧扣教学活动和知识结构,以解决目前各院校教材使用中的突出问题为出发点和落脚点,对人才培养体系、课程体系、教材体系进行充分调研和论证,使之更加符合教改实际、适应中医药人才培养要求和市场需求。

2. 夯实基础,整体优化 以培养高素质、复合型、创新型中医药人才为宗旨,以体现中医药基本理论、基本知识、基本思维、基本技能为指导,对课程体系进行充分调研和认真分析,以科学严谨的治学态度,对教材体系进行科学设计、整体优化,教材编写综合考虑学科的分化、交叉,既要充分体现不同学科自身特点,又注意各学科之间有机衔接;确保理论体系完善,知识点结合完备,内容精练、完整,概念准确,切合教学实际。

3. 注重衔接,详略得当 严格界定本科教材与职业教育教材、研究生教材、毕业后教育教材的知识范畴,认真总结、详细讨论现阶段中医药本科各课程的知识和理论框架,使其在教材中得以凸显,既要相互联系,又要在编写思路、框架设计、内容取舍等方面有一定的区分度。

4. 注重传承,突出特色 本套教材是培养复合型、创新型中医药人才的重要工具,是中医药文明传承的重要载体，而传统的中医药文化是国家软实力的重要体现。因此，教材既要反映原汁原味的中医药知识，培养学生的中医思维，又要使学生中西医学融会贯通，既要传承经典，又要创新发挥，体现本版教材“重传承、厚基础、强人文、宽应用”的特点。

5. 纸质数字，融合发展 教材编写充分体现与时代融合、与现代科技融合、与现代医学融合的特色和理念，适度增加新进展、新技术、新方法，充分培养学生的探索精神、创新精神；同时，将移动互联、网络增值、慕课、翻转课堂等新的教学理念和教学技术、学习方式融入教材建设之中，开发多媒体教材、数字教材等新媒体形式教材。

6. 创新形式，提高效用 教材仍将传承上版模块化编写的设计思路，同时图文并茂、版式精美；内容方面注重提高效用，将大量应用问题导入、案例教学、探究教学等教材编写理念，以提高学生的学习兴趣和学习效果。

7. 突出实用，注重技能 增设技能教材、实验实训内容及相关栏目，适当增加实践教学学时数，增强学生综合运用所学知识的能力和动手能力，体现医学生早临床、多临床、反复临床的特点，使教师好教、学生好学、临床好用。

8. 立足精品，树立标准 始终坚持中国特色的教材建设的机制和模式；编委会精心编写，出版社精心审校，全程全员坚持质量控制体系，把打造精品教材作为崇高的历史使命，严把各个环节质量关，力保教材的精品属性，通过教材建设推动和深化高等中医药教育教学改革，力争打造国内外高等中医药教育标准化教材。

9. 三点兼顾，有机结合 以基本知识点作为主体内容，适度增加新进展、新技术、新方法，并与劳动部门颁发的职业资格证书或技能鉴定标准和国家医师资格考试有效衔接，使知识点、创新点、执业点三点结合；紧密联系临床和科研实际情况，避免理论与实践脱节、教学与临床脱节。

本轮教材的修订编写，教育部、国家卫生健康委员会、国家中医药管理局有关领导和教育部高等学校中医学类专业教学指导委员会、中药学类专业教学指导委员会等相关专家给予了大力支持和指导，得到了全国各医药卫生院校和部分医院、科研机构领导、专家和教师的积极支持和参与，在此，对有关单位和个人表示衷心的感谢！希望各院校在教学使用中以及在探索课程体系、课程标准和教材建设与改革的进程中，及时提出宝贵意见或建议，以便不断修订和完善，为下一轮教材的修订工作奠定坚实的基础。

人民卫生出版社有限公司

2019 年 1 月

全国高等中医药教育本科
国家卫生健康委员会"十三五"规划教材
教材目录

中医学等专业

序号	教材名称	主编
1	中国传统文化（第 2 版）	臧守虎
2	大学语文（第 3 版）	李亚军　赵鸿君
3	中国医学史（第 2 版）	梁永宣
4	中国古代哲学（第 2 版）	崔瑞兰
5	中医文化学	张其成
6	医古文（第 3 版）	王兴伊　傅海燕
7	中医学导论（第 2 版）	石作荣
8	中医各家学说（第 2 版）	刘桂荣
9	*中医基础理论（第 3 版）	高思华　王　键
10	中医诊断学（第 3 版）	陈家旭　邹小娟
11	中药学（第 3 版）	唐德才　吴庆光
12	方剂学（第 3 版）	谢　鸣
13	*内经讲义（第 3 版）	贺　娟　苏　颖
14	*伤寒论讲义（第 3 版）	李赛美　李宇航
15	金匮要略讲义（第 3 版）	张　琦　林昌松
16	温病学（第 3 版）	谷晓红　冯全生
17	*针灸学（第 3 版）	赵吉平　李　瑛
18	*推拿学（第 3 版）	刘明军　孙武权
19	中医临床经典概要（第 2 版）	周春祥　蒋　健
20	*中医内科学（第 3 版）	薛博瑜　吴　伟
21	*中医外科学（第 3 版）	何清湖　秦国政
22	*中医妇科学（第 3 版）	罗颂平　刘燕峰
23	*中医儿科学（第 3 版）	韩新民　熊　磊
24	*中医眼科学（第 2 版）	段俊国
25	中医骨伤科学（第 2 版）	詹红生　何　伟
26	中医耳鼻咽喉科学（第 2 版）	阮　岩
27	中医急重症学（第 2 版）	刘清泉
28	中医养生康复学（第 2 版）	章文春　郭海英
29	中医英语	吴　青
30	医学统计学（第 2 版）	史周华
31	医学生物学（第 2 版）	高碧珍
32	生物化学（第 3 版）	郑晓珂
33	医用化学（第 2 版）	杨怀霞

34	正常人体解剖学(第2版)	申国明
35	生理学(第3版)	郭　健　杜　联
36	神经生理学(第2版)	赵铁建　郭　健
37	病理学(第2版)	马跃荣　苏　宁
38	组织学与胚胎学(第3版)	刘黎青
39	免疫学基础与病原生物学(第2版)	罗　晶　郝　钰
40	药理学(第3版)	廖端芳　周玖瑶
41	医学伦理学(第2版)	刘东梅
42	医学心理学(第2版)	孔军辉
43	诊断学基础(第2版)	成战鹰　王肖龙
44	影像学(第2版)	王芳军
45	循证医学(第2版)	刘建平
46	西医内科学(第2版)	钟　森　倪　伟
47	西医外科学(第2版)	王　广
48	医患沟通学(第2版)	余小萍
49	历代名医医案选读	胡方林　李成文
50	医学文献检索(第2版)	高巧林　章新友
51	科技论文写作(第2版)	李成文
52	中医药科研思路与方法(第2版)	胡鸿毅

中药学、中药资源与开发、中药制药等专业

序号	教材名称	主编姓名
53	高等数学(第2版)	杨　洁
54	解剖生理学(第2版)	邵水金　朱大诚
55	中医学基础(第2版)	何建成
56	无机化学(第2版)	刘幸平　吴巧凤
57	分析化学(第2版)	张　梅
58	仪器分析(第2版)	尹　华　王新宏
59	物理化学(第2版)	张小华　张师愚
60	有机化学(第2版)	赵　骏　康　威
61	医药数理统计(第2版)	李秀昌
62	中药文献检索(第2版)	章新友
63	医药拉丁语(第2版)	李　峰　巢建国
64	药用植物学(第2版)	熊耀康　严铸云
65	中药药理学(第2版)	陆　茵　马越鸣
66	中药化学(第2版)	石任兵　邱　峰
67	中药药剂学(第2版)	李范珠　李永吉
68	中药炮制学(第2版)	吴　皓　李　飞
69	中药鉴定学(第2版)	王喜军
70	中药分析学(第2版)	贡济宇　张　丽
71	制药工程(第2版)	王　沛
72	医药国际贸易实务	徐爱军
73	药事管理与法规(第2版)	谢　明　田　侃
74	中成药学(第2版)	杜守颖　崔　瑛
75	中药商品学(第3版)	张贵君
76	临床中药学(第2版)	王　建　张　冰
77	临床中药学理论与实践	张　冰

序号	教材名称	主编姓名
78	药品市场营销学(第2版)	汤少梁
79	中西药物配伍与合理应用	王　伟　朱全刚
80	中药资源学	裴　瑾
81	保健食品研究与开发	张　艺　贡济宇
82	波谱解析(第2版)	冯卫生

针灸推拿学等专业

序号	教材名称	主编姓名
83	*针灸医籍选读(第2版)	高希言
84	经络腧穴学(第2版)	许能贵　胡　玲
85	神经病学(第2版)	孙忠人　杨文明
86	实验针灸学(第2版)	余曙光　徐　斌
87	推拿手法学(第3版)	王之虹
88	*刺法灸法学(第2版)	方剑乔　吴焕淦
89	推拿功法学(第2版)	吕　明　顾一煌
90	针灸治疗学(第2版)	杜元灏　董　勤
91	*推拿治疗学(第3版)	宋柏林　于天源
92	小儿推拿学(第2版)	廖品东
93	针刀刀法手法学	郭长青
94	针刀医学	张天民

中西医临床医学等专业

序号	教材名称	主编姓名
95	预防医学(第2版)	王泓午　魏高文
96	急救医学(第2版)	方邦江
97	中西医结合临床医学导论(第2版)	战丽彬　洪铭范
98	中西医全科医学导论(第2版)	郝微微　郭　栋
99	中西医结合内科学(第2版)	郭　姣
100	中西医结合外科学(第2版)	谭志健
101	中西医结合妇产科学(第2版)	连　方　吴效科
102	中西医结合儿科学(第2版)	肖　臻　常　克
103	中西医结合传染病学(第2版)	黄象安　高月求
104	健康管理(第2版)	张晓天
105	社区康复(第2版)	朱天民

护理学等专业

序号	教材名称	主编姓名
106	正常人体学(第2版)	孙红梅　包怡敏
107	医用化学与生物化学(第2版)	柯尊记
108	疾病学基础(第2版)	王　易
109	护理学导论(第2版)	杨巧菊
110	护理学基础(第2版)	马小琴
111	健康评估(第2版)	张雅丽
112	护理人文修养与沟通技术(第2版)	张翠娣
113	护理心理学(第2版)	李丽萍
114	中医护理学基础	孙秋华　陈莉军

115	中医临床护理学	胡　慧
116	内科护理学(第2版)	沈翠珍　高　静
117	外科护理学(第2版)	彭晓玲
118	妇产科护理学(第2版)	单伟颖
119	儿科护理学(第2版)	段红梅
120	*急救护理学(第2版)	许　虹
121	传染病护理学(第2版)	陈　璇
122	精神科护理学(第2版)	余雨枫
123	护理管理学(第2版)	胡艳宁
124	社区护理学(第2版)	张先庚
125	康复护理学(第2版)	陈锦秀
126	老年护理学	徐桂华
127	护理综合技能	陈　燕

康复治疗学等专业

序号	教材名称	主编姓名
128	局部解剖学(第2版)	张跃明　武煜明
129	运动医学(第2版)	王拥军　潘华山
130	神经定位诊断学(第2版)	张云云
131	中国传统康复技能(第2版)	李　丽　章文春
132	康复医学概论(第2版)	陈立典
133	康复评定学(第2版)	王　艳
134	物理治疗学(第2版)	张　宏　姜贵云
135	作业治疗学(第2版)	胡　军
136	言语治疗学(第2版)	万　萍
137	临床康复学(第2版)	张安仁　冯晓东
138	康复疗法学(第2版)	陈红霞
139	康复工程学(第2版)	刘夕东

中医养生学等专业

序号	教材名称	主编姓名
140	中医养生学导论	陈涤平　周时高
141	养生名著选读	田思胜
142	中医体质养生学	倪　诚
143	中医情志养生学	陈四清　侯江红
144	中医四时养生学	龚婕宁
145	中医药膳食养学	史丽萍　何富乐
146	中医养生方法学	郑　亮　金荣疆
147	中医养生适宜技术	程　凯　杨佃会

注:①本套教材均配网络增值服务;②教材名称左上角标有＊号者为“十二五”普通高等教育本科国家级规划教材。

第三届全国高等中医药教育教材建设指导委员会名单

全国高等中医药教育本科
中西医临床医学专业教材评审委员会名单

前 言

本教材是由全国高等中医药教育教材建设指导委员会、人民卫生出版社组织编写，旨在培养传承中医药文明、创新中医药事业的复合型、创新型高等中医药专业人才。

根据中西医结合妇产科临床的实际需求，本教材涵盖了中医妇科学和西医妇产科学两部分内容，在保持两种医学各自体系和特点的同时，着力实现两者在临床上的“结合”。因此，编写时在目录、内容上既有中医妇科学的传统特色，也有西医妇产科学的最新内容。在内容上有交叉的疾病，编写内容上既各有侧重，又相互照应，使教材更符合现代妇产科临床的需要。

本教材是原卫生部“十二五”规划教材《中西医结合妇产科学》（第 1 版）的修订版。在原有的基础上增加或更新了一部分内容，并同时编辑了数字教材，作为纸质教材的补充。

全书分总论、各论两部分。总论（第一章至第七章）和各论（第八章至第十四章）为基本教学内容，简明介绍了中、西医妇产科学关于女性解剖、生理，经、带、胎、产、杂诸病的内容；第十五章至第十七章为计划生育、妇产科常用特殊检查和妇产科内镜等内容，供学生自学和参考。

本教材邀请连方教授担任第一主编，负责拟定编写计划。总论部分，第一章、第二章由刘金星编写，第三章由邓高丕、毛惠负责编写，第四章、第五章由韩凤娟、吴效科负责编写，第六章由雷磊负责编写，第七章由梁雪芳负责编写；各论部分，第八章由刘玉兰、吴效科、梁雪芳、王国华负责编写，第九章由王国华负责编写，第十章由连方、崔晓萍、段恒、张帆编写，第十一章由毛惠、游卉负责编写，第十二章由吴冬梅、王艳萍负责编写，第十三章由王艳萍、连方、王浩、肖新春负责编写，第十四章由肖新春、谢萍负责编写，第十五章由闫颖负责编写，第十六章由殷岫绮、卫爱武负责编写，第十七章由张翼宙编写；附录部分由相珊编写整理。全书由连方教授整理修改，相珊协助统稿。

本教材难免有不足之处，希望各校师生及妇产科同道们提出宝贵意见，以便改进提高。

编者

2020 年 2 月

目　录

总　论

各　论

总论

第一章 绪论

学习目的

通过绪论的学习，了解中西医结合妇产科学的定义、中医及中西医结合妇产科学发展简史、各历史时期中医妇科代表性著作，从而拓宽知识面，为今后学习中西医结合妇产科学奠定基础。

学习要点

中西医结合妇产科学的定义；各历史时期中医妇科代表性著作的名称、作者。

第一节 中西医结合妇产科学的定义与研究范围

中西医结合妇产科学是运用中、西医学的基础理论、思维与方法，根据临床实践的需要，融会贯通地来认识女性生殖系统解剖，生理、病理特点，研究女性疾病的发生、发展、诊疗规律、预防方法，以及计划生育、优生保健等问题的一门新兴的临床医学学科。它汲取了中医妇科学与西医妇产科学的精华，辨病与辨证相结合，辅以现代科技手段进行诊断；治疗上标本兼顾，多种疗法合用，注重实效。

中西医结合妇产科学研究的范围主要为女性生殖系统的解剖、月经、妊娠、分娩、产褥和哺乳的生理特点和特有疾病，以及内外生殖器官的发育异常、损伤、炎症、肿瘤等病变的中西医结合病因病理、临床表现、诊断及治疗等。此外，不孕症、计划生育、优生优育、妇女保健等也属于本学科研究的范围。

中西医结合妇产科学是一门独立的临床学科，不可简单地分割为妇科、产科、计划生育、生殖健康和妇女保健，因为它们共同的基础是女性生殖系统的生理、病理，许多疾病之间存在因果关系，学科间多有交叉，故应视为一个整体，学习过程中应将中、西医妇产科学理论和实践融会贯通以取长补短。

第二节 中医、中西医结合妇产科学的发展简史

妇产科学是临床医学的重要组成部分。无论是中医妇产科学还是西医妇产科学，

笔记

都是在历史的长河中，随着各自医学体系的形成和发展，逐渐建立和充实起来的。从其发展历程来看，都是由于人类首先重视自身繁殖而先有产科学，继而随着对"母健子壮"的认识，逐渐产生了妇科学。

一、中医妇产科学的发展简史

中医妇产科学是在中医学的形成和发展中，逐渐建立和充实起来的，它为中华民族的繁衍做出了重要贡献。医学的发展与社会的进步密不可分，我们按历史阶段阐述中医妇产科学的发展历程。

（一）夏商周时代

这一时期，中医妇产科学已有了萌芽，有了难产、种子、胎教、优生等内容的记载。在殷墟出土的甲骨文记载的21种疾病中，就有"疾育"（妇产科疾病）的记载，甲骨文卜辞中亦有预测患病孕妇临产时母子吉凶的记载。《易经》中有"妇孕不育"和"妇三岁不孕"的记载。《史记·楚世家》有"陆终（妻女嬇）生子六人，拆剖而产焉"的难产记载，其时间相当于夏或夏以前。这些记载在一定程度上反映了古人对女性孕产的认识。我国现存最早成书的文学经典《诗经》中载药50余种，其中有一些重要的妇产科用药。同时代的《山海经》中载药120余种，其中有"种子"及"避孕"的药物。《列女传》云："太任者……王季娶为妃……及其有娠，目不视恶色，耳不听淫声，口不出傲言，能以胎教……而生文王"，这是最早的"母子医学"的观点，即胎教方面的理论萌芽，如对优生优育具有指导意义。

（二）春秋战国时代

这一时期民间出现了专门诊治妇人疾病的"带下医"，当时最著名的是秦越人，即扁鹊。妇产科理论进展主要体现在难产、优生和胚胎学方面。关于胚胎发育的过程，《文子·九守》曰："一月而膏，二月血脉，三月而胚，四月而胎，五月而筋，六月而骨，七月而成形，八月而动，九月而躁，十月而生"，此乃怀胎十月而生的初始记载。特别应该指出的是，《左传·僖公二十三年》云："男女同姓，其生不蕃"，蕃，即繁殖之意，这是最早认识到血缘近亲对子代影响的优生学观点。

成书于战国时代的《黄帝内经》是我国现存的第一部医学巨著，提出了女性的解剖、月经生理、妊娠诊断等基本理论。如对女性生理的认识，《素问·上古天真论》云："女子七岁，肾气盛，齿更发长；二七而天癸至，任脉通，太冲脉盛，月事以时下，故有子；三七，肾气平均，故真牙生而长极；四七，筋骨坚，发长极，身体盛壮；五七，阳明脉衰，面始焦，发始堕；六七，三阳脉衰于上，面皆焦，发始白；七七，任脉虚，太冲脉衰少，天癸竭，地道不通，故形坏而无子也。"提出了女子从七岁到七七之年的生长、发育和生殖的规律，概括了女性月经、胎孕的生理变化。病理方面，还初步论述了一些女性疾病的病理，如血崩、月事不来、带下、不孕、肠覃、石瘕等。治疗方面，记载了第一个妇科药方——四乌贼骨一藘茹丸。《黄帝内经》为妇科学的形成发展奠定了理论基础。

（三）秦汉时代

秦代已有了妇产科病案的记载。据《史记·扁鹊仓公列传》记载，太仓公淳于意首创"诊籍"，其中"韩女内寒月事不下"（闭经）及"王美人怀子而不乳"（过期妊娠）的

笔记

记述，都是我国妇产科最早的病案。

汉代在医事制度上设有“女医”（也称“乳医”），隶属于太医令，最早的女医生为义妁和淳于衍，是专门为皇后接产，为皇后和皇太后治病的侍从医生。在此时代首次有药物堕胎、连体胎儿、手术摘除死胎的记载，并出现一批妇产科专著。如长沙马王堆汉墓出土的《胎产书》，约成书于公元前 2 世纪，是我国现存最早的妇产科专著，书中对妊娠按月养生提出一些初步见解，反映了当时对妊娠、胎产卫生的认识。张仲景《金匮要略》设专篇论述妇产科疾病，包括妊娠呕吐、妊娠腹痛、产后发热、热入血室、带下、经闭、癥瘕等病的证治，并提出阴道冲洗和纳药等外治法，其中许多经验和方药至今有效，有些重要理论一直指导着妇产科的临床工作。汉代另一位著名医学家华佗，不仅发明了麻沸散、神膏（创伤药），成功地进行了开腹手术，而且还能用针、药处理胎死不下。《后汉书·华佗传》云：“佗曰：‘死胎枯燥，势不自生。’使人探之，果得死胎，人形可识，但其色已黑。佗之绝技，皆此类也。”可见当时的外科和妇产科学已具有相当水平。

（四）魏晋南北朝及隋代

这一时期主要是脉学和病源证候学的成就推动了妇产科学的发展，并提出了晚婚与节欲的主张，记载了针刺引产成功的案例，以及逐月养胎的理论。晋代名医王叔和著《脉经》，并将脉学理论应用于妇产科方面，如在“平妊娠分别男女将产诸证”篇中指出：“尺中之脉，按之不绝，法妊娠也……若三部脉浮沉正等，按之无绝者，为有妊”。本书记载了临产时的“离经脉”的脉象：“妇人怀妊离经，其脉浮，设腹痛引腰脊，为今欲生也”，“又法妇人欲生，其脉离经，半夜觉，日中则生也”。针对月经的一些特殊情况，《脉经》提出了“居经”“避年”“激经”的概念，并论及了其他妇产科疾病的简要脉证。

南齐褚澄著《褚氏遗书》，从摄生角度提倡晚婚和节欲，如“合男女必当其年。男虽十六而精通，必三十而娶，女虽十四而天癸至，必二十而嫁，皆欲阴阳气完实，然后交而孕，孕而育，育而为子坚壮强寿”，同时还指出“合男子多则沥枯虚人，产乳众则血枯杀人”。北齐徐之才的《逐月养胎法》，明确提出了孕妇应随胎儿发育的不同阶段，按月采取不同的调摄措施，对保证孕妇健康、胎儿发育、预防难产都有积极意义。

隋代巢元方的《诸病源候论》中，有八卷是专门论述妇人病的，前四卷论妇科病，包括月经、带下、前阴、乳房诸疾，全部以冲任损伤立论，这对今天妇产科病机阐述仍有重要的指导作用。后四卷论产科病，按妊娠、将产、难产及产后分类。每病都从病因、病机和证候逐次论述，条理分明，对后世妇产科学影响深远。

（五）唐代

唐代建立了比较完备的医事制度，设立了“太医署”，这是唐代最高的医学教育机构和医疗机构，专门培养医药人才。当时临床医学日益兴盛，逐渐趋向专科化，妇产科虽还没有成为独立专科，但已发展到了相当水平。

著名医学家孙思邈所著《备急千金要方》中设有妇人方上、中、下三卷，并将妇人胎产列为卷首。书中不仅广泛讨论了求子、妊娠、产难、胞衣不出、月经病、带下病及杂

笔记

病等的证治,而且对疾病机理有自己的新认识。如对不孕症病因认为或因“子脏闭塞不受精”,或因“男子五劳七伤、虚乏羸瘦”所致;对产时护理提出“凡欲产时,特忌多人瞻视……若人众看之,无不难产耳”;对产后养护则告诫“凡产后满百日,乃可合会,不尔,至死虚羸,百病滋长,慎之”,这些对现今妇女产褥保健仍有指导意义。书中还记载有难产、横产、倒生不出者诸方及针刺引产的穴位手法等,都反映了当时妇产科的发展情况。

王焘著《外台秘要》,其中有妇人病二卷,详细论述了关于妊娠、产难、产后、崩中、带下、前阴诸疾,还指出了孕妇若不能负担妊娠时可以终止,并提供堕胎和断产方。昝殷著的《经效产宝》是我国现存理论较完备的产科专著,可惜早已散佚,现存版本系根据清朝光绪年间影刻北宋本并补抄目录印行的。全书共三卷,围绕妊娠、难产、产后病加以论述,并列有处理方法和方药治疗。

(六)宋代

宋代时妇产科已发展为独立专科。国家设有“太医局”,设九科,产科是其中之一,设有产科教授,这是世界医事制度上妇产科最早的独立分科。有了分科,促进了妇产科的迅速发展,涌现出一批重要的妇产科著作。杨子建著《十产论》,所谓“十产”包括正产、伤产、横产、倒产、偏产等,并对各种异常胎位和助产方法做了详细描述,对产科发展有较大贡献。朱端章著《卫生家宝产科备要》,集宋以前产科各家论著,标明出处,书中论述了妊娠、临产、产后等内容,并明确指出了产后“三冲”,即“冲心”“冲胃”“冲肺”的症状、治疗及其严重性。齐仲甫著《女科百问》,将有关女性生理、病理、经、带、胎、产病及妇科杂病等方面的疑问进行归纳,并逐一解答,条理清晰,内容简要,并附有理、法、方、药,是当时不可多得的妇产科普及性著作。陈自明所著《妇人大全良方》是一部全面的妇产科专著。全书分调经、众疾、求嗣、胎教、妊娠、坐月、难产、产后8门,每门数十证,共260余论,论后附方,并有验案,系统地论述了妇产科常见疾病,还特别提到难产的处理。《妇人大全良方》不仅是当时的妇产科杰作,而且对后世医家也影响深远。

(七)金元时代

金元时代的医学,百家争鸣,医学流派开始兴起,以刘完素、张子和、李东垣、朱丹溪四大家为主,从不同角度丰富了妇产科学的内容,拓宽了对妇产科疾病诊断和治疗的思路。

刘完素认为“六气皆从火化”,治法主用寒凉。在妇科方面提出:“女子不月,先泻心火,血自下也”,他认为:“带下者,任脉之病也”,“下部任脉湿热甚者,津液涌溢而为带下也”。明确指出经、带疾病或因火热,或因湿热所致,补充了宋以前体虚受风冷的单一病因学说。其在所著《素问病机气宜保命集》中,对女性各生理阶段疾病的论治做了规律性阐述,指出:“妇人童幼天癸未行之间,皆属少阴;天癸既行,皆从厥阴论之;天癸已绝,乃属太阴经也”,为后世少年治肾、中年治肝、老年治脾的理论渊源。

张子和著《儒门事亲》,认为“养生当论食补,治病当论药攻”,善用汗、吐、下三法以祛病。其治疗女性经带之疾,也常用吐下之法以驱逐痰水而取效。此外,该书还记

笔记

载了“一妇人临产……子死于腹……急取秤钩，续以壮绳……钩其死胎”的病案，开创了中医器械手术助产的先河。

李东垣重视脾胃，认为“内伤脾胃，百病乃生”，治病着重补脾升阳除湿。如在其所著《兰室秘藏·妇人门》中论述经闭不行时说：“妇人脾胃久虚，或形羸，气血俱衰，而致经水断绝不行……病名曰血枯经绝。宜泻胃之燥热，补益气血，经自行矣。”论及经漏则认为：“皆由脾胃有亏，下陷于肾，与相火相合，湿热下迫，经漏不止……宜大补脾胃，而升举血气”，又指出：“妇人血崩，是肾水阴虚，不能镇守胞络相火，故血走而崩也”。这些理论对今天月经病的治疗仍有指导意义。

朱丹溪创“阳常有余，阴常不足”之说，认为“火”易损伤精血，故治疗上重视保存阴精，为养阴派的倡导者，善用“滋阴降火”法。对产前病（妊娠病）的调治，认为胎前应清热养血，提出黄芩、白术为安胎妙药。对产后病的治疗主张补虚为主，“产后无得令虚，当以大补气血为先，虽有杂证，以末治之”。在其所著《格致余论·受胎论》中记载：“阴阳交媾，胎孕乃凝，所藏之处，名曰子宫。一系在下，上有两歧，一达于左，一达于右。”第一次明确描写了子宫的形态。

（八）明代

明代的医事制度和医学教育设十三科，其中设有妇人科，这一时期出现了许多内容详尽而又系统的妇产科专著。

薛立斋著《女科撮要》分上、下两卷，上卷论经水及外证，内容包括经候不调、带下、乳痈、乳岩、阴疮等。下卷专论胎产，内容有保胎、小产、胎衣不出、产后腹痛等，每条有论、有方，并治验。此外，薛氏还撰写有《校注妇人良方》一书，根据个人经验，大胆提出自己的见解，并对原书内容进行修正，所集验案多显效。

万全著《广嗣纪要》和《妇人秘科》，论述了妇产科常见病，对嗣育问题提出了“求子之道，男子贵清心寡欲以养其精，女子贵平心定意以养其血”，并在《广嗣纪要·择配》篇中指出有些女子因先天生理缺陷不能婚配生育，即螺、纹、鼓、角、脉，称为“五不女”。

王肯堂著《证治准绳》，综合明代以前各医家的理论、经验，去伪存真，其对妇科疾病的治疗论述详尽，内容丰富。李时珍著《本草纲目》《奇经八脉考》《濒湖脉学》，其中对月经理论和奇经八脉的论述发展了中医月经理论，并针对月经的一些特殊现象提出了“逆经”“暗经”的概念。赵献可重视命门学说，著有《邯郸遗稿》，书中以《素问·上古天真论》为依据论述月经病、妊娠病。论调经主张“滋水为主，不须补血”，“滋水更当养火”；论及妊娠时言：“两肾中具水火之原，冲任之根，胎元之所系……肾中无水胎不安，用六味地黄丸壮水；肾中无火，用八味地黄益火”，这些观点对当今妇产科学术发展仍有重要价值。张景岳著《类经》《景岳全书》，提倡补肾，提出“阳非有余，阴常不足”的学说，强调阳气和阴精可以相互化生。创制了左归丸、右归丸，传之于世，沿用至今。《景岳全书·妇人规》二卷，是景岳著述中关于妇产科的专篇，分为总论、经脉、胎孕、产育、带浊、乳病、子嗣、癥瘕、前阴类等，是一本理论性、系统性比较强的妇产科专著。张氏认为女性必须重视冲任、脾、肾、阴血，治妇科病首重调经等，对后世影响深远。

笔记

（九）清代与民国

清代将妇产科统称为妇人科或女科。妇产科著述颇多。影响较大的有《傅青主女科》《达生篇》《医宗金鉴·妇科心法要诀》《沈氏女科辑要》。

傅山著《傅青主女科》，以肝、脾、肾三脏立论，论述平正扼要，理法严谨，方药简便有效。傅氏根据自己的实践经验创拟的完带汤、固本止崩汤、养精种玉汤、通乳丹、生化汤等，至今临床仍广泛使用。亟斋居士著《达生篇》，对胎前、临产、产后调护、难产救治等都做了精辟论述，提出了“睡，忍痛，慢临盆”的临产六字真言。吴谦等编著的《医宗金鉴》，是由太医院集体编辑的一部医学教科书，其中《妇科心法要诀》是关于妇产科的专篇，集清朝以前妇产科大成，理法严谨，体例规范。其特点是每病每方均先列歌诀，后用文字注释，使之易诵易学。沈又彭著《沈氏女科辑要》，该书注重实践，并阐明自己的观点，所论精详，且有很多新说和独到见解。另外，王清任《医林改错》中对活血化瘀法的发展，唐容川《血证论》中重视调和气血的治疗法则，都对妇产科治疗有较大影响。

民国时期对妇产科影响较大的著作有张锡纯的《医学衷中参西录》，内有“治女科方”和“妇女科”，比较重视调理脾肾和活血化瘀，他所创安冲汤、理冲汤、固冲汤、温冲汤及寿胎丸等方仍为今人习用，且多有效。张山雷著《沈氏女科辑要笺正》，结合自己的经验和心得笺正《沈氏女科辑要》一书，重视肝肾学说，并强调辨证施治。

（十）中华人民共和国成立后

中华人民共和国成立后，中医事业有了很大发展，中医妇产科学也进一步得到提高。自 1956 年以来，各省市相继建立了中医学院和中医学校。国家先后组织编写了十版《中医妇科学》统编教材，出版了《中国医学百科全书·中医妇科》《高等中医院校教学参考丛书·中医妇科学》《中医药学高级丛书·中医妇产科学》，各地还编写了一批内部教材和妇科专著。各院校开展了博士、硕士、本科等不同层次的中医学教育，培养了一大批高层次的中医妇科学专门人才。中医妇科学也正向着现代化和国际化的目标发展。

二、中西医结合妇产科学的发展简史

19 世纪末，西医妇产科学开始渗入我国医疗实践，对传统中医产生了深刻影响。西方医学进入我国并迅速传播，推动了我国医学事业的发展，在医疗实践中，医学先辈逐渐认识到无论中医还是西医，都各有所长，自觉或不自觉地将两者结合应用于临床，并不断提出一些中西汇通的见解，努力探索发展中国医学的新道路。张锡纯的《医学衷中参西录》一书即是试图沟通中西医学的早期代表著作。又如陆渊雷在《金匮要略今释》中对《金匮要略》“妇人少腹满如敦状……此为水与血俱结在血室也”注释说：“少腹满如敦状，或为卵巢囊肿，或为子宫血肿，得之生后，则因生产时产道有创伤，其后结缔组织粘连，遂成锁阴，而发为子宫血肿也”。尽管受当时历史条件所限，描述欠确切，但却是用中西汇通的形式描写的，是一种进步。

1929 年杨崇瑞在北平建立了“国立第一助产学校”，这是我国第一所由政府举办的妇产学校。在极其艰苦的条件下，妇产科前辈克服重重困难，不断总结经验，学习并

笔记

引进西医先进技术，奠定了我国近代中西医结合妇产科学的基础。

中华人民共和国成立后，党和政府大力提倡和鼓励中西医结合，中西医结合妇产科学得到了长足的发展。全国各省区成立了中西医院校，开办各妇产科进修班，培养大批中医、西医、中西医结合的妇产科人才，并培养出硕士、博士等高层次的妇产科专门人才，中西医妇产科学得到蓬勃发展。

同时，对中医妇科古籍进行整理、校勘，继承名老中医的经验，围绕女性内分泌学进行中西医基础理论的探讨，如对中医"肾主生殖"等理论进行的研究已取得丰硕成果。如月经病肾阴虚、肾阳虚不同证型患者雌激素水平存在明显差异。补肾中药对下丘脑-垂体-卵巢的神经内分泌有调节作用，能促进卵泡发育，促进黄体的分泌功能，有调经、种子、安胎的作用。在月经生理和女性内分泌学方面进行了"肾气""天癸""冲任""胞宫"与女性生殖轴的对照研究。在对无排卵性功能失调性子宫出血的治疗中提出了"中药周期疗法"的概念和方法。在妇科急腹症异位妊娠的治疗中，首创用中药（宫外孕Ⅰ号方、Ⅱ号方）保守治疗取得成功。近年利用养阴清热法治疗免疫性不孕症等。这些都标志着妇产科学在中西医结合的道路上向前迈进了一大步。

在药物和实验研究方面也有许多可喜的成果。例如研究发现寿胎丸有加强垂体促黄体功能，有雌激素样活性，并能促使子宫发育；六味地黄丸能改善性功能障碍；活血化瘀药物有促进卵巢发育和排卵的作用；高浓度地骨皮液有类似垂体后叶素的作用；中药骨碎补、淫羊藿、杜仲等有性激素样作用等。

21 世纪以来，我国西医妇产科学得到了快速发展。在 2000 年举行的国际妇产科联盟全体理事会会议上，我国妇产科学会成为其正式会员，目前妇科肿瘤、妇科内分泌、妇科内镜、妇科病理、围产医学、生殖医学、生殖内分泌等专科医师的培训，对促进妇产科学各专业的发展很有成效。国际妇产科学界也很重视中医，我国只有走中西医结合的道路，用现代医学的手段来充实和发展中医，才能使中西医结合妇产科学成为一门更加完善的学科。这就要求我们在原有的基础上改进现行的教学模式，以促进中西医结合妇产科学的发展。

妇产科学领域内的中西医结合研究，无论在实验研究还是临床研究方面都取得了不少成绩，但这仅仅是起步。无论是中医还是西医妇产科学都还有许许多多理论和临床的问题有待研究解决。总之，中西医结合研究治疗妇产科疾病，能促进妇产科学的发展，提高临床疗效，并已取得了不少成就，这是不争的事实。但如何进一步扬长避短，使中西医学体系在妇产科领域内有机地结合、融会贯通成为一门新的独立学科，仍需几代人的不懈努力。

学习小结

1. 学习内容

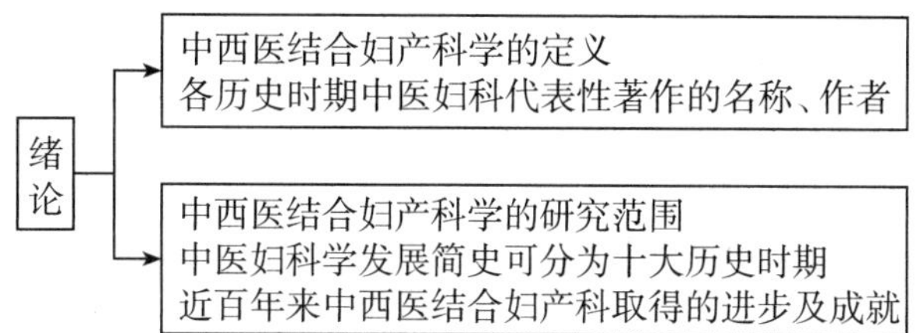

笔记

2. 学习方法

通过综合、归纳、对比的方法，熟悉中医妇科及中西医结合妇产科学的发展历程及各历史时期中医妇科代表性著作的名称、作者。

（刘金星）

复习思考题

1. 简述各历史阶段中医妇产科学的主要成就。
2. 简述中西医结合妇产科学的研究范围。

第二章

女性生殖系统解剖

学习目的

通过学习女性内、外生殖器官的解剖位置、形态与功能及其与邻近器官的关系，骨盆及骨盆底的相关知识，中医学对女性生殖系统脏器的认识等内容，掌握女性的生殖系统解剖知识，为学习中西医结合妇产科学临床部分奠定坚实的基础。

学习要点

西医子宫、卵巢的解剖位置、形态与功能；中医胞宫的解剖位置与功能。

女性生殖系统包括内、外生殖器官及其相关组织与邻近器官。内生殖器官位于骨盆内，骨盆的结构及形态与分娩密切相关；骨盆底组织承托内生殖器官，协助保持其正常位置。内生殖器官与盆腔内其他器官相邻，而且血管、淋巴及神经也有密切联系。盆腔内某一器官病变可累及邻近器官。

第一节　内、外生殖器

一、女性外生殖器

女性外生殖器是指生殖器官外露部分，又称外阴，位于两股内侧间，前为耻骨联合，后为会阴。包括阴阜、大小阴唇、阴蒂、阴道前庭等(图 2-1)。

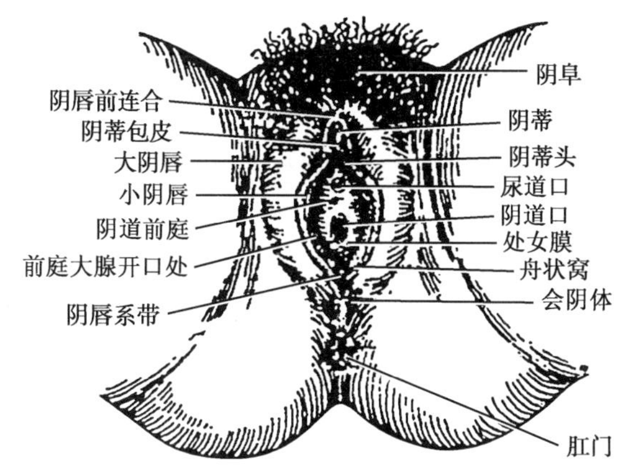

图 2-1　女性外生殖器

笔记

（一）阴阜

指耻骨联合前面隆起的脂肪垫。青春期发育时，其上的皮肤开始生长卷曲的阴毛，呈倒置的三角形分布，底部两侧阴毛向下延伸至大阴唇外侧面。阴毛的疏密与色泽因个体和种族不同而异。阴毛为第二性征之一。

（二）大阴唇

为两股内侧一对隆起的皮肤皱襞，自阴阜向下、向后止于会阴。外侧面为皮肤，皮层内有皮脂腺和汗腺，多数女性的大阴唇皮肤有色素沉着；内侧面湿润似黏膜。大阴唇皮下组织松弛，含有大量的皮下脂肪，其内有丰富的静脉、神经及淋巴管，若受外伤，容易形成血肿。未婚女性两侧大阴唇自然闭合，遮盖阴道口和尿道口。经产妇由于分娩，大阴唇松弛而向两侧分开。绝经后大阴唇萎缩，阴毛也稀少。

（三）小阴唇

位于大阴唇内侧的一对薄皱襞。小阴唇大小、形状因人而异。有的小阴唇被大阴唇遮盖，有的则可伸展至大阴唇外。两侧小阴唇前端互相融合，再分为两叶包绕阴蒂，前叶形成阴蒂包皮，后叶与对侧结合形成阴蒂系带。两侧小阴唇后方则与大阴唇后端相结合，在正中线形成阴唇系带。小阴唇表面湿润、微红。表面为复层鳞状上皮，无阴毛，富含皮脂腺，极少汗腺，神经末梢丰富，故非常敏感。

（四）阴蒂

位于两侧小阴唇顶端下，为与男性阴茎相似的海绵样组织，具有勃起性。分阴蒂头、阴蒂体及附于两侧耻骨支上的两个阴蒂脚三部分。阴蒂头显露于外阴，直径6~8mm，神经末梢丰富，极敏感。

（五）阴道前庭

为两侧小阴唇之间的菱形区域，前为阴蒂，后方以阴唇系带为界，两侧为小阴唇。前庭区域内有尿道口、阴道口。阴道口与阴唇系带之间一浅窝称舟状窝（又称阴道前庭窝），经产妇受分娩影响，此窝消失。

1. 尿道口　位于阴蒂下方。尿道口为圆形，但其边缘折叠而合拢。两侧后方有尿道旁腺，开口极小，为细菌潜伏处。

2. 前庭大腺　又称巴多林腺。位于阴道口两侧，大阴唇后部，被球海绵体肌覆盖，如黄豆大小，左右各一。腺管细长（1~2cm），开口于前庭后方小阴唇与处女膜之间的沟内。在性刺激下，腺体分泌黏液样分泌物，起润滑作用。正常情况下不能触及此腺。若腺管口闭塞，可形成囊肿或脓肿。

3. 前庭球　又称球海绵体，位于前庭两侧，由具有勃起性的静脉丛组成，表面覆有球海绵体肌。

4. 阴道口和处女膜　位于前庭的后半部，为阴道的开口。覆盖阴道口的一层有孔薄膜，称处女膜，其两面均为鳞状上皮所覆盖，由结缔组织、血管和神经组成。其孔呈圆形或新月形，较小，可通指尖，少数膜孔极小或呈筛状，或有中隔、伞状，后者易被误认为处女膜已破。极少数处女膜组织坚韧，需手术切开。初次性交可使处女膜破裂，受分娩影响产后仅留有处女膜痕。

二、女性内生殖器

女性内生殖器包括阴道、子宫、输卵管及卵巢，后两者合称为子宫附件（图2-2）。

笔记

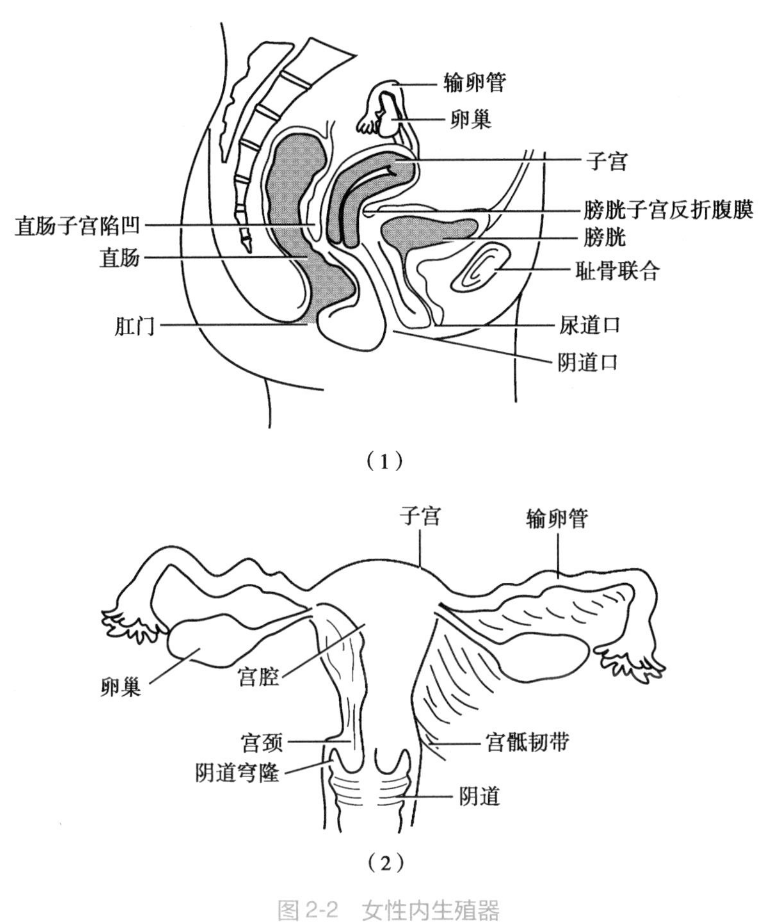

图 2-2　女性内生殖器
（1）矢状断面观　（2）后面观

（一）阴道

阴道位于真骨盆下部中央，为性交器官、月经血排出及胎儿娩出的通道。阴道呈上宽下窄的管道，前壁长 7~9cm，与膀胱和尿道相邻，后壁长 10~12cm，与直肠贴近。上端包绕宫颈，下端开口于阴道前庭后部。环绕宫颈周围的部分称阴道穹窿。按其位置分为前、后、左、右 4 部分，其中后穹窿最深，与直肠子宫陷凹紧密相邻，为盆腹腔最低部位，临床上可经此穿刺或引流。阴道壁因有皱褶并富有弹力纤维，故有较大的伸缩性。且阴道壁富有静脉丛，局部损伤易出血或形成血肿。阴道黏膜色淡红，表面为复层鳞状上皮覆盖，无腺体。阴道上端 1/3 处黏膜受性激素影响，有周期性变化。幼女或绝经后阴道黏膜变薄，皱褶少，伸缩性差，局部抵抗力差，容易受感染。

（二）子宫

子宫前方为膀胱，后方为直肠，形似倒置梨形，为空腔器官，是胚胎生长发育的场所。成年女性的子宫重约 50g，长 7~8cm，宽 4~5cm，厚 2~3cm，宫腔容积约 5ml。子宫分为宫体及宫颈两部分。子宫体顶部称宫底部，宫底两侧为宫角，与输卵管相通。宫体与宫颈之比，婴儿期为 1∶2，成年期为 2∶1（图 2-3）。

宫体与宫颈之间形成最狭窄的部分，称子宫峡部，在非孕期长约 1cm。

笔记

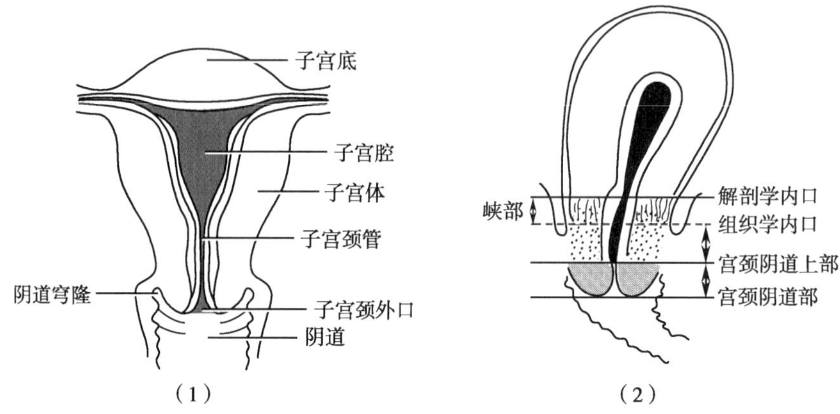

图 2-3 子宫各部

（1）子宫冠状断面 （2）子宫矢状断面

1. 子宫解剖组织学

（1）宫体：子宫体壁分为三层，即浆膜层、肌层与子宫内膜层。

1）浆膜层：为覆盖宫体的盆腔腹膜，与肌层紧连不能分离。在子宫峡部处，两者结合较松弛，腹膜向前反折覆盖膀胱底部，形成膀胱子宫陷凹，反折处腹膜称膀胱子宫反折腹膜。在子宫后面，宫体浆膜层向下延伸，覆盖宫颈后方及阴道后穹窿再折向直肠，形成直肠子宫陷凹（亦称道格拉斯腔）。

2）肌层：由大量平滑肌组织、少量弹力纤维与胶原纤维组成，非孕时厚约 0.8cm。子宫体肌层可分 3 层，外层肌纤维纵行排列，中层呈交叉排列，在血管周围形成“8”形围绕血管，内层的肌纤维环形排列，其痉挛性收缩可导致子宫收缩环形成。宫体肌层内有血管穿行，肌纤维收缩可压迫血管，能有效地制止血管出血。

3）子宫内膜层：子宫内膜与肌层直接相贴，其间没有内膜下层组织。内膜可分 3 层：致密层、海绵层及基底层。致密层与海绵层对性激素敏感，在卵巢激素影响下发生周期性变化，又称功能层。基底层紧贴肌层，对卵巢激素不敏感，无周期性变化。

（2）宫颈：宫颈上端与子宫峡部相连，因解剖上狭窄而称解剖学内口；在其稍下方处，宫腔内膜开始转变为宫颈黏膜，称组织学内口。宫颈腔呈梭形，称子宫颈管，未生育女性宫颈管长为 2.5~3cm。颈管下端为宫颈外口，未产妇的宫颈外口呈圆形；已产妇因分娩影响，宫颈外口可见大小不等的横裂，分为前唇及后唇。宫颈下端伸入阴道内的部分称宫颈阴道部，阴道以上的部分称宫颈阴道上部。

宫颈主要由结缔组织构成，含少量弹力纤维及平滑肌。宫颈管黏膜为单层高柱状上皮，黏膜层腺体可分泌碱性黏液，形成宫颈管内黏液栓，使其与外界隔开。宫颈黏膜受卵巢激素影响发生周期性变化。宫颈阴道部被覆复层鳞状上皮，表面光滑，宫颈外口柱状上皮与鳞状上皮交界处是宫颈癌及其癌前病变的好发部位。

2. 子宫韧带 具有维持子宫位置的功能。子宫韧带共有 4 对（图 2-4）。

（1）阔韧带：子宫两侧翼形腹膜皱褶。起自子宫两侧浆膜层，止于骨盆壁，将骨盆分为前、后两部。阔韧带分前、后两叶，上缘游离，下端与盆底腹膜相连。其前后两

笔记

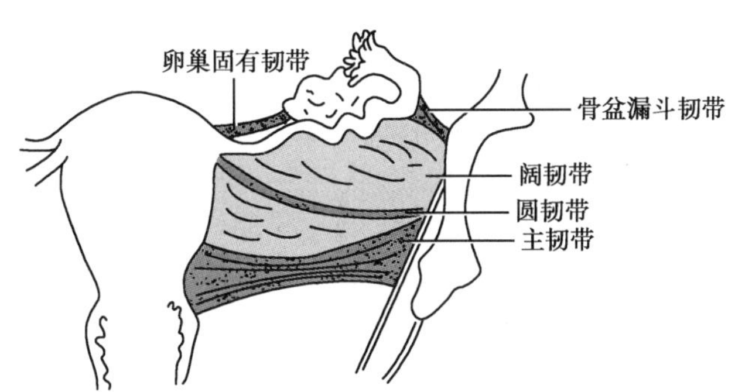

图 2-4　子宫各韧带

叶腹膜及其间的结缔组织疏松，易分离。阔韧带上缘腹膜向上延伸，内 2/3 包绕部分输卵管，形成输卵管系膜；外 1/3 包绕卵巢血管，形成骨盆漏斗韧带，又称卵巢悬韧带。阔韧带内有丰富的血管、神经及淋巴管，统称为子宫旁组织。阔韧带下部还含有子宫动静脉、其他韧带及输尿管。

（2）圆韧带：圆形条状韧带，长 12~14cm，由结缔组织与平滑肌组成。起自双侧子宫角的前面，穿行于阔韧带与腹股沟内，止于大阴唇前端。其肌纤维与子宫肌纤维连接，可使子宫底维持在前倾位置。

（3）主韧带：位于阔韧带下部，横行于宫颈阴道上部与子宫体下部侧缘达盆壁之间，又称宫颈横韧带。由结缔组织及少量肌纤维组成，起固定宫颈的作用。子宫血管及输尿管下段穿越此韧带。

（4）宫骶韧带：从宫颈后面上部两侧起（相当于子宫峡部水平），绕过直肠到达第 2~3 骶椎前面的筋膜内，由结缔组织及平滑肌纤维组织组成，外有腹膜遮盖。短厚坚韧，牵引宫颈向后、向上、维持子宫于前倾位置。

由于上述 4 对子宫韧带的牵拉与盆底组织的支托作用，使子宫维持在轻度前倾前屈位。

（三）输卵管

输卵管为卵子与精子结合场所及运送受精卵的管道（图 2-5）。

1. 形态　为一对细长而弯曲的管道，长 8~14cm。输卵管内侧与宫角相连，走行

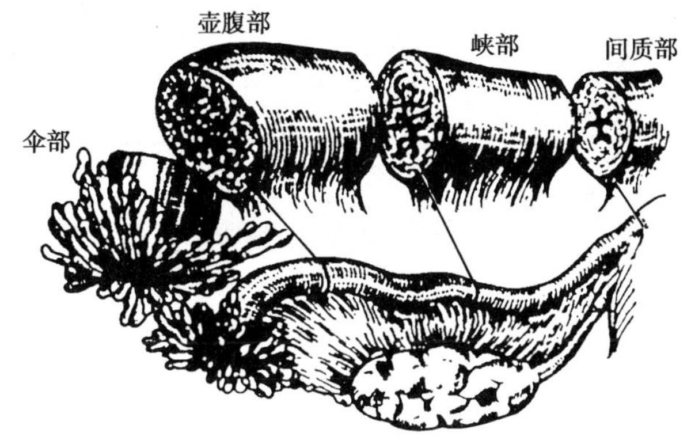

图 2-5　输卵管各部及其横断面

笔记

于输卵管系膜上端,外侧 1~1.5cm(伞部)游离。根据形态不同,输卵管分为 4 部分:①间质部:潜行于子宫壁内的部分,短而腔窄,长约 1cm。②峡部:紧接间质部外侧,长 2~3cm,管腔直径约 2mm。③壶腹部:峡部外侧,长 5~8cm,管腔直径 6~8mm。④伞部:输卵管的最外侧端,游离,开口于腹腔,管口为许多须状组织,呈伞状,故名伞部。伞部长短不一,常为 1~1.5cm,有“拾卵”作用。

2. 解剖组织学 由浆膜层、肌层及黏膜层组成。

(1) 浆膜层:即阔韧带上缘腹膜延伸包绕输卵管而成。

(2) 肌层:为平滑肌,肌层有节奏地收缩可引起输卵管由远端向近端的蠕动。

(3) 黏膜层:由单层高柱状上皮组成。黏膜上皮可分纤毛细胞、无纤毛细胞、楔状细胞及未分化细胞。4 种细胞具有不同的功能:纤毛细胞的纤毛自外端向子宫方向摆动,有助于输送卵子;无纤毛细胞有分泌作用,又称分泌细胞;楔形细胞可能为无纤毛细胞的前身;未分化细胞又称游走细胞,为上皮的储备细胞。输卵管肌肉的收缩和黏膜上皮细胞的形态、分泌及纤毛摆动均受卵巢激素影响,有周期性变化,但不如子宫内膜明显。

(四) 卵巢

卵巢为女性生殖腺,既产生与排出卵子,又是重要的内分泌器官。

1. 形态 呈扁椭圆形,左右各一,位于输卵管的后下方。青春期以前,卵巢表面光滑;青春期开始排卵后,表面逐渐凹凸不平,表面呈灰白色。体积随年龄不同而变异较大,生殖年龄女性卵巢体积约 4cm×3cm×1cm,重 5~6g,绝经后卵巢逐渐萎缩,变小、变硬。卵巢前缘有卵巢系膜附着,其连接于阔韧带后叶的部位称卵巢门,卵巢血管与神经由此出入卵巢。卵巢的内侧(子宫端)以卵巢固有韧带与子宫相连,外侧(盆壁端)以卵巢悬韧带(骨盆漏斗韧带)与盆壁相连。

2. 解剖组织学 卵巢表面无腹膜覆盖,卵巢表层为单层立方上皮即生发上皮,其下为一层纤维组织,称卵巢白膜。白膜下的卵巢组织分皮质与髓质 2 部分:外层为皮质,其中含有数以万计的始基卵泡和发育程度不同的囊状卵泡;髓质是卵巢的中心部,无卵泡,与卵巢门相连,含有疏松的结缔组织与丰富的血管与神经,并有少量平滑肌纤维与卵巢韧带相连接(图 2-6)。

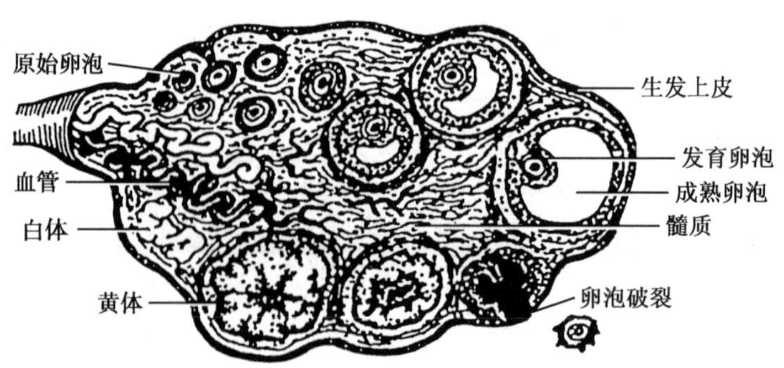

图 2-6 卵巢的构造(切面)

第二节　邻近器官、血管、淋巴及神经

一、邻近器官

（一）尿道

尿道为一肌性管道，位于阴道前面，耻骨联合后面。与阴道前壁相贴，长约 4cm，直径约 0.6cm。其内括约肌为不随意肌，外括约肌为随意肌，与会阴深横肌紧密相连。由于女性尿道较直而短，又接近阴道，易引起泌尿系统感染。

（二）膀胱

膀胱为一空腔脏器，位于子宫及阴道上部的前面。膀胱后壁与宫颈、阴道前壁相邻，其间仅含少量疏松结缔组织，正常情况下易分离。膀胱底部位于左、右输尿管及尿道口之间的三角区，黏膜与下层肌肉紧密愈着，无黏膜下组织，平滑、无皱褶，称膀胱三角，是膀胱壁病变的好发部位。膀胱子宫陷凹腹膜前覆膀胱顶，后连子宫体浆膜层，故膀胱充盈与否，会影响子宫体的位置。

（三）输尿管

输尿管是肾盂与膀胱之间的一对索状管道，长 25～30cm。输尿管下行进入骨盆入口时与骨盆漏斗韧带相邻；在阔韧带基底部潜行至宫颈外侧约 2cm 处，潜于子宫动静脉下方（临床上喻之为“桥下有水”）；又经阴道侧穹窿上方绕前进入膀胱壁。在施行附件切除或子宫动脉结扎时，要避免损伤输尿管（图 2-7）。

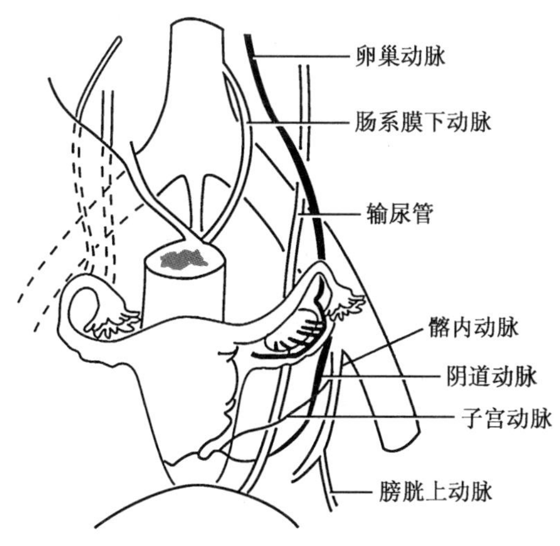

图 2-7 · 输尿管与子宫动脉的关系

（四）直肠

直肠自乙状结肠下部至肛门，全长 15～18cm，其前为子宫及阴道，后为骶骨。直肠上部有腹膜覆盖，至中部腹膜转向前方，覆盖子宫后面，形成子宫直肠陷凹，故直肠下部无腹膜。直肠下端为肛管，长 2～3cm，周围有肛门内、外括约肌，会阴体组织等。行妇科手术及分娩处理时均应注意避免损伤肛管、直肠。

笔记

（五）阑尾

阑尾上接盲肠，通常位于右髂窝内，其根部连于盲肠的内侧壁，远端游离，长7～9cm。阑尾的长短、粗细、位置变化颇大，有的阑尾下端可达输卵管及卵巢处。妊娠期阑尾的位置亦可随子宫增大而逐渐向外上方移位。女性患阑尾炎时有可能累及输卵管及卵巢，应仔细鉴别。

二、血管、淋巴及神经

（一）血管

女性内、外生殖器官的血液供应主要来自于卵巢动脉、子宫动脉、阴道动脉及阴部内动脉。静脉与同名动脉伴行，并在相应器官及其周围形成静脉丛，且互相吻合，所以盆腔感染易于蔓延扩散（图2-8）。

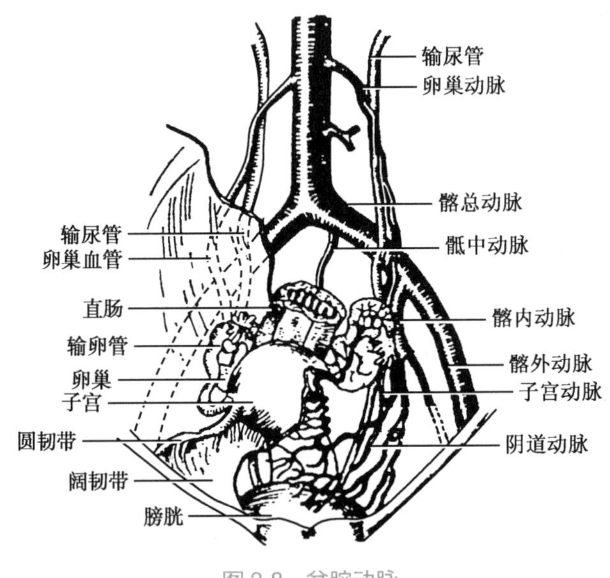

图2-8　盆腔动脉

1. 卵巢动脉　自腹主动脉分出（左侧可来自左肾动脉），沿腰大肌前下行至盆腔，跨越输尿管与髂总动脉下段，随骨盆漏斗韧带向内横行，再经卵巢系膜进入卵巢内。进入卵巢门前分出若干分支供应输卵管，其末梢在宫角旁侧与子宫动脉上行的卵巢支相吻合。

2. 子宫动脉　为髂内动脉前干分支，沿骨盆侧壁向下向前行，穿越阔韧带基底部、宫旁组织到达子宫外侧（距子宫峡部水平）约2cm处横跨输尿管至子宫侧缘。此后分为上、下两支：上支称宫体支，较粗，沿子宫侧迂曲上行，自宫角处又分为宫底支、卵巢支及输卵管支；下支称宫颈-阴道支，较细，分布于宫颈及阴道上段。

3. 阴道动脉　为髂内动脉前干分支，有许多小分支分布于阴道中下段前后壁及膀胱顶、膀胱颈。阴道动脉与宫颈-阴道支和阴部内动脉分支相吻合，因此，阴道上段由子宫动脉的宫颈-阴道支供血，而中段由阴道动脉供血，下段主要由阴部内动脉和痔中动脉供血。

笔记

4. 阴部内动脉　为髂内动脉前干终支，经坐骨大孔的梨状肌下孔穿出骨盆腔，绕过坐骨棘背面，再经坐骨小孔到达会阴及肛门，后分 4 支：①痔下动脉，供应直肠下段及肛门部；②会阴动脉，分布于会阴浅部；③阴唇动脉，分布于大、小阴唇；④阴蒂动脉，分布于阴蒂及前庭球。

（二）淋巴

女性内、外生殖器官和盆腔组织具有丰富的淋巴系统，主要分为外生殖器淋巴与盆腔淋巴两组。淋巴结一般沿相应的血管排列，其数目、大小和位置均不恒定（图 2-9）。

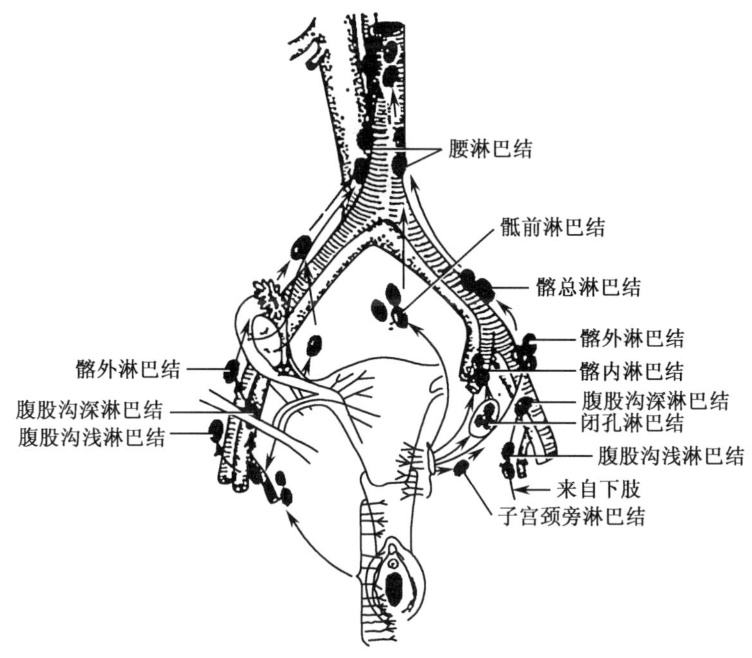

图 2-9　女性生殖器淋巴流向

1. 外生殖器淋巴　分深、浅两部分。

（1）腹股沟浅淋巴结：又分上、下两组，上组沿腹股沟韧带排列，收集外生殖器、会阴、阴道下段及肛门部的淋巴液；下组位于大隐静脉末端周围，收纳会阴及下肢的淋巴液。腹股沟淋巴结汇集的淋巴液大部分注入腹股沟深淋巴结，少部分流入髂外淋巴结。

（2）腹股沟深淋巴结：又称股深淋巴结，位于股管内的股静脉内侧，收纳阴蒂、股静脉区及腹股沟浅淋巴液，汇入闭孔、髂内等淋巴结。

2. 盆腔淋巴　分为 3 组：①髂淋巴组，由髂内、髂外及髂总淋巴结组成；②骶前淋巴结组，位于骶骨前面；③腰淋巴组，位于腹主动脉旁。

阴道下段淋巴引流主要入腹股沟淋巴结。阴道上段淋巴引流基本与宫颈引流相同，大部汇入闭孔淋巴结与髂内淋巴结；小部入髂外淋巴结，并经宫骶韧带入骶前淋巴结。宫体、宫底淋巴与输卵管、卵巢淋巴液均汇入腰淋巴结。宫体两侧淋巴沿圆韧带汇入腹股沟浅淋巴结。当内、外生殖器官发生感染或恶性肿瘤时，往往沿该部回流的淋巴管转移，导致相应淋巴结肿大。

笔记

（三）神经

1. 外生殖器的神经支配　外阴部神经主要来自阴部神经。阴部神经由第Ⅱ、Ⅲ及Ⅳ骶神经的分支组成，含感觉和运动神经纤维。在坐骨结节内侧下方分成3支：会阴神经、阴蒂背神经及肛门神经（又称痔下神经），分布于会阴、阴唇、阴蒂、肛门周围。

2. 内生殖器的神经支配　主要由交感神经与副交感神经所支配。交感神经纤维自腹主动脉前神经丛分出，下行入盆腔分为两部分：①骶前神经丛：大部分在宫颈旁形成骨盆神经丛，分布于宫体、宫颈、膀胱上部等；②卵巢神经丛：分布于卵巢和输卵管。骨盆神经丛中有来自第Ⅱ、Ⅲ、Ⅳ骶神经的副交感神经纤维，并含有向心传导的感觉神经纤维（图2-10）。子宫平滑肌有自主节律活动，完全切除其神经后仍有节律收缩，还能完成分娩活动，临床上可见低位截瘫的产妇仍能顺利自然分娩。

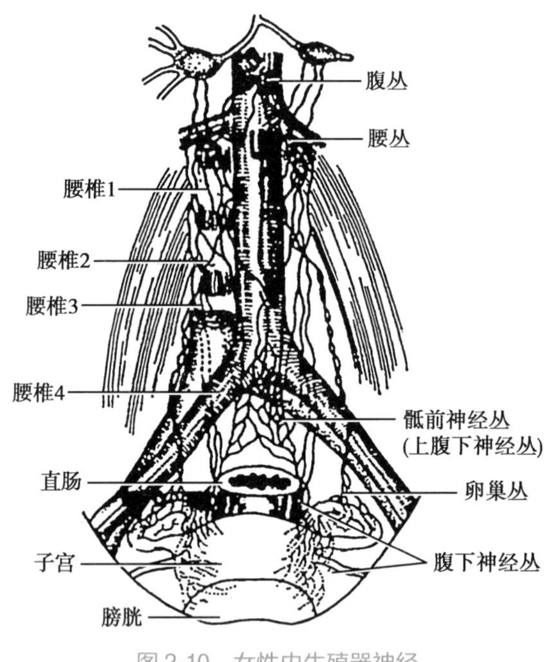

图2-10　女性内生殖器神经

第三节　骨盆及骨盆底

一、骨盆

（一）骨盆组成

1. 骨盆的骨骼　骨盆系由骶骨、尾骨及左右两块髋骨组成，每块髋骨又由髂骨、坐骨及耻骨融合而成（图2-11）。骶骨形似三角，前面凹陷成骶窝，底的中部前缘凸出，形成骶岬（相当于髂总动脉分叉水平）。骶岬是妇科腹腔镜手术的重要标志之一，也是产科骨盆内测量对角径的重要据点。

2. 骨盆的关节　包括骶髂关节、骶尾关节和耻骨联合。骶尾关节为略可活动的关节。分娩时，下降的胎头可使尾骨向后。若骨折或病变可使骶尾关节硬化，尾骨翘向前方，致使骨盆出口狭窄，影响分娩。

笔记

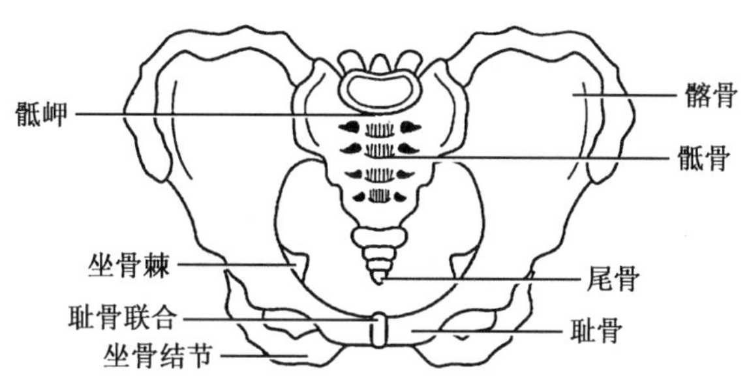

图 2-11　正常女性骨盆

3. 骨盆的韧带　有两对重要的韧带，即骶结节韧带与骶棘韧带。骶结节韧带为骶、尾骨与坐骨结节之间的韧带；骶棘韧带则为骶、尾骨与坐骨棘之间的韧带（图 2-12）。骶棘韧带宽度即坐骨切迹宽度，是判断中骨盆是否狭窄的重要指标。妊娠期受性激素的影响，韧带较松弛，各关节的活动性亦稍有增加，有利于胎儿娩出。

（二）骨盆分界

以耻骨联合上缘、髂耻线及骶岬上缘的连线为界，将骨盆分为上、下两部分：上方为假骨盆（又称大骨盆），下方为真骨盆（又称小骨盆）（图 2-12）。假骨盆的前方为腹壁下部组织，两侧为髂骨翼，后方为第 5 腰椎。假骨盆与分娩无关，但其某些径线的长短关系到真骨盆的大小，测量假骨盆的径线可作为了解真骨盆情况的参考。真骨盆是胎儿娩出的骨产道，可分为 3 部分：骨盆入口、骨盆腔及骨盆出口。骨盆腔为一前壁短、后壁长的弯曲管道，前壁是耻骨联合，长约 4.2cm；后壁是骶骨与尾骨，骶骨弯曲的长度约 11.8cm；两侧为坐骨、坐骨棘及骶棘韧带。坐骨棘位于真骨盆腔中部，在产程中是判断胎先露下降程度的重要骨性标志。

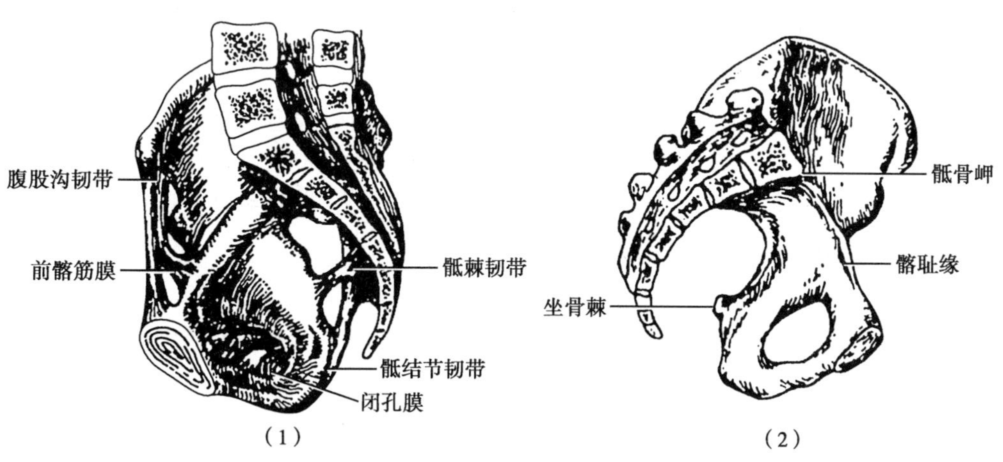

图 2-12　骨盆的韧带及其分界
（1）骨盆的韧带　（2）骨盆的分界（侧面观）

（三）骨盆类型

根据骨盆形状（按 Callwell 与 Moloy 分类）分为 4 种类型（图 2-13）。

1. 女型　骨盆入口呈横椭圆形，入口横径较前后径稍长，耻骨弓较宽，坐骨棘间径≥10cm，为女性正常骨盆，最适宜分娩。此型骨盆在我国女性骨盆类型中占 52%～

笔记

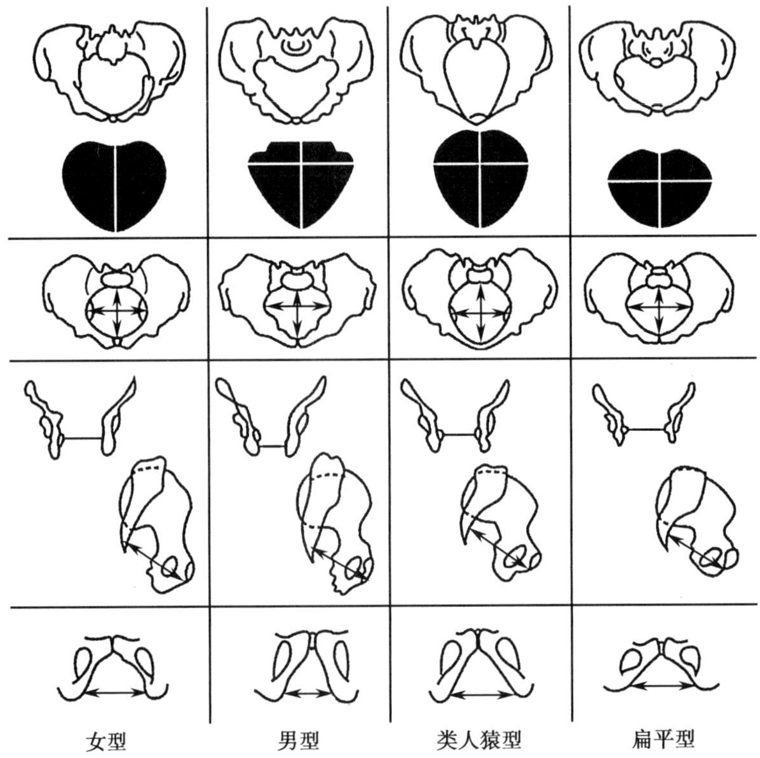

图 2-13　骨盆的四种基本类型及其各部比较

58.9%。

2. 男型　骨盆入口略呈三角形，两侧壁内聚，坐骨棘突出，耻骨弓较窄，坐骨切迹窄呈高弓形，骶骨较直而前倾，致出口后矢状径较短。因男性骨盆呈漏斗型，往往造成难产。此型骨盆较少见，在我国女性中仅占 1%~3.7%。

3. 类人猿型　骨盆入口呈长椭圆形，骨盆入口、中骨盆和骨盆出口的横径均缩短，前后径稍长。坐骨切迹较宽，两侧壁稍内聚，坐骨棘较突出，耻骨弓较窄，但骶骨向后倾斜，故骨盆前部较窄而后部较宽。骶骨往往有 6 节且较直，故骨盆较其他类型深。此型骨盆在我国女性中占 14.2%~18%。

4. 扁平型　骨盆入口呈扁椭圆形，前后径短而横径长，耻骨弓宽，骶骨失去正常弯度，变直后翘或呈深弧型，故骶骨短而骨盆浅。此型骨盆在我国女性中较为常见，占 23.2%~29%。

骨盆的形态、大小除种族差异外，还受遗传、营养与性激素的影响。上述四种基本类型只是理论上归类，临床多见混合型骨盆。

二、骨盆底

骨盆底是封闭骨盆出口的软组织，由多层肌肉和筋膜组成。骨盆底组织承托并保持盆腔脏器（如内生殖器、膀胱及直肠等）位于正常位置。若盆底组织结构和功能缺陷，可导致盆腔脏器膨出、脱垂或引起分娩障碍；而分娩处理不当，亦可损伤骨盆底组织或影响其功能。

笔记

骨盆底前方为耻骨联合下缘，后方为尾骨尖，两侧为耻骨降支、坐骨升支及坐骨结节。两侧坐骨结节前缘的连线将骨盆底分为前、后两部：前部为尿生殖三角，又称尿生殖区，有尿道和阴道通过；后部为肛门三角，又称肛区，有肛管通过。

（一）骨盆底组织

由外层、中层及内层组织构成（图 2-14）。

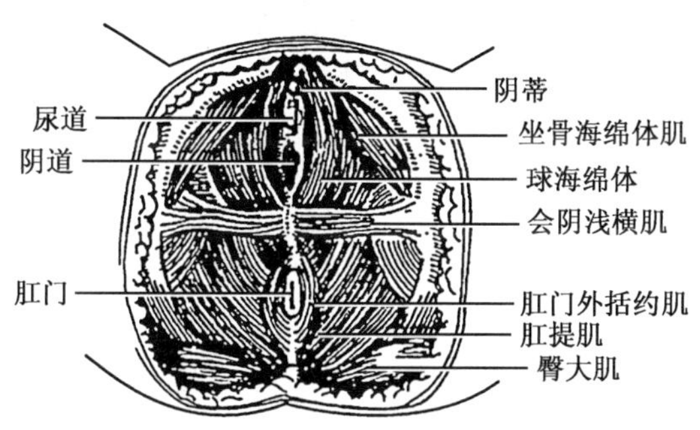

图 2-14　骨盆底浅筋膜及其肌层

1. 外层　由会阴浅筋膜及其深面的 3 对肌肉与一括约肌组成。

（1）球海绵体肌：位于阴道两侧，覆盖前庭球及前庭大腺，向后与肛门外括约肌互相交叉而混合。此肌收缩时能紧缩阴道，又称阴道缩肌。

（2）坐骨海绵体肌：从坐骨结节内侧沿坐骨升支内侧与耻骨降支向上，最终集合于阴蒂海绵体（阴蒂脚处）。

（3）会阴浅横肌：自两侧坐骨结节内侧面中线会合于中心腱。

（4）肛门外括约肌：为围绕肛门的环形肌束，前端会合于中心腱。

2. 中层　即泌尿生殖膈。由上、下两层坚韧筋膜及一薄层肌肉组成，覆盖于由耻骨弓与两坐骨结节所形成的骨盆出口前部三角形平面上，又称三角韧带。其上有尿道与阴道穿过。在两层筋膜间有一对由两侧坐骨结节至中心腱的会阴深横肌及位于尿道周围的尿道括约肌（图 2-15）。

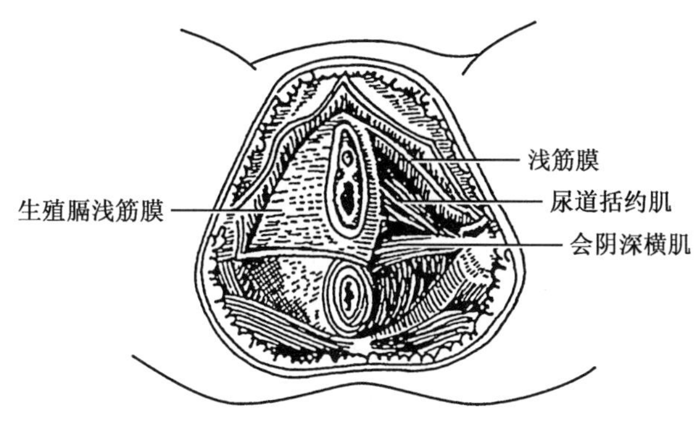

图 2-15　盆底中层解剖

3. 内层　即盆膈。为骨盆底最里层且最坚韧组织，由肛提肌及其上、下筋膜组成，有尿道、阴道及直肠贯通其中（图 2-16）。

笔记

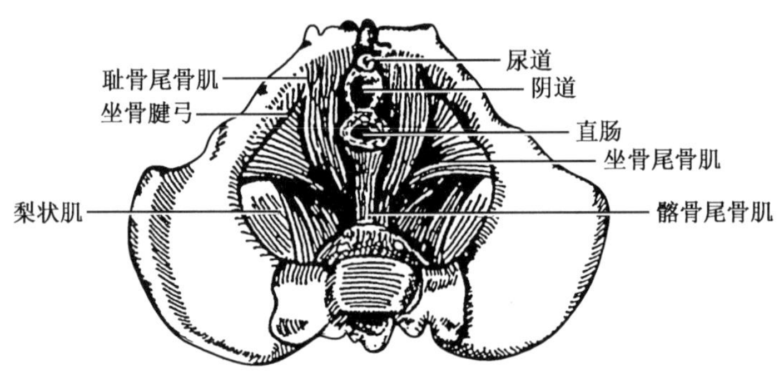

图 2-16　盆底内层解剖（内面观）

肛提肌起源于骨盆侧壁，肌纤维呈漏斗状，斜向内下方。在中线处左右肌纤维交汇以封闭盆底，加强盆底的承托力。肛提肌收缩时可括约直肠与阴道，并可提肛门向上。每侧肛提肌由前向后外由 3 部分组成。①耻尾肌：为肛提肌主要部分，位于最内侧，肌纤维从耻骨降支内面沿阴道、直肠向后，终止于尾骨，其中有小部分肌纤维终止于阴道和直肠周围，经产妇的此层组织易受损伤而导致膀胱、直肠膨出。②髂尾肌：为居中部分，从腱弓（即闭孔内肌表面筋膜的增厚部分）后部开始，向中间及向后走行，与耻尾肌会合，再经肛门两侧至尾骨。③坐尾肌：为靠外后方的肌束，自两侧坐骨棘至尾骨与骶骨。

（二）会阴

妇产科临床上，会阴是指阴道口与肛门之间的软组织，厚 3~4cm，由外向内逐渐变窄呈楔状，表面为皮肤及皮下脂肪，内层为会阴中心腱，又称会阴体。会阴组织有很大的伸展性，妊娠期组织变软；分娩时，其厚度可由非孕期的 3~4cm 变成薄膜状，有利于分娩的进行。分娩时要保护此区，以免造成会阴裂伤。

第四节　中医学女性生殖系统脏器描述

中医学古代医籍曾有过人体尸体解剖的记载，如《灵枢・经水》篇云："若夫八尺之士，皮肉在此，外可度量切循而得之，其死可解剖而视之"。中医学典籍中虽有一些对女性生殖器官名称、位置、形态和功能的论述，但解剖学理论一直未能发展完备。

一、阴户、玉门

阴户、玉门均为女性外生殖器官的解剖术语。

阴户又名四边。"阴户"之名，最早见于《校注妇人良方・求嗣门》："登厕风入阴户，便成痼疾"。《诸病源候论》首载"四边"之名："胞门、子户，主子精，神气所出入，合于中黄门、玉门、四边"，又云："玉门、四边皆解散，子户未安"。据其文意，"四边"应指阴道口外前、后、左、右四边，即前至阴蒂，后至大、小阴唇系带，左、右应是指两侧大、小阴唇，似以小阴唇为主的部位。对应现代解剖学，系指女性阴蒂，大、小阴唇，阴唇系带及阴道前庭的部位。

玉门又名龙门、胞门。相当于西医学中阴道口、处女膜的部位。《脉经》《诸病源候论》均指出："已产属胞门，未产属龙门，未嫁属玉门。"《备急千金要方》关于龙门的位置有“在玉泉下，女人入阴内外之际”的论述此处“玉泉”指女子尿道外口。又据《备急千金要方》“妇人阴阳过度，玉门疼痛”，“产劳，玉门开而不闭”及《妇人大全良方》“产后阴脱，玉门不闭”等记载，说明玉门并非未嫁女的专用语，已婚已产者也可称为玉门。

关于阴户和玉门的功能，《妇人大全良方》有“玉门、四边主持关元，禁闭子精”的记载。说明阴户、玉门是生育胎儿，排出月经、带下、恶露的关口，也是“合阴阳”的出入口。另据《诸病源候论》“四边中于风湿，气从下上入阴里”，“玉门、四边皆解散……若居湿席，令人苦寒，洒洒入腹”及《校注妇人良方》“登厕风入阴户”的论述，说明阴户、玉门又是防止外邪入侵的关口。

二、阴道、子门

阴道、子门是女性内生殖器官的一部分，是中医学的解剖术语。

阴道是连接子宫与阴户的通道，也是胎儿娩出的通道，故又称“产道”。最早见于《诸病源候论》。据该书“五脏六腑，津液气流行，阴道眴动”，“产后阴道痛肿候”，“产后阴道开候”和《备急千金要方》“治产后阴道开不闭方”的记载，说明“阴道”一词早就是中医学中的固有解剖名词，且解剖位置与西医学一致。

子门又名“子户”，最早见于《黄帝内经》。《灵枢·水胀》篇有“石瘕生于胞中，寒气客于子门，子门闭塞”的记载，说明子门是指子宫颈口的部位。此外，《诸病源候论》云：“肾为阴，主开闭，左为胞门，右为子户，主定月水，生子之道”，文中的“左”“右”并非实指，所以子户应是子门的别名。

阴道是娩出胎儿，排出月经、带下、恶露的通道，是合阴阳、禁闭子精、防御外邪的处所；子门则是“主定月水，生子之道”，即主持排出月经和娩出胎儿的关口。

三、胞宫

胞宫又称子宫、女子胞、子处、子脏、血室、胞室等。胞宫是女性的主要内生殖脏器，关于女子胞的记载首见于《黄帝内经》。《素问·五脏别论》称胞宫为“女子胞”，《灵枢·五色》称“子处”。《神农本草经》称为“子宫”“子脏”，有紫石英主治“女子风寒在子宫”等内容。《金匮要略》中称为“血室”。“胞宫”一词始见于北宋朱肱所著《伤寒类证活人书》：“热入胞宫，寒热如疟”，其后许多妇产科专著中沿用“胞宫”一词。

胞宫的位置在小腹正中，带脉之下，前为膀胱，后为直肠，下接阴道。《类经附翼》中描述其：“居直肠之前，膀胱之后”。

胞宫的形态如合钵，上有两歧，下为子门。其描述最早见于《格致余论》，《景岳全书》又进一步论述：“阴阳交媾，胎孕乃凝，所藏之处，名曰子宫，一系在下，上有两歧，中分为二，形如合钵，一达于左，一达于右”，此处的“子宫”并非指西医学中的子宫，而是除了包括子宫的实体之外，还包括两侧的附件（输卵管和卵巢）。

胞宫上还有胞脉、胞络，并通过胞脉、胞络直接与脏腑相连，如《素问·评热病论》云：“胞脉者，属心而络于胞中”，《素问·奇病论》曰：“胞络者系于肾”。

胞宫的功能是主月经和孕育胎儿。《黄帝内经》称女子胞为“奇恒之府”，说明了它的功能不同于一般的脏腑。脏是藏而不泻，腑是泻而不藏，而胞宫是亦泻亦藏，藏泻

笔记

有时。它行经、蓄经、育胎、分娩，藏泻分明，各依其时，充分表现了胞宫功能的特殊性。正如《类经》所云："女子之胞，子宫是也，亦以出纳精气而成胎孕者为奇"。胞宫所表现出来的功能，是人体生命活动的一部分，是脏腑、经络、气血作用的结果。

学习小结

1. 学习内容

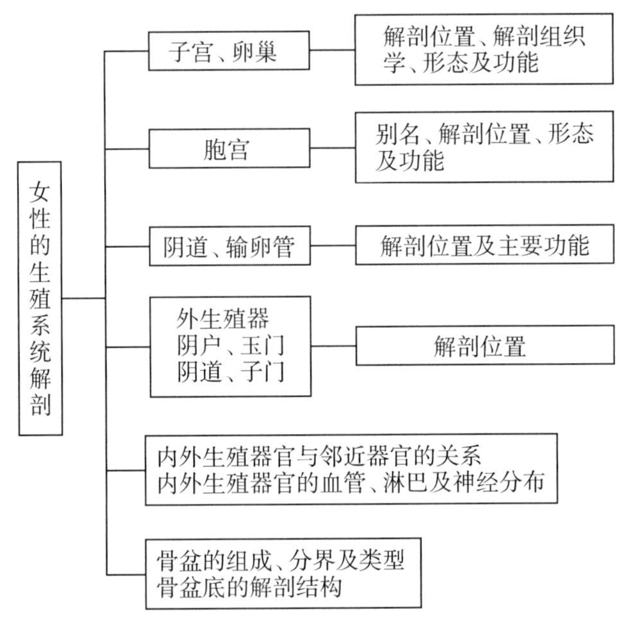

2. 学习方法

本章结合模型、标本和影像教材等多种方法，理解与重点掌握西医学子宫、卵巢的解剖、形态与功能，以及中医胞宫的功能。

（刘金星）

复习思考题

1. 女性内生殖器包括哪些器官及组织？
2. 简述骨盆的分型。
3. 试述中医胞宫的功能。

第三章

女性生殖系统生理

学习目的

通过学习卵巢功能、下丘脑-垂体-卵巢轴的相互关系、女性内生殖器官周期性变化以及中西医对女性月经、带下、妊娠、产育、哺乳生理特点的认识，夯实女性生理知识，并为后面学习妇产科疾病打下基础。

学习要点

卵巢功能及周期性变化、子宫内膜的周期性变化、下丘脑-垂体-卵巢轴的相互关系、胎儿附属物的功能、产前检查的步骤及方法、决定分娩的因素及中医月经的产生机制及调节、带下产生机制、对产褥生理的认识。

第一节　女性一生各时期的生理特点

根据年龄和生理特点，将女性从胎儿形成到衰老的过程分为七个阶段。

1. 胎儿期　胎儿期是指从卵子受精至出生。受精卵是由父系和母系来源的23对染色体组成的新个体，其中有一对性染色体。性染色体X与Y决定着胎儿的性别，即XY合子发育为男性，XX合子发育为女性。

2. 新生儿期　出生后4周内为新生儿期。女性胎儿由于在母体内受到胎盘及母体卵巢所产生的女性激素影响，出生时其外阴较丰满，乳房略隆起，或有少许泌乳。出生后，血中女性激素水平迅速下降，可见少量阴道流血，这些均属生理现象，短期内可以自然消退。

3. 儿童期　出生4周到12岁称作儿童期。儿童早期(8岁之前)下丘脑-垂体-卵巢轴的功能处在抑制状态，卵泡无雌激素分泌。此时生殖器官为幼稚型，子宫、输卵管及卵巢位于腹腔内。在儿童后期(约自8岁起)，下丘脑促性腺激素释放激素(GnRH)抑制状态解除，卵巢内的卵泡受垂体促性腺激素的影响有一定发育并分泌性激素。卵巢形态逐步转变呈扁卵圆形，子宫、输卵管及卵巢逐渐向骨盆腔内下降，皮下脂肪在胸、髋、肩部及外阴部堆积，乳房亦开始发育，出现女性特征。

4. 青春期　从乳房发育等第二性征出现至生殖器官逐渐发育成熟，获得性生殖能力的一段生长发育期，称为青春期。这一过程是下丘脑-垂体-性腺轴被激活的结果。世界卫生组织(WHO)将青春期规定为10~19岁。这一时期女性生理特点主要表现为：

笔记

（1）生殖器官发育（第一性征）：由于促性腺激素作用，卵巢内卵泡开始发育并分泌雌激素。阴阜隆起，大、小阴唇变肥厚并有色素沉着；阴道长度及宽度增加，阴道黏膜变厚并出现皱襞；子宫增大，尤其宫体明显增大，宫体和宫颈的比例为 2∶1；输卵管变粗，弯曲度减小；此时虽已初步具有生育能力，但整个生殖系统的功能尚未完善。

（2）第二性征：乳房丰满而隆起；出现阴毛及腋毛；骨盆横径发育大于前后径；胸、肩部皮下脂肪增多，音调变高；表现出女性特有的体态。

（3）生长加速：青春期身体迅速发育，在形态发育的同时，各器官的生理功能也逐渐发育成熟。

（4）月经初潮：初潮是青春期开始的一个重要标志。由于此时中枢对雌激素的正反馈机制尚未成熟，所以初潮后 1~2 年月经周期常不规律。

5. 性成熟期　亦称生育期，是卵巢生殖功能与内分泌功能最旺盛的时期。一般自 18 岁左右开始，历时 30 年左右，此期卵巢功能成熟；有规律地周期性排卵。生殖器官各部及乳房在卵巢分泌的性激素的作用下呈周期性演变。

6. 绝经过渡期　卵巢功能开始衰退至最后一次月经的时期，可始于 40 岁，历时短至 1~2 年，长可达 10 余年。此期卵巢功能逐渐衰退，卵泡不能发育成熟及排卵，以致月经不规律，常为无排卵性月经。最终由于卵巢内卵泡自然耗竭，卵巢功能衰竭，月经永久性停止，即进入绝经阶段。月经永久性停止，称为绝经。世界卫生组织（WHO）将卵巢功能开始衰退直至绝经后 1 年内的时期称为围绝经期。此期雌激素水平降低，可出现血管舒缩障碍和神经精神症状，表现为潮热、出汗、情绪不稳定、失眠、抑郁或烦躁等，称为围绝经期综合征。

7. 绝经后期　绝经后的生命阶段。其早期虽然卵巢停止分泌雌激素，但卵巢间质仍可分泌少量雄激素，后者在外周转化为雌酮，是循环中的主要雌激素。进入老年期后，卵巢功能完全衰竭，雌激素水平低落，不足以维持女性第二性征，生殖器官进一步萎缩老化。骨代谢异常引起骨质疏松，容易发生骨折。

第二节　卵巢功能及周期性变化

一、卵巢的功能

卵巢是女性的性腺，其主要功能为产生卵子并排卵和分泌女性激素。

二、卵巢的周期性变化

从青春期开始到绝经前，卵巢在形态和功能上发生周期性的变化，称为卵巢周期，其主要变化如下：

1. 卵泡的发育及成熟　新生儿出生时卵巢大约有 200 万个卵泡，儿童期多数卵泡退化，至青春期仅有约 30 万个卵泡，此过程不依赖促性腺激素。进入青春期后，卵泡发育成熟的过程则依赖促性腺激素的刺激。生育期每月发育一批卵泡，经过募集、选择，其中一般只有一个优势卵泡可达完全成熟，并排出卵子，其余的卵泡发育到一定程度通过细胞凋亡机制而自行退化，称卵泡闭锁。女性一生中一般只有 400~500 个卵泡发育成熟并排卵。卵泡生长过程分为以下几个阶段（图 3-1）。

（1）始基卵泡：是由一个停留于减数分裂双线期的初级卵母细胞及环绕其周围

笔记

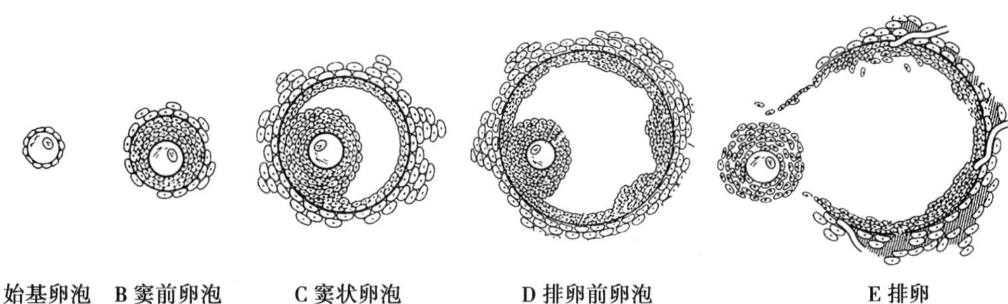

图 3-1　各级卵泡示意图

的单层梭形前颗粒细胞层组成。

（2）窦前卵泡：包绕卵母细胞的梭形前颗粒细胞分化为单层柱状颗粒细胞之后成为初级卵泡。这时卵母细胞增大，外围有透明带，颗粒细胞进一步增殖变为多层，外围的间质细胞包绕形成卵泡膜的内、外层。颗粒细胞层与卵泡膜层之间出现基底膜层，此时卵泡也称为次级卵泡。此阶段颗粒细胞上出现卵泡刺激素（follicle-stimulating hormone，FSH）、雌激素（estrogen，E）和雄激素（androgen，A）受体，卵泡内膜上出现了黄体生成素（luteinizing hormone，LH）受体。

（3）窦状卵泡：在雌激素和 FSH 协同作用下，颗粒细胞间积聚的卵泡液增加，最后融合形成卵泡腔，称为窦状卵泡。

（4）排卵前卵泡：是卵泡发育的最后阶段，称为成熟卵泡或赫拉夫卵泡。卵泡液急骤增加，卵泡腔增大，卵泡体积显著增大，直径可达 18~23mm，此时的卵泡向卵巢表面突出。

2. 排卵　卵细胞和其周围的卵丘颗粒细胞一起被排出的过程称为排卵。排卵前，由于成熟卵泡分泌的雌激素高峰对下丘脑产生正反馈作用，下丘脑大量释放 GnRH，刺激垂体释放促性腺激素，出现 LH/FSH 峰。LH 峰使卵母细胞重新启动减数分裂进程，直至完成第一次减数分裂，排出第一极体，初级卵母细胞成熟为次级卵母细胞。在 LH 峰作用下排卵前卵泡黄素化，产生少量孕酮。LH/FSH 排卵峰与孕酮协同作用，激活卵泡液内蛋白溶酶活性，溶解卵泡壁隆起尖端部分，形成排卵孔。排卵前卵泡液中前列腺素明显增加，排卵时达高峰。前列腺素可促进卵泡壁释放蛋白溶酶，促使卵巢内平滑肌收缩，有助于排卵。排卵时随卵细胞同时排出的有透明带、放射冠及小部分卵丘内的颗粒细胞。排卵多发生在下次月经来潮前 14 日左右。

3. 黄体形成及退化排卵后卵泡液流出，卵泡腔内压下降，卵泡壁塌陷，形成许多皱襞，卵泡壁的卵泡颗粒细胞和卵泡内膜细胞向内侵入，周围由卵泡外膜包围，共同形成黄体。排卵后 7~8 日（相当于月经周期第 22 日左右）黄体体积和功能达到高峰，直径 1~2cm，外观呈黄色。

若卵子未能受精，黄体在排卵后 9~10 日开始退化，黄体功能限于 14 日，其机制尚未完全明确。黄体退化时黄体细胞逐渐萎缩变小，逐渐由结缔组织所代替，组织纤维化，外观色白，称白体。黄体衰退后月经来潮，卵巢中又有新的卵泡发育，开始新的周期。

三、卵巢性激素的周期性变化及其生理功能

卵巢合成及分泌的性激素主要是雌激素、孕激素及少量雄激素，均为甾体激素。

1. 卵巢性激素分泌的周期性变化

（1）雌激素：卵泡开始发育时，雌激素分泌量很少；至月经第7日卵泡分泌雌激素量迅速增加，于排卵前达到高峰；排卵后由于卵泡液中雌激素释放至腹腔，使循环中雌激素暂时下降，排卵后1～2日，黄体开始分泌雌激素，使循环中雌激素又逐渐上升，在排卵后7～8日黄体成熟时，循环中雌激素又形成第二个小高峰，此均值低于第一高峰。此后黄体萎缩，雌激素水平急剧下降，于月经前达最低水平。

（2）孕激素：卵泡期卵泡不分泌孕酮，排卵前成熟卵泡的颗粒细胞在LH排卵峰的作用下黄素化，开始分泌少量孕酮，排卵后黄体分泌孕酮逐渐增加，至排卵后7～8日黄体成熟时，分泌量达最高峰，以后逐渐下降，到月经来潮时降到卵泡期水平。

（3）雄激素：女性的雄激素主要来自肾上腺，少量来源于卵巢，包括睾酮和雄烯二酮，由卵泡膜和卵巢间质合成。排卵前循环中雄激素升高，一方面促进非优势卵泡闭锁，另一方面提高性欲。

2. 卵巢性激素的生理作用

（1）雌激素的生理作用

1）子宫内膜：使子宫内膜腺体及间质增生、修复。

2）子宫肌层：促进子宫肌细胞增生和肥大，使肌层增厚；增进血运，促使和维持子宫发育；增加子宫平滑肌对缩宫素的敏感性。

3）宫颈：使宫颈口松弛、扩张，宫颈黏液分泌增加，性状变稀薄，富有弹性易拉成丝状，有利于精子通过。

4）输卵管：促进输卵管肌层发育及上皮的分泌活动，并可加强输卵管肌节律性收缩的振幅。

5）阴道上皮：使阴道上皮细胞增生和角化，黏膜变厚，并增加细胞内糖原含量，使阴道维持酸性环境。

6）外生殖器：使阴唇发育、丰满、色素加深。

7）第二性征：促使乳腺管增生，乳头、乳晕着色，促进其他第二性征的发育。

8）卵巢：协同FSH促进卵泡发育。

9）下丘脑、垂体：通过对下丘脑和垂体的正、负反馈调节，控制促性腺激素的分泌。

10）代谢作用：促进水钠潴留；促进肝脏高密度脂蛋白合成，抑制低密度脂蛋白合成，降低循环中胆固醇水平；维持和促进骨基质代谢。

（2）孕激素的生理作用：孕激素通常是在雌激素作用的基础上发挥效应。

1）子宫内膜：使增殖期子宫内膜转化为分泌期内膜，为受精卵着床做好准备。

2）子宫肌层：降低子宫平滑肌兴奋性及其对缩宫素的敏感性，抑制子宫收缩，有利于胚胎及胎儿在宫内生长发育。

3）宫颈：使宫口闭合，黏液分泌减少，性状变黏稠。

4）输卵管：抑制输卵管肌节律性收缩的振幅。

5）阴道上皮：加快阴道上皮细胞脱落。

6）乳房：促进乳腺腺泡发育。

7）下丘脑、垂体：孕激素在月经中期具有增强雌激素对垂体LH排卵峰释放的正反馈作用；在黄体期对下丘脑、垂体有负反馈作用，抑制促性腺激素分泌。

8）体温：兴奋下丘脑体温调节中枢，可使基础体温在排卵后升高0.3～0.5℃。临床上以此作为判定排卵日期的标志之一。

9）代谢作用：促进水钠排泄。

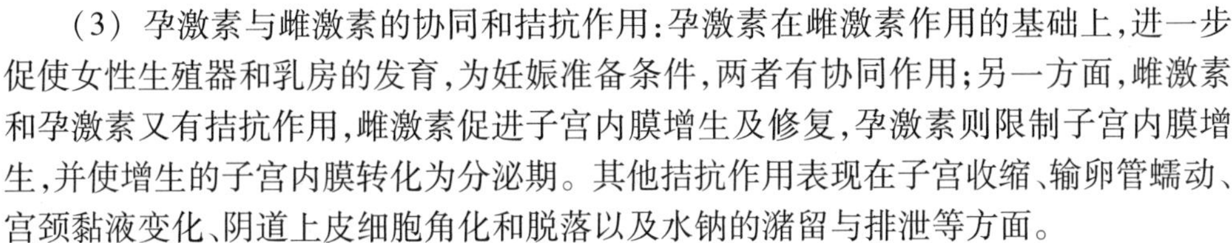

（3）孕激素与雌激素的协同和拮抗作用：孕激素在雌激素作用的基础上，进一步促使女性生殖器和乳房的发育，为妊娠准备条件，两者有协同作用；另一方面，雌激素和孕激素又有拮抗作用，雌激素促进子宫内膜增生及修复，孕激素则限制子宫内膜增生，并使增生的子宫内膜转化为分泌期。其他拮抗作用表现在子宫收缩、输卵管蠕动、宫颈黏液变化、阴道上皮细胞角化和脱落以及水钠的潴留与排泄等方面。

（4）雄激素的生理作用

1）对女性生殖系统的影响：从青春期开始，雄激素分泌便增加，促使阴蒂、阴唇和阴阜的发育，促进阴毛、腋毛的生长。雄激素还与性欲有关。

2）对机体代谢功能的影响：雄激素能促进蛋白合成，促进肌肉生长，并刺激骨髓中红细胞的增生。在性成熟期前，促使长骨骨基质生长和钙的保留；性成熟后可导致骨骺的关闭，使生长停止。

第三节　子宫内膜周期性变化和月经

卵巢周期使整个女性生殖系统发生一系列周期性变化，其中以子宫内膜的周期性变化最为显著。

一、子宫内膜的周期性变化

子宫内膜分为基底层和功能层。基底层靠近子宫肌层，不受卵巢激素周期性变化的影响，在月经期不发生脱落；功能层靠近宫腔，由基底层再生而来，是胚胎植入的部位，受卵巢激素变化的调节，出现周期性变化，月经期坏死脱落。正常一个月经周期以28日为例，其组织形态的周期性变化可分为3期：

1. 增殖期　月经周期的第5~14日，相当于卵泡发育成熟阶段。在卵泡期雌激素作用下，内膜表面上皮、腺体、间质、血管均呈增殖性变化，称增殖期。增殖期又分为早、中、晚3期。①增殖早期：月经周期第5~7日。子宫内膜的增生与修复在月经期即已开始。此期内膜薄，仅1~2mm。腺上皮细胞呈立方形或低柱状。间质较致密，细胞呈星形。间质中的小动脉较直，壁薄。②增殖中期：月经周期第8~10日。此期腺体数增多、增长，呈弯曲形；腺上皮细胞增生活跃，细胞呈柱状，并出现分裂象；间质水肿明显；螺旋小动脉逐渐发育，管壁变厚。③增殖晚期：月经周期第11~14日。此时内膜增厚至3~5mm，表面高低不平，略呈波浪形。腺上皮变为高柱状，核分裂象增多，腺体更长，呈弯曲状。间质细胞可见星形，并互相结合成网状；组织水肿明显，小动脉增生略弯曲，管腔增大。

2. 分泌期　月经周期第15~28日，相当于黄体期。黄体分泌的孕激素、雌激素使增殖期内膜继续增厚且松软，含丰富的营养物质，有利于受精卵着床。分泌期也分早、中、晚3期。①分泌期早期：月经周期第15~19日。此期内膜腺体更长，屈曲更明显。腺上皮细胞的核下开始出现含糖原的小泡，称核下空泡，为分泌早期的组织学特征。②分泌期中期：月经周期第20~23日。内膜较前更厚并呈锯齿状，腺体内的分泌上皮细胞顶端胞膜破裂，细胞内的糖原排入腺腔，称顶浆分泌。此期间质高度水肿、疏松，螺旋小动脉增生、卷曲。③分泌期晚期：月经周期第24~28日，此期为月经来潮前期。子宫内膜增厚呈海绵状，厚达10mm。内膜腺体开口面向宫腔，有糖原等分泌物溢出，间质更疏松、水肿，表面上皮细胞下的间质分化为肥大的蜕膜样细胞。此期螺旋小动

笔记

脉迅速增长，超出内膜厚度，也更弯曲，血管管腔也扩张。

3. 月经期 月经周期第 1~4 日。子宫内膜功能层从基底层崩解脱离，这是孕酮和雌激素撤退的最后结果。经前 24 小时，子宫肌层收缩引起内膜功能层螺旋小动脉持续痉挛，内膜血流减少，组织变性、坏死，血管壁通透性增加，使血管破裂导致内膜底部血肿形成，促使组织坏死剥脱。变性、坏死的内膜与血液相混而排出，形成月经血。

二、正常月经

月经是伴随卵巢周期性变化而出现的子宫内膜周期性脱落及出血。规律月经的建立是生殖功能成熟的标志。月经第一次来潮称月经初潮。其初潮年龄多在 13~15 岁之间，可早在 11~12 岁，迟则 15~16 岁。16 岁以后月经尚未初潮者应查明原因。月经初潮时间主要受遗传因素控制，营养、体重、环境及地域等因素也有相当大影响，近年月经初潮年龄呈现提前的趋势。

1. 月经血的特征 月经血一般呈暗红色，除血液外，还有子宫内膜碎片、宫颈黏液及脱落的阴道上皮细胞；月经血中含有前列腺素及来自子宫内膜的大量纤溶酶。由于纤溶酶对纤维蛋白的溶解作用，故月经血不凝，但当出血速度过快时可形成血凝块。

2. 正常月经的临床表现 正常月经具有周期性。出血的第一日为月经周期的开始，两次月经第一日的间隔时间为一个月经周期。一般是 21~35 日，平均 28 日；每次月经持续时间称经期，大多为 2~7 日，平均 4~6 日；经量是指一次月经的总失血量，正常为 20~60ml，若超过 80ml 为月经过多。月经属生理现象，月经期一般无特殊症状，有些女性可出现下腹及腰骶部不适，少数女性可有头痛及轻度神经系统不稳定症状。

第四节 生殖器其他部位周期性变化

一、阴道黏膜

阴道黏膜的周期性改变，在阴道上皮表现最明显。排卵前，阴道上皮在雌激素的作用下增厚，表层细胞出现角化，在排卵期的程度最为明显。细胞内富含糖原，糖原经阴道杆菌分解而成乳酸，使阴道内保持一定酸度，可以防止致病菌的繁殖。排卵后在孕激素的作用下，表层细胞脱落。因此临床上常借助阴道脱落细胞的变化，以了解体内雌激素水平和有无排卵。

二、宫颈黏液

月经净后，随着雌激素水平不断提高，宫颈黏液分泌量不断增加，至排卵期宫颈黏液变得非常稀薄、透明，拉丝度可达 10cm 以上。若将黏液涂片检查，干燥后可见羊齿植物叶状结晶。排卵后受孕激素影响，黏液分泌量逐渐减少，质地变黏稠而浑浊，拉丝度差，易断裂。涂片检查时出现成行的椭圆体。临床上可根据宫颈黏液检查，可了解卵巢功能。

三、输卵管

输卵管的周期性变化包括形态和功能两方面。在雌激素的作用下，输卵管黏膜上皮纤毛细胞生长，体积增大；非纤毛细胞分泌增加，为卵子提供运输和种植前的营养物质。雌激素还促进输卵管发育及输卵管肌层节律性收缩的振幅。孕激素则能抑制输卵管收缩的振幅,并可抑制输卵管黏膜上皮纤毛细胞的生长,减低分泌细胞分泌黏液的功能。雌、孕激素的协同作用,可保证受精卵在输卵管内的正常运行。

第五节　下丘脑-垂体-卵巢轴的相互关系

月经周期的调节是一个非常复杂的过程,主要涉及下丘脑、垂体和卵巢。下丘脑分泌促性腺激素释放激素,通过调节垂体促性腺激素的分泌,调控卵巢功能。卵巢分泌的性激素对下丘脑-垂体又有反馈调节作用。下丘脑、垂体与卵巢之间相互调节、相互影响,形成一个完整而协调的神经内分泌系统(图 3-2),称为下丘脑-垂体-卵巢轴(HPOA)。除下丘脑、垂体和卵巢之间的相互调节外,该轴的神经内分泌活动还受到大脑高级中枢的调控。其他内分泌腺对月经周期的调节亦有一定的关联。

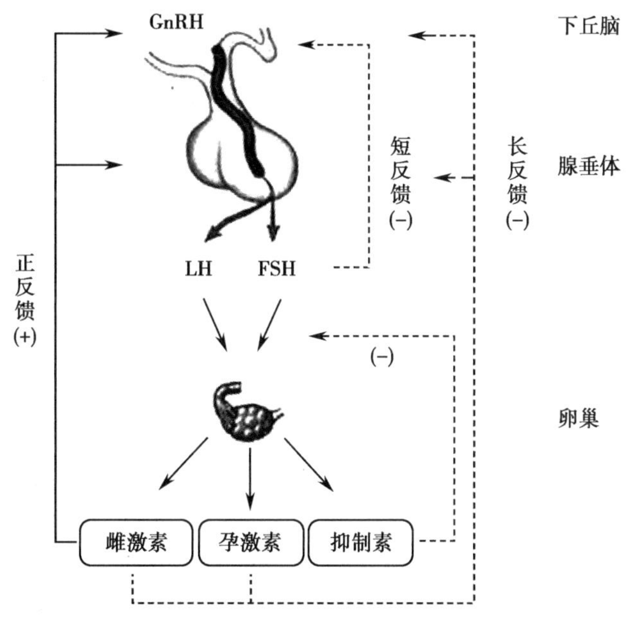

图 3-2　下丘脑-垂体-卵巢轴之间的相互关系

一、下丘脑促性腺激素释放激素

丘脑弓状核神经细胞分泌的下丘脑促性腺激素释放激素(gonadotropin releasing hormone, GnRH)是一种十肽激素,直接通过垂体门脉系统输送到腺垂体,调节垂体促性腺激素的合成和分泌。GnRH 分泌呈脉冲式,脉冲间隔为 60~90 分钟,可因其他条件而变动。

下丘脑是 HPOA 的启动中心,GnRH 的分泌受垂体促性腺激素和卵巢性激素的反馈调节,包括起促进作用的正反馈和起抑制作用的负反馈调节。

二、腺垂体生殖激素

腺垂体(垂体前叶)分泌的直接与生殖调节有关的激素有促性腺激素和催乳素。

1. 促性腺激素　卵泡刺激素(FSH)和黄体生成素(LH)两者均是由腺垂体的促

笔记

性腺激素细胞所分泌的糖蛋白激素，对卵巢功能进行调节，并受卵巢性激素反馈调节和抑制素调节。

2. 催乳素　催乳素(PRL)由腺垂体的催乳细胞分泌，具有促进乳汁合成功能。催乳素的产生主要受下丘脑分泌的催乳素抑制因子(PIF)的抑制性调节。促甲状腺激素释放激素(TRH)能刺激催乳素的分泌。

三、卵巢激素的反馈作用

卵巢性激素对下丘脑 GnRH 和垂体促性腺激素的合成和分泌具有反馈作用。

1. 雌激素　雌激素对下丘脑产生负反馈和正反馈两种作用。在卵泡期早期，一定水平雌激素负反馈作用于下丘脑，抑制 GnRH 释放，并降低垂体对 GnRH 的反应性，从而实现对垂体促性腺激素脉冲式分泌的抑制。在卵泡期晚期，随着卵泡的发育成熟，当雌激素的分泌达到阈值(≥200pg/ml)并维持 48 小时以上，雌激素可发挥正反馈作用，刺激 LH 分泌高峰。在黄体期，协同孕激素对下丘脑有负反馈作用。

2. 孕激素在排卵前，低水平孕激素可增强雌激素对促性腺激素的正反馈作用。在黄体期，高水平的孕激素对促性腺激素的脉冲分泌产生负反馈作用。

四、月经周期的调节机制

1. 卵泡期在前次月经周期的卵巢黄体萎缩后，雌、孕激素水平降至最低，对下丘脑及垂体的抑制解除，下丘脑又开始分泌 GnRH，使垂体 FSH 分泌增加，促使卵泡逐渐发育，分泌雌激素，子宫内膜发生增殖期变化。随着雌激素逐渐增加，对下丘脑的负反馈作用增强，抑制下丘脑 GnRH 的分泌，使垂体 FSH 分泌减少。随着优势卵泡逐渐发

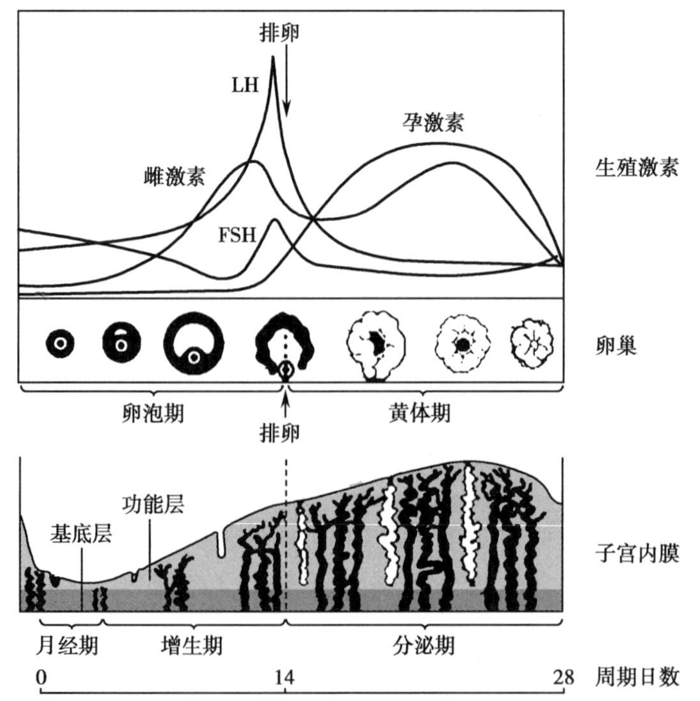

图 3-3　卵巢及子宫内膜周期性变化和激素水平关系示意图

育成熟，接近成熟时卵泡分泌的大量雌激素对下丘脑产生正反馈作用，促使垂体释放大量 LH，出现高峰，FSH 同时亦形成一个较低的峰，大量的 LH 与一定量的 FSH 协同作用，使成熟卵泡排卵。

2. 黄体期排卵后，循环中 LH 和 FSH 均迅速下降，在少量 LH 及 FSH 作用下，黄体形成并逐渐发育成熟。黄体主要分泌孕激素，也分泌雌激素，使子宫内膜转变为分泌期。排卵后 7~8 日循环中孕激素达到高峰，雌激素亦达到又一高峰。由于大量孕激素和雌激素共同的负反馈作用，垂体分泌的 LH 及 FSH 相应减少，黄体开始萎缩，雌、孕激素的分泌也减少。子宫内膜失去性激素支持，发生坏死、脱落而月经来潮（图 3-3）。

第六节　其他内分泌腺功能对月经周期的影响

HPOA 轴也受其他内分泌腺功能的影响，其中尤以甲状腺和肾上腺最为明显。

一、甲状腺

甲状腺分泌甲状腺素（T_4）和三碘甲状腺原氨酸（T_3）不仅参与机体各种物质的新陈代谢，还对性腺的发育成熟、维持正常月经和生殖功能具有重要影响。甲状腺功能减退可表现为性发育障碍、原发性闭经、月经初潮延迟、月经过少、月经稀发，甚至闭经，且多伴有不孕、自然流产和畸胎发生率增加。甲状腺功能轻度亢进可出现月经过多、过频，甚至发生功能失调性子宫出血。当甲状腺功能亢进进一步加重时，临床表现为月经稀发、月经减少，甚至闭经。

二、肾上腺

肾上腺不仅具有合成和分泌糖皮质激素、盐皮质激素的功能，还能合成和分泌少量雄激素和极微量雌激素、孕激素。肾上腺皮质是女性雄激素的主要来源。多囊卵巢综合征的病因之一即是肾上腺源性雄激素过多。

三、胰腺

胰岛分泌的胰岛素不仅参与糖代谢，而且对维持正常的卵巢功能有重要影响。胰岛素依赖型糖尿病患者常伴有卵巢功能低下。在胰岛素拮抗的高胰岛素血症患者，过多的胰岛素将促进卵巢产生过多雄激素，从而发生高雄激素血症，导致月经失调，甚至闭经。

第七节　中西医对女性特殊生理特点的认识

一、月经生理

（一）月经的生理

月经指有规律的、周期性的子宫内膜脱落出血。因其每月来潮一次，如潮水涨落，信而有期，又称月水、月信。生育年龄妇女除妊娠期、哺乳期的生理性闭经之外，应每

笔记

月按期来潮。

此外，王叔和在《脉经》中提出了几种特殊的月经现象。即在身体无病的前提下，如月经二月一至的称“并月”；三月一至的称“居经”或“季经”；一年一潮的称“避年”；终生不潮而能受孕的称“暗经”；受孕之初，按月行经而无损于胎儿的，称为“激经”“盛胎”“垢胎”。

（二）月经的产生机理

《素问·上古天真论》云：“女子七岁，肾气盛，齿更发长；二七而天癸至，任脉通，太冲脉盛，月事以时下，故有子”，这是对月经产生机理的基本阐述。月经的产生是女性发育到成熟的年龄阶段，脏腑、天癸、气血、经络协调作用于胞宫的生理现象。

1. 脏腑与月经　脏腑的正常功能活动是人体生命活动的根本，脏腑是气血生化之源。脏腑中如肾气旺盛，天癸泌至；肝血充足，气机条达，则经候如期；脾胃健运，则血海充盈，血循常道。在月经产生的机理中，与肾、肝、脾关系尤为密切。

（1）肾：肾为先天之本，元气之根，主藏精，主生长、发育与生殖。肾藏先、后天之精，精能生血，血能化精，精血同源而互相滋生，成为月经的物质基础。精又能生气，肾精所化之气为肾气，肾气盛衰，主宰天癸的至与竭。肾气包括肾阴与肾阳，肾之阴阳，既要充盛又要相对平衡协调，才能维持机体的正常。肾阴，是人体阴液的根本，对脏腑起着濡润、滋养的作用；肾阳为人体阳气的根本，对脏腑起着温煦、生化的作用，因此肾是人体生长、发育、生殖的根本。此外，“胞络者，系于肾”，肾藏精，生髓，脑为髓海，肾与脑相通，共主人体生理活动，包括月经的生理活动。因此，月经的产生以肾为先导，故《傅青主女科》谓“经水出诸肾”。

（2）肝：肝藏血，主疏泄，喜条达。肝具有藏血和调节血量的功能，脏腑所化生之气血，除营养周身以外，则储藏于肝，其有余部分，在女子则下注血海而为月经。肝的藏血功能与疏泄作用须相互协调，则肝气条达则血脉流畅，经候如常。

（3）脾（胃）：脾主运化，为气血生化之源，为后天之本；脾主中气，其气主升，具有统摄血液、固摄子宫之权。脾气健运，血循常道，血旺而经调。胃主受纳，为水谷之海，乃多气多血之腑。足阳明胃经与冲脉会于气街，故有“冲脉隶于阳明”之说。胃中水谷盛，则冲脉之血盛，月事以时下。

（4）心：心主血，其充在血脉，心有推动血液在经脉内运行的作用。《素问·评热病论》指出“胞脉者属心而络于胞中”，心气下通，血脉流畅，入于胞脉，则胞宫具行经、胎孕之功能；又心主神明，女性的精神、意识和思维活动对月经及胎孕的生理功能起着协调作用。

（5）肺：肺主一身之气，居上焦，朝百脉而输布精微，体内精、血、津液皆赖肺气运行，下达胞宫而成为胞宫经、孕、产、育的物质基础。

2. 天癸与月经　天癸，男女皆有，是促进、影响人体生长、发育、生殖的一种阴精。天癸来源于先天肾气，靠后天水谷精气的滋养、支持逐渐趋于成熟，此后又随着肾气的虚衰而竭止。也就是说，天癸虽禀受于父母先天之气，但要在肾气旺盛时期，肾中真阴不断充实，在后天水谷之精的滋养下化生并成熟泌至。对女性来说天癸使任脉所司的精、血、津液旺盛、充沛、通达，并使冲脉在其作用下，广聚脏腑之血而血盛，冲任二脉相滋，血海满溢，月经来潮。故天癸主宰月经的潮与止。

笔记

3. 气血与月经　女性以血为主、为用，月经主要成分是血，血由脏腑所化生。然气为血之帅，血赖气之推动以周流。气行则血行，气滞则血滞。血又为气之母，血和气相互资生，相互依存。血是月经的物质基础，气是运行血脉的动力，气血和调，则经候如常。

4. 经络与月经　经络内属于脏腑，外络于肢节，沟通内外，贯穿上下，将人体脏腑组织联络成为一个有机的整体；与女性生理、病理特点联系最密切的是奇经八脉中的冲、任、督、带，其生理功能主要是对十二经脉气血运行起蓄溢调节作用，并联系子宫、脑、髓等奇恒之府，具特殊的循行与功能，其与胞宫的生理功能有关，因此在女性的生理中具有特殊的地位。

冲、任、督三脉同起于胞宫，一源而三歧，约束于带脉，冲、任、督、带上联十二经脉，而与脏腑相通。“冲为血海”，为“十二经脉之海”，广聚脏腑之血；“任主胞胎”，为“阴脉之海”，总司精、血、津、液等一身之阴；督脉为阳脉之海，总督一身之阳；又任督相通，调节一身阴阳脉气的平衡协调；督脉属肾络脑；带脉约束诸经，使经脉气血运行保持常度。在天癸的作用下，冲、任、督、带各司其职，使月经如期来潮。

综上所述，脏腑、气血、经络是产生月经的生理基础，其中肾、天癸、冲任、胞宫是月经产生的中心环节，各环节之间相互联系，不可分割，现代中医妇科学家称之为“肾-天癸-冲任-胞宫生殖轴”。

二、带下生理

带下有广义、狭义之分。广义带下是泛指带脉以下之病，即女子经、带、胎、产等诸病；狭义带下是指女性阴中流出的一种黏腻的液体，又有生理和病理之别。本节论述生理性带下的现象及其产生机理。

1. 生理现象　生理性带下是健康女性阴道排出的一种阴液，无色无臭，性黏而不稠，其量不多。生理性的带下在月经前期冲任血海将满之时，及妊娠期血聚冲任以养胎元之际，如雾露之溉，润泽丰厚，其量明显增多；至经间期氤氲之时，阴生阳长，冲任阴血正盛，带下量亦明显增多；绝经后，肾精渐衰，天癸已竭，则带下量减少。

2. 带下产生的机理

（1）脾肾与带下：带下为津液的一种，由肾精所化，是肾精下滑之液。生理性带下与肾气盛、天癸至、任脉充、太冲脉盛有直接关系。肾精充盛后，在肾气和天癸的推动下，由任带司约，达于胞中，润泽阴窍；脾主运化，行津液，布精微，脾气转输运化津液，使津液输布全身而灌溉脏腑、形体和诸窍，其渗于前阴空窍者，与精之余和合而为带下。

（2）任、督、带三脉与带下：任脉为阴脉之海，主一身之阴精，凡人体精、血、津、液都由任脉主司；督脉为阳脉之海，对任脉总司的精、血、津、液起温化作用；带脉主司约束，使任脉所主之阴精不致滑脱而下。故只有任、督、带脉功能正常，相互协调才能带下如常。

由此可见，带下是脏腑、经络、津液协调作用的生理现象。带下由津液所化，禀肾气藏泄，赖脾气运化，由任、带二脉司约，督脉温化，在天癸作用下，布露于子宫，润泽于阴道。并受阴阳气血消长的影响，呈周期性变化，具有充养子宫、濡润阴窍的作用。

笔记

三、妊娠生理

妊娠是胚胎和胎儿在母体内发育成长的过程。卵泡受精是妊娠的开始，胎儿及其附属物自母体排出是妊娠的终止。妊娠是非常复杂、变化极为协调的生理过程，平均为38周（266日）。由于不确定卵子受精的日期，临床上以末次月经的第一天作为妊娠的开始，这样，妊娠全过程为280天（40周）。

（一）受精及受精卵发育、输送与着床

成熟精子和卵子相结合的过程称为受精。受精后的卵子称为孕卵或受精卵，标志着新生命的诞生。

卵子从卵巢排出后进入腹腔，经输卵管伞端的“拾卵”作用，进入输卵管壶腹与峡部连接处等待受精。精液进入阴道内，精子离开精液经宫颈管进入宫腔及输卵管腔，精子顶体表面糖蛋白被女性生殖道中分泌物中的α与β淀粉酶降解，同时顶体膜结构中胆固醇和磷脂比率与膜电位发生改变，从而使膜稳定性降低，从而使精子具有受精能力，此过程称为精子获能。受精发生在排卵后12小时内，整个受精过程约需24小时。当精子与卵子相遇，精子顶体外膜破裂，释放出顶体酶，溶解卵子外围的放射冠和透明带，称为顶体反应。借助顶体酶的作用，使精子穿过放射冠和透明带。获能的精子穿过次级卵母细胞透明带为受精的开始，而卵原核与精原核融合为受精的完成，形成二倍体的受精卵标志新生命的诞生。

受精后30小时，受精卵借助输卵管的蠕动和纤毛摆动，逐渐向子宫腔方向移动。同时开始进行有丝分裂，称为卵裂。约在受精后72小时，分裂成由16个细胞组成的实心细胞团，称为桑葚胚。约在受精后第4日，桑葚胚进入宫腔，早期囊胚形成。受精后第5~6日早期囊胚的透明带消失，总体积迅速增大，受精11~12日形成晚期囊胚。晚期囊胚植入子宫内膜的过程称受精卵着床。

着床需经过定位、黏附和穿透3个阶段，着床必须具备的条件有：①透明带消失；②囊胚细胞滋养层细胞分化出合体滋养细胞；③囊胚和子宫内膜同步发育且功能协调；④孕妇体内有足够数量的孕酮，子宫有一个极短的敏感期允许受精卵着床。正常着床部位多在子宫体上部的前壁或后壁。

受精卵着床后，子宫内膜迅速发生蜕膜变，此时的子宫内膜称蜕膜。按蜕膜与囊胚的部位关系，将蜕膜分为3部分（图3-4）：①底蜕膜：囊胚着床部位的子宫内膜，以后发育成为胎盘的母体部分。②包蜕膜：覆盖在囊胚表面的蜕膜，随囊胚发育逐渐突向子宫腔。至分娩时，包蜕膜与真蜕膜已无法分开。③真蜕膜（壁蜕膜）：除底蜕膜与包蜕膜以外覆盖子宫腔其他部分的蜕膜。

（二）胎儿附属物的形成及功能

胎儿附属物是指胎儿以外的组织，包括胎盘、胎膜、脐带和羊水。

1. 胎盘　由羊膜、叶状绒毛膜和底蜕膜组成。

（1）胎盘的形成

1）羊膜：是附着于绒毛膜板表面的半透明薄膜，构成胎盘的胎儿部分，为胎盘的最内层。羊膜光滑，无血管、神经及淋巴，具有一定的弹性。

2）叶状绒毛膜（图3-5）：是胎盘的主要部分，也是构成胎盘的胎儿部分。自胚胎2周至3周末形成胎盘的主要结构——绒毛，并建立胎儿胎盘循环。

笔记

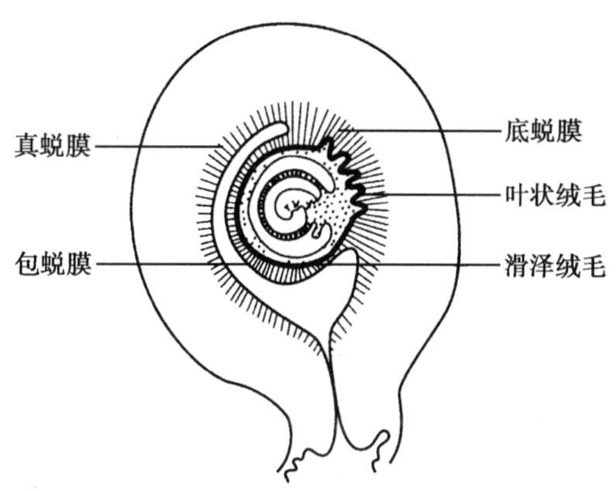

图 3-4　早期妊娠子宫蜕膜与绒毛的关系

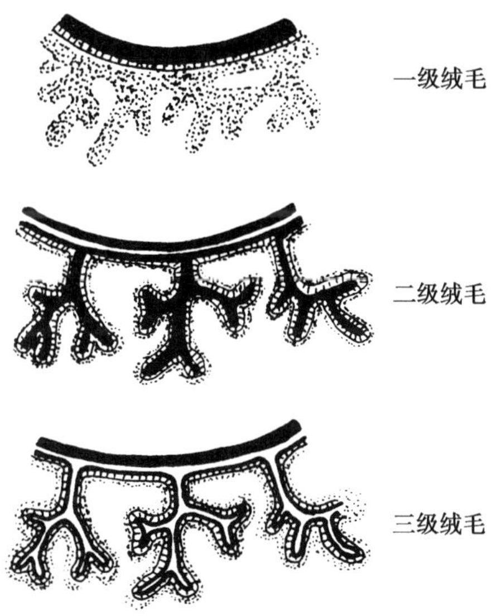

图 3-5　早期妊娠子宫蜕膜与绒毛的关系

与底蜕膜相接触的绒毛，因营养丰富发育良好，称为叶状绒毛膜。从绒毛膜板伸出的绒毛干，逐渐分支向绒毛间隙伸展，形成终末绒毛网。每个绒毛干中均有脐动脉和脐静脉，随着绒毛干的一再分支，脐血管越来越细，最终成为毛细血管进入绒毛末端。胎儿血以每分钟 500ml 流速流经胎盘。胎儿血液经脐动脉直至绒毛毛细血管壁，与绒毛间隙中的母血进行间物质交换，胎儿血和母血不直接相通，而是隔着绒毛毛细血管壁、绒毛间质及绒毛表面细胞层，依靠渗透、扩散和细胞选择力，再经脐静脉回流到胎儿体内。母血则经底蜕膜螺旋动脉开口通向绒毛间隙，再经开口的螺旋静脉返回母体内。

3）底蜕膜：是构成胎盘的母体部分，占足月胎盘的很小部分。底蜕膜表面覆盖一层来自固定绒毛（长入底蜕膜中的绒毛）的滋养层细胞，与底蜕膜共同形成绒毛间隙的底，称为蜕膜板。从此板向绒毛膜方向伸出一些蜕膜间隔，一般不超过胎盘全层厚度的 2/3，将胎盘母体面分成肉眼可见的 20~30 个左右母体叶。

（2）妊娠足月胎盘的结构：呈圆形或椭圆形，重 450~650g，直径 16~20cm，厚 1~

笔记

3cm，中央厚，周边薄。胎盘分胎儿面和母体面。胎儿面表面覆盖着一层灰蓝色、光滑半透明的羊膜，脐带动、静脉从附着处分支向四周呈放射状分布，直达胎盘边缘。母体面的表面呈暗红色，蜕膜间隔形成若干浅沟分成母体叶（图3-6）。

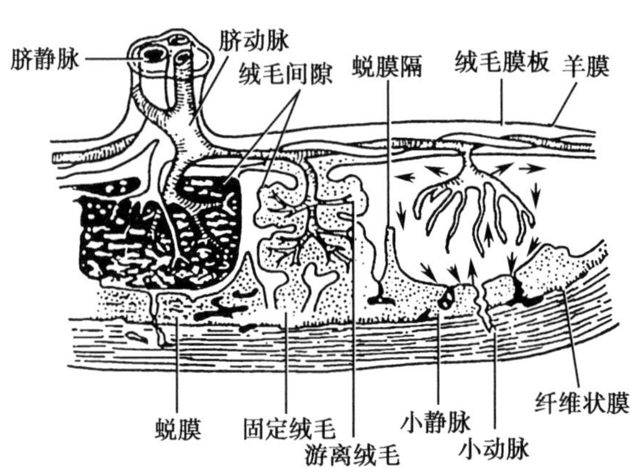

图3-6　胎盘的结构与血液循环模式图

（3）胎盘的功能

1）气体交换：氧和二氧化碳在胎盘中以简单扩散方式进行交换，可代替胎儿呼吸系统的功能。

2）营养物质供应：葡萄糖以易化扩散方式通过胎盘。氨基酸以主动转运的方式通过胎盘。游离的脂肪酸、水、钾、钠和镁以简单扩散方式通过胎盘，钙、磷、碘和铁以主动运输方式通过胎盘。维生素A、D、E、K等脂溶性维生素以简单扩散方式通过胎盘。维生素C和B以主动运输方式通过胎盘。

3）排除胎儿代谢产物：胎儿的代谢产物如尿素、尿酸、肌酐、肌酸等，经胎盘进入母血，由母体排出体外，可以代替胎儿泌尿系统的功能。

4）防御功能：胎儿血与母体血之间由胎盘屏障相隔，对胎儿具有保护功能，但胎盘屏障作用有限，各种病毒（如风疹病毒、巨细胞病毒等）、分子量小的药物，均可通过胎盘，可能引起胎儿畸形甚至死亡。细菌、弓形虫、衣原体、螺旋体不能通过胎盘屏障，但可在胎盘部位形成病灶，破坏绒毛结构后进入胎体感染胎儿。母血中免疫抗体如IgG能通过胎盘，使胎儿从母体获得被动免疫力。

5）合成功能：胎盘具有活跃的合成物质的能力，主要是合成各种激素和酶，以维持妊娠。

人绒毛膜促性腺激素（HCG）：是一种由合体滋养细胞合成的糖蛋白激素，受精后第7日，即能在孕妇血清和尿中测出，至妊娠8~10周血清中浓度达高峰，持续10日后迅速下降，近20周时降至最低点，持续至分娩。分娩后若无胎盘残留，约于产后2周内从母血中消失。

人胎盘催乳素（HPL）：由胎盘合体滋养细胞合成释放。在妊娠5~6周时就可在母血中测出HPL，随妊娠进展和胎盘增大，其分泌量持续增加，妊娠34~36周达高峰（母血值为5~15mg/L），维持至分娩。分娩后7小时内迅速消失。

雌激素：妊娠期间明显增多，主要来自胎盘及卵巢。在妊娠早期主要由卵巢黄体

笔记

产生雌二醇和雌酮。妊娠10周后胎盘接替卵巢产生更多雌激素。胎盘产生的雌激素多进入母体，刺激子宫内膜和子宫肌的进一步增生和肥大，促进其血液供应。妊娠期间雌激素水平不断增高直至分娩。

孕激素：妊娠早期由卵巢妊娠黄体产生，妊娠8～10周后胎盘合体滋养细胞是产生孕激素的主要来源，妊娠过程中，母血中孕酮的值逐渐增高，至孕末期达高峰，产后迅速下降。

胎盘还可以合成多种酶，如缩宫素酶、耐热性碱性磷酸酶。

2. 胎膜　由平滑绒毛膜和羊膜组成。胎膜和甾体激素代谢有关，同时在分娩发动上有一定作用。

3. 脐带　脐带是连于胎儿脐部与胎盘间的条索状结构，妊娠足月胎儿的脐带长30～100cm，平均约55cm，直径0.8～2.0cm，表面被羊膜覆盖，呈灰白色，内含卵黄囊、尿囊、两条脐动脉和一条脐静脉，中间填充华通胶（脐带胶质），可保护脐血管。脐带是胎儿和母体之间进行物质交换的重要通道。若脐带受压而使血流受阻时，缺氧可导致胎儿窘迫，甚则胎死宫内。

4. 羊水　充满在羊膜腔内的液体称为羊水，胚胎在羊水中生长发育。

（1）羊水的来源：①妊娠早期羊水主要是母体血清经胎膜进入羊膜腔的透析液。②妊娠中期以后，羊水主要来源于胎儿尿液。③妊娠晚期胎儿肺参与羊水的生成，每天600～800ml，从肺泡分泌入羊膜腔；④羊膜、脐带华通胶及胎儿皮肤渗出液体，但量极少。

（2）母体、胎儿、羊水间的液体平衡：羊水在羊膜腔内不断进行液体交换，以保证羊水量相对恒定。母儿间的液体交换主要通过胎盘进行，每小时约3 600ml。母体与羊水的交换主要通过胎膜，每小时约400ml。羊水与胎儿的交换，主要通过胎儿消化道、呼吸道、泌尿道及角化前皮肤等。

（3）羊水的功能

1）保护胎儿：羊水为胎儿提供了适宜的温度和一定限度的活动空间，使胎儿在羊水中运动自如；羊水能减轻外界打击和震动，防止对胎儿造成损伤；临产时，羊水直接受宫缩压力，能使压力均匀分布，避免胎儿受压所致胎儿窘迫。

2）保护母体：羊水可减轻胎动给母体所带来的不适感；临产后，前羊水囊借助楔形水压扩张子宫颈口及阴道；破膜后羊水有润滑和冲洗阴道的作用，减少感染机会。

（三）妊娠期母体的变化

妊娠期间，为了适应胎儿生长发育的需要，母体内各器官系统发生一系列适应性的变化。一般来说，产后6周逐渐恢复至非孕状态。

1. 生殖系统的变化

（1）子宫

1）宫体：逐渐增大变软。子宫大小由非孕时的（7～8）cm×（4～5）cm×（2～3）cm增大至妊娠足月时的35cm×22cm×25cm左右。子宫腔容量由非孕时的5ml，增至妊娠足月时的约5 000ml或更多。子宫增大主要是由于子宫肌细胞肥大。非孕时子宫肌壁厚约1cm，孕16周时厚2.0～2.5cm，妊娠足月时厚度为1.0～1.5cm或更薄。妊娠早期子宫呈球形或椭圆形且不对称。妊娠12周前，子宫位于盆腔内。妊娠12周以后，超出盆腔进入腹腔。妊娠晚期的子宫不同程度右旋，与盆腔左侧有乙状结肠占据

笔记

有关。

2）子宫峡部：非孕时长约 1cm，妊娠 10 周时子宫峡部明显变软。孕 12 周以后，子宫峡部逐渐伸展、拉长、变薄，扩展成为子宫腔的一部分；临产后可伸展到 7～10cm 长，成为产道的一部分，此时称子宫下段。

3）宫颈：妊娠早期宫颈组织水肿，黏膜充血，宫颈外观肥大、变软，呈紫蓝色，质地柔软。宫颈管内腺体肥大增生、宫颈黏液增多，形成黏稠的黏液栓堵塞于宫颈管，保护宫腔免受外来感染侵袭。接近临产时，宫颈管变短并出现轻度扩张。

（2）卵巢：妊娠期略增大。形成妊娠黄体，分泌雌、孕激素。黄体功能于 10 周后由胎盘取代，黄体开始萎缩。妊娠期间卵巢停止排卵。

（3）外阴和阴道：妊娠期阴道黏膜变软，水肿充血呈紫蓝色，皱襞增多。pH 值降低，有利于防止感染。大小阴唇色素沉着，同时伸展性增加。小阴唇皮脂腺分泌增多。

2. 乳房的变化　妊娠期乳房有显著的改变。乳房增大，充血明显，孕妇自觉乳房发胀、触痛和麻刺感。乳头增大变黑，易勃起。乳晕变黑，乳晕上的皮脂腺肥大形成散在的结节状小隆起，称为蒙氏结节。

3. 循环系统的变化　妊娠后期由于子宫体积增大，膈肌升高，使心脏向左、向上并向前方移位，心尖搏动向左移位 1～2cm，心浊音界稍扩大；妊娠期间心排出量增加，自妊娠 8～10 周开始，至妊娠 32～34 周时达高峰；孕妇仰卧位时下腔静脉受压，回心血量减少，心排出量减少，迷走神经兴奋，使血压下降，形成妊娠仰卧位低血压综合征。增大的子宫压迫下腔静脉，以及胎头在骨盆侧壁处压迫髂静脉，使下腔静脉血液回流受阻，孕妇也因此而容易发生下肢及外阴静脉曲张和痔。

4. 血液系统的改变　血容量从妊娠 6～8 周开始增加，妊娠 32～34 周达高峰，平均增加约 1 450ml。其中血浆约增加 1 000ml，红细胞约增加 450ml，血液呈稀释状态，足月妊娠时红细胞计数约 $3.6\times10^{12}/L$（非孕女性约为 $4.2\times10^{12}/L$），血红蛋白约 110g/L（非孕期女性约为 130g/L）；血浆蛋白尤其是白蛋白减少，约为 35g/L。白细胞从妊娠 7～8 周开始轻度增加，至妊娠 30 周达高峰，上升至 $5\times10^{9}/L\sim12\times10^{9}/L$，有时可达 $15\times10^{9}/L$（非孕期女性为 $5\times10^{9}/L\sim8\times10^{9}/L$），主要为中性粒细胞增加。妊娠期间凝血因子Ⅱ、Ⅴ、Ⅶ、Ⅷ、Ⅸ、Ⅹ均有增加，使孕妇血液处于高凝状态。

5. 泌尿系统的变化　妊娠期间肾脏略有增大，肾功能改变亦较多。当肾小球滤过超过肾小管再吸收能力时，可有少量糖排出，称为妊娠生理性糖尿，应注意与真性糖尿病鉴别。

妊娠期间由于内分泌的改变和增大的子宫压迫，泌尿系统平滑肌张力减弱。输尿管增粗及蠕动减弱，尿流缓慢，加之输尿管有尿液逆流现象，孕妇易患急性肾盂肾炎，且以右侧多见。

6. 消化系统的变化　妊娠期间牙龈充血、水肿、增生，晨间刷牙时易有牙龈出血，分娩后即消失。胃肠平滑肌因孕激素影响张力降低，贲门括约肌松弛，胃内酸性内容物可反流至食管下部产生“烧心感”；胃排空时间延长，不少孕妇有上腹部饱胀感；肠道充血，盆腔静脉受压，静脉回流障碍，常引起痔疮或使原有痔疮加重。妊娠期肝脏大小及功能无明显改变。妊娠期胆道平滑肌松弛，胆囊排空时间延长，易有胆结石形成。

7. 呼吸系统的变化　肺活量无明显变化，潮气量增加 40%，残气量减少 20%。孕期以胸式呼吸为主，呼吸深大，约 20 次/min。上呼吸道黏膜增厚，充血水肿，使局部抵

笔记

抗力减弱，容易发生感染。

8. 内分泌系统的变化　腺垂体在妊娠期间增大1~2倍，尤其在妊娠晚期增大明显。促性腺激素（Gn）受抑制分泌减少，故妊娠期间卵巢不发生排卵。垂体前叶分泌的垂体催乳素（PRL）随妊娠进展逐渐增量，为产后泌乳做准备。肾上腺、甲状腺功能均有轻度增加，但通常无功能亢进的表现。

9. 新陈代谢的变化　妊娠13周起平均每周增加不超过350g，直至妊娠足月时体重约增加12.5kg。妊娠期孕妇对糖、脂肪及蛋白质的需要量增加。另外，由于胎儿与母体需要大量的钙、磷、铁等，故妊娠期要补充钙、磷、铁，以满足胎儿及母体需要。

10. 皮肤变化　不少孕妇妊娠期间在面颊、乳头、乳晕、腹白线及外阴等处皮肤有色素沉着，在面颊可呈不规则的褐色斑块或呈蝶形分布，习惯称妊娠黄褐斑，分娩后渐减退，但有时不能完全消失。妊娠期孕妇腹部皮肤可出现不规则平行裂纹，裂纹呈淡红色或紫色，称为妊娠纹，见于初产妇。

11. 骨骼、关节及韧带的变化　妊娠期骨骼一般无变化，多胎、多产、缺乏维生素D及钙时可发生骨质疏松。耻骨联合、骶髂关节、骶尾关节及韧带松弛，以利于分娩，严重时可发生耻骨联合分离，导致耻骨联合部位疼痛，活动受限。

（四）孕期监护及保健

1. 围生期概念　围生医学又称围产医学，是研究在围生期内对围生儿及孕产妇的卫生保健的一门科学，对降低围生期母儿死亡率和病残儿发生率、保障母儿健康具有重要意义。

围生期是指产前、产时和产后的一段时期。围生期分为4个阶段：①围生期Ⅰ：从妊娠满28周（即胎儿体重≥1 000g或身长≥35cm）至产后1周；②围生期Ⅱ：从妊娠满20周（即胎儿体重≥500g或身长≥25cm）至产后4周；③围生期Ⅲ：从妊娠满28周至产后4周；④围生期Ⅳ：从胚胎形成至产后1周。此期间的胎儿及新生儿称为围生儿。根据世界卫生组织的推荐，我国在现阶段采用围生期Ⅰ计算围生期死亡率。

2. 孕妇监护规范和系统的产前检查是确保母儿健康与安全的关键环节。

（1）产前检查时间：产前检查的时间从确诊为早孕时开始，一般情况下首次检查时间应在6~8周为宜，妊娠20~36周期间每4周检查一次，妊娠36周起每周检查一次，共进行产前检查9~11次（表3-1）。高危孕妇应酌情增加产前检查次数。

（2）首次产前检查：应详细询问病史，进行全面的体格检查、产科检查及必要的辅助检查。

1）病史

年龄及职业：<18岁或≥35岁为妊娠的高危因素，易发生妊娠及分娩期并发症。从事接触有毒物质或放射线等工作的孕妇，应检查血常规及肝功能等。

本次妊娠情况：了解妊娠早期有无早孕反应、病毒感染及用药情况；胎动开始的时间；有无头晕、眼花、心悸、气短、下肢水肿、阴道流血等症状。

月经史及孕产史：了解初潮年龄、月经周期、末次月经时间。经产妇应了解有无难产史、死胎死产史、分娩方式及有无产后出血史，了解新生儿情况，了解末次分娩或流产的时间及转归。

表 3-1　产前检查方案

检查次数	常规检查及保健	备查项目	健康教育
第 1 次检查（6~13^{+6} 周）	1. 建立孕期保健手册 2. 确定孕周、推算预产期 3. 评估孕期高危因素 4. 血压、体重、体重指数、胎心率 5. 血常规、尿常规、血型（ABO 和 Rh）、空腹血糖、肝功和肾功、乙型肝炎表面抗原、梅毒螺旋体、HIV 筛查	1. HCV 筛查 2. 地中海贫血筛查 3. 甲状腺功能筛查 4. 血清铁蛋白 5. 宫颈细胞学检查 6. 宫颈分泌物检测淋球菌、沙眼衣原体 7. 细菌性阴道病的检测 8. 早孕期非整倍体母体血清学筛查（10~13^{+6} 周） 9. 早孕期超声检查，妊娠 11~13^{+6} 周超声测量胎儿颈项后透明带厚度（NT） 10. 妊娠 10~12 周绒毛活检 11. 心电图	1. 营养和生活方式的指导 2. 避免接触有毒有害物质和宠物 3. 慎用药物 4. 孕期疫苗的接种 5. 改变不良生活方式；避免高强度的工作、高噪声环境和家庭暴力 6. 继续补充叶酸 0.4~0.8mg/d 至孕 3 个月，有条件者可继续服用含叶酸的复合维生素
第 2 次检查（14~19^{+6} 周）	1. 分析首次产前检查的结果 2. 血压、体重、宫底高度、腹围、胎心率 3. 中孕期非整倍体母体血清学筛查（15~20^{+0} 周）	羊膜腔穿刺检查胎儿染色体（16~21 周）	1. 中孕期胎儿非整倍体筛查的意义 2. 如 Hb<105g/L，补充元素铁 60~100mg/d 3. 开始补充钙剂，600mg/d
第 3 次检查（20~24 周）	1. 血压、体重、宫底高度、腹围、胎心率 2. 胎儿系统超声筛查（18~24 周） 3. 血常规、尿常规	宫颈评估（超声测量宫颈长度，早产高危者）	1. 早产的认识和预防 2. 营养和生活方式的指导 3. 胎儿系统超声筛查的意义
第 4 次检查（24~28）	1. 血压、体重、宫底高度、腹围、胎心率 2. 75g 口服葡萄糖耐量试验、尿常规	1. 抗 D 滴度复查（Rh 血型阴性者） 2. 宫颈阴道分泌物胎儿纤维连接蛋白检测（早产高危者）	1. 早产的认识和预防 2. 营养和生活方式的指导 3. 妊娠期糖尿病筛查的意义
第 5 次检查（30~32 周）	1. 血压、体重、宫底高度、腹围、胎心率、胎位 2. 产科超声检查 3. 血常规、尿常规	超声测量宫颈长度或宫颈阴道分泌物 fFN 检测	1. 分娩方式指导 2. 开始注意胎动 3. 母乳喂养指导 4. 新生儿护理指导

笔记

续表

检查次数	常规检查及保健	备查项目	健康教育
第6次检查（32~36周）	1. 血压、体重、宫底高度、腹围、胎心率、胎位 2. 尿常规	1. B族链球菌筛查（35~37周） 2. 肝功能、血清胆汁酸检测（32~34周，怀疑妊娠肝内胆汁淤积症孕妇） 3. 无应激试验检查（高危者自32孕周开始） 4. 心电图复查（高危者）	1. 分娩前生活方式的指导 2. 分娩相关知识 3. 新生儿疾病筛查 4. 抑郁症的预防
第7~11次检查（37~41周）	1. 血压、体重、宫底高度、腹围、胎心率、胎位、宫颈检查（Bishop评分） 2. 尿常规	1. 产科超声检查 2. NST检查（高危者每周1次）	1. 新生儿免疫接种 2. 产褥期指导 3. 胎儿宫内情况的监护 4. 超过41周，住院并引产

既往史及家族史：了解有无高血压、心脏病、糖尿病、肝肾疾病、血液病、结核病，做过何种手术，有无输血史等。同时了解家族中有无结核病、高血压、糖尿病、双胎妊娠、精神病史、遗传病史，并结合丈夫健康状况。

推算及核对预产期：末次月经第1天算起，月份减3或加9，日数加7，所得日期即为预产期，如末次月经第一日是公历2010年11月21日，则预产期为2011年8月28日。若孕妇仅记住农历日期，应换算成公历再推算预产期，并根据早期妊娠的彩超结果进行核对。但实际分娩日期与推算的预产期，可以相差1~2周。若孕妇记不清末次月经时间或哺乳期无月经来潮而妊娠者，应根据早孕反应、胎动开始时间、子宫底高度及B超测胎头双顶径、顶臀长度来推算孕龄和预产期。

2）体格检查：观察发育、营养及精神状态；注意步态及身高，身材矮小（<145cm）者常伴有骨盆狭窄；检查心、肺有无异常；检查脊柱及下肢有无畸形；检查乳房、乳头有无异常；注意有无水肿，若妊娠后期常伴有踝部或小腿水肿，经休息后消退，不属于异常；测量血压，正常情况下孕妇血压不应超过140/90mmHg，超过者属病理状态；测量体重，于妊娠晚期体重每周增加不应超过500g，超过者可能有水肿或隐性水肿。

3）产科检查：目的是了解胎儿和产道情况。

胎儿检查：孕妇排尿后仰卧，头部稍垫高，露出腹部，双腿略屈曲稍分开，放松腹肌。检查者位于孕妇右侧，通过以下检查估计胎儿大小、判断胎先露、胎方位和检查胎心音。

胎儿大小估计：通过腹部视诊和触诊来估计胎儿大小。

胎先露、胎方位判断：通过用四步触诊法检查子宫大小、胎产式、胎先露、胎方位及先露部是否衔接（图3-7）。在做前三步手法时，检查者面向孕妇，做第四步手法时，检查者应面向孕妇足端。第一步手法：检查者两手置于子宫底部，手测宫底高度，估计胎儿大小与妊娠周数是否相符。然后以两手指腹相对轻推，判断宫底部的胎儿部分，若为胎头则

笔记

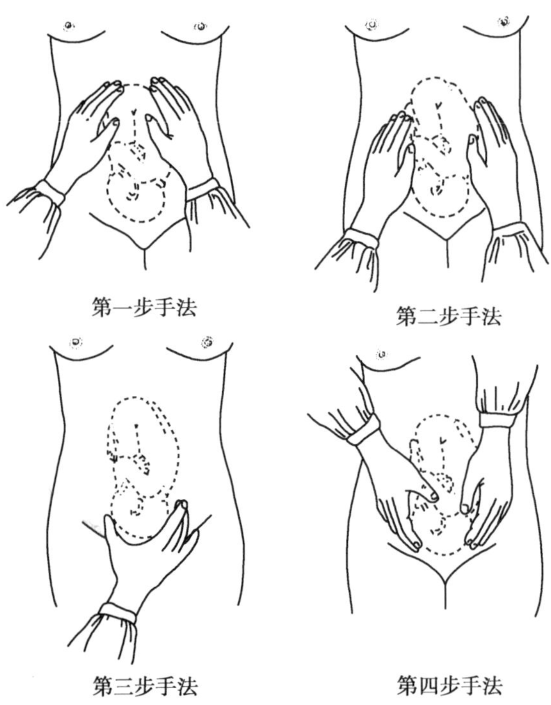

图 3-7 胎位检查的四步触诊法

硬而圆且有浮球感,若为胎臀则软而宽且形状略不规则。第二步手法:检查者左右手分别置于腹部两侧,一手固定,另手轻轻深按,两手交替,触到平坦饱满部分为胎背,并确定胎背朝向。可变形的高低不平部分是胎儿肢体,有时可感到胎儿肢体活动。第三步手法:检查者右手拇指与其余四指分开,置于耻骨联合上方握住胎儿先露部,判断先露部是胎头或胎臀,左右推动确定是否衔接。若胎先露部仍浮动,表示尚未入盆;若已衔接,则胎先露部不能被推动。第四步手法:检查者左右手分别置于胎先露部的两侧,向骨盆入口方向深按,再次核对胎先露部的诊断是否正确,以及胎先露部入盆的程度。

胎心音检查:孕妇腹壁上可听到胎心音,在靠近胎背上方的孕妇腹壁上听得最清楚。

骨产道检查:骨盆大小及形状是决定胎儿能否经阴道分娩的重要因素,因此,产前检查时必须常规测量骨盆。方法有骨盆外测量和骨盆内测量两种。

骨盆外测量:①髂棘间径:孕妇取伸腿仰卧位,测量两髂前上棘外缘的距离。正常值为 23~26cm(图 3-8)。②髂嵴间径:孕妇取伸腿仰卧位,测量两髂嵴外缘最宽的距离。正常值为 25~28cm(图 3-9)。此两径线间接推测骨盆入口横径长度。③骶耻外径:孕妇取左侧卧位,右腿伸直,左腿屈曲,测量从第 5 腰椎棘突下至耻骨联合上缘中点的距离(图 3-10)。正常值为 18~20cm。骶耻外径可以间接反映骨盆入口前后经的长度,是骨盆外测量中最重要的径线。④坐骨结节间径或称出口横径:孕妇取仰卧位,两腿向腹部弯曲,双手抱膝,测量两坐骨结节内侧缘的距离(图 3-11)。正常值为 8.5~9.5cm,它直接反映骨盆出口横径的长度。若此值<8cm 应加测出口后矢状径。⑤出口后矢状径:指坐骨结节间径中点至骶骨尖端的长度(图 3-12)。检查者戴指套的右手食指伸入孕妇肛门向骶骨方向,拇指置于孕妇体外骶尾部,两指共同找到骶骨

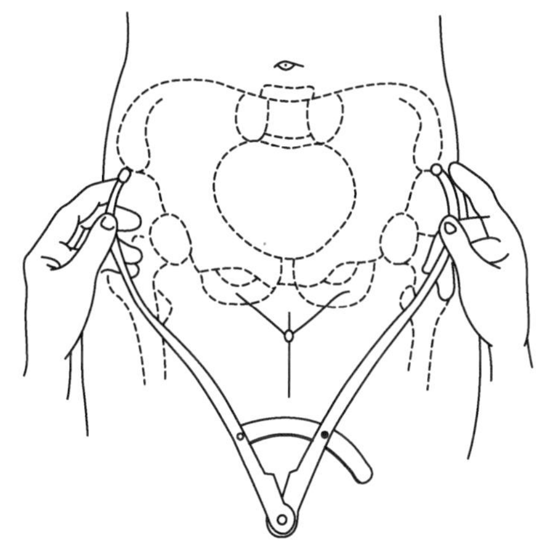

图 3-8　测量髂棘间径

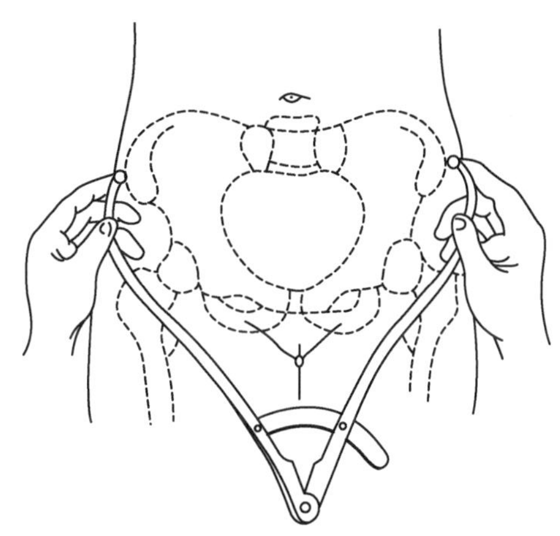

图 3-9　测量髂嵴间径

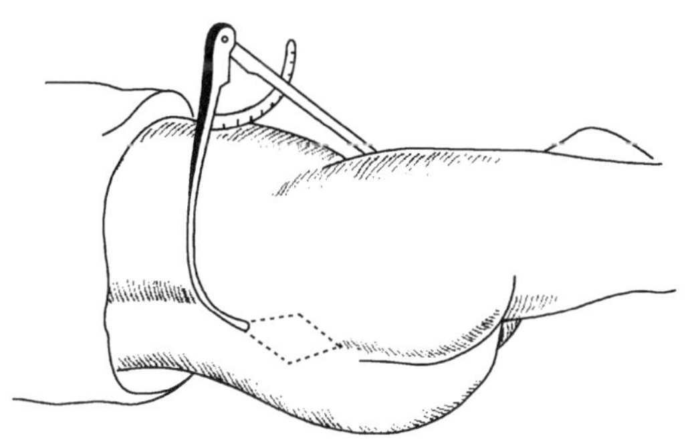

图 3-10　骶耻外径

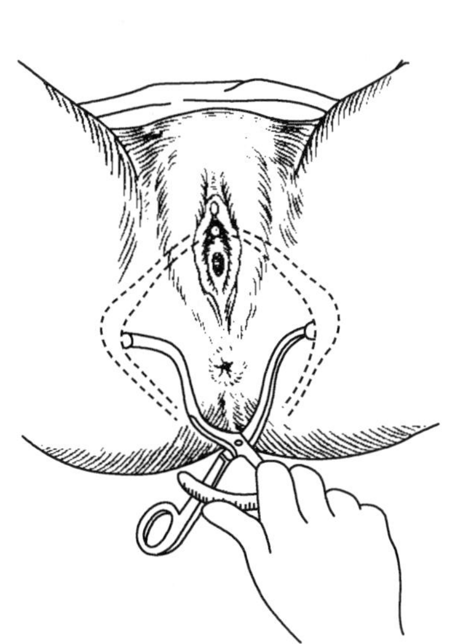

图 3-11　测量坐骨结节间径

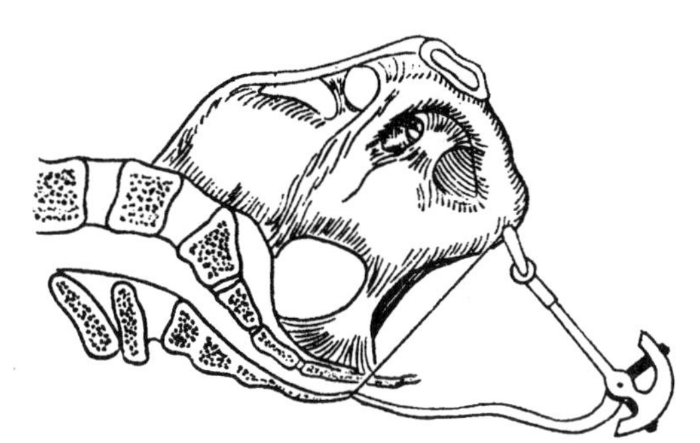

图 3-12　测量骨盆出口后矢状径

尖端,用骨盆出口测量器一端放于坐骨结节间径的中点,另一端放于骶骨尖端处,测量器标出的数字即为出口后矢状径的长度,正常值为 8~9cm。出口后矢状径与坐骨结节间径之和大于 15cm 时,表示骨盆出口无明显狭窄。⑥耻骨弓角度:用左右手拇指指尖斜着对拢,放置在耻骨联合下缘,左右两拇指平放在耻骨降支的上面,测量两拇指间的角度,为耻骨弓角度(图 3-13)。正常值为 90°,若小于 80°为不正常。此角度可以反映骨盆出口横径的宽度。

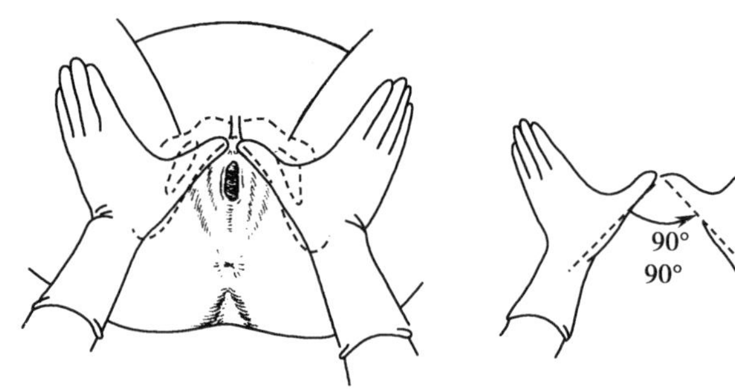

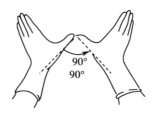

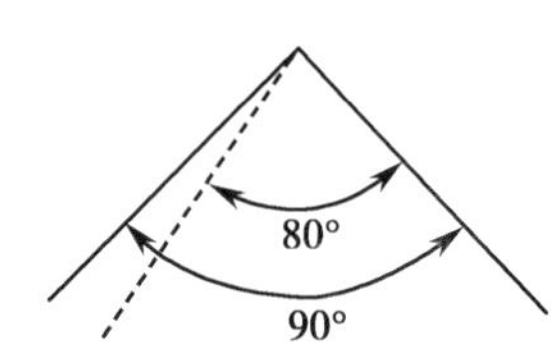

图 3-13 测量耻骨弓角度

骨盆内测量:经阴道测量骨盆内径能较准确测知骨盆大小,适用于骨盆外测量有狭窄者。孕妇取仰卧截石位,消毒外阴部,医生应戴消毒手套,动作轻柔,以妊娠 24~26 周阴道松软时测量为宜。①对角径:为耻骨联合下缘至骶岬上缘中点的距离,正常值为 12. 5~13cm,此值减去 1. 5~2cm 为骨盆入口前后径长度,又称真结合径,正常值约为 11cm。其测量法是在妊娠 24~36 周,检查者将一手食、中指伸入阴道,用中指尖触到骶岬上缘中点,食指上缘紧贴耻骨联合下缘,用另一手食指标记此接触点,抽出阴道内食指,测量中指尖至此接触点的距离即为对角径>12. 5cm(图 3-14)。②坐骨棘间径:即两坐骨棘间的距离,正常值为 10cm。测量方法是一手食、中指放入阴道内,分别触及两侧坐骨棘,估计其间距离(图 3-15)。③坐骨切迹宽度:指坐骨棘与骶骨下部间的距离,即骶棘韧带宽度。将阴道内的食指置于韧带上移动,正常情况能容纳三横指(5. 5~6cm)。其代表中骨盆后矢状径(图 3-16)。

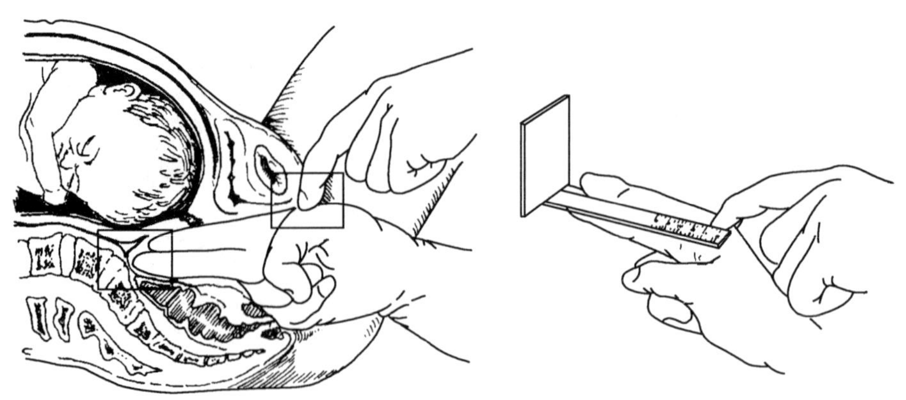

图 3-14 测量对角径

笔记

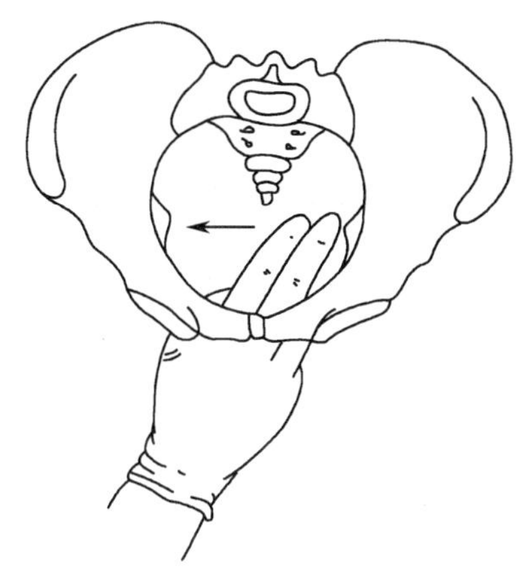
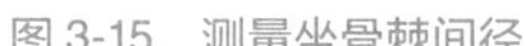

图 3-15 测量坐骨棘间径

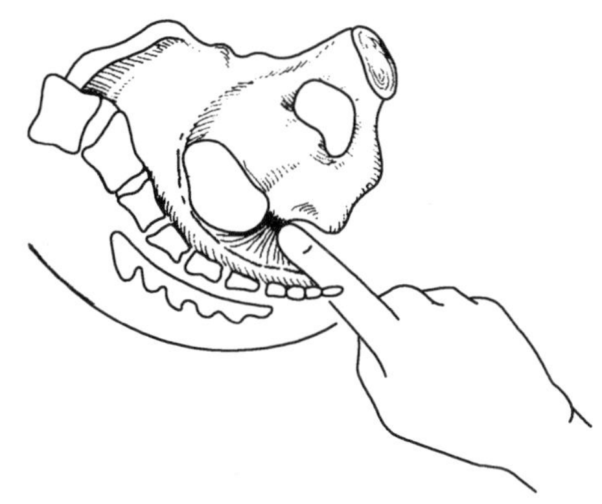

图 3-16 测量坐骨切迹宽度

软产道检查：软产道包括子宫下段、宫颈、阴道及骨盆底软组织。妊娠早期应检查，了解有无阴道隔、双阴道等先天畸形、是否有赘生物或囊肿。

4）辅助检查：①化验检查：血常规、血型、尿常规、肝功能、肾功能、乙肝抗原及抗体、糖耐量等；②B 超：了解胎位、胎心、胎盘及羊水等情况；③高龄孕妇、有死胎死产史、胎儿畸形史及遗传性疾病的孕妇应作唐氏筛查、羊水培养进行染色体核型分析等。

（3）复诊产前检查：了解前次产前检查后有无不适，及早发现异常情况。复诊的内容应包括以下内容：

1）询问病史：了解孕妇有无头痛、眼花、水肿、阴道流血、胎动异常，有无腹形增大等。

2）检查孕妇：测量血压、脉搏、体重、宫高、腹围、四部触诊、化验尿常规、血常规。

3）检查胎儿：准确估计胎儿大小和宫内安危状况（包括测量宫高、腹围、B 超检查测量胎儿的双顶径、头臀径、股骨长度、胎盘成熟度、羊水量、胎动、呼吸运动、肌张力）。

4）做好孕期各阶段的卫生宣教，并预约下次复诊日期。

四、产育生理（附：正常分娩）

分娩，是指怀孕末期，即妊娠 280 天左右，胎儿及胎衣从母体子宫内娩出的过程。妊娠足月，胎位下移，下腹坠胀，有便意或有“见红”等征象，称为临产，又称“临盆”。临产的特征应与“试胎”“弄胎”相鉴别。妊娠八九个月时，或腹中痛，痛定仍然如常者，为试胎；若月份已足，腹痛或作或止，腰不痛者，此名弄胎。两者均非临产出现的情况，应宽心以待，切勿紧张。《达生篇》说“渐痛渐紧，一阵紧一阵，是正产，不必惊慌”，同时提出临产时宜“睡、忍痛、慢临盆”的六字要诀，对消除产妇恐惧焦躁情绪，避免用力过早，以免因体力消耗过大影响分娩顺利进行有重要意义。

分娩结束后，产妇逐渐恢复到未孕前状态需 6~8 周，此期称产褥期。产后 1 周内为“新产后”。产褥期特殊的生理表现有：①畏寒恶风、微热自汗：由于分娩时的产伤和出血，以及产时用力，耗气伤血，使产妇阴血骤虚，阳气易浮，腠理不密，故可见恶寒、怕风、微热自汗等；②腹痛：产后 3~5 日，子宫收缩而有阵阵小腹痛；③恶露：新产后，有余血浊液从子宫经阴道排出，称为恶露。一般在产后 3 周内干净。因此，产褥期的

笔记

生理特点是亡血伤津，瘀血内阻，多虚多瘀。服用“补虚化瘀”的中药，可改善“虚”“瘀”状态，提高产后复旧功能。

附：正常分娩

妊娠满28周（196日）及以后的胎儿及其附属物，从临产开始至全部从母体娩出的过程称分娩。妊娠满28周至不满37周（196~258日）期间分娩称早产；妊娠满37周至不满42足周（259~293日）期间分娩称足月产；妊娠满42足周及其后（≥294日）期间分娩称过期产。

（一）决定分娩的因素

决定分娩的因素为产力、产道及胎儿。尚不可忽视精神、心理因素。若各因素均正常并能相互适应，胎儿能顺利经阴道自然娩出，为正常分娩。

1. 产力 将胎儿及其附属物从宫腔内逼出的力量称为产力。产力包括子宫收缩力（简称宫缩）、腹壁肌及膈肌收缩力（统称腹压）和肛提肌收缩力。

（1）子宫收缩力：是临产后的主要产力，贯穿于分娩的全过程。正常宫缩的特点如下：

1）节律性：宫缩的节律性是临产的重要标志。正常宫缩是子宫体不随意、有节律的阵发性收缩，并伴有疼痛，故有“阵痛”之称。每次阵缩由弱渐强（进行期），维持一定时间（极期）后由强渐弱（退行期），直至消失进入间歇期。临产开始时，宫缩持续约30秒，间歇期5~6分钟。随产程进展，宫缩持续时间渐长，间歇期逐渐缩短。当宫口开全时，间歇期仅1~2分钟，宫缩可持续达60秒。如此反复，直至分娩结束（图3-17）。

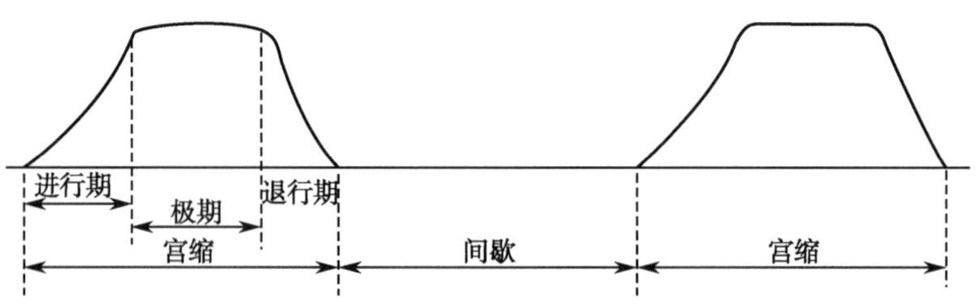

图3-17 临产后正常子宫收缩节律

2）对称性和极性：正常宫缩起自两侧宫角部，迅速向宫底中线集中，左右对称，再以2cm/s速度向子宫下段扩散，约15秒均匀协调地遍及整个子宫，此为宫缩的对称性（图3-18）。宫缩以子宫底最强且最持久，向下逐渐减弱，此为子宫收缩的极性，子宫底部的收缩力的强度是子宫下段的2倍。

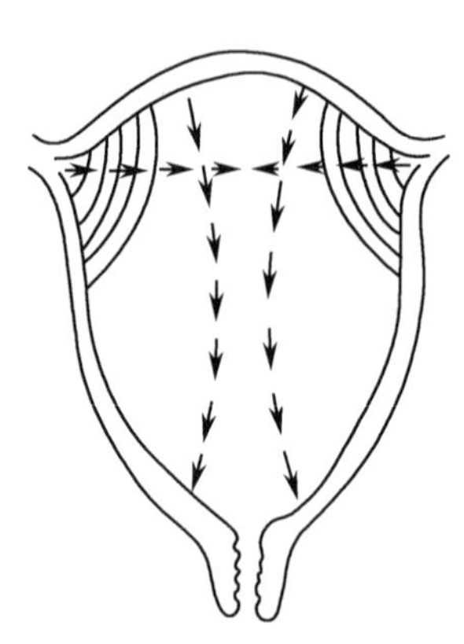

图3-18 子宫收缩的对称性和极性

3）缩复：每当宫缩时，子宫体部肌纤维缩短变宽，间歇期肌纤维松弛，但不能恢复到原来的长度，经过反复的收缩，肌纤维越来越短，这种现象称为缩复作用。子宫体肌纤维的缩复作用可使宫腔容积逐渐缩小，迫使胎先露部下降，宫颈管消失及宫口扩张。

（2）腹肌及膈肌的收缩力：腹肌及膈肌收缩力（简

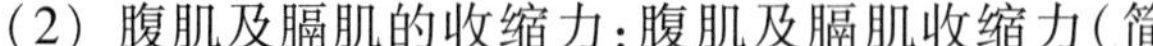

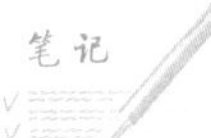

称腹压）是第二产程娩出胎儿的重要辅助力量。当宫口开全后，产妇主动屏气向下用力，腹肌及膈肌强有力的收缩使腹内压增高，促使胎儿娩出。

（3）肛提肌收缩力：有协助胎先露在盆腔进行内旋转的作用。当胎头枕部位于耻骨弓下时，能协助胎头仰伸及娩出。

2. 产道　产道是胎儿娩出的通道，分为骨产道和软产道两部分。

（1）骨产道：指真骨盆，在分娩过程中几乎无变化，其大小、形状与分娩关系密切。临床上将骨盆分为三个平面。

1）骨盆入口平面及径线：指真假骨盆的交界面，呈横椭圆形。其前方为耻骨联合上缘，两侧为髂耻缘，后方为骶岬前缘。共有 4 条径线（图 3-19）。

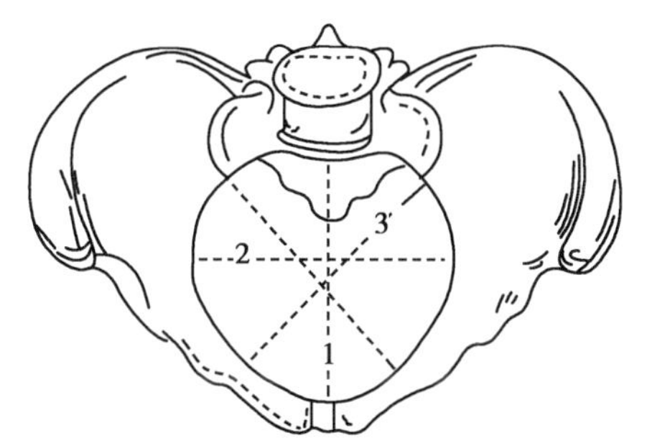

图 3-19　骨盆入口平面各径线

1. 前后径 11cm；2. 横径 13cm；3. 斜径 12. 75cm

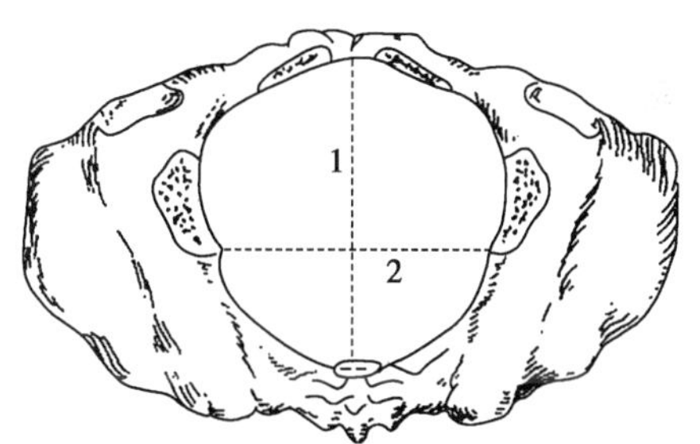

图 3-20　中骨盆平面各径线

1. 前后径 11. 5cm；2. 横径 10cm

入口前后径：又称真结合径，由耻骨联合上缘中点至骶岬前缘正中间的距离，平均值约 11cm，其长短与分娩关系密切。

入口横径线：左右髂耻缘之间的最大距离，平均值约为 13cm。

入口斜径：左右各一，左骶髂关节至右髂耻隆突间的距离为左斜径，右骶髂关节至左髂耻隆突间的距离为右斜径，平均值约为 12. 75cm。

2）中骨盆平面：即骨盆最小平面，最狭窄，具有产科临床重要性。此平面呈前后径长的椭圆形，其前方为耻骨联合下缘，两侧为坐骨棘，后方为骶骨下端，其有两条径线（图 3-20）。

中骨盆前后径：耻骨联合下缘中点通过两侧坐骨棘连线中点至骶骨下端间的距离，平均长约 11. 5cm。

中骨盆横径：也称坐骨棘间径，为两坐骨棘间的距离，平均长约 10cm，是胎先露部通过中骨盆的重要径线，其长短与分娩有重要关系。

3）骨盆出口平面：由两个在不同平面的三角形所组成，前三角的顶端为耻骨联合下缘，两侧为耻骨降支；后三角顶端为骶尾关节，两侧为骶结节韧带，共有 3 条径线（图 3-21）。

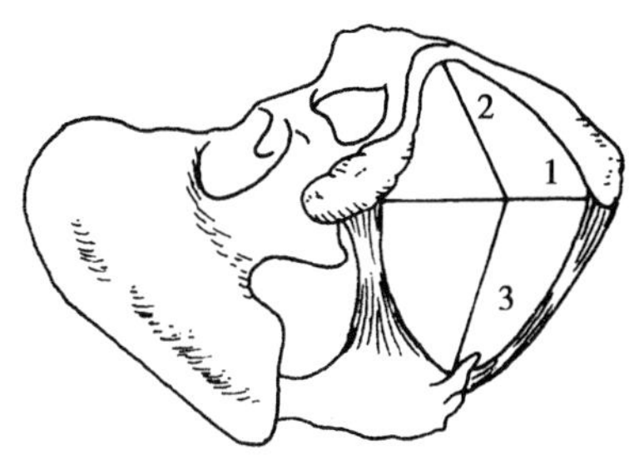

图 3-21　骨盆出口各径线（侧面观）

1. 出口横径；2. 出口前矢状径；3. 出口后矢状径

出口前后径：耻骨联合下缘至骶尾关节间的距离，平均长约 11. 5cm。

出口横径：两坐骨结节间的距离，也称坐骨

笔记

结节间径，平约长 9cm。是胎先露部通过骨盆出口的径线，此径线与分娩关系密切。

出口后矢状径：骶尾关节至坐骨结节间径中点间的距离，平均长 8.5cm。当出口横径稍短，而出口横径与后矢状径之和>15cm 时，一般正常大小胎儿可以通过后三角区经阴道分娩。

4）骨盆轴与骨盆倾斜度

骨盆轴：为连接骨盆各平面中点的假想曲线。此轴上段向下向后，中段向下，下段向下向前。分娩时，胎儿沿此轴娩出（图 3-22）。

骨盆倾斜度：女性直立时骨盆入口平面与地平面所形成的角度，一般为 60°。若骨盆倾斜度过大，常影响胎头衔接和娩出（图 3-23）。

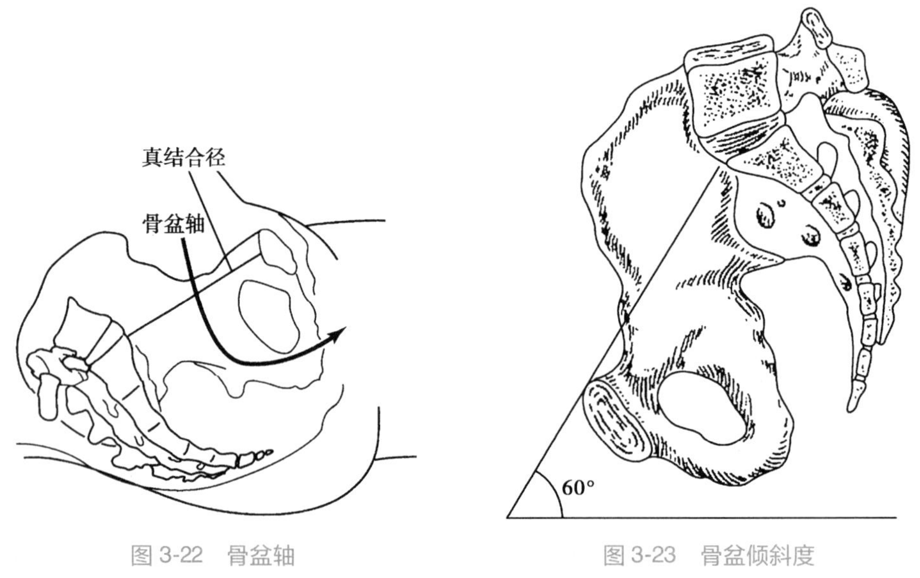

图 3-22 骨盆轴　　图 3-23 骨盆倾斜度

（2）软产道：产道是由子宫下段、子宫颈、阴道及骨盆底软组织构成的弯曲通道。

1）子宫下段形成：子宫下段由非孕时长约 1cm 的子宫峡部伸展形成。子宫峡部于妊娠 12 周后逐渐扩展成宫腔的一部分，到妊娠末期被拉长形成子宫下段。临产后，规律的宫缩进一步拉长子宫下段至 7~10cm，肌壁变薄成为软产道的一部分。由于子宫肌纤维的缩复作用，子宫上段的肌壁越来越厚，子宫下段被牵拉越来越薄。因子宫上下段的肌壁厚薄不同，在两者间的子宫内面形成一环状隆起，称生理性缩复环（图 3-24）。正常情况下，此环不易自腹部见到。

2）宫颈的变化：分娩开始，子宫颈管逐渐消失，宫口逐渐开大。临产前，初产妇的宫颈外口仅容一指尖，经产妇能容一指。临产后，随着子宫收缩宫口开大，开全时为 10cm，妊娠足月胎头能通过。胎膜多在宫口近开全时自然破裂。

3）骨盆底、阴道及会阴的变化：临产后，胎先露下降直接压迫盆底，使阴道扩张成向前弯的筒状，前壁短，后壁长，阴道外口开向前上方。阴道黏膜皱襞展平使腔道加宽。肛提肌向下向两侧扩展，肌束分开，肌纤维拉长，会阴体变薄，利于胎儿娩出。但分娩时若保护会阴不当，也易造成裂伤（图 3-25）。

3. 胎儿　胎儿是否能顺利通过产道，还取决于胎儿的大小、胎位及有无畸形。胎头是胎体最大的部分，且颅骨较硬不易变形，分娩时即使骨盆大小正常，胎头过大致胎

笔记

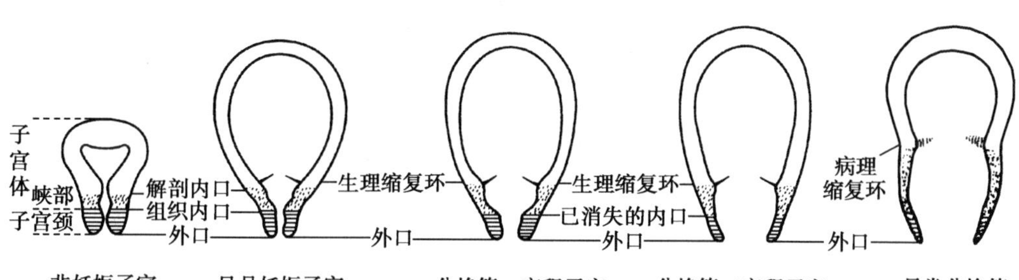

图 3-24　子宫下段形成及宫口扩张图

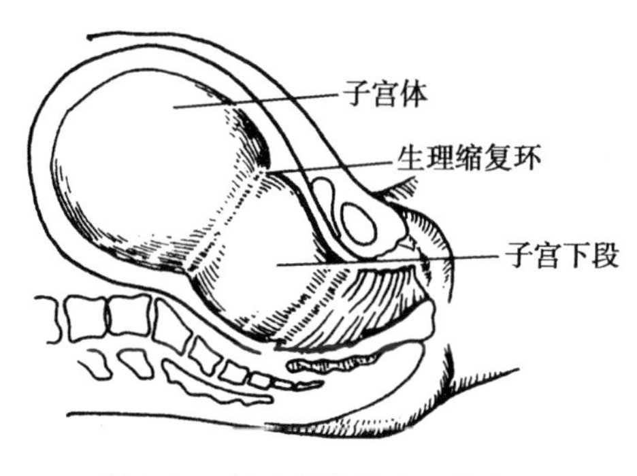

图 3-25　软产道在临产后的变化

头径线过大，也会造成相对头盆不称导致难产；纵产式时，胎头纵轴与骨盆轴相一致，容易通过产道。头先露较臀先露易娩出，臀先露时，产道扩张不充分，常致后出头困难。肩先露时，因其纵轴和骨盆纵轴垂直，妊娠足月活胎不能通过产道，对母儿威胁极大；胎儿发育畸形如脑积水、连体双胎等常发生梗阻性难产。

除上述三种因素以外，影响分娩的因素还有产妇的精神心理因素。分娩虽是生理现象，但对产妇是一种持久而强烈的应激源。分娩应激既可以产生生理上的应激，也可以产生精神心理上的应激。应该对产妇进行分娩前健康教育，让产妇树立信心，并开展康乐待产、家庭式产房，以利顺利分娩。

（二）枕先露的分娩机制

分娩机制是指胎儿先露部为适应骨盆各平面的不同形态，被动地进行一系列适应性转动，以其最小径线通过产道的过程。整个过程包括衔接、下降、俯屈、内旋转、仰伸、复位及外旋转等动作。正常分娩以枕先露为最多，占 95. 55%~97. 55%，故以枕左前位为例说明（图 3-26）。

1. 衔接　胎头双顶径已进入骨盆入口平面，胎头颅骨最低点接近或达到坐骨棘水平称为衔接。胎头呈半俯屈状态以枕额径进入骨盆入口，胎头矢状缝落在骨盆入口的右斜径上，胎头枕骨位于骨盆上口的左前方，胎头衔接意味着没有头盆不称。初产妇多在预产期前 1~2 周内胎头衔接，经产妇在分娩开始后胎头衔接，甚至破膜时才入盆。若初产妇已临产而胎头仍未衔接，应警惕有头盆不称。

2. 下降　胎头沿骨盆轴前进的动作称下降。下降贯穿于分娩的全过程中，与其他动作相伴随，下降动作呈间歇性，宫缩时胎头下降，间歇期少许退缩，临床上以观察胎头下降的程度作为判断产程进展的重要标志。

3. 俯屈　胎头下降至骨盆底时，处于半俯屈状态的胎头枕部遇肛提肌阻力，进一步俯屈，使胎儿颏部更加接近胸部，使胎头衔接时的枕额径（11. 3cm）改变为枕下前囟径（9. 5cm），以适应产道的最小径线，有利于胎头进一步下降。

4. 内旋转　胎头围绕骨盆纵轴向前旋转，使其矢状缝与中骨盆及出口前后径相

笔记

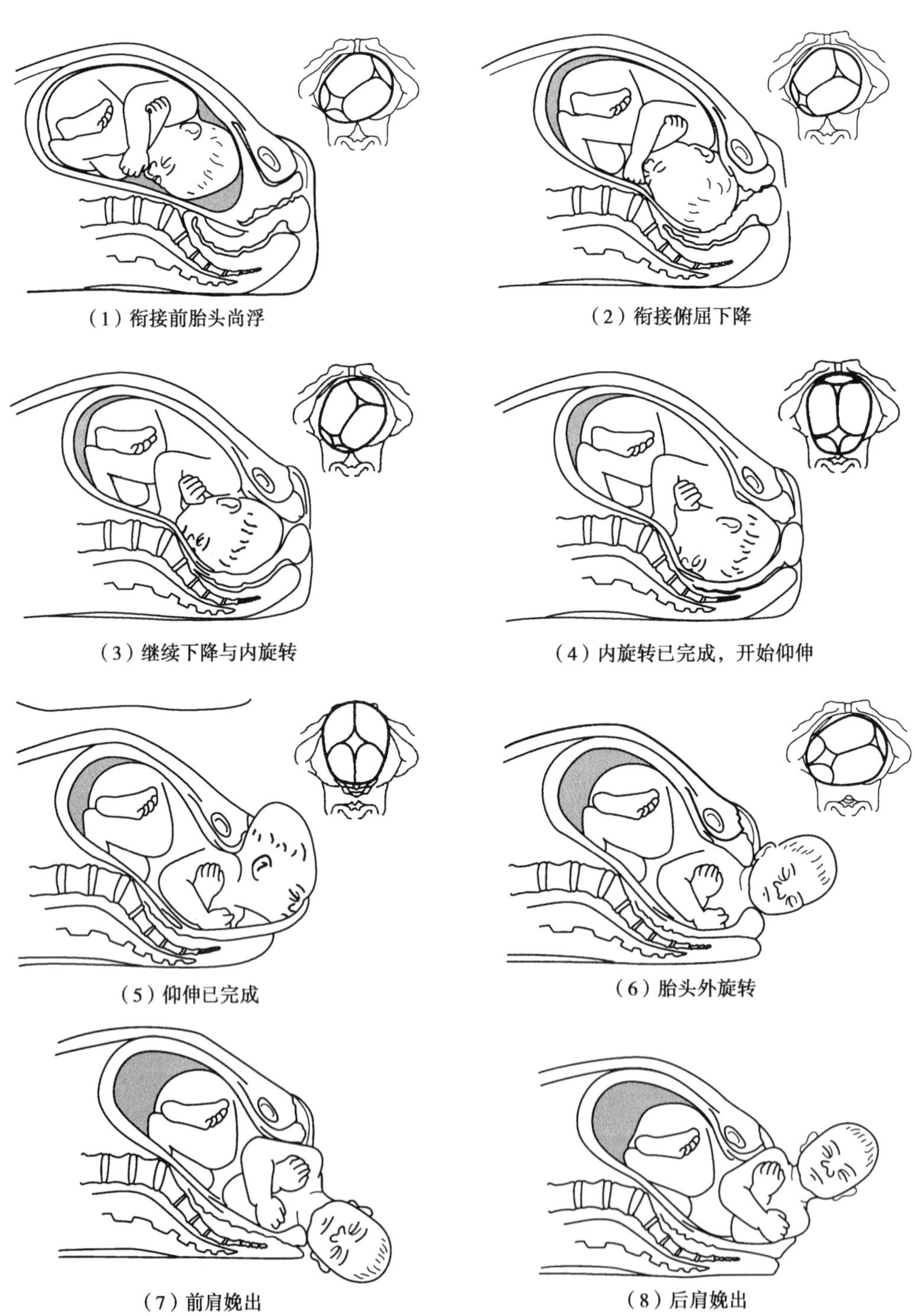

图 3-26 枕左前位分娩机制示意图

一致的动作称为内旋转。内旋转使胎头适应中骨盆及出口前后径大于横径的特点，有利于胎头下降。胎头枕部到达骨盆底最低位置，肛提肌收缩力将胎头枕部推向阻力小、部位宽的前方，此时，枕左前位的胎头向母体前方旋转45°，后囟转至耻骨弓下方。胎头在第一产程未完成内旋转动作。

5. 仰伸　完成内旋转后，当完全俯屈的胎头继续下降达阴道外口时，宫缩和腹压继续迫使胎头下降，而肛提肌收缩力又将胎头向前推进，两者的合力使胎头沿骨盆轴下段向下向前的方向前进，胎头枕骨下部达耻骨联合下缘时，以耻骨弓为支点，使胎头逐渐仰伸，胎头的顶、额、鼻、口、颏相继由会阴前缘娩出。当胎头仰伸时，胎儿双肩径进入骨盆入口左斜径上。

6. 复位　及外旋转胎儿娩出时，胎儿双肩径沿骨盆入口左斜径下降。胎头娩出后，为使胎头与胎肩恢复正常解剖关系，胎头枕部向左旋转45°，回到原来的方向，称为复位。胎肩在盆腔内继续下降，前(右)肩向前向中线旋转45°时，胎儿双肩径转成与骨盆出口前后径相一致的方向，胎头枕部需在外继续向左旋转45°以保持胎头与胎肩的垂直关系，称为外旋转。

7. 胎肩及胎儿娩出　胎头在完成外旋转后，胎儿前(右)肩在耻骨弓下先娩出，随即后(左)肩从会阴前缘娩出，继之胎体及下肢随之取侧位顺利娩出，完成分娩全过程。

(三) 先兆临产、临产与产程

1. 先兆临产　分娩发动前，往往出现一些预示孕妇不久将临产的症状，称为先兆临产。

(1) 不规律宫缩：又称假临产。孕妇在分娩发动前常出现不规律宫缩，其特点是宫缩持续时间短(<30秒)且不恒定，间歇时间长且不规律，强度也不逐渐增加。常在夜间出现，清晨消失。宫颈管不随宫缩而消失及扩张，给予镇静剂能抑制其发生。

(2) 胎儿下降感：又称轻松感。因胎先露进入骨盆入口，使子宫底下降，初产妇多有上腹轻松感，进食增多，呼吸轻快。

(3) 见红：在分娩开始前24~48小时内(少数1周内)，因子宫颈内口附近的胎膜与该处的子宫壁分离，毛细血管破裂而少量出血，与子宫颈管内原有的黏液栓相混而排出，称为“见红”，是分娩即将开始的一个比较可靠的征象。

2. 临产的诊断　临产开始的重要标志为有规律且逐渐增强的子宫收缩，持续30秒及以上，间歇5~6分钟，同时伴随进行性宫颈管消失、宫口扩张和胎先露部下降。用强镇静药物不能抑制宫缩。

3. 产程分期　分娩全过程是从规律宫缩开始至胎儿胎盘娩出为止，称总产程。临床上分三个阶段。

第一产程即宫颈扩张期，从规律宫缩开始，到子宫颈口开全。初产妇需11~22小时，经产妇需6~16小时。

第二产程即胎儿娩出期，从宫口开全到胎儿娩出，初产妇需40分钟~3小时；经产妇一般数分钟即可完成，但也有长达2小时者。

笔记

第三产程即胎盘娩出期，从胎儿娩出到胎盘娩出，需 5～15 分钟，不应超过 30 分钟。

（四）新生儿处理

1. 清理呼吸道　在胎头娩出时，接产者用手自胎儿鼻根部向下颏挤压出胎儿口鼻内的黏液和羊水，当胎儿娩出后，继续清理新生儿口腔及鼻腔的黏液和羊水，用新生儿吸痰管或导管轻轻吸出咽部及鼻腔的黏液和羊水，以免发生吸入性肺炎。当确定呼吸道黏液和羊水确已吸净而仍无啼哭时，可用手抚摸新生儿背部或轻拍新生儿足底。新生儿大声啼哭，表示呼吸道已通畅。

2. 处理脐带　在新生儿娩出 1 分钟后可以结扎脐带。用止血钳钳夹脐带，用 75%乙醇消毒脐带根部及其周围，在距脐轮上方 0.5cm 处用丝线双重结扎，残端消毒后用无菌纱布包扎。

3. 新生儿阿普加评分（Apgar score）及其意义　新生儿阿普加评分用以判断有无新生儿窒息及窒息的严重程度，是以出生后 1 分钟时的心率、呼吸、肌张力、弹足底或导管插鼻反应及皮肤颜色 5 项体征为依据，每项为 0～2 分，满分为 10 分（表 3-2）。8～10 分为正常新生儿；4～7 分为轻度窒息，需清理呼吸道、人工呼吸、吸氧、用药等救治措施；0～3 分缺氧严重为重度窒息，须紧急抢救，可行气管插管给氧。评分较低的新生儿，应在出生后 5 分钟、10 分钟时再次评分，直至连续两次≥8 分。

表 3-2　新生儿阿普加评分法

体征	0分	1分	2分
每分钟心率	0	<100 次	≥100 次
呼吸	0	浅慢，不规则	佳
肌张力	松弛	四肢稍屈曲	四肢屈曲，活动好
对刺激反应（弹足底或导管插鼻）	无反射	有些动作，如皱眉	哭、咳嗽、恶心、喷嚏
皮肤颜色	全身苍白	躯干红，四肢青紫	全身红润

4. 处理新生儿　新生儿体格检查，擦净新生儿足底胎脂，打足印及母亲的拇指印于新生儿病历上，系以标明新生儿性别、体重、出生时间、母亲姓名和床号的手腕带和包被，让母亲将新生儿抱在怀中进行首次吸吮乳头。

（五）协助娩出胎盘，检查胎盘、胎膜

正确处理胎盘娩出可减少产后出血的发生。可在胎儿前肩娩出时开始静脉滴注缩宫素 10U，也可在胎儿娩出后立即肌注缩宫素 10U，并控制性牵拉脐带，确认胎盘已完全剥离，以左手握住宫底，拇指置于子宫前壁，其余 4 指放于子宫后壁并按压，同时右手轻拉脐带，当胎盘娩至阴道口时，接生者双手捧起胎盘向一个方向旋转并缓慢向外牵引，协助胎盘、胎膜完整排出。若胎儿娩出后 30 分钟胎盘仍未剥离并排出，但出血不多时，应注意排空膀胱，再轻压子宫及静注子宫收缩剂，若仍不能使胎盘排出时，行手剥胎盘术。检查胎盘、胎膜是否完整，仔细检查会阴、小阴唇内侧、尿道口周围、阴

笔记

道、宫颈有无裂伤，若有裂伤，应立即缝合。

五、哺乳生理(附:正常产褥)

母乳是婴儿最理想的食物，母乳所含的营养物质最适合婴儿的消化吸收，其质和量随婴儿生长和需要发生相应改变；母乳中含有丰富的免疫蛋白和免疫细胞，如IgA、乳铁蛋白、溶菌酶等，可预防呼吸道和肠道疾病。

母亲通过哺乳，对母婴心身健康均起重要作用。婴儿吸吮乳头能刺激垂体催乳素的分泌而促进泌乳，同时促进缩宫素的产生使子宫收缩，减少产后出血。近年研究表明，进行母乳喂养的女性其乳腺癌和卵巢癌的发病率较低。

一般于产后半小时内开始哺乳，此时乳房的乳量虽少，但通过新生儿吸吮动作可刺激泌乳。哺乳的时间及频率取决于新生儿的需要及乳母感到奶胀的情况，即按需哺乳。哺乳前，母亲应洗手并用温开水清洁乳房及乳头。哺乳时，母亲及新生儿均应选择最舒适位置，母婴紧密相贴，用一手拇指放在乳房上方，余四指放在乳房下方，将乳头及大部分乳晕放入婴儿口中，注意防止婴儿鼻部被乳房压迫。每次哺乳后应将新生儿抱起轻拍背部1~2分钟排出胃内空气，以防吐奶。哺乳期一般为10个月至1年。

母乳为气血所化生，脏腑健旺，气血充沛，则乳汁分泌正常而旺盛。哺乳女性应保持情志调畅，营养均衡，睡眠充足，使脾胃健旺，气血生化有源，则乳汁充盛。薛己《校注妇人良方》指出："血者，水谷之精气也，和调五脏，洒陈六腑，在男子则化为精，在妇人上为乳汁，下为血海。"故在哺乳期，气血上行化为乳汁，一般无月经来潮。

附:正常产褥

从胎盘娩出至产妇全身各器官除乳腺外恢复至妊娠前状态所需的一段时期，称为产褥期，一般规定为6周。

（一）产褥期母体的变化

1. 生殖系统　子宫复旧:子宫是产褥期变化最大的器官。妊娠子宫从胎盘娩出逐渐恢复至未孕状态的过程称为子宫复旧，一般需时6~8周。子宫体的复旧主要是宫体肌纤维缩复和子宫内膜再生。随着肌纤维的不断缩复，子宫体逐渐缩小，产后1周缩小至妊娠12周大小；产后10日在腹部扪不到子宫底；产后6周恢复到非妊娠期大小。胎儿娩出后，子宫外口如袖口状，产后2~3日宫口可容2指，产后1周宫口关闭，宫颈管复原，产后4周左右子宫颈恢复至孕前状态。常因产时宫颈左右两侧(3点及9点处)撕裂，愈合后宫颈外口呈一字型裂(已产型)。

2. 乳房　乳房的主要变化是泌乳。由于产后孕激素、雌激素水平急剧下降，抑制了催乳素抑制因子的释放，在催乳素作用下，乳房腺细胞开始分泌乳汁。婴儿每次吸吮刺激乳头时，催乳素呈脉冲式释放，促进乳汁分泌。同时，吸吮动作反射性地引起脑神经垂体释放缩宫素，进而促进乳汁排出，喷出乳汁，此过程又称为喷乳反射。因此，吸吮是保持乳腺不断泌乳的关键。乳汁分泌还与产妇营养、睡眠、情绪和健康状况密切相关。产后7日内分泌的乳汁，称为初乳，初乳色偏黄是由于含有较多β-胡萝

笔记

卜素。

3. 循环系统　因产后子宫胎盘循环不复存在，大量血液从子宫流到体循环，加之妊娠期潴留的大量组织间液回收，产后 72 小时内，产妇体循环血容量增加 15%～25%，特别是产后 24 小时增加迅速。因此，产后 72 小时内心脏负担明显加重，应注意防止心衰发生。一般产后 2～3 周血循环量恢复到孕前状态。

4. 血液系统　产褥早期血液仍处于高凝状态，有利于子宫创面恢复、预防产后出血，此时需注意防止深静脉血栓、肺栓塞及化脓性盆腔血栓性静脉炎。白细胞总数于产褥早期仍较高，一般 1～2 周内恢复正常。血小板亦逐渐上升恢复正常。产褥早期可继续贫血，一般产后 10 日血红蛋白上升，红细胞沉降率于分娩后逐渐恢复至正常。

5. 泌尿系统　孕期体内潴留过多的水分主要通过肾脏排出，故产后 1 周尿量增多。分娩过程中膀胱受压使黏膜充血水肿，膀胱肌张力降低，以及外阴疼痛等原因，产妇容易发生一过性尿潴留，尤其产后最初 12 小时常见。

6. 消化系统　产后胃液分泌减少，胃肠肌张力及蠕动力减弱，使产妇食欲不佳，约需 2 周恢复。产褥期因产妇卧床多运动少，肠蠕动减弱，容易发生便秘。

7. 内分泌系统　产妇血清中雌激素及孕激素水平于产后 1 周恢复到孕前水平，血 HCG 产后 2 周内血中已不能测出；胎盘催乳素于产后 6 小时内消失；产后 6 周 FSH、LH 逐渐恢复，如哺乳女性，其高 PRL 会抑制 FSH 和 LH 分泌，排卵时间和月经复潮延迟，哺乳产妇一般在哺乳阶段无月经来潮，但可以有排卵。不哺乳女性一般产后 6～10 周左右恢复排卵。

8. 免疫系统　在产褥期，机体免疫功能逐渐恢复，NK 细胞和 LAK 细胞活性增加，有利于对疾病的防御。但需注意在产褥早期，免疫力仍较低，应预防感染。

（二）产褥期的临床表现

1. 生命体征　正常产妇，产后生命体征在正常范围。产后 24 小时内体温略升高但不超过 38℃，可能与产程较长过度疲劳有关。产后 3～4 天乳房血管、淋巴管极度充盈，乳房胀大，可有“泌乳热”，一般不超过 38℃。产后心率在正常范围。血压在产褥期恢复正常水平。产后由妊娠期的胸式呼吸变为深慢的胸腹式呼吸，每分钟 14～16 次。

2. 宫缩痛　产后子宫收缩引起的疼痛，称宫缩痛。产后 1～2 日出现，持续 2～3 日自然消失，多见于经产妇，哺乳期反射性缩宫素分泌增多使之加重。

3. 褥汗　产后 1 周内，孕期潴留的水分通过皮肤排泄，在睡眠时明显，产妇醒来满头大汗，习称“褥汗”，不属病态。

4. 恶露　产后随子宫蜕膜的脱落，含有血液、坏死蜕膜等组织经阴道排出，称恶露。因其颜色、内容物及时间不同，恶露分为血性恶露、浆液性恶露、白色恶露。

正常恶露有血腥味，但无臭味，持续 4～6 周，总量可达 500ml。若子宫复旧不全或宫腔内残留胎盘、多量胎膜或合并感染时，恶露增多，血性恶露持续时间延长并有臭味。

笔记

学习小结

1. 学习内容

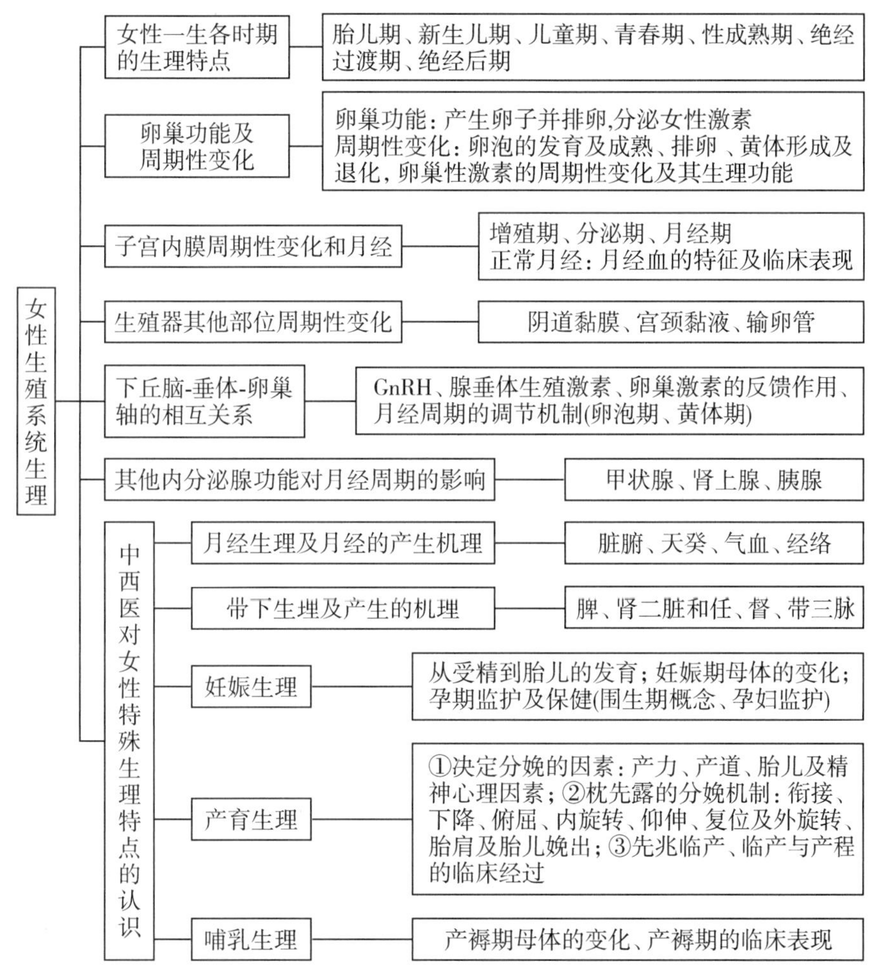

2. 学习方法

通过复习生殖系统解剖，用归类、比较的方法，学习本章内容。注意下丘脑-垂体-卵巢轴和月经周期的关系。理解卵巢的生理功能、性激素的生理作用及其他生殖器官的周期性变化，了解妊娠、产育、哺乳的生理特点；领会脏腑、天癸、气血、经络在月经和带下产生机理中的重要作用。结合挂图、视频和模型观摩，学习影响分娩的因素、枕先露的分娩机制和产前检查的步骤。

（邓高丕　毛惠）

复习思考题

1. 简述甲状腺对月经周期的影响。
2. 正常女性体内精子与卵子相遇要经过哪些途径？

第四章

中医学妇产科疾病的病因病机

学习目的

掌握中医学妇产科疾病的主要病因以及导致妇科疾病发生的主要病理机制，理解冲任损伤在妇产科疾病发生的核心机理。

学习要点

外感六淫和内生邪气、情志失调、生活饮食因素、体质因素等病因引起脏腑功能失常、气血失调，直接损伤冲任、胞宫，导致妇科疾病的发生。

妇科疾病的发生与人体的正气和致病因素两个方面相关。《素问·刺法论》曰："正气存内，邪不可干"，说明人体正气的强弱对疾病发生、发展起主导作用。妇产科疾病的发生亦然，各种致病因素，不论是直接或间接伤及胞宫、胞脉、胞络和与之密切相关的冲、任二脉，都可导致女性特有的经、带、胎、产、杂病的发生。

第一节　妇科疾病的常见病因

引起妇科疾病的病因有淫邪因素、情志因素、生活因素和体质因素等。淫邪因素中以寒、热、湿为多发；情志因素方面以怒、思、恐常见；生活因素主要是指早婚多产、房事不节、饮食失调、劳逸过度、跌仆损伤、调摄失宜等；体质因素（包括先天因素）是指人的体质强弱而言，即脏腑、经络、气血功能活动的盛衰。《素问·评热病论》言："邪之所凑，其气必虚"，说明了外因是变化的条件，内因是变化的依据，外因通过内因而起作用。

一、淫邪因素

淫邪因素是指风、寒、暑、湿、燥、火六种病邪的统称。正常情况下称为"六气"。其失常如太过、不及或非时而至则称为"六淫"，成为致病因素。各种淫邪因素皆可导致妇科疾病的发生。但由于女性的经、孕、胎、产均以血为本，其中寒、热、湿邪易与血相搏结而致病。《灵枢·痈疽》曰："寒邪客于经络之中则血泣，血泣则不通"，《素问·阴阳应象大论》曰："热盛则肿"（营气逆于肉里），《素问·调经论》曰："寒湿之中人也，皮肤不收，肌肉坚紧，荣血泣"，故妇产科疾病中，以寒、热、湿邪致病较

笔记

为常见。

1. 寒邪　寒为阴邪，易伤阳气；其性收引、凝滞，易使气血运行不畅。正如《素问·举痛论》所说："寒气入经而稽迟，泣而不行，客于脉外则血少，客于脉中则气不通。"

寒邪致病有外寒、内寒之分，就性质而论有实寒、虚寒之别，这四者常是交互存在的，但应以虚、实为纲。寒邪伤人的具体病因归纳如下：若感受寒邪，冒雨涉水、过食生冷，则血为寒凝，血行不畅，胞脉阻滞，可出现月经后期、痛经、闭经、癥瘕等；若机体阳气不足，寒自内生，脏腑功能失常，影响冲任、胞宫的功能，可出现痛经、带下病、妊娠腹痛、宫寒不孕等。

2. 热邪　热为阳邪，其性炎上，善行而数变，易动血、伤阴、生风。热邪致病有外热、内热之不同，又有实热、虚热之分。外热者，多是火热之邪侵入胞中，或过食辛热温补之品，令热邪内伏。此外，妇产科亦常见于瘀血郁积日久化热和湿遏化热而致病者。前者称为瘀热，后者称为湿热。内热多因脏腑之阴血津液不足，"阴虚不能维阳"而致。此即《素问·调经论》所说："阴虚生内热"，"阳盛生外热"。"临床上常把阴虚所生的内热称为虚热，可见月经淋漓不净、产后低热等；把情志化火、饮食不当以及瘀热、湿热、外感之热等称为实热，可见月经过多、带下色黄、盆腔炎等；热毒乃邪热炽盛，蕴积成毒，如感染邪毒之产后发热、癥瘕恶证复感热毒之带下病。虚热与实热伏于冲任，侵入胞中，均可导致妇产科疾病的发生。

3. 湿邪　湿为阴邪，其性重浊黏滞，易困阻气机，损伤阳气，病情缠绵。湿邪依其伤人部位的不同，有内湿、外湿之分，妇产科发病多以内湿为主。外湿多由气候潮湿、涉水淋雨或久居湿地而致。内湿多责之于脾的运化失调。素体脾虚，饮食不节，劳倦过度，脾阳不足或肾阳虚衰不能温煦脾土，脾虚不能运化水湿，遂致湿从内生。湿邪重浊趋下，下注冲任，带脉失约，可致带下病、阴痒、不孕等；若在孕期，受胎气影响，可致妊娠呕吐、妊娠水肿等。

湿为有形之邪，湿邪为患，因其留滞的部位、时间不同，可导致经行水肿、经行泄泻、闭经、带下病、子肿、子满、产后身痛、不孕症等。内湿与外湿又可相互影响，如湿邪外袭，每易伤脾；脾阳不足，湿气不化。而脾虚之人，亦每易被湿邪入侵。

二、情志因素

情志因素是指喜、怒、忧、思、悲、恐、惊七种情志的变化，是人类对外界刺激的情绪反应和脏腑功能活动的表现形式之一。《素问·举痛论》曰："百病生于气也，怒则气上，喜则气缓，悲则气消，恐则气下……惊则气乱，劳则气耗，思则气结"。七情太过，如突然、强烈或持久的精神刺激，则可引起气血、脏腑、经络的功能失常。《医宗金鉴·妇科心法要诀》说："妇人从人，凡事不得专主，忧思、忿怒、郁气所伤，故经病因于七情者居多，盖以血之行、止、顺、逆，皆由一气率之而行也。"说明了内伤七情之中，以怒、思、恐对妇产科疾病影响较显著，故分述于下。

1. 怒　抑郁忿怒则伤肝。肝藏血，主疏泄。肝郁气结，疏泄失常，可致月经不调、闭经、崩漏、痛经、经行吐衄、胎动不安、堕胎、缺乳、癥瘕等。《万氏妇人科·调经章》

笔记

说:“女子之性,执拗偏急,忿怒妒忌,以伤肝气,肝为血海,冲任之系。冲任失守,血妄行也。”肝气横逆,则伤脾气,使胃失和降,导致妊娠恶阻。

2. 思　忧思不解则伤脾。脾为气血生化之源,主运化,主统血。《妇科玉尺·崩漏》曰:“思虑伤脾,不能摄血,致令妄行。”脾气耗损,气血生化乏源,血失统摄,可致闭经、崩漏、月经不调、胎漏、胎动不安、产后恶露不绝等。脾虚不能运化水湿,则水湿内停,或留注冲任,可导致经行泄泻、经行肿胀、子肿、子满、带下病等。

3. 恐　惊恐过度则伤肾。肾主封藏,主生殖,藏精气;肾主水,司开合。肾气虚损,封藏失职,冲任不固,则经、带、胎、产诸病均可发生,尤其是月经过多、经行泄泻、经行肿胀、崩漏、胎动不安、堕胎、子肿、小产等,甚或闭经。

情志因素可以作为致病的病因,也可以作为疾病发生的一个条件。中医学的七情学说阐明了“形神合一”的整体观,客观地反映了精神情志与心身的辩证关系及情志致病的相对性和个体差异。

西医学认为,适度的心理刺激有利于人的成长、发育,特别是心理的健康。但过大的心理刺激强度,或心理刺激的持续累积作用,或同时受到多个心理刺激,就会引起调节系统失去平衡而发病。心理因素可通过大脑皮质而干扰下丘脑-垂体的分泌功能,激发垂体大量分泌促肾上腺皮质激素,反馈引起促性腺激素的非特异性抑制,导致内分泌功能的紊乱,而出现各种妇产科疾病,如月经失调、心因性闭经、月经前后诸证、绝经前后诸证、性功能障碍等。

三、生活因素

生活失于常度或生活环境突然改变,在一定条件下,也可使脏腑、气血、冲任的功能失调而导致妇产科疾病。常见的有以下几方面:

1. 饮食不节　饮食过度、膏粱厚味或寒温失宜均可伤及脾胃;饮食不足,甚或厌食、偏食,摄入营养不足,气血生化之源匮乏,气血亏虚,肾精、天癸失于濡润,胞宫冲任失养而发生妇产科疾病。若过食辛辣助阳之品,可致月经先期、月经过多、经行吐衄、胎动不安等;过食寒凉生冷食物,可致痛经、闭经、带下病等;饮酒、吸烟过量不仅损伤精血,而且影响妊娠以后胎儿的发育;服药不当,也可影响月经及胎元,甚或引起堕胎、小产。

2. 劳逸失常　人体适度的活动有助于气血的运行,合理的休息则可以舒缓疲劳,均为人体之需。但过劳、过逸均可成为致病的因素。尤其女性在月经期、妊娠期、产褥期,更应注意劳逸结合,劳则气耗,逸则气滞;劳倦伤脾,过力伤肾。若经期繁劳过力,气虚冲任不固,可致经期延长或月经过多;若孕期持重过劳,气虚系胞无力,易致胎动不安、堕胎、小产;反之过度安逸,气血运行不畅,气血凝滞,易成滞产。产后持重,操劳过早,易致恶露不绝、阴挺等。

3. 房劳多产　《褚氏遗书》指出女性“合男子多则沥枯虚人,产乳众则血枯杀人。”孕、产、坠胎过频过多,均会耗损肾精气血,损伤冲任、胞宫,而致妇产科疾病的发生。因此,女性若先天不足,或早婚、房事不节、产多乳众,都可损伤肾气,耗伤气血,肾气不足,气血失调,能引起各种月经病、带下病、胎动不安、堕胎小产、不孕等。

笔记

4. 跌仆损伤　跌仆伤血、闪挫伤气，气血两伤，引起妇产科疾病，亦有因损伤后成瘀血，滞留冲任或胞宫等而后发病者。女性在经期、孕期登高持重，或跌仆闪挫，易致月经过多、崩漏、胎动不安、堕胎小产等病；若跌仆损伤阴户，可致阴户血肿或撕裂伤；手术、金刃所伤，亦可引起妇科疾病。

四、体质因素

体质禀受于父母，也因后天环境、生活与饮食等因素的影响而逐渐形成。人体的体质因素明显影响抗病能力的强弱，体质不仅决定着上述致病因素能否损伤机体导致疾病，而且决定着导致疾病的种类、程度、转归和预后。

女性的体质在无特殊生理变化和感受病邪的时候，不一定有明显的症状表现；当出现生理的变化或受某些致病因素的影响，体质就可能成为一个致病因素或发病条件参与其中，如素体血虚平时未必影响胞宫经血的藏泄，亦能怀孕；当妊娠之后血聚冲任、胞宫以养胎元，随着胎儿日渐长大，血分更显不足，胎失血养，易发生胎漏、胎动不安、滑胎甚至胎死腹中。此时，血虚的体质就成为导致妊娠疾病的致病因素。

第二节　妇科疾病的主要病机

病机，即疾病发生、发展与变化的机制。妇科疾病的发生是致病因素在一定条件下作用于机体，导致脏腑、气血、经络的功能失常，直接或间接损伤冲任、胞宫、胞脉、胞络、阴道、阴户等，发生妇产科疾病。

《诸病源候论》论妇人病，凡月水不调候五论、带下候九论、漏下候七论、崩中候五论，全部以损伤冲任立论；《医学源流论》言："凡治妇人，必先明冲任之脉……冲任脉皆起于胞中，上循背里，为经脉之海，此皆血之所从生，而胎之所由系，明于冲任之故，则本源洞悉，而候所生之病，则千条万绪，以可知其所从起。"说明"冲任损伤"在妇产科疾病病机中占据核心地位，因此，妇产科疾病的病理机制可以概括为三个大的方面，即脏腑功能失常影响冲任为病，气血失调影响冲任为病，直接损伤胞宫影响冲任为病。

一、脏腑功能失常影响冲任为病

中医学认为脏腑功能活动是人体生命的根本。脏腑功能失常可引起气血失调，影响冲、任、督、带和胞宫的功能，导致妇产科经、带、胎、产诸病的发生，而其中尤与肾、肝、脾关系密切。

1. 肾的病机　若先天禀赋不足，或房劳多产，或久病大病，均可致肾虚而影响冲任。主要有肾精亏损、肾气不固、肾阴虚、肾阳虚和肾阴阳俱虚等病机。

（1）肾精亏损：肾精不足，天癸不能按期而至，冲任不盛，血海不充，胞宫失于濡养，可发生月经过少、闭经、痛经、绝经前后绝经前后诸证、不孕等。

（2）肾气不固：主要是指肾气的封藏与固摄功能不足，水液代谢失常，导致冲任不固，胞宫藏泻失常，提摄无力，可发生崩漏、带下、胎漏、滑胎、子肿、阴挺等。

（3）肾阴虚：主要是指肾所藏之阴水不足，导致冲任阴虚，胞脉、胞络、胞宫、阴

笔记

道、阴户等失于濡养，可发生闭经、绝经前后诸证、妊娠心烦、带下、阴痒等。若阴虚生内热，可致虚热内扰、迫血妄行，发生月经先期、崩漏、经行吐衄等。肾阴不足可致肝阴不足，肝肾阴虚，可发生月经过少、闭经、痛经、经行乳痛等。若肾阴虚不能上制心火，导致心肾不交，可发生经行前后诸证和绝经前后诸证、妊娠心烦等。

（4）肾阳虚：是指肾的阳气不足，不能温暖胞宫，导致冲任虚寒，胞宫失于温养，或肾阳虚，不能温煦脾阳，致脾肾阳虚，可发生月经后期、崩漏、经行泄泻，经行水肿、子肿、带下异常、不孕等。

（5）肾阴阳俱虚：肾阴与肾阳必须相互制约、相互协调，才能维持肾的正常生理活动。当年届七七，肾气渐衰，或肾阴阳同时受损，或阴损及阳，阳病及阴，导致肾阴阳俱虚。临证时又有偏阳虚、偏阴虚或阴阳俱虚的不同证候，发生绝经前后诸证等。

2. 肝的病机　肝藏血，调节血量；主疏泄，而司血海，性喜条达；通调气机，体阴而用阳，助脾胃消食运化。肝对血的藏泄与女性月经、胎孕、产乳的生理活动有密切关系，故有“女子以肝为先天”之说。若素性抑郁，忿怒过度，或肝血不足，肝阳偏亢，均可使肝的功能失常，表现其易郁、易热、易虚、易亢的特点，影响冲任、胞宫的功能，导致妇产科疾病的发生。妇产科肝的病理变化主要有：肝气郁结、肝经郁火、肝血亏虚、肝阳上亢等。

（1）肝气郁结：肝气失于疏泄，胞脉阻滞，导致冲任气机不畅，可发生经行乳房胀痛、经行情志异常、痛经、月经不调甚或闭经、缺乳、不孕等。若情志不畅，肝气郁结，横逆犯脾，致肝郁脾虚，则血为气滞，冲任失畅，血海蓄溢失常，可发生月经先后不定期、经量或多或少等。

（2）肝经郁火：肝气郁结，郁而化热、化火，导致冲任伏热，扰动血海，或肝火随冲气上逆，可发生月经先期、经行头痛、经行吐衄、子晕、乳汁自出等。

（3）肝血亏虚：肝所藏之血不足，导致冲任血虚，胞宫、胞脉、阴户失于滋养，可发生月经过少、闭经、外阴干燥瘙痒等。

（4）肝阳上亢：肝阴不足，阴不制阳，肝之阳气亢盛，可发生经行头痛、经行吐衄、乳汁自出、妊娠眩晕；若阳气升腾无制，则阳气化为风而致肝风内动，可发生妊娠痫证；若肾阴不足，致肝阳偏亢者，可致绝经前后诸证。

3. 脾的病机　脾主运化，为气血生化之源，后天之本。脾主升，有统摄之功。若素体虚弱，或饮食失节，或劳倦、思虑过度，则可导致脾虚而产生妇科疾病。脾的主要病机是脾气虚弱、脾阳不振。

（1）脾气虚弱：脾虚气血生化之源不足，导致冲任失养，血海不能满溢，可发生月经后期、月经过少、闭经、胎萎不长，或导致统摄血脉的功能失常，可发生月经过多、崩漏、产后恶露不绝、乳汁自出等；若脾气不足，则冲任不固，胎失所载，可致胎动不安、堕胎、小产等；若脾气虚进而致中气下陷，可发生带下淋漓、阴挺等；脾胃虚弱，孕后冲气上逆，或肝火犯胃，胃失和降，可致恶阻。

（2）脾阳不振：脾阳虚，不能升清降浊和运化水湿，湿浊内停，下注冲任，痰浊阻滞胞脉，可致月经后期、闭经，甚至不能摄精成孕而致不孕；湿浊内停，下注冲任，带脉失约，任脉不固，可致带下病；湿浊内停，孕期冲脉气盛，夹痰饮上逆，可致妊娠呕吐；湿浊内停，孕期冲任养胎，胎阻气机，湿浊泛溢于肌肤，可致妊娠肿胀。若脾阳久虚，进而可损及肾阳，亦可致脾肾阳虚而发生妇产科疾病。

4. 心的病机　心藏神，主血脉。胞脉者属心而络于胞中。若忧思不解，积念在心，阴血暗耗，心气不得下达，冲任血少，血海不能按时满盈，可致月经过少、闭经；阴血不足，心火偏亢，届绝经之年，肾水不足，不能上济心火，可致绝经前后诸证；心火偏亢，移热小肠，传入膀胱，可致妊娠小便淋痛；营阴不足，神失所养，可致脏躁。主要有心气虚、心阴虚等病机。

(1) 心气虚：心气虚，心气不得下通，导致胞脉不通，冲任通盛失常，血海不能按时满盈，可发生月经后期、月经过少、闭经等。

(2) 心阴虚：心阴不足，心火偏亢，心火不能下交于肾，导致心肾不交，可发生经行口糜、绝经前后诸证、子烦、脏躁等。若心火偏亢，移热小肠，传入膀胱，可致妊娠小便淋痛；营阴不足，神失所养，可致脏躁。若心阴虚，虚热外迫，津随热泄，可发生产后盗汗。

5. 肺的病机　肺主气，主肃降，朝百脉而通调水道。若肺阴不足，阴虚火旺，肺热津伤或肺气虚失于肃降，导致冲任气血升降失调，可发生经行吐衄、子肿、子嗽、妊娠或产后小便异常等。

二、气血失调影响冲任为病

气血失调是妇产科疾病中一种常见的发病机制。女性的月经、妊娠、分娩、产褥、哺乳等生理活动皆易耗血，致使机体常处于阴血不足，气偏有余，气血相对不平衡状态。《灵枢·五音五味》云：“妇人之生，有余于气，不足于血，以其数脱血也”。说明女性易因气血失调导致妇产科疾病发生的生理特点。

导致气血病变的机理是多方面的。六淫因素如风燥血，寒凝血，湿滞血，火热烁血、动血；寒则气收，热则气泄，湿则阻遏气机等。七情因素主要是使气机紊乱，出现气上、气下、气缓、气急、气逆、气结、气陷、气滞、气耗、气竭等。

气血相互资生、相互依存。往往气病及血，血病及气，或气血同病，虚实错杂。临床常见气血俱虚、气滞血瘀、气虚血瘀等病机导致妇科病证，故《素问·调经论》指出：“血气不和，百病乃变化而生”。临证时又应有主次之分，血病及气，病变以血分为主；气病及血，病变以气分为主。将气血失调具体病机分述如下。

1. 气分病机　气是指人体内流动着的精微物质，也是脏腑经络活动能力的表现。它涵盖了元气、宗气、卫气、营气的全部功能。

(1) 气虚：气虚不能固摄冲任，血失统摄，可致经行先期、月经过多、崩漏、产后恶露不绝；冲任不固，不能载胎，则胎动不安；气虚，冲任胞宫气弱，无力送胞，可致胞衣不下；气虚下陷，冲任不固，系胞无力，则子宫脱垂；气虚卫表不固，产后腠理不实，而致产后自汗；气虚卫表不固，易感外邪，可致产后发热、产后身痛。

(2) 气滞：气郁、气结则气滞。气滞可以引起疼痛，疼痛以胀为主，痛无定处。气滞血滞，冲任失畅，血海失司，可致月经先后无定期；冲任失畅，血行迟滞，可致月经后

笔记

期;气滞,冲任失畅,经期冲脉气血充盛,可致经行乳房胀痛;冲任失畅,产后阻滞乳汁运行则缺乳;气滞血瘀,冲任阻滞,可致闭经、痛经、癥瘕、不孕等;气滞湿郁,经期气血壅滞冲任,湿浊宣泄不利,可致经行水肿;气滞湿郁,痰湿内生,下注冲任,胞脉阻滞,可致月经后期、闭经、不孕;气滞湿郁,孕期冲任养胎,胎阻气机,湿浊泛溢于肌肤,而致妊娠肿胀;气郁化热,热伤冲任,迫血妄行,可致月经先期、崩漏;气郁化火,经期冲脉气盛,气火上逆,扰犯神明,可致经行情志异常。

(3) 气逆:怒则气上,经行之际,血气下注冲任,冲脉气盛,则气逆冲上,损伤阳络,可致经行吐衄,孕期血气下注冲任,冲脉气盛,则气逆冲上,可致妊娠呕吐;孕期冲脉气盛,气逆冲上,肺失肃降,而致妊娠咳嗽。

(4) 气陷:气陷是在气虚的基础上发生。中气下陷致使冲任失于固摄,可发生崩漏、阴挺等。

气血关系十分密切,气病可及血,血病可及气,其结果往往导致气血同病,临床常见的有:气血俱虚、气阴两亏或气陷血陷、气逆血逆、气滞血瘀、气虚血瘀、血竭气脱等病机导致的妇产科疾病。

2. 血分病机　血乃中焦脾胃所纳水谷化生之精微物质,上输于肺心化赤为血,亦可由肾精化生而来。血循行于脉道之中,内养五脏六腑,外濡肢体肌肤,是人体精神活动的物质基础。寒、热、湿邪可引起血的失调,脏腑功能失常亦可引起血的失调。

(1) 血热:多见于感受热邪,五志过极化火,移于血分;嗜食辛辣助阳之品,引起血热;素体阴分不足,阴虚血热者有之。血热,热伤冲任,迫血妄行,可致月经先期、月经过多、崩漏、产后恶露不绝;热扰冲任,损伤胎气,可致胎动不安;热伤冲任,热与血结,阻痹胞脉,不通则痛,可致产后腹痛;阴虚血热,热伏冲任,亦可迫血妄行,导致月经先期、崩漏,但血量甚少;血热兼有湿者,实热下注冲任,可致带下病、阴痒等;湿热与血搏结,瘀阻冲任,胞脉失畅,可致妇人腹痛;湿热蕴结于冲任,絪缊之时,阳气内动,迫血妄行,而致经间期出血。

(2) 血寒:感受寒邪,过食生冷,冒雨涉水,久居阴湿之地,或素体阳气不足,均可导致寒与血结。血寒,寒客冲任,胞脉阻滞,血为寒凝,可致月经后期、月经过少、痛经、闭经、癥瘕、产后腹痛等;寒客冲任,不能摄精成孕,可致不孕;阳虚内寒者,生化失期,气虚血少,冲任不足,亦可致月经后期、月经过少、痛经,但其经血色淡;血虚兼湿者,寒湿凝滞,瘀阻冲任,血行不畅,可致痛经、闭经、妇人腹痛;寒湿客于冲任,寒湿生浊伤胎,可致鬼胎;寒湿客于冲任,痰瘀交阻,阴部肌肤失养,可致阴疮。

(3) 血虚:阴血亏虚致血海空虚,无血可下,或冲任失养,胞宫、阴道、阴户等失于滋养,或因而使经产前后诱发病变而导致多种妇产科疾病,如月经后期、月经过少、闭经、经行感冒、妊娠腹痛、胎动不安、胎萎不长、产后血晕、产后发热、产后缺乳、阴痒等。

(4) 血瘀:离经之血,未排出体外,停滞体内(如异位妊娠、黄体破裂等引起的盆腔积血);或脉中之血,为寒、热邪气所阻,或气虚、气滞不能行血,均可导致血瘀。血瘀的特点是引起疼痛,以刺痛为主,痛处固定不移。血瘀,冲任阻滞,胞脉不畅,导致经

笔记

行不畅，经期延长、痛经、产后腹痛；冲任阻滞，瘀停胞脉，导致闭经、癥瘕、异位妊娠；瘀停胞脉，血不归经，可致崩漏；瘀停胞脉，不能摄精成孕，可致不孕；瘀阻冲任，气机不畅，营卫不通，可致产后发热；瘀阻冲任，氤氲之时，阳气内动，引动瘀血，血不循经，可致经间期出血。

三、直接损伤胞宫影响冲任为病

冲任损伤是妇科疾病最重要的病机。徐灵胎在《医学源流论》中指出："冲任二脉皆起于胞中……为经脉之海，此皆血之所从生。而胎之所由系，明于冲任之故，则本源洞悉，而后其所生之病，千条万绪，以可知其所从起。"临床常见冲任不固、冲任虚衰、瘀阻冲任、热（湿）毒蕴结冲任、寒凝冲任和冲气上逆等病理改变，都可导致经、带、胎、产等异常，产生妇产科疾病。

经期产时，忽视卫生，感染邪毒，搏结胞宫，可致月经不调、崩漏、带下病、产后发热等；久居湿地，冒雨涉水，或经期游泳，寒湿之邪，侵袭胞宫，客于冲任，血为寒湿凝滞，可致痛经、闭经、癥瘕等；跌仆闪挫，外伤（含宫腔手术创伤），房事不节，或"合之非道"（不洁性交或经期性交），可直接伤及胞宫，冲任失调，导致月经不调、崩漏、胎动不安、堕胎、小产、不孕、带下病、妇人腹痛等。

总而言之，妇科的病机是复杂的。脏腑、气血、经络之间具有密切的关系。气血来源于脏腑，经络是气血运行的通道，脏腑又需要气血的濡养，故脏腑功能失常、气血失和、冲任等脉的损伤不是孤立的，可互相影响，脏腑功能失常，可导致气血失调；气血失调，也能使脏腑功能失常；直接损伤胞宫，可能导致脏腑功能失常、气血失调，致使出现气血同病、多脏受累、诸经受损的病理变化。临证须结合女性经、孕、产、乳等不同时期特点，全面辨析。

学习小结

1. 学习内容

妇科疾病的病因有淫邪因素、情志因素、生活因素、环境因素、痰饮或瘀血、体质因素等，皆可引起脏腑功能失调、气血失常，直接或间接影响冲任，导致冲任损伤；胞宫、胞脉、胞络损伤；肾-天癸-冲任-胞宫轴失调，从而发生经、带、胎、产、杂病。

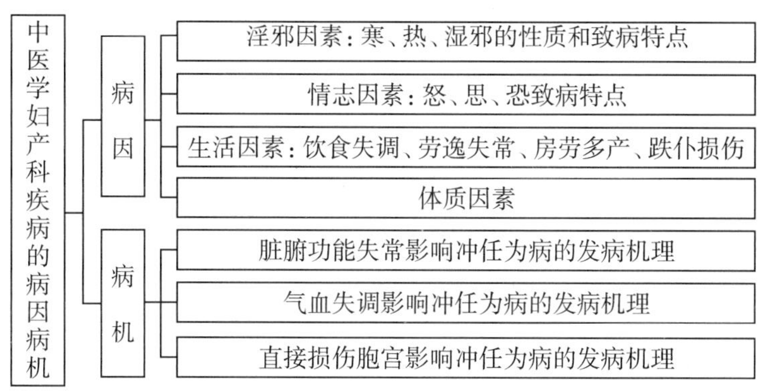

笔记

2. 学习方法

复习中医基础理论之“三因”理论，理解外感六淫与内生之邪的致病特点；七情所伤的致病条件；尤其是饮食、劳倦、房劳、跌仆等生活因素致病以及瘀血、痰饮等病理产物致病的特点，并了解禀赋异常等体质因素可导致某些妇科疾病。从脏腑、气血、经络的联系，理解脏腑功能失调、气血失常导致冲任损伤，从而引起经、带、胎、产和妇科杂病的病机特点。

（韩凤娟　吴效科）

复习思考题

1. 妇科疾病的常见病因有哪些？
2. 妇产科疾病的病理机制是什么？

第五章

妇产科疾病的辨证要点与诊断概要

学习目的

通过学习妇产科疾病的诊断方法，正确地收集临证资料并归纳整理，对妇产科疾病进行准确的辨证，为制订治疗方案奠定基础。

学习要点

妇产科疾病脏腑辨证、气血辨证的辨证方法，月经病、带下病、妊娠病、临产病、产后病和妇科杂病等的辨证要点，中医四诊方法，妇科检查，妇产科常见症状鉴别要点，妊娠诊断，遗传筛查、产前诊断方法等内容。

第一节　妇产科疾病的辨证要点

妇产科疾病是根据经、带、胎、产的临床特征，结合全身症状、舌象、脉象，按照阴阳、表里、寒热、虚实八纲辨证的原则，运用脏腑辨证、气血辨证，以及冲、任、督、带和胞宫的病理变化来确定妇产科疾病的诊断证型。妇产科疾病重点在于对月经病、带下病、妊娠病、临产病、产后病、妇科杂病的辨析。

一、辨证方法

妇产科常用辨证方法主要为脏腑辨证和气血辨证，包括冲、任、督、带和胞宫的病理变化，其中个别特殊病种可运用卫气营血辨证。

1. 脏腑辨证　脏腑辨证是中医辨证体系中的重要内容，脏腑生理功能及病机变化是脏腑辨证的理论依据。脏腑辨证中与妇产科最为密切的是肾、脾、肝的辨证。肾病辨证在妇产科临床上主要表现有肾气虚、肾阴虚、肾阳虚、肾阴阳两虚；肝病辨证主要是实证和虚实夹杂的表现，证型有肝气郁结、肝郁化火、肝经湿热、肝气上逆、肝阳上亢、肝肾阴虚；脾病辨证主要是实证和虚实夹杂的表现，证型有脾失统摄、脾虚气陷、脾虚湿阻、胃失和降、脾肾阳虚。

2. 气血辨证　妇产科疾病有病在气分和病在血分之别，而气分病和血分病又各有寒热、虚实之辨。需根据妇产科证候表现，结合全身症状、舌脉与体质情况进行综合分析。气在人体有推动、温煦、防御、固摄、升发、气化等多种生理功能，在病理上有气虚、气陷、气滞、气逆等不同、变化，临床常见气虚证、气滞证。血在人体具有内荣脏腑，

笔记

外润肌肤而充养精神的生理功能，在病理上有血虚、血瘀、血寒、血热等不同变化，临床常见血虚证、血瘀证、血寒证、血热证等。

3. 冲任督带辨证　冲、任、督、带属奇经，在女性生理、病理中具有重要的地位，也是妇产科病诊治的纲领之一，是脏腑辨证、气血辨证的补充。临床归纳为冲任损伤、督脉虚损、带脉失约。冲任损伤有寒热虚实和失调之异，在妇产科临床表现为冲任亏损、冲任寒凝、冲任血热、冲任阻滞导致冲任失调，可引起经、带、胎、产、杂诸病。督脉为病，虚损较多，证见背寒脊痛、腰骶酸楚、下元虚冷、带下清冷、孕育障碍等症状，可导致带下病、不孕、闭经、崩漏、绝经前后诸证等病。带脉为病可由痰、湿、寒、热等邪所致，其辨证主要是辨其提系和约束功能的失常，临床当参合带下颜色、气味、清浊来辨证。

4. 胞宫辨证　胞宫是女性特有的内生殖器的概称，其功能涵盖了内生殖器的功能，当其功能失调或受损时，可发生诸多妇产科疾病。临床可见胞宫虚损（如先天子宫发育幼稚、产伤或金刃致损）和邪蕴胞宫（如寒凝胞宫、热伤胞宫、痰瘀阻胞）而引起妇产科病证。

二、月经病、带下病、妊娠病、临产病、产后病和妇科杂病的辨证要点

1. 月经病的辨证要点　月经病是以血证为主，主要表现在期、量、色、质异常。故月经病的辨证要点应重在月经的期、量、色、质、气味以及伴随症状，结合舌脉等进行综合辨证。月经先期、量多，经期延长，色深红或紫红、质稠者，多属血热；月经后期、量少、色淡、质稀者，伴头晕眼花多属血虚；经行先后不定期，量或多或少、色淡，经行腰酸者，多属肾虚；色暗、腹胀不舒、乳房胀痛者，多属气滞；月经量多或淋漓不净、色紫暗，质稠血块多，小腹疼痛者，血块排出腹痛减轻者，多属血瘀；经前或经期小腹疼痛而拒按者，多属实证；经后腹隐痛而喜按者，多属虚证；经前或经期小腹冷痛，得热痛减者，多属寒证；经前或经期小腹胀痛，痛甚于胀者，多属血瘀；胀甚于痛者，多属气滞。

2. 带下病的辨证要点　带下病是以带下量、色、质、气味异常，伴有阴户、阴道的局部或全身不适症状为特征的一类疾病。故带下病的辨证应根据其量、色、质、气味、发病的新久，以及有无阴痒或肿痛，结合舌苔、脉象进行综合辨证。带下量增多、色白、质清稀如水者，多属虚寒证；带下量多、色黄、质稠、气味臭秽者，多属实热证；带下量多、色白、质黏如涕如唾者，多属脾虚湿盛；带下色黄或赤、淋漓不尽者，多属肝经湿热；带下五色杂见、如脓如酱、气味恶臭者，多属湿毒热毒；带下量明显减少，甚至阴道干涩，多责之于肾精亏虚，天癸早竭、任带虚损。

3. 妊娠病的辨证要点　妊娠关乎母体与胎元两个方面，故其辨证应首先要分辨是胎病及母还是母病动胎；其次要辨明胎儿情况，以明确可安胎还是应下胎益母；再结合病因、体质等因素综合全身证候及舌脉，以脏腑辨证和气血辨证方法进行辨证。如孕后若见头晕耳鸣，腰酸腹坠，有堕胎或小产史，多属肾虚；若阴道出血量少，色深红，质黏稠，手心烦热，口干，舌红，苔黄，脉滑数多为血热。若阴道出血量明显增多，甚至超过经量，色红、腹痛甚，甚或胎块排出，为堕胎之候，或异位妊娠者则应当下胎益母。如为子满病证，还须辨清是否为畸形儿后再作论治。

4. 临产病的辨证要点　临产是指胎儿及胎盘娩出期，常是用气动血最多的时期，短时期内使气耗阴伤而发生临产病，因此，临产病的辨证要点始终围绕气血的特点辨其虚实。同时应结合产时腹痛情况，子宫收缩、子宫颈扩张程度及产程长短进行辨证。

笔记

如产时腹痛轻微，子宫收缩短暂而弱，子宫颈口不能如期扩张，产程长，精神疲惫，少气懒言，面色苍白，脉细弱，多属气血虚弱所致。

5. 产后病的辨证要点　产后病的辨证要注意“三审”，即先审小腹痛与不痛，以辨有无恶露停滞；次审大便通与不通，以验津液的盛衰；再审乳汁的行与不行和饮食多少，以察胃气的强弱；并注意妊娠期有无妊娠病、临产和分娩有无异常、产时出血的多少等情况，同时应结合脏腑、气血进行辨证。如产后恶露过期不净者，量多、色淡，质清稀，小腹隐痛，乳汁量少或自出，色淡，质清稀，兼神疲，少气懒言，舌淡，脉弱多为气血不足。

6. 杂病的辨证要点　凡不属经、带、胎、产病的范畴，而又与女性解剖、生理、病理特点有密切关系的一类疾病，称为杂病。常见的妇科杂病有盆腔炎、癥瘕、不孕症、阴挺等。妇科杂病的病因病机各异，病情多变，故在辨证中应突出脏腑、气血的寒、热、虚、实。如不孕症辨证前首先应当查明原因，根据其不孕的原因，结合月经情况、全身证候，以辨脏腑、气血的阴阳、虚实、寒热。癥瘕辨证要点中除明确包块的性质、大小、部位外，还当结合病程长短、月经情况以及兼证辨气病、血病，新病、久病、良性或恶性。

第二节　妇产科疾病的诊法

疾病的正确诊断往往取决于患者提供的病史是否完整、准确。四诊是中医的基本诊法。医生通过问诊、望诊、闻诊和切诊，全面收集就诊者的病历资料，并进行综合分析，从而诊断疾病。由于病症、病位、体质等差异，四诊的运用有不同的重点，应四诊合参，并结合八纲辨证和现代诊法进行判断。

一、问诊

问诊是四诊中最重要的一环。通常是采集主要症状与病史资料的第一步。《景岳全书·传忠录·十问篇》将问诊视为“诊治之要领，临证之首务”。医生要掌握问诊的基本方法，并应熟悉专科的基本知识，以和蔼的态度，耐心询问，适当启发，但应避免不适当暗示和主观臆测。对危重患者可通过其亲友了解病情，应立即进行诊治处理，以免贻误治疗。曾经在其他医院就诊者，应了解既往诊治情况，收集有关资料，以便参考。涉及患者隐私或涉及性与生殖方面关的内容，若患者羞于启齿者，则应单独进行问诊，并告知相关病史对于诊断与治疗的重要性，以期得到患者的配合。

1. 一般项目　包括姓名、性别、年龄、婚姻、民族、籍贯、职业、工作单位、住址、就诊或入院日期、记录日期、病史陈述者、病史可靠程度、发病季节。

2. 问主诉　主诉是患者求诊的原因，即患者最感痛苦的症状、体征及持续时间。主诉应高度概括、重点突出、简明扼要。应注意了解主要症状的轻重、性质、持续时间，从而初步估计疾病的大致范围、类别和病情的轻重缓急，为进一步收集病历资料提供线索。如有多个主要症状时，还应询问其发生的顺序。如“停经 40 天，阴道少量流血 3 天，左少腹隐痛 2 天，剧痛 3 小时”。

3. 问现病史　现病史是问诊的重要内容，应围绕其主诉询问发病的过程，即开始出现主诉的症状至就诊时，疾病发生、发展和治疗的全过程以及目前的自觉症状。要注意了解发病的起因或诱因、具体时间、病情变化以及主要症状，伴随症状的部位、性

笔记

质、程度及持续时间;发病后的诊治经过、疗效及不良反应等。询问时应结合妇科疾病诊断和辨证,注重中医症状特点。此外还需要询问其全身症状,如寒热、头身、胸腹、饮食、汗、口味、睡眠、二便。

4. 问月经史　对妇科患者必须详细询问月经情况。包括初潮年龄、月经周期、经期、经量、经色、经质、气味,末次月经日期,伴随月经周期出现的症状。每次经量多少,有无血块,经前有无不适,有无痛经及疼痛部位、性质、程度以及痛经起始和消失时间。常规询问末次月经日期(LMP)及其经量和持续时间,若其流血情况不同于以往正常月经时,还应问明末次前月经日期(PMP)。绝经后患者应询问绝经年龄,绝经后有无阴道流血、带下异常、骨质疏松或其他不适。

5. 问带下　主要了解带下的量、色、质、气味和伴随症状,还应注意阴部有无坠、胀、痒、痛、红肿、溃烂等情况。同时须结合望诊、闻诊进行辨证。若带下量多,需询问量多出现的时间,若在月经前或月经中期或妊娠期出现带下量多,而色、质无异常,无臭味,此为生理性带下。

6. 问婚产史　了解婚姻和性生活情况、孕育史等。包括婚育年龄、婚次、孕次及妊娠结局(如足月顺产、早产、难产、剖宫产、自然流产、人工流产、异位妊娠等);末次妊娠的时间和结局;孕期有无妊娠病;产后出血多少、恶露的量、色、质、气味和哺乳情况等。若有生殖障碍者(如不孕、反复自然流产、曾生育出生缺陷儿等),需了解配偶年龄、是否近亲、夫妇是否同居等。此外,还需了解避孕或绝育措施及使用时间。

7. 问既往史　了解与现病史有关的既往病史,尤其是妇产科疾病、内分泌疾病、结核病、血液病、高血压、肝肾疾病、阑尾炎等病史,腹部、子宫、宫颈、会阴等部位的手术史,以及药物过敏史。

8. 问个人史　了解其生活和工作环境,出生地黄与居处,环境的变迁,饮食、烟酒等嗜好。个人生活史包括职业、工作环境、生活习惯、嗜好、家庭情况等。

9. 问家族史　了解其家族成员有无遗传病或具有家族发病倾向的病症、传染病等(如地中海贫血、糖尿病、高血压、肿瘤、结核病等)。

二、望诊

望诊,是通过对体外各部位、舌象以及神态的观察,了解体内脏腑、气血变化的诊法。正如《灵枢・本脏》篇曰:“视其外应,以知其内脏,则知所病矣”。但对待殊部位如宫腔、盆腔病变需借助某些仪器如宫腔镜、腹腔镜等协助检查。

1. 望形神　形态是脏腑盛衰的反映,神志是生命活动的体现。望形可以了解发育是否正常、脏腑的虚实,望神可以了解精气的盛衰。形神合参,对诊断妇产科疾病的性质和病情的轻重有重要参考价值。

2. 望面色　面色反映脏腑的虚实和气血的盛衰。对妇科疾病要结合病症和病之新久进行分析。如面色萎黄,为营血不足,可见于月经后期、月经过少、闭经等;面色青紫,多为瘀血内停,可见于痛经、闭经、癥瘕等。

3. 望舌象　舌质反映脏腑寒热、虚实,邪气进退;舌苔反映邪气的性质、深浅,以及津液之盛衰。但要结合病程之新久进行分析,新病血瘀,如异位妊娠破裂之少腹血瘀、产后胎衣滞留则未必见舌暗有瘀象,而癥瘕、子宫内膜异位症等往往病程较长,瘀结成癥,可见舌暗或有瘀点、瘀斑。故不可拘泥。

笔记

4. 望毛发　肾之华在发,发为血之余。如产后血晕导致精血亏虚,可见毛发脱落,发色枯槁,月经停闭;痰饮壅盛,冲任阻滞者多见体毛增多,阴毛浓密,甚如男性化分布,亦有环唇须毛粗长者,多见于闭经、多囊卵巢综合征的患者。

5. 望月经　观察月经量、色、质的变化。经量明显增多或减少,往往是诊断月经病的依据,而经色和经质改变则为辨证的要点。

6. 望带下　带下量明显增多或减少,色、质、气味异常是诊断带下病的主要依据。

7. 望恶露　产后恶露量、色、质应与月经接近。观察恶露量的多少,色或红,或淡红,或紫黑,或如败酱,质稀或稠黏,有无组织物排出。

8. 望乳房和乳汁　乳房发育情况,有无肿块,乳头有无凹陷、溢乳,皮肤有无异常。若有停经应注意乳房是否增大,乳头乳晕色素是否加深,哺乳期间乳汁量的多少,质稀或稠,乳房有无红肿等。

9. 望阴户、阴道　主要观察阴户、阴道的形态、色泽与带下情况。

三、闻诊

1. 闻声音　观察语言的多寡,语音的高低,气息的强弱,以及痰鸣、太息等声音以辨病之寒、热、虚、实。对于孕妇,还要听胎心音。

2. 闻气味　正常月经、带下、恶露无特殊臭气,如有秽臭,多属感染淫邪或瘀热所致;若气味腐臭秽浊,多为热毒内蕴;恶臭难闻,则要警惕宫颈癌的可能。

四、切诊

1. 切脉　一般情况下,妇人之脉稍弱于男子,略沉细而柔软,这是妇人生理特点决定的,若逢月经、带下、妊娠、临产、产后等变化,脉象则随之变化。

(1) 月经脉:月经将至,或正值经期,脉多滑利有力,此乃月经常脉。如脉沉细或虚弱,主气血亏虚,每见月经过少、闭经;脉细数无力,主虚热津伤,阴亏血少,每见月经先期、量少、闭经、漏下;崩中初起,脉多浮弦数;暴崩下血,脉多虚大而芤;漏下日久,脉多细缓,若反见洪数者为逆,病多深重。

(2) 带下脉:带下常脉与一般常脉无异。带下病而见脉缓滑者,多属脾虚湿盛;脉沉细者,多属肾虚;脉滑数或弦数者,多属湿热;脉沉细或濡缓者,多属寒湿。

(3) 妊娠脉:孕后六脉平和而滑疾流利,尺脉按之不绝,此乃妊娠常脉。若孕后脉沉细而涩,或两尺甚弱,多为肾气虚弱,冲任不足,常见于胎动不安、胎萎不长、堕胎等;妊娠晚期脉弦而劲急,或弦细而数,多为肝阴不足,肝阳偏亢,常见于子晕、子痫。

(4) 临产脉:临产之时六脉浮大而滑,欲产则尺脉转急,如切绳转珠,又称离经脉。同时可扪及中指本节、中节甚至末节两侧脉动应指。

(5) 产后脉:分娩时耗气伤血,故产后脉多见虚缓平和。若产后脉浮滑而数,多属阴血未复,虚阳上浮,或外感邪气。脉沉细涩弱,多属夹瘀证,脉浮大虚数多属气虚血脱。

2. 按诊

(1) 按肌肤:通过肌肤的温凉、润燥、肿胀或压痛等以辨寒、热、虚、实。

(2) 按胸腹:按胸部主要是了解乳房形状、大小是否对称,有无结节、肿块及其大小、性质与活动度,有无触痛等,并观察有无溢乳、溢血。按腹部主要是了解腹部的软

笔记

硬、温凉、肿胀或压痛,是否扪及包块及其大小、部位、性质、疼痛、活动度以及与周围脏器的关系等。

(3) 扪触盆腔:详见盆腔检查(妇科检查)。

五、体格检查

体格检查应在采集病史后进行。检查范围包括全身检查、腹部检查和盆腔检查。除病情危急外,应按下列先后顺序进行。盆腔检查为妇科所特有,又称妇科检查,包括外阴、阴道、宫颈、宫体及双侧附件等。此处着重介绍盆腔检查的方法。

1. 外阴部检查　观察外阴发育及阴毛多少和分布情况,有无畸形、水肿、炎症、溃疡、赘生物或肿块;皮肤和黏膜色泽及质地变化,有无增厚、变薄或萎缩。前庭大腺有无肿胀,尿道门有无红肿,处女膜是否完整,有无会阴裂伤、阴道前后壁膨出及子宫脱垂等。

2. 阴道窥器检查　用石蜡油或肥皂液润滑阴道窥器两叶前端(需做阴道分泌物涂片检查时可蘸生理盐水),将窥器两叶合拢,倾斜45°,沿阴道侧后壁缓慢插入阴道内,边推进边将两叶转平,张开窥器两叶,暴露宫颈、阴道壁及穹窿部(图5-1)。观察阴道前后壁和侧壁黏膜颜色、皱襞多少,有无畸形、红肿、出血、溃疡、赘生物,然后观察分泌物量、颜色、性状,有无特殊气味,白带异常者应做涂片或培养;观察宫颈大小、颜色、外口形状,有无出血、糜烂、撕裂、外翻、腺囊肿、息肉、肿块,宫颈管内有无出血或分泌物。宫颈薄层液基细胞学检查,宫颈管分泌物涂片和培养的标本均应于此时采集。

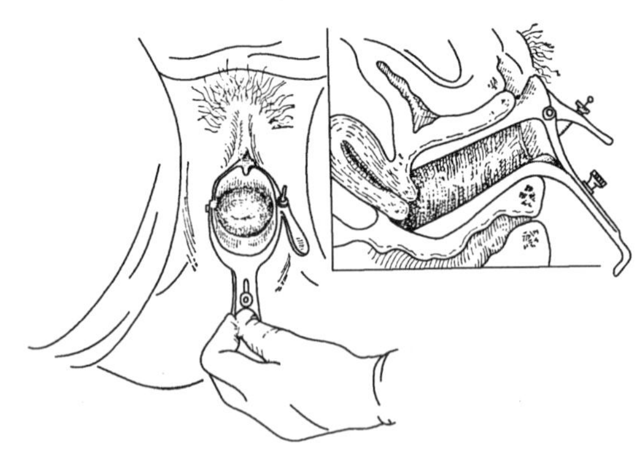

图5-1　暴露宫颈及阴道侧壁

3. 双合诊　是盆腔检查中最重要的项目。检查者用一手的两指或一指放入阴道内,另一手在腹部配合检查,称为双合诊。其目的在于扪清阴道壁、宫颈、宫体、输卵管、卵巢、子宫韧带以及宫旁结缔组织有无异常。

检查方法:检查者一手戴无菌手套,示、中两指涂润滑剂后沿阴道后壁轻轻伸入阴道,检查阴道通畅情况和深度,有无畸形、肿块或瘢痕,再扪触子宫颈大小、形状、硬度及颈口情况,有无接触性出血,有无举摆痛。随后将阴道内两指平放在子宫颈后方,向上向前抬举宫颈,腹部手指向下向后按压腹壁,两手共同配合即可了解子宫的位置、大小、形态、硬度、活动度及有无压痛(图5-2)。正常子宫位置一般是前倾略前屈。随后

笔记

将阴道内两指由宫颈后方移至一侧穹窿部，尽可能往上向盆腔深部扪触，同时，另一手从同侧下腹壁髂嵴水平开始，由上往下按压腹壁，与阴道内手指相互对合，以触摸该侧子宫附件区有无肿块、增厚或压痛（图 5-3）。正常卵巢偶可扪及，正常输卵管不能扪及。

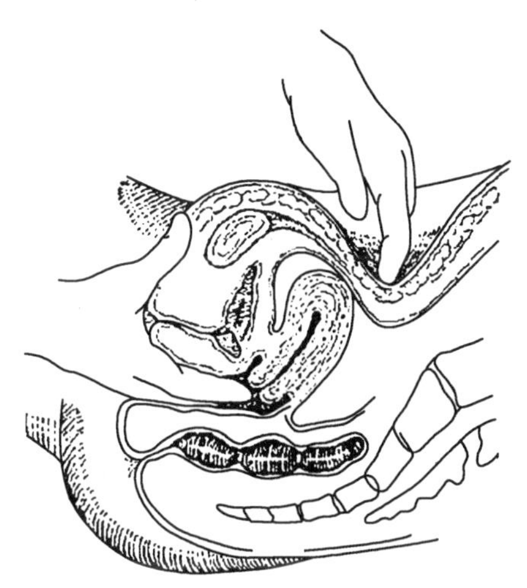
图 5-2　双合诊（检查子宫）

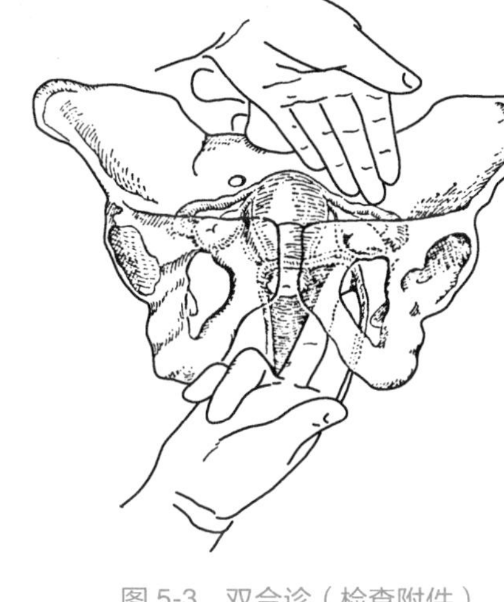
图 5-3　双合诊（检查附件）

4. 三合诊　即直肠、阴道、腹部联合检查。方法：一手示指放入阴道，中指放入直肠以替代双合诊时阴道内的两指，其余具体检查步骤与双合诊相同（图 5-4），三合诊是对双合诊检查不足的重要补充。三合诊能更清楚地了解极度后位的子宫、子宫后壁、直肠子宫陷凹、宫骶韧带及双侧盆腔后部病变，特别是癌肿与盆壁间的关系，以及扪诊阴道直肠隔、骶骨前方或直肠内有无病变等。

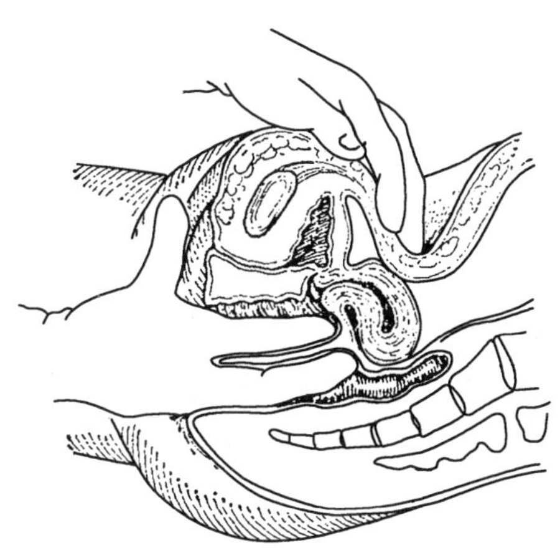
图 5-4　三合诊

5. 直肠-腹部诊　检查者一手示指伸入直肠，另一手在腹部配合检查，称直肠-腹部诊。一般适用于无性生活、阴道闭锁或因其他原因不宜行双合诊检查的患者。

笔记

第三节　妇产科常见症状鉴别要点

一、阴道流血

女性生殖道任何部位，包括宫体、宫颈、阴道和外阴的器质性病变、创伤或机体的内分泌失调和全身疾病均可出现阴道流血。除正常月经外，均称“阴道流血”。

1. 原因　引起阴道流血的原因很多，可归纳为 7 类：①卵巢内分泌功能失调；②与妊娠有关的子宫流血；③生殖器炎症；④生殖器肿瘤；⑤损伤、异物和药物；⑥术后阴道流血；⑦与全身疾病有关的阴道流血。

2. 临床表现

（1）有周期的阴道流血

1）经量增多：可见于子宫肌瘤、子宫腺肌病、排卵性月经失调、放置宫内节育器，均可有经量增多。

2）经间期出血：多为两次月经中间发生阴道少量出血，3~4 天即净。

3）经前或经后阴道点滴流血：可见于排卵性月经失调或为放置宫内节育器的副反应、子宫内膜异位症。

（2）无周期的阴道流血

1）周期不规则的阴道出血：多为无排卵性功能失调性子宫出血，但应注意排除早期子宫内膜癌。亦可见于性激素药物应用不当或使用避孕药物后。

2）无周期的持续性阴道流血：多为生殖道恶性肿瘤所致，首先应考虑宫颈癌或子宫内膜癌的可能。

3）停经后阴道流血：可见于妊娠有关疾病，如流产、异位妊娠、葡萄胎等；或无排卵性功能失调性子宫出血。

4）接触性出血：应考虑急性宫颈炎、早期宫颈癌、宫颈息肉或子宫黏膜下肌瘤的可能。

5）阴道流血夹黏液：一般应考虑子宫黏膜下肌瘤伴感染、子宫内膜炎，严重者可见于宫颈癌、子宫内膜癌。

6）绝经后阴道流血：可见于多为绝经后雌激素水平降低，子宫内膜脱落引起的出血或老年性阴道炎；亦可见于子宫内膜癌。

7）外伤和手术后阴道出血：常见于性交损伤、骑跨伤后，或阴道、宫颈、盆腔手术后出血，量可多可少。

8）与全身疾病相关的阴道流血：常见于血液系统疾病、肝肾功能障碍、甲状腺功能亢进或减退等。

二、异常带下

正常带下呈白色稀糊状或蛋清样，高度黏稠，无腥臭味，量少。临床上常见的异常带下有如下几种：

1. 灰黄色或黄白色泡沫状稀薄带　为滴虫阴道炎的特征。

笔记

2. 凝乳块状或豆腐渣样带　为假丝酵母菌阴道炎的特征。

3. 灰白色均质鱼腥味带　常见于细菌性阴道病。

4. 透明黏性带　外观与正常带下相似，但量显著增多，应考虑卵巢功能失调、阴道腺病或宫颈高分化腺癌等疾病的可能。

5. 脓样带　可见于阴道炎、急性宫颈炎及宫颈管炎、阴道癌或宫颈癌并发感染、宫腔积脓、阴道内异物残留等。

6. 血性带　应考虑宫颈癌、子宫内膜癌、宫颈息肉、宫颈柱状上皮异位合并感染或子宫黏膜下肌瘤、放置宫内节育器等。

7. 水样带　持续流出淘米水样带，且具奇臭者，一般为晚期宫颈癌、阴道癌或黏膜下肌瘤伴感染。间断性排出清澈、黄红色液体，应考虑输卵管癌的可能。

三、下腹疼痛

下腹疼痛为妇产科疾病常见的症状，应根据下腹疼痛的性质和特点，考虑各种不同妇产科情况。但下腹疼痛来自内生殖器以外的疾病并不少见，应注意鉴别。

1. 起病缓急　起病缓慢而逐渐加剧者，多为内生殖器炎症或恶性肿瘤所引起；急骤发病者，应考虑卵巢囊肿蒂扭转或破裂，或子宫浆膜下肌瘤蒂扭转；反复隐痛后突然出现撕裂样剧痛者，应想到输卵管妊娠破裂型或流产的可能。

2. 下腹疼痛的部位　下腹正中和两侧疼痛常见于盆腔炎性疾病；一侧下腹疼痛应考虑为该侧附件病变（右侧还应考虑到急性阑尾炎等）；卵巢子宫内膜异位囊肿破裂、输卵管妊娠破裂或盆腔腹膜炎时，可引起整个下腹甚至全腹疼痛。

3. 下腹疼痛的时间　经期腹痛者，见于原发性或继发性痛经等；经间期出现一侧下腹疼痛，应考虑为排卵性疼痛；周期性下腹痛但无月经来潮多为经血排出受阻所致，见于先天性生殖道畸形或术后宫腔积血、宫颈管粘连等。与月经周期无明显相关性的慢性下腹痛可见于下腹部手术后组织粘连、盆腔炎性疾病后遗症、残余卵巢综合征、盆腔瘀血综合征及盆腔肿瘤。

4. 下腹痛性质　持续性钝痛多为炎症或腹腔内积液所致；宫腔内有积血或积脓不能排出常导致下腹坠痛；输卵管或卵巢肿瘤破裂可引起撕裂性锐痛；顽固性疼痛难以忍受，应考虑晚期癌肿可能。

5. 腹痛放射部位　腹痛放射至肩部，应考虑为腹腔内出血刺激膈肌所致；放射至腰骶部，多为宫颈、子宫病变所致；放射至腹股沟及大腿内侧，多为该侧子宫或该侧附件病变所引起。

6. 腹痛伴随症状　同时有停经史，多为妊娠合并症；伴恶心、呕吐考虑有卵巢囊肿蒂扭转的可能；伴发热或有恶寒，常为盆腔炎性疾病；伴有休克症状，应考虑有腹腔内出血；出现肛门坠胀，常为直肠子宫陷凹有积液所致；伴恶病质，常为生殖器晚期癌肿的表现。

四、下腹部肿块

下腹部肿块是妇科患者就医时的常见主诉。根据肿块质地不同可分为：①囊性：一般为良性病变或炎性肿物，如卵巢囊肿、输卵管卵巢囊肿、输卵管积水、子宫内膜异

笔记

位囊肿等;②实性:除子宫肌瘤、卵巢纤维瘤、子宫腺肌病等为良性外,其他实性肿块应首先考虑为恶性肿瘤;③半实性半囊性:可为良性或恶性病变,如盆腔炎性包块、卵巢良性或恶性肿瘤等。

下腹部肿块还可来自肠道、泌尿道、腹壁、腹腔等,同时还应注意妊娠及与妊娠相关疾病引起的子宫增大、膀胱尿潴留等情况。下腹肿块在妇科常见的有:

1. 子宫增大　凡位于下腹正中且与宫颈相连的肿块,多为子宫增大。子宫增大有以下几种可能:

(1) 子宫肌瘤:子宫均匀增大,或表面有单个或多个球形隆起。子宫黏膜下、肌壁间肌瘤的主要症状为月经过多。带蒂的浆膜下肌瘤仅蒂与宫体相连,未发生扭转无症状。子宫肌瘤明显增大可出现对膀胱或直肠的压迫症状。

(2) 子宫腺肌病:子宫均匀增大、质硬,呈球形,一般不超过妊娠 12 周子宫大小。患者多伴有逐年加剧的痛经、经量增多及不孕。

(3) 子宫畸形:双子宫或残角子宫可扪及子宫另一侧有与其对称或不对称的包块,两者相连,硬度亦相同。

(4) 子宫阴道积血或子宫积脓:宫腔及阴道积血多系处女膜闭锁或阴道横隔引起的经血外流受阻所致。宫腔积脓或积液也可引起子宫增大,多见于绝经后女性子宫内膜炎所致的宫腔积液或积脓。

(5) 子宫恶性肿瘤:围绝经期或绝经后患者子宫增大,伴有不规则阴道出血,应考虑子宫内膜癌的可能。子宫增长迅速,伴有腹痛及不规则阴道出血者应考虑为子宫肉瘤。

(6) 妊娠子宫及与妊娠相关疾病:育龄女性有停经史,且在下腹部扪及包块,应首先考虑为妊娠子宫。停经后出现不规则阴道出血,且子宫增大超过停经周数者,可能为葡萄胎。以往有生育或流产史,特别是有葡萄胎史者,若子宫增大且外形不规则,伴有子宫不规则出血者,应考虑子宫绒毛膜癌的可能。

2. 附件肿块　输卵管和卵巢通常不能扪及,当附件出现肿块时,多属病理现象。以下几种情况临床常见。

(1) 输卵管妊娠:肿块位于一侧宫旁,大小、形状不一,有明显触痛。患者多有短期停经后阴道持续少量流血及下腹痛等症状。

(2) 附件炎性肿块:常有盆腔炎性疾病史,肿块多为囊性,为一侧或双侧,位于宫旁,与子宫有粘连,边界不清,压痛明显。急性期常形成输卵管卵巢脓肿,患者有发热、腹痛。慢性期常形成输卵管卵巢囊肿,患者常有下腹疼痛反复加重或伴有不孕。

(3) 卵巢非赘生性囊肿:多为单侧、可活动的囊性包块,直径一般不超过 6cm。常见卵巢黄体囊肿可在黄体期或妊娠早期出现,葡萄胎常并发一侧或双侧卵巢黄素囊肿。

(4) 卵巢赘生性肿块:不论肿块大小,凡其表面光滑、囊性且可活动者多为良性肿瘤。凡肿块为实性,表面不规则,活动受限,特别是盆腔内扪及结节或伴有胃肠道症状者多为卵巢恶性肿瘤。

笔记

（5）卵巢子宫内膜异位囊肿：多为与子宫粘连、活动受限且有压痛的囊性肿块。

此外，下腹部其他肿块，如肠道肿块、泌尿系肿块、腹壁或腹腔肿块，以及膀胱尿潴留和肠道粪块等有时不易与妇产科下腹部肿块区别，可致误诊，应注意鉴别。

第四节 妊娠诊断

临床将妊娠全过程分为3个时期：妊娠13周末以前称早期妊娠；第14~27周末称中期妊娠；第28周及其后称晚期妊娠。

一、早期妊娠的诊断

1. 病史与症状

（1）停经：平时月经周期规律、有性生活史的生育年龄健康妇女，月经过期10日或以上，应疑为妊娠；若停经已达8周，妊娠的可能性更大。因停经并非妊娠所特有的症状，需要与内分泌紊乱、哺乳期、服用避孕药或其他药物引起的停经相鉴别。

（2）早孕反应：约半数女性于停经6周左右出现畏寒、头晕、乏力、嗜睡、食欲不振、喜食酸物或厌恶油腻、恶心、晨起呕吐等症状，称早孕反应。多于妊娠12周左右自行消失。

（3）其他症状：妊娠早期增大、前倾的子宫在盆腔内压迫膀胱可致尿频，约在妊娠12周以后，当宫体进入腹腔不再压迫膀胱时，尿频症状自然消失。在妊娠期神经内分泌因素调节下，孕8周期乳房增大、充血，可自觉乳房发胀。

2. 体征

（1）乳房的变化：自妊娠8周起，受增多的雌激素及孕激素影响，乳房逐渐增大、胀痛，乳晕着色加深，乳晕周围有蒙氏结节显现。

（2）生殖器官的变化：阴道窥器检查可见阴道壁及宫颈充血，呈蓝紫色。于妊娠6~8周宫体饱满，前后径增大呈球形。因宫颈变软，子宫峡部极软，感觉宫颈与宫体似不相连称黑加征。随妊娠进展，子宫体变软增大。至妊娠8周宫体约为非孕宫体的2倍；妊娠12周时约为非孕宫体的3倍，宫底超出盆腔，可在耻骨联合上方触及。

（3）脉象：停经12周以上，六脉滑利，尺脉按之不绝，可考虑为妊娠。

3. 辅助检查

（1）妊娠试验：通常受精后8~10天即可在孕妇血清中检测到HCG升高，早期妊娠血清HCG的倍增时间为1.4~2天。孕妇尿液含有HCG，临床多用简便快速的试纸法进行定性检测，结果阳性时应结合临床表现综合分析，以明确诊断。

（2）超声检查：妊娠早期可确定妊娠、估计胎龄，排除异位妊娠、滋养细胞疾病、卵巢肿瘤、子宫异常以及严重的胎儿畸形等。阴道超声较腹部超声可提前近1周确定早期妊娠。妊娠囊是早期妊娠的超声图像标志，阴道超声最早在妊娠4~5周即可探测到，早期妊娠囊易于宫腔内积血或积液混淆，探及卵黄囊时方可确定为宫内妊娠。妊娠6周后则能探测到原始心管搏动，测定头臀长度可较准确地估计孕周。

二、中、晚期妊娠的诊断

1. 病史与体征 有早期妊娠的经过,并逐渐感到腹部增大和自觉胎动。

(1) 子宫增大:子宫随妊娠进展逐渐增大。检查腹部时,根据手测宫底高度及尺测耻上子宫高度,可以判断妊娠周数。

(2) 胎动:胎儿在子宫内的活动称为胎动。妊娠 18 周后超声检查可发现,孕妇多于妊娠 20 周开始自觉胎动,每小时 3~5 次。胎动随孕周增加逐渐增强,至妊娠 32~34 周达高峰,妊娠 38 周后胎动逐渐减少。

(3) 胎心音:于妊娠 12 周可用多普勒胎心仪经孕妇腹壁能听到胎心音。妊娠 18~20 周用听诊器经孕妇腹壁能听到胎心音。胎儿心音呈双音,第一音和第二音很接近,似钟表"滴答"声,速度较快,每分钟 110~160 次。听到胎儿心音即可确诊妊娠且为活胎。

(4) 胎体:妊娠 20 周后,可经腹壁触到胎体,妊娠 24 周以后,触诊时已能区分胎头、胎背、胎臀和胎儿肢体。胎头圆而硬,有浮球感。胎臀宽而软,形状略不规则;胎背宽而平坦,胎儿肢体小且有不规则活动。

2. 辅助检查

(1) 超声检查:B 超显像法不仅能显示胎儿数目、胎产式、胎先露、胎方位、有无胎心搏动、胎盘位置分级、羊水量、胎儿有无畸形,还能测量胎头双顶径、股骨长等多条径线,了解胎儿生长发育情况。

(2) 胎儿心电图:妊娠 12 周以后即能显示较规律的图形,妊娠 20 周后的成功率更高。目前国内常用间接法检测胎儿心电图,对诊断胎儿心脏异常有一定价值。

三、胎姿势、胎产式、胎先露、胎方位

1. 胎姿势 胎儿在子宫内的姿势称为胎姿势。正确的胎姿势为胎头俯屈,颏部贴近胸壁,脊柱略前弯,四肢屈曲交叉于胸腹前,整个胎体成为头端小、臀端大的椭圆形。

2. 胎产式 胎体纵轴与母体纵轴的关系称胎产式。两纵轴平行者称纵产式,占妊娠足月分娩总数的 99.75%;两纵轴垂直者称横产式,仅占妊娠足月分娩总数的 0.25%。两纵轴交叉呈角度者称斜产式,属暂时的,在分娩过程中多数转为纵产式,偶尔转成横产式。

3. 胎先露 最先进入骨盆入口的胎儿部分称为胎先露。纵产式有头先露和臀先露。根据胎头屈伸程度,头先露分为枕先露、前囟先露、额先露及面先露。臀先露分为混合臀先露、单臀先露、单足先露、双足先露。横产式时最先进入骨盆的是胎儿肩部,为肩先露。偶见胎儿头先露或臀先露与胎手或胎足同时入盆,称为复合先露。

4. 胎方位 胎儿先露部的指示点与母体骨盆的关系称胎方位。枕先露以枕骨、面先露以颏骨、臀先露以骶骨、肩先露以肩胛骨为指示点。根据指示点与母体骨盆左、右、前、后、横的关系而有不同的胎位。

笔记

第五节　遗传咨询、遗传筛查、产前诊断

一、遗传咨询

遗传咨询是由从事医学遗传的专业人员或咨询医师，对咨询者就其提出的家庭中遗传性疾病的发病原因、遗传方式、诊断、预后、发病风险率、防治等问题予以解答，并就咨询者提出的婚育问题提出医学建议，是预防遗传性疾病的一个重要环节。

1. 遗传咨询的对象　遗传咨询的对象包括：①遗传病或先天畸形的家族遗传史或生育史；②子女有不明原因智力低下；③不明原因反复流产、死胎、死产、或新生儿死亡；④孕期接触不良环境因素及患有某些慢性病；⑤常规检查或常见遗传病筛查发现异常；⑥其他需要咨询的情况，如婚后多年不育，或孕妇年龄大于35岁。

2. 遗传咨询的步骤

（1）明确诊断：遗传病的确定方法以家系调查、家谱分析系为主，并结合临床特征，再借助于生化、染色体、基因等检查结果，明确是否存在遗传病，若咨询者为近亲结婚，其对遗传性疾病的影响应做出正确估计，应进行必要的系统的体格检查和实验室检查来明确诊断。

（2）确定遗传方式，评估遗传风险：根据遗传性疾病的类型和遗传方式，可以预测该疾病患者子代再发风险率。

（3）提出医学建议：在进行遗传咨询时，必须确信咨询者充分理解提出的各种选择，在面临较高风险时常有以下几种选择：①不能结婚；②暂缓结婚；③可以结婚，但禁止生育；④限制生育；⑤人工授精；⑥捐卵者卵子体外受精，子宫内植入。

二、遗传筛查

遗传筛查以群体为对象，检测个人是否携带致病基因或某种疾病的易感基因型、风险基因型，以防止可能的疾病在个人身上或者遗传到后代身上发生。由于筛查是在群体中进行，故不能适应于所有遗传病。遗传筛查包括：胎儿遗传筛查（即产前筛查）、新生儿遗传筛查、成年人遗传筛查。本节重点讨论产前筛查。

产前筛查是通过母体血清学、影像学等非侵入性方法对普通妊娠妇女进行筛查，从中挑选出可能怀有异常胎儿的高危孕妇进行产前诊断，以提高产前诊断的阳性率，减少不必要的侵入性产前诊断。筛查结果结果阴性者提示风险无增加；阳性者需进一步行确诊试验。目前广泛应用产前筛查的疾病为唐氏综合征、神经管畸形及先天性心脏病的筛查。临床常用检查方法有：

1. B超检查　妊娠11～13^{+6}周时，染色体非整倍体胎儿颈部常有液体积聚，利用B超观察胎儿颈项后透明带厚度，即NT，是早孕期筛查胎儿非整倍体畸形的重要指标。部分无脑儿、脊柱裂等畸形亦可在早中期妊娠发现。妊娠18～24周，此时胎动活跃，羊水相对多，胎儿骨骼尚未钙化、脊柱声影影响小，以后，因此时胎儿各主要脏器已能清晰显现，能观察到胎儿体表及脏器有无畸形，观察胎儿颅骨是否完整。

2. 母体血清学筛查　为最常用发的方法，通过妊娠早、中期母体血清中某些生化

笔记

指标水平的检测,筛选出高风险孕妇。指标选择:妊娠早期常用 β-HCG 和妊娠相关蛋白 A(PAPP-A)两项指标,妊娠中期检测甲型胎儿蛋白(AFP)、HCG、和游离雌三醇(uE3)三项指标;并结合孕妇预产期、体重、年龄和采血时的孕周,计算"唐氏儿"的危险系数。在妊娠 14~22 周行血清 AFP 检测可作为神经管畸形筛查的指标。

3. 无创产前检查 孕 12 周后采母血检测胎儿 21、18、13 三体及性染色体异常,准确率可达 70%~90%。但目前检测价格昂贵,尚不适合低危孕妇的产前筛查。

4. 胎儿超声心动图 胎儿超声心动图能正确显示胎儿心脏结构和功能。对有先天性心脏病分娩史的孕妇,在妊娠 20~22 周时应进行胎儿超声心动图检查。

三、产前诊断

产前诊断又称宫内诊断或出生前诊断,期应用各种检测手段,诊断其有无明显畸形、染色体病甚至基因病等遗传综合征。为胎儿宫内治疗(手术、药物、基因治疗等)及选择性终止妊娠提供依据。

1. 产前诊断的对象

(1) 35 岁以上的高龄孕妇。

(2) 生育过染色体异常儿的孕妇。

(3) 夫妇一方有染色体平衡异位。

(4) 生育过无脑儿、脑积水、脊柱裂、唇腭裂、先天性心脏病儿者,其子代再发生概率增加。

(5) 性连锁隐性遗传病基因携带者其男胎有 1/2 发病,女胎有 1/2 为携带者,应做胎儿性别预测。

(6) 夫妇一方有先天性代谢疾病,或已生育过病儿的孕妇。

(7) 在妊娠早期接受较大剂量化学毒剂、辐射和严重病毒感染的孕妇。

(8) 有遗传性家族史或有近亲婚配史的孕妇。

(9) 原因不明的流产、死产、畸胎和有新生儿死亡史的孕妇。

(10) 本次妊娠羊水过多、疑有畸胎的孕妇。

(11) 产前筛查确定的高风险人群。

2. 产前诊断常用方法

(1) 观察胎儿的结构:利用 B 超(包括二维、三维、实时三维成像,彩色多普勒等)、胎儿镜、磁共振成像观察胎儿结构有无畸形。

(2) 染色体核型分析:利用羊水、绒毛或胎儿血细胞培养,检测染色体核型。

(3) 基因检测:利用 DNA 分子杂交、限制性内切酶、聚合酶链反应(PCR)技术、原位荧光杂交等技术,检测胎儿 DNA。

(4) 检测基因产物:利用羊水细胞、绒毛细胞或胎儿血液,进行蛋白质、酶和代谢产物检测,检测胎儿神经管缺陷、先天性代谢疾病等。

3. 产前诊断的疾病

(1) 染色体病:包括数目异常和结构异常。常染色体数目异常较常见,常表现为某对常染色体多一条额外的染色体,称三体。

笔记

（2）性连锁遗传病：以 X 连锁隐性遗传病居多，如红绿色盲、血友病等。

（3）遗传性代谢缺陷病：多为常染色体隐性遗传病，因基因突变导致某种酶缺失，引起代谢抑制、代谢中间产物累积而出现临床表现。

（4）非染色体性先天畸形：特点是有明显的结构改变如无脑儿、脊柱裂、唇腭裂、先天性心脏病、髋关节脱臼等。

学习小结

1. 学习内容

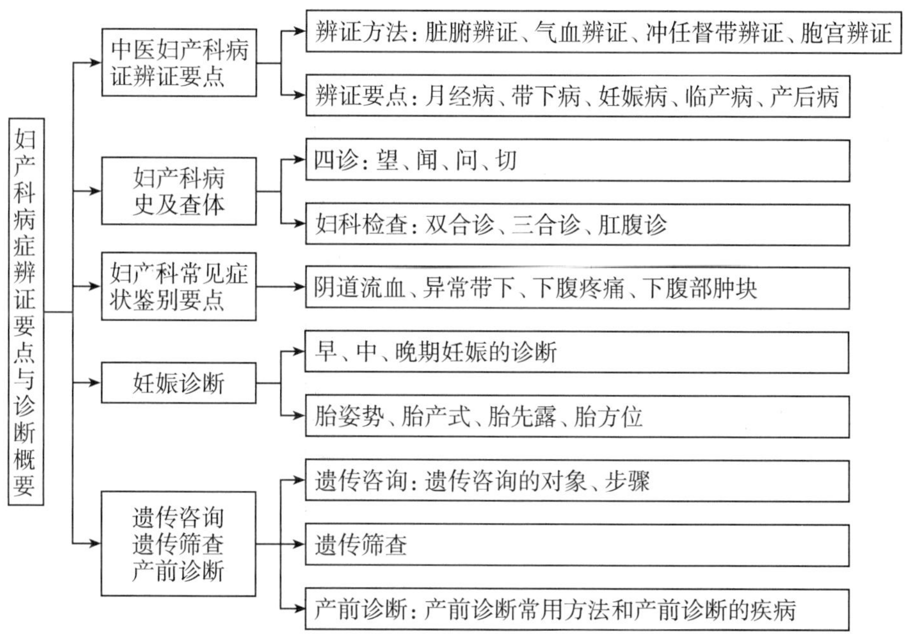

2. 学习方法

在复习女性生殖系统解剖、生理及发病机制知识的基础上，结合中医临床各种辨证方法、诊断学基础，以总结、归纳的方法学习妇产科主要辨证方法；月经病、带下病、妊娠病、临产病和产后病的辨证要点；妇产科病史采集；妇产科常见症状的鉴别要点；遗传咨询、遗传筛查、产前诊断等内容。结合挂图、视频和模型操作学习早、中、晚妊娠的诊断，查体和妇科检查等内容，加深对胎姿势、胎产式、胎先露、胎方位的理解。

（韩凤娟　吴效科）

复习思考题

1. 月经病的辨证要点是什么？
2. 简述双合诊的检查方法及目的。
3. 引起阴道流血的原因有哪些？

第六章

妇产科疾病的治法概要

学习目的

通过学习妇产科疾病的常用内治法、外治法，学会如何调理脏腑、调理气血、调治冲任督带、调养胞宫以及常用药物外治法、物理疗法、针灸疗法、手术疗法。掌握常用的妇产科治疗方法，熟悉激素或抗肿瘤药物的临床应用，为学习各论部分夯实基础。

学习要点

妇产科疾病的调理脏腑、调理气血、调治冲任督带、调养胞宫等内治法、内分泌治疗、化学药物治疗、外治法及手术疗法。

中医妇产科疾病的治疗，必须在遵循辨证论治的前提下，掌握“异病同治”“同病异治”的两大原则，相互配合、灵活运用，达到治疗疾病，恢复生理常态的目的。妇产科疾病，中医主要注重脏腑、气血、冲任、胞宫的整体调治，常用内治法；若有局部症状时，则可单用或兼用外治法；西医主要是调整内分泌治疗、化学药物治疗和手术治疗。

第一节　常用内治法

内治法是妇产科疾病的主要治疗方法。包括调理脏腑、调理气血、调治冲任督带、调养胞宫和调控肾-天癸-冲任-胞宫生殖轴、内分泌治疗、恶性肿瘤的化学药物治疗等。

一、调理脏腑

肾藏精，主生殖，为冲任之本而系胞；肝藏血、主疏泄，司血海；脾主气统血，摄胞，又为气血生化之源；胃主受纳、腐熟，“谷气盛则血海满”，诸脏腑不仅分司气血的生化、统摄、储藏、调节与运行，而且协同维系女性肾-天癸-冲任-胞宫生殖轴的正常功能。若脏腑功能异常，则可导致经、带、胎、产、乳生理异常，发为妇产科疾病。此时，当辨明所属脏腑及何种病理表现而调治。

1. 滋肾补肾　滋肾补肾是治疗妇产科疾病最重要的治法。具体应用时，又有滋养肾阴、温补肾阳和补益肾气之分。

（1）滋养肾阴：肾阴不足或肾精亏损，治宜滋肾养阴，填精益髓。常用药如熟地

笔记

黄、黄精、墨旱莲、女贞子等。代表方如六味地黄丸、归肾丸、左归丸等。若阴精亏损，阴不敛阳，则阳失潜藏，可致阴虚阳亢诸候，治宜大补真阴。宜于滋阴之中，加入镇摄潜阳之品，如龟甲、龙骨、牡蛎、鳖甲之类。

（2）温补肾阳：肾阳不足，命门火衰，治宜温补肾阳，即"益火之源以消阴翳"。常选肉桂、巴戟天、紫石英、淫羊藿、仙茅、补骨脂等。代表方如右归丸、右归饮、温中汤、真武汤等。

（3）补益肾气：肾气虚，封藏失司，治宜补益肾气。常用药如菟丝子、续断、桑寄生、金樱子、莲子肉之类，并加入人参、黄芪、炙甘草等补气药，使阳生阴长，肾气自旺。代表方如肾气丸、寿胎丸、固阴煎等。

知识拓展

近代妇科领域，对补肾之法的研究更为深入，在"肾主生殖"理论指导下，大量研究揭示了补肾中药对下丘脑-垂体-卵巢轴以及神经-内分泌-免疫网络有调节作用，为补肾中药在调经、种子、安胎等治疗中奠定了药效学基础。

2. 养肝疏肝　养肝疏肝是治疗妇产科疾病的重要法则，具体有养血柔肝、疏肝解郁、清肝泻火等法。

（1）养血柔肝：肝血虚，营阴不足，治宜滋阴补血，养肝调经，常用药如女贞子、熟地黄、白芍、桑椹、枸杞子、墨旱莲、当归等，代表方有杞菊地黄丸、一贯煎、养精种玉汤等。肝阴不足而致肝阳上亢者，应于育阴之中加入潜阳之品，如龟甲、鳖甲、珍珠母、石决明、牡蛎之类，代表方如三甲复脉汤、大定风珠、小定风珠等。阴虚火旺而致肝风内动者，宜兼镇痉息风，常用药如羚羊角、钩藤、地龙、石决明、水牛角等，代表方如羚角钩藤汤、镇肝熄风汤等。

（2）疏肝解郁：肝气郁结，疏泄失常，则导致冲任气血失调，治宜疏肝解郁，理气调经，常用药如柴胡、郁金、川楝子、香附、白芍等，代表方如柴胡疏肝散、四逆散、越鞠丸等。肝郁克脾宜佐以健脾之品，代表方如逍遥散。

（3）清肝泻火：肝郁化火，热伤冲任，治宜清肝泻火，常用药如龙胆、川楝子、牡丹皮、栀子、桑叶、夏枯草、菊花等，代表方如丹栀逍遥散、清肝止淋汤、龙胆泻肝汤等。

3. 健脾和胃　健脾和胃以助气血生化之源，为妇产科常用的治法。具体有补益脾气、健脾除湿、和胃降逆等法。

（1）补益脾气：脾虚则运化水谷不健，气血生化不足，治宜补脾益气，常用药如党参、白术、茯苓、白扁豆、黄芪、莲子肉、山药、大枣等，代表方如四君子汤、参苓白术散等。若虚甚而致中气下陷者，宜补中益气，升阳举陷，可重用黄芪、人参、白术，佐以升麻、柴胡以升阳，代表方如举元煎、补中益气汤等。脾虚失于统摄，治宜补脾摄血，可于补脾益气药中加入姜炭、煅龙骨、煅牡蛎等止血固涩之药，代表方如归脾汤、固本止崩汤。

（2）健脾除湿：脾气虚弱，水湿运化失调，则湿从内生，治宜健脾除湿，可于补脾

笔记

药中加入利水渗湿之品，如苍术、薏苡仁、泽泻、赤小豆等，代表方如完带汤、参苓白术散等。

（3）和胃降逆：脾胃气虚之胃失和降，治宜和胃降逆止呕，代表方如香砂六君子汤、小半夏加茯苓汤等。若胃热呕逆者，治以清热降逆止呕，常用药有竹茹、黄连、赭石、芦根等，代表方如橘皮竹茹汤、苏叶黄连汤等。若伴有胃阴不足，宜酌加沙参、石斛、麦冬、玉竹之品。若胃寒而呕逆者，治宜温中降逆止呕，常用干姜、砂仁、吴茱萸、丁香等，代表方如理中汤、丁香柿蒂汤等。

二、调理气血

气血失调，不但是妇产科疾病的成因，有时也是妇产科疾病的结果。因此，调理气血成为治疗妇产科疾病的重要大法之一。病在气分，以治气为主，治血为佐；病在血分，以治血为主，治气为佐。

1. 补益气血　主要针对气虚、精血不足之证，常用有补气固摄，养血益精等法。

（1）补气固摄：气虚冲任不固，治宜补气固摄，常用药如党参、白术、黄芪、炙甘草等，代表方如四君子汤、举元煎、补中益气汤等。

（2）养血益精：精血不足，冲任虚损，治宜补血填精，常用药如当归、制首乌、熟地黄、阿胶、枸杞子、龙眼肉、黄精等，代表方如四物汤、当归补血汤、人参养荣汤等。

2. 理气行滞　气机郁滞，冲任失调，治宜理气行滞，常用药如香附、乌药、木香、小茴香、橘叶、枳壳、厚朴、苏梗等，代表方如金铃子散、加味乌药汤、香棱丸等。

3. 活血化瘀　常用的有活血化瘀、化瘀消癥和化瘀止血等法。

（1）活血化瘀：瘀血留滞于胞宫、胞络、胞脉或脏腑、经络之间，则气血运行不畅，治宜活血化瘀，常用药如桃仁、红花、当归、川芎、益母草、泽兰、赤芍、丹参、蒲黄、五灵脂等，代表方如血府逐瘀汤、少腹逐瘀汤、膈下逐瘀汤、生化汤、失笑散等。

（2）化瘀消癥：若瘀血久留不去，则可结成癥块，而形成癥瘕等，治宜活血化瘀，消癥散结，常用药如三棱、莪术、苏木、水蛭、䗪虫、虻虫等，代表方如桂枝茯苓丸、大黄䗪虫丸等。

（3）化瘀止血：瘀阻冲任而新血不得归经，治宜化瘀止血，常用药如三七、蒲黄、益母草、血竭等，代表方如失笑散等。

4. 温经散寒　寒邪客于冲任、胞络，血为寒凝、血行不畅，治宜温经散寒，常用药如肉桂、附子、桂枝、艾叶、小茴香、丁香、干姜、吴茱萸等，代表方如温经汤、艾附暖宫丸、当归四逆汤、吴茱萸汤等。

5. 清热凉血　感受热邪，或热入血分，致血热蕴盛，热扰冲任，迫血妄行，治宜清热凉血。血热有实热、虚热之不同。实热入于血分，迫血妄行致出血量多者，治宜清热凉血止血，常用药如地榆、槐花、大蓟、小蓟、白茅根、马齿苋、茜草等，代表方如清经散、清热固经汤等。血分虚热，扰动血海，治宜清热养阴，凉血止血，常用药如生地黄、地骨皮、牡丹皮、白薇、青蒿、墨旱莲等，代表方如两地汤、保阴煎等。

6. 清热利湿　湿浊从阳化热，或感受湿热之邪，湿热流注，蕴结胞宫、冲任，治宜清热利湿，常用药如猪苓、薏苡仁、泽泻、车前子、黄柏、茵陈、败酱草、萆薢等，代表方如

笔记

止带汤、萆薢渗湿汤等。

7. 利湿除痰　痰湿内蕴，下注冲任，治宜利湿除痰，利湿药与化痰药同用，常用利湿药如泽泻、薏苡仁、通草、车前子、滑石、猪苓等，常用化痰药如半夏、陈皮、石菖蒲、贝母等，代表方如苍附导痰丸、涤痰汤、启宫丸等。

三、调治冲任督带

冲、任、督三脉，通过带脉与十二经、五脏六腑互相调节，相互滋养。冲、任、督、带对女性有重要作用，尤其是冲、任二脉，不仅与女性生理密切相关，而且在妇产科疾病的发病机理中占有重要地位，因此，调治冲、任、督、带是为治疗妇产科疾病的重要治法之一。

1. 调补冲任　常用菟丝子、肉苁蓉、鹿角胶、枸杞子、杜仲、党参、白术、山药等补冲养冲，龟甲、覆盆子、白果、艾叶、紫河车以补任脉，代表方如固冲汤、补肾固冲丸、大补元煎等，适用于因冲任虚衰或冲任不固所致的月经过多、崩漏、闭经、胎漏、胎动不安、滑胎、不孕症等。

2. 温化冲任　常用吴茱萸、肉桂、艾叶、小茴香、细辛、花椒等，代表方有温冲汤、温经汤、艾附暖宫丸，适用于冲任虚寒或寒湿客于冲任所致的月经过少、痛经、带下病、不孕症等。

3. 清泻冲任　常用牡丹皮、黄柏、黄芩、桑叶、生地黄、知母等，代表方如清经散、清热固经汤、解毒活血汤，适用于实热或湿热扰冲，迫血妄行所致的月经过多、经期延长、崩漏等，或热邪煎灼，冲任胞宫津血枯涸所致的闭经、不孕症。

4. 疏通冲任　常用桂枝、吴茱萸、乌药、牡丹皮、赤芍、苍术、法半夏、生姜、枳壳、川芎、香附、莪术、桃仁等，代表方如少腹逐瘀汤、四逆散合四妙丸、苍附导痰丸、桃红四物汤，适用于寒、热、痰、湿、瘀等犯及冲任，致冲任阻滞所致的月经后期、月经过少、痛经、闭经、不孕症、癥瘕等。

5. 扶阳温督　常用鹿茸、补骨脂、仙茅、淫羊藿、巴戟天、附子等，方如二仙汤、右归丸，适用于督脉虚寒，胞脉失煦，引起的月经后期、闭经、绝经前后诸证、不孕症等。

6. 健脾束带　常用党参、升麻、苍术、白术、茯苓、白果、芡实、莲须等，代表方如完带汤、健固汤、补中益气汤，适用于带脉失约或纵弛，不能约束诸经所致的带下病、子宫脱垂等。

四、调养胞宫

胞宫的生理活动，是以脏腑、血气、经络的功能活动为基础，一方面通过调理脏腑、气血、经络可达到调治胞宫之目的，另一方面可直接调治胞宫。

1. 温肾暖宫　常用紫石英、附子、肉桂、艾叶、补骨脂等，代表方如艾附暖宫丸、温胞饮，适用于因胞宫虚寒所致月经后期、月经过少、闭经、不孕症等。

2. 补肾育宫　常用熟地黄、制首乌、菟丝子、枸杞子、肉苁蓉、覆盆子、紫河车、鹿角胶、鹿茸等，代表方如加减苁蓉菟丝子丸、滋肾育胎丸、五子衍宗丸，适用于先天禀赋不足，子宫发育幼稚，或因产伤直损，或金刃损伤，或因肾-天癸-冲任生殖轴功能紊乱，胞宫受累，而致月经过少、闭经、滑胎、不孕症等病。

笔记

3. 补血益宫　常用枸杞子、覆盆子、当归、白芍等，代表方如四五二合方、大补元煎、十全大补汤，适用于产伤失血过多或哺乳过长耗血，血虚而胞失所养，或发育不良或闭经日久，以致子宫萎缩发生的月经过少、闭经、不孕症等。

4. 散寒温胞　常用肉桂、桂枝、吴茱萸、干姜、小茴香、乌药等，代表方如温经汤、少腹逐瘀汤、艾附暖宫丸，适用于外寒或阳虚阴寒内盛，犯及胞宫发生月经后期、月经过少、痛经、闭经、不孕症等。

5. 泄热清胞　常用黄柏、黄芩、牡丹皮、赤芍、红藤、败酱草、马齿苋、连翘等，代表方如清经散、清热固经汤、银翘红酱解毒汤，适用于湿热、热毒直犯胞宫，导致胞内蕴热，发生月经过多、经期延长、崩漏、带下病、产后发热、盆腔炎等症。

6. 逐瘀荡胞　常用益母草、莪术、桃仁、红花、川牛膝、蒲黄、大黄等，代表方如生化汤、桃红四物汤、脱花煎、逐瘀止崩汤等，适用于瘀阻胞宫而致的诸证，如月经过多、崩漏、堕胎、产后恶露不绝、癥瘕等疾病。

五、调控肾-天癸-冲任-胞宫生殖轴

肾-天癸-冲任-胞宫生殖轴，是中医妇产科学有关女性生殖生理的核心理论。在月经、妊娠、带下、分娩生理的全过程均发挥着重要作用。此生殖轴中，肾为主导。肾气、天癸共同主宰，通过冲、任二脉的通盛，相资为用，由胞宫具体体现其生殖生理功能。某些涉及与月经、妊娠相关的疑难重症如崩漏、闭经、早绝经、不孕等，常通过调控肾-天癸-冲任-胞宫轴，取得治疗效果。

调控肾-天癸-冲任-胞宫生殖轴主要采用中药周期疗法，是根据月经周期不同时期阴阳、气血的变化规律结合妇产科疾病的病机特点进行分期用药，以调整肾-天癸-冲任-胞宫轴功能的一种治法，常用于治疗月经不调、崩漏、闭经、不孕症等病症。经后期，血海相对空虚，属于在肾气作用下逐渐蓄积阴精之期，应治以滋肾益阴养血为主，常用熟地黄、山茱萸、山药、覆盆子、菟丝子、紫河车等，代表方如归肾丸；经间期为重阴转化期，阴精充盛，由阴转阳，冲任气血活动旺盛，应促进阴阳转化，并疏通冲任气血，常用肉桂或桂枝、淫羊藿温肾助阳、促进阴阳转化，当归、川芎、泽兰、香附等活血行气通络；经前期为阳长期，治宜平补肾气、肾阳，使阳长阴充，以维持肾阴阳相对平衡状态，常用菟丝子、续断、桑寄生、杜仲、枸杞子等，助孕者代表方如寿胎丸，调经者用定经汤；行经期为重阳转化期，血海满盈而溢下，治宜活血调经，常用当归、赤芍、香附、枳壳、茺蔚子、牛膝、路路通等，代表方如桃红四物汤、血府逐瘀汤。

六、内分泌治疗

1. 雌激素及其类似合成药物　作用机制：①促进生殖器官的生长发育；②增强子宫对缩宫素的敏感性；③对抗雄激素作用；④对下丘脑、垂体前叶有正、负反馈调节，间接影响卵泡发育和排卵。

适应证：卵巢功能低下、闭经、子宫发育不良、功能性月经失调、围绝经期综合征、老年性阴道炎、绝经后女性激素替代治疗及回乳等。

常用雌激素类制剂包括天然雌激素和半合成雌激素。

(1) 天然雌激素：戊酸雌二醇、苯甲酸雌二醇、结合雌激素等。

笔记

（2）半合成雌激素：炔雌醇、尼尔雌醇等。

2. 孕激素类药物　作用机制：①在月经周期后半期使子宫内膜腺体生长，内膜增厚；②使子宫内膜呈分泌期改变，利于受精卵植入，并降低妊娠子宫兴奋性；③调经；④大剂量使用可通过对下丘脑的负反馈作用，抑制垂体促性腺激素的分泌；⑤减少宫颈黏液、增加黏度使精子不易穿透；⑥长期使用可使子宫内膜尤其是异位的子宫内膜萎缩，大量使用可使分化良好的子宫内膜癌细胞退变。

适应证：①功能性闭经、功能失调性子宫出血，与雌激素并用作为性激素人工周期治疗；②先兆流产或习惯性流产；③女性避孕；④痛经、子宫内膜异位症；⑤与雌激素合用，用于自然绝经或手术绝经后引起的各种症状。

常用孕激素类制剂

（1）天然孕酮：地屈孕酮、黄体酮注射液、黄体酮胶丸、黄体酮胶囊。

（2）孕酮衍生物：甲羟孕酮、甲地孕酮、氯地孕酮。

（3）19-去甲基睾酮衍生物：炔诺酮、炔诺孕酮。

3. 抗孕激素类药物　作用机制：①米非司酮是一组具有抑制孕酮生物合成，竞争性与孕酮受体结合而显示明显抗孕酮作用的药物。②孕三烯酮为炔诺酮的衍生物，具有较强的抗孕激素与抗雌激素活性。

适应证：①米非司酮为强抗孕激素，主要用于抗早孕、催经止孕、胎死宫内引产术，还可用于妇产科手术操作前用药，如宫内节育器的放置与取出、宫颈扩张术、刮宫术等。②孕三烯酮目前主要用于子宫内膜异位症的治疗。

常用制剂：米非司酮、孕三烯酮。

4. 雄激素及同化激素类药物　作用机制（对女性的作用）：①雄激素可拮抗雌激素，抑制子宫内膜增生及卵巢、垂体功能。②蛋白同化激素能促进蛋白质合成，加速组织修复，逆转分解代谢过程。③炔睾醇（达那唑）抑制性腺轴，造成低雌、孕激素环境，不利于异位的子宫内膜生长。

适应证：用于治疗绝经过渡期功能失调性子宫出血、绝经女性骨质疏松症、贫血、晚期乳腺癌、子宫肌瘤。达那唑的主要适应证为子宫内膜异位症、性早熟。

常用雄激素类制剂：

（1）雄激素：丙酸睾酮、苯乙酸睾酮、十一酸睾酮、甲睾酮。

（2）蛋白同化激素：苯丙酸诺龙、癸酸南诺龙、美雄酮（去氢甲睾酮）、达那唑。

5. 三合激素　为复方制剂，每支含丙酸睾酮 25mg、苯甲酸雌二醇 1. 25mg、黄体酮 12. 5mg，肌注。适用于严重的功能失调性子宫出血。

6. 氯米芬　作用机制：氯米芬为人工合成的非甾体制剂，具有较强的抗雌激素作用和较弱的雌激素活性。低剂量能促进垂体前叶分泌促性腺激素，诱发排卵；高剂量能明显抑制垂体促性腺激素的释放。

适应证：临床主要用于排卵障碍性不孕、多囊卵巢综合征、黄体功能不足、避孕药引起的闭经及月经紊乱等。

7. 溴隐亭　作用机制：为多巴胺受体激动剂，作用于下丘脑，抑制垂体催乳素合成和释放，制止生理性泌乳及伴随的闭经和不排卵。

笔记

适应证:闭经泌乳综合征、高催乳素血症、垂体微腺瘤及产后回乳等。

8. 人绒毛膜促性腺激素(HCG)与尿促性腺激素(HMG) 作用机制:①尿促性腺激素:能促使卵泡发育和成熟并分泌雌激素,若垂体和卵巢有一定功能,HMG 可诱发排卵。若垂体功能低下,则需加用 HCG 才能诱发排卵并维持黄体功能。②人绒毛膜促性腺激素:能促进和维持黄体功能,使黄体合成孕激素;促进卵泡生成和成熟,并可模拟生理性的促黄体生成素的高峰而促发排卵。

适应证:主要适应证为排卵障碍性不孕症、黄体功能不足等。

常用制剂:HCG、HMG。

9. 黄体生成激素释放激素 作用机制:黄体生成激素释放激素(LHRH),又称促性腺激素释放激素(GnRH)。GnRH 能兴奋垂体合成和分泌 LH 及 FSH,大量 GnRH 或 GnRH-a(促性腺激素释放激素激动剂)的应用,可消耗效应器官组织中的本身受体而产生功能抑制状态,称降调作用。

适应证:GnRH 主要用于垂体兴奋试验、下丘脑性闭经与下丘脑性不孕等。GnRH-a 可用于子宫内膜异位症、子宫腺肌病等的治疗。

常用制剂:戈那瑞林、戈舍瑞林、亮丙瑞林。

10. 前列腺素 作用机制:对生殖系统的作用主要有收缩子宫,尤其对妊娠晚期子宫最敏感;早孕时大剂量应用可致流产,同时软化宫颈。另外,前列腺素 E_2(PGE_2)能舒张血管,使心、肾、子宫的血流量增加,前列腺素 $F_{2\alpha}$($PGF_{2\alpha}$)的作用正好与之相反。

适应证:主要用于诱发流产、中期妊娠引产、足月妊娠促进宫颈成熟和催产及产后出血。

常用制剂:硫前列酮、古美前列素、米索前列醇、卡前列素、卡前列甲酯。

11. 缩宫素 作用机制:缩宫素是下丘脑合成,神经垂体储存的多肽类物质。缩宫素与子宫平滑肌的相应受体结合,引起妊娠子宫节律性收缩,频率和强度增加;刺激兴奋乳腺平滑肌,使乳腺导管收缩,促进排乳,但不能增加乳汁分泌量。

适应证:主要用于引产、催产、产后出血和子宫复旧不全。

常用制剂:垂体后叶激素、缩宫素、合成缩宫素。

12. 麦角新碱 作用机制:麦角新碱能直接作用于子宫平滑肌,作用强而持久。其作用强弱与子宫生理状态和用药剂量有关,妊娠子宫比未孕子宫敏感,临产及产后子宫更敏感,大剂量可引起子宫肌强直性收缩,对子宫体及宫颈均有兴奋作用。

适应证:主要用于治疗产后出血、子宫复旧不良及月经过多等。

七、恶性肿瘤的化学药物治疗

常用的抗肿瘤药物有烷化剂类、抗生素类、抗代谢类、植物类等。

1. 烷化剂类 阻止细胞核酸生物合成,使其丧失活性或使 DNA 分子发生断裂,导致肿瘤细胞死亡,抗肿瘤活性强。但对增生较快的正常细胞如骨髓细胞、肠上皮细胞、毛发细胞和生殖细胞同样产生抑制作用。

常用制剂有环磷酰胺、美法仑、苯丁酸氮芥、噻替哌、异环磷酰胺等。主要用于治

笔记

疗乳腺癌、卵巢癌、宫颈癌等。

2. 抗生素类　是由微生物培养液中提取的，通过直接破坏 DNA 或嵌入 DNA 而干扰转录的抗肿瘤活性的化学物质。属于周期非特异性药物，但对 S 期细胞有更强的杀灭作用。

3. 抗代谢类　抗代谢抗肿瘤药在体内通过抑制生物合成酶，或掺入生物大分子合成，形成伪大分子，干扰核酸的生物合成，使肿瘤细胞丧失功能而死亡。

常用制剂有氟尿嘧啶、甲氨蝶呤、阿糖胞苷等。多用于治疗绒癌、侵蚀性葡萄胎、宫颈癌、乳腺癌、卵巢癌等。

4. 植物类　植物类抗肿瘤药主要作用机制是破坏纺锤形成，干扰癌细胞的有丝分裂，使之停止于 M 期中期，并可抑制 RNA 合成。

常用制剂有长春碱、长春新碱、长春瑞滨、依托泊苷、紫杉醇等。主要用于卵巢癌、乳腺癌、滋养细胞肿瘤等疾病的治疗，尤其对铂类耐药的卵巢癌，紫杉醇是目前最有效的药物。

5. 其他类　其他类别如顺铂、卡铂也是目前妇科常用的抗肿瘤药物，可抑制癌细胞的 DNA 复制过程，有较强的广谱抗癌作用。常用于治疗卵巢癌、乳腺癌、宫颈癌等。

6. 化疗的不良反应　常见的不良反应有骨髓抑制，神经毒性，肝、肾毒性，肺毒性，心脏毒性，胃肠道反应，脱发，色素沉着，皮炎，皮疹，药物热等。

第二节　外　治　法

妇科外治法是妇科临床常用方法和治疗手段，历史悠久，疗效确切。早在《金匮要略·妇人杂病脉证并治》就有外治法治疗妇科病症的记载，如外洗阴户、阴中纳药和肛门导入等。近代有所发展，如敷贴、热熨、熏洗、中药离子导入、宫腔内注入、输卵管介入、保留灌肠、穴位注射、激光照射、光子治疗等，为中药治疗妇科病开辟了多方法、多途径的新思路，不仅可以达到杀虫、止痒、解毒、消肿、排脓、生肌、止血、止痛、止带、祛寒等功效，也减少了药物对胃肠和肝肾的不良反应。

妇科药物外治法的使用原则：①所有外用制剂（栓、膏、散等）必须按标准制备，消毒后使用（院内用药需有批准文号），所有自煎外用中药制剂，必须煮沸 20~30 分钟以上备用；②治疗部位应常规清洁或消毒，或防止烫伤和过敏；③月经期、妊娠期、新产后宜慎用外治法，特殊需要者除外；④强调局部外治与全身调治相结合，突出辨证论治的原则；⑤国药准字号妇科外用药物，按说明书使用。

一、药物疗法

1. 外阴、阴道用药　常因湿毒、热毒、虫毒之邪侵袭阴部，治以清热解毒，杀虫止痒。常选用金银花、连翘、紫花地丁、野菊花、蒲公英等清热解毒，苦参、威灵仙、蛇床子、白头翁、地肤子、荆芥等杀虫止痒。代表方如五味消毒饮、蛇床子散、塌痒汤等。采用的治疗方法有：

（1）外阴熏洗：外阴熏洗是将药液熏蒸或洗涤外阴局部，以清热解毒、止带消肿、杀虫止痒的一种外治方法。常用于外阴炎、阴道炎、前庭大腺囊肿或脓肿等疾病。有溃疡者不宜浸洗。

(2) 阴道冲洗:阴道冲洗是使用药液冲洗阴道、外阴的方法,在清洁阴道的同时使药液直接作用于阴道局部而达到治疗目的。常用于阴道炎、宫颈炎等疾病。冲洗药物根据治疗的目的而选用。注意月经期停用,妊娠期慎用。

(3) 阴道纳药:阴道纳药是将外用药物纳入阴道,直接接触患病部位而发挥治疗作用的一种方法。常用于治疗阴道炎、宫颈炎等疾病。常在外阴清洗或阴道冲洗后纳药。

2. 宫腔注入、输卵管介入　宫腔注入是将中药或西药注射液,在外阴、阴道、宫颈常规消毒后注入宫腔及输卵管内;输卵管介入是指借助 X 线透视引导下,或宫腔镜下插管法,将药物注入输卵管内,同时可了解输卵管的通畅情况,具有改善局部血液循环、抗菌消炎、促进粘连松解和吸收,以及加压推注的钝性分离作用等综合治疗效应,用于治疗宫腔粘连、输卵管粘连或阻塞造成的月经不调、痛经、不孕等。

3. 直肠导入　直肠导入是将栓剂纳入直肠内,或药液保留灌肠,使药物在直肠内吸收,增加盆腔血循环中药物的浓度,用于治疗盆腔炎性疾病、盆腔淤血综合征、子宫内膜异位症、子宫腺肌病、不孕症等疾病。

4. 外敷热熨

(1) 外敷:外敷是将外治用的水剂、膏剂、散剂等,用无菌纱布贴敷在患部,达到解毒、消肿、止痛、利尿或托脓生肌等作用的方法。常用于治疗痛经、盆腔炎性疾病后遗症、外阴或乳房病变,也用于产后小便不通、癥瘕和不孕等。

(2) 热熨:热熨是将药物加工装袋并加热敷贴患部,借助药理和热力的作用,使局部气血流畅,以达到活血化瘀、消肿止痛,或温经通络、行气止痛的目的。适用于痛经、盆腔炎性疾病后遗症、不孕症、月经后期、月经过少、产后小便难、小便不通等寒证、虚证者。

二、物理疗法

物理疗法是应用声、光、热、磁、机械等物理因素作用于机体,预防和治疗疾病的一种综合治疗方法。常用的有激光疗法、红外线疗法、高频电疗法、直流电药物离子导入疗法、超声波疗法等。

1. 激光疗法　激光治疗是用激光对病变组织局部进行烧灼,出现黑色焦痂为止。常用于宫颈病变(糜烂、息肉、纳氏囊肿等)、外阴病变(溃疡、湿疹、尖锐湿疣、外阴硬化性苔藓)的治疗。

2. 红外线疗法　主要是通过温热效应,促进血液循环,改善组织代谢,加快局部渗出物的吸收,达到消炎、消肿,镇痛、解痉的作用。适用于亚急性、慢性炎症如宫颈炎、外阴阴道炎及皮肤溃疡、伤口愈合不良等病症。

3. 高频电疗法　应用高频电作用人体,达到防治疾病目的方法称高频电疗法。包括短波疗法、中波疗法、超短波疗法、微波疗法。高频电疗法具有良好的镇痛作用,可使血管扩张,血循环增强,组织营养改善,提高新陈代谢,加速炎症消退。

4. 直流电药物离子导入疗法　通过直流电将药物离子经皮肤或黏膜直接导入治

笔记

疗部位，局部较高浓度渗透，不损伤皮肤，不引起疼痛，具有直流电和药物的双重作用而达到治疗目的。主要用于盆腔炎性疾病后遗症、术后盆腔腹膜粘连、不孕症等疾病。

5. 超声波疗法 是将一定波段的超声波作用于人体，发挥温热、微细按摩、提高药物渗透性、加速细胞新陈代谢等作用的一种疗法。常用于盆腔炎性疾病后遗症、盆腔淤血综合征等。

三、针灸疗法

针灸是在人体经络腧穴上施行针刺、艾灸、耳穴疗法等，以疏通经络、调和气血、扶正祛邪、调和阴阳，从而达到治疗疾病的方法。常用于治疗痛经、月经不调、不孕症、闭经、胎位不正、胎死不下、产后小便不通、产后缺乳、阴挺等妇产科疾病。使用注意：妊娠期慎针，禁针合谷、三阴交、缺盆以及腹部、腰骶部腧穴。大怒、大惊、过劳、过饥、过渴、房事、醉酒时禁针。

1. 针刺 辨病及辨证结合选穴中极、关元、三阴交、子宫、足三里、太冲、地机、阴陵泉、中极、三阴交、上髎、次髎、中髎等穴位。主要适用于无排卵性月经失调和不孕症（促排卵）、痛经、催乳、绝经前后诸证等妇科疾病。

2. 艾灸 艾灸是以艾绒为主要材料制成艾炷或艾条，点燃后熏熨或温灼体表腧穴的灸法，包括了温盒灸、雷火灸、热敏灸、中国灸、多功能艾灸治疗仪等，通过局部的温热刺激和经络调节作用达到治疗目的，以发挥温经散寒、通络止痛、调经助孕促排卵的作用。适用于痛经、盆腔炎性疾病后遗症、月经不调、不孕症等。

3. 耳穴疗法 包括耳部的压豆、毫针、按摩、放血等疗法。临床最常用的是耳穴压豆。可根据疾病选取耳穴，通过对耳穴的刺激发挥不同穴位的经络调节治疗作用。适用于痛经、月经不调、不孕症、失眠、绝经前后诸证、经前期紧张综合征、产后抑郁等妇产科疾病的调治。

第三节 手术疗法

手术是妇产科治疗的重要方法，正确选用手术治疗可在较短时间内获得满意的疗效。由于手术的有创性，故选择时必须十分慎重，并且要严格掌握手术的适应证和禁忌证，做好术前准备，术中规范操作，术后正确处理及护理。

常用外阴阴道局部手术有：前庭大腺囊肿造口术、前庭大腺脓肿切开术、外阴尖锐湿疣切除术、外阴创伤或裂伤缝合术、小阴唇粘连分离术、外阴肿瘤切除术、单纯外阴切除术，无孔处女膜切开术、阴道隔切开术、阴道肿瘤（囊肿）剥除术、阴道损伤缝合术、阴道壁修补术、阴道成形术，后穹窿穿刺术、后穹窿切开术等。

常用宫颈和宫腔手术有：宫颈活检术、宫颈管搔刮术、宫颈扩张及刮宫术、宫颈电熨术、宫颈冷冻术、宫颈息肉摘除术、宫颈锥形切除术、宫颈切除术、子宫内膜息肉切除术、子宫黏膜下肌瘤切除术、宫颈裂伤修补术、宫颈机能不全矫治术等。

常见的盆腹腔手术涉及的疾病包括妇科肿瘤、子宫内膜异位症、炎症等。妇科肿瘤的手术可根据肿瘤的性质、大小、生长部位及患者的年龄和一般情况，选择肿瘤挖除或剥除术、附件切除术、子宫全切或次全切除术、次广泛或广泛性子宫切除术、盆腔淋

笔记

巴结清扫术、肿瘤细胞减灭术等手术治疗。子宫内膜异位症、子宫腺肌病需手术治疗者，可根据患者的年龄、有无生育要求、病情的轻重，选择保守性手术、半保守手术、根治性手术、辅助性手术和去势手术。盆腔炎性疾病急性期若形成盆腔脓肿经保守治疗无效，或后遗症期形成盆腔粘连或输卵管积水影响妊娠者，可选择局部病灶切除术、输卵管切除术、盆腔粘连分解术等。

妊娠期若出现过期流产、难免流产、异位妊娠等可选择清宫术或局部病灶清除或切除术；分娩过程中出现难产和产后大出血，可依据具体情况选择剖宫产术、转胎术、胎头吸引术、产钳术或毁胎术、会阴侧切术、人工剥离胎盘术或钳刮术等。

腔镜手术在妇产科领域占据越来越重要的地位，宫腔镜、腹腔镜均可进行诊断性检查和手术治疗。腹腔镜适用于不孕症、子宫内膜异位症、子宫腺肌病、盆腔炎性疾病、妇科急性内出血相关疾病、子宫和卵巢肿瘤等的诊断和治疗。宫腔镜适用于异常子宫出血、宫腔占位性病变、宫腔粘连、宫腔畸形的诊断和治疗，同时也常用于不孕症的诊断和治疗。

学习小结

1. 学习内容

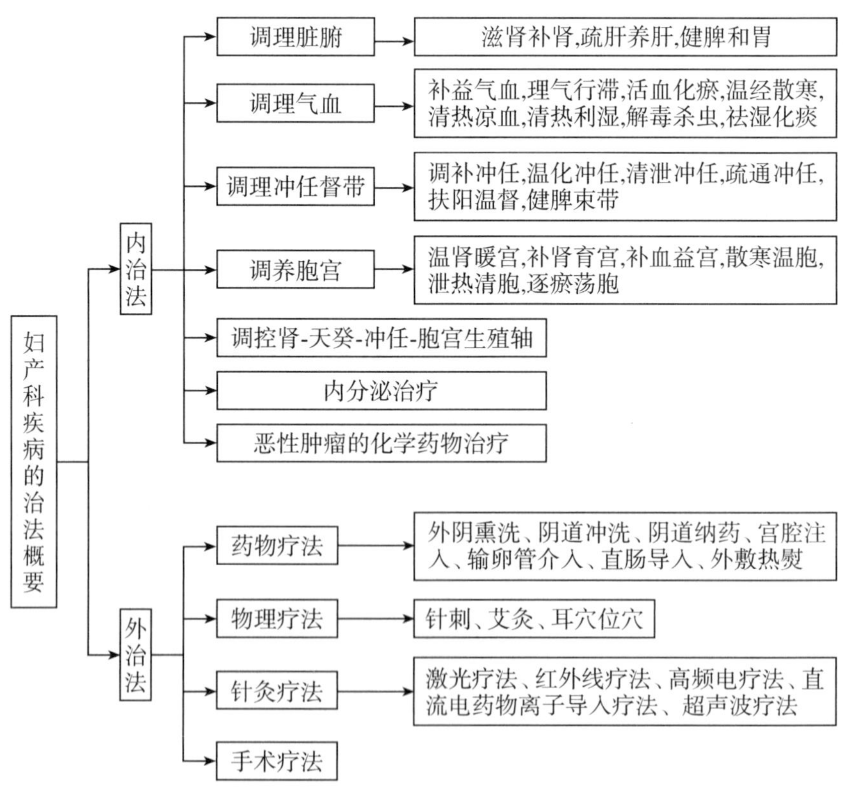

2. 学习方法

通过归类总结等方法学习妇产科疾病的主要治疗方法，掌握内治法，包括调理脏腑、调理气血、调治冲任督带、调养胞宫和调控肾-天癸-冲任-胞宫生殖轴、内分泌及肿瘤化学药物的治疗等，深刻理解各方法的治疗思路，掌握其适应证。熟悉外治法的适

笔记

应证、方法及应用原则。了解手术疗法的适应证和基本步骤，以便为今后的临床工作打下良好的基础。

（雷　磊）

复习思考题

1. 妇科疾病的常用内治法有哪些？
2. 妇科临床常用的外治法有哪些？药物外治法使用的原则是什么？
3. 妇科临床常用的手术疗法有哪些？

笔记

第七章

中西医结合预防与保健

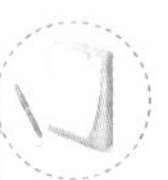

学习目的

通过学习女性预防和保健知识，为今后更好地指导预防妇产科疾病的发生打下基础。

学习要点

女性各特殊生理时期的中西医结合预防和保健。

第一节　月经期与妊娠期卫生

一、月经期卫生

行经期间，冲任血海充盈，气血下注于胞宫，血室正开，邪气易于入侵，若调摄失宜，每易致病。

（一）寒温适宜

经期血室正开，气血相对不足，易感外邪，故应注意保暖，避免当风受寒、冷水洗浴、冒雨涉水，以免发生月经不调、痛经等疾病。

（二）保持清洁

每天用温开水清洗外阴，卫生垫要清洁消毒，禁止房事、盆浴、游泳。经期一般不做妇科检查。

（三）劳逸适度

不宜参加剧烈运动和重体力劳动，以免过度劳累耗气动血导致月经过多、经期延长甚至崩漏，也不宜久坐久卧，以免气机不畅引起痛经或经期延长。

（四）饮食有节

不宜过食辛辣燥热及过食寒凉生冷之品，以免发生月经过多、痛经等月经疾病。经期饮食当清淡易消化。

（五）调和情志

月经期阴血偏虚，肝气偏旺，情绪容易波动，应保持心境安和，避免七情过度，以免加重经期的不适或导致月经失调。

二、妊娠期卫生

妊娠以后，由于阴血下聚以养胎，冲脉之气较盛，可出现一些生理与心理的变化，

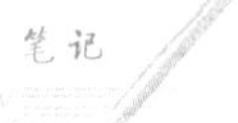

因此应注意摄生，保障孕妇的健康和胎儿的正常发育。

（一）劳逸有节

生活规律，改变不良的生活习惯（如吸烟、酗酒、吸毒等）保证充足的睡眠，避免过度劳累、攀高持重，慎防跌仆，以免伤胎。但要注意适当活动，可使气血流畅，母儿安康且利于分娩。

（二）饮食适宜

宜清淡而营养均衡为宜，勿过饥、过饱、过寒、过热，或饮食偏嗜，致伤脾胃，不利于胎儿健康成长。

（三）慎戒房事

孕后应慎戒房事，妊娠 3 个月以内和 7 个月以后，应避免房事，以防导致流产或早产。如有流产史，尤其是反复自然流产史，整个孕期均应禁房事。

（四）注意胎教

孕妇精神情绪对胎儿发育有一定影响，妊娠期间，应保持精神愉快，心绪宁静，言行端正，给胎儿良好而优美的信息感受，以达优生。

（五）用药宜慎

避免使用可能影响胎儿正常发育的药物。如若患病，用药需慎，应在有经验的专科医师指导下正确用药。谨遵治病与安胎并举的原则。

（六）定期产检

定期产前检查是保障母儿健康的重要措施，可以及时发现妊娠合并症以及胎儿发育异常或畸形，并适时纠正异常胎位及指导孕妇乳头护理等。

（七）保持心理健康

解除精神压力，预防妊娠期及产后心理问题的发生。

第二节　临产护理与产时卫生

一、临产护理

妊娠足月时，孕妇及家属要做好临产准备。

（一）了解分娩

讲解分娩过程，使孕妇对分娩有正确认识，明确分娩是一种自然的生理现象，消除恐惧和忧虑，防止急躁情绪的发生。

（二）产室要求

产室要保持安静洁净，不宜喧哗或私议，令产妇忧乱，不利分娩顺利进行。

（三）合理饮食

鼓励产妇少量多次，吃高热量、易消化的食物，并注意摄入足够水分，以保证充沛的精力和体力。

（四）养息精力

有临产征兆时，要安心定气，任其自然，忍痛勿燥，养息精力，不宜用力过早，以防难产。《达生篇》提出的“睡、忍痛、慢临盆”有重要临床意义。

笔记

（五）清洁阴部

注意清洁外阴，必要时予以灌肠，防止邪毒感染，灌肠尚能促进宫缩，以利分娩。

二、产时卫生

产时产妇宫缩频作，腹痛剧烈，精神紧张，尤应注意监护与指导。

1. 观察产程　严密观察产程进展，了解宫缩情况，监听胎心，记录破膜时间，测量血压。切忌宫口尚未开全时过早屏气用力。

2. 正确助产　宫口开全后，应指导产妇正确运用腹压，配合医生的接生操作。

3. 处理新生儿　胎儿娩出后，立即清理呼吸道，使其建立呼吸并啼哭，处理脐带。《备急千金要方》说："儿出讫，一切人及母皆忌问是男是女。"这也是保护性措施，以避免影响产妇情绪，引起宫缩乏力，导致产后出血。

4. 娩出胎盘　胎盘完全剥离娩出时，应检查胎盘、胎膜是否完整。

5. 减少出血　胎盘娩出后，可行肌注缩宫素 10U，产创要及时缝合，以减少出血。同时要继续观察宫缩及阴道流血情况，若膀胱充盈影响宫缩，应及时导尿。

第三节　产褥期与哺乳期卫生

一、产褥期卫生

由于分娩时耗气失血，以致阴血骤虚，营卫不固，故产后最易受邪；恶露排出，血室已开，胞脉空虚，此期的调护尤为重要。

1. 慎调寒温　产后营卫偏虚，易感外邪，应注意保暖，避免风寒之邪，但同时也要注意居室的通风，犹在夏季，不宜关闭门户，沐浴宜用温水。

2. 充分休息　不宜过早及过度操劳，以免产后血崩、子宫脱垂等。但亦应适当活动，利于气血流通，恶露排畅，促进身体的复原。

3. 和调饮食　饮食宜富于营养易消化，采用温和清养的食物为宜，慎生冷、肥甘、辛辣之品。保持心情愉快，以免气结血滞，引起腹痛、缺乳等病变。

4. 调畅情志　产后阴血亏虚，肝血不足，产妇往往情绪不稳定，易郁易怒，故应引导产妇进行心理调适，家庭、社会应对产妇多加关心体贴，以防影响恶露的排出和乳汁的分泌，产妇精神和悦更能有利于母体的康复和婴儿的成长。

5. 保持清洁　应保持外阴清洁干燥，可每日用温开水清洗外阴，勤换内裤和卫生垫。产后汗出较多，要经常擦浴及换洗内衣。

6. 严禁房事　产褥期应禁房事，《备急千金要方》强调"产后满百日，乃可合会"，以减少产后病的发生。

二、哺乳期卫生

母乳是婴儿的最佳食品，母乳营养丰富，最适合婴儿的营养、消化与吸收，而且含多种免疫物质，能增强婴儿的抗病能力。哺乳亦有利于产妇的恢复，增进母婴感情，故产后应提倡母乳喂养，强调哺乳期保健。

笔记

1. 清洁乳房　每次哺乳前要用温开水清洗乳房、乳头，及时按摩乳房，排空乳汁以防乳痈。如出现乳头皲裂或已成乳痈，应及时处理。

2. 正确哺乳　哺乳可采用卧式或坐式，注意不能堵塞婴儿鼻孔。提倡按需哺乳，婴儿需要或产妇乳房憋胀均可哺乳。

3. 起居适宜　乳母要保持睡眠充足，情志舒畅，劳逸适度，饮食营养丰富，饮量充足，以利于乳汁正常分泌。

4. 谨慎用药　用药要慎重，避免使用影响婴儿生长发育的药物，如需使用，应暂停哺乳，以免有毒的药物通过乳汁进入婴儿体内。

5. 计划生育要落实避孕措施，不宜服用避孕药物。

第四节　围绝经期卫生

绝经前后肾气渐衰，冲任二脉虚惫，每可致阴阳不相协调而生诸证。此时应注意调护，使女性顺利渡过这一时期，从而健康地进入老年期。

1. 积极宣教　广泛宣传绝经期卫生知识，使女性了解这一特殊年龄阶段生理、心理变化及易发生的变化，加强自我保健，同时通过家庭及社会的关怀支持，顺利度过围绝经期。

2. 生活调适　生活规律，起居有常，寒温适宜，避免外邪入侵。调节饮食，调理肠胃，少食动物脂肪和内脏。调整心态，常保愉悦，克服消极悲观情绪。节制房事，颐养精神。保持外阴清洁，预防生殖器感染。

3. 加强锻炼　注意锻炼身体，做到劳逸结合，应常行缩肛运动，以加强盆底组织支持力。

4. 定期体检定期进行全面检查，尤其是妇科防癌普查，早期发现，早期治疗。同时积极治疗绝经前后诸证等，提高生活质量。

学习小结

1. 学习内容

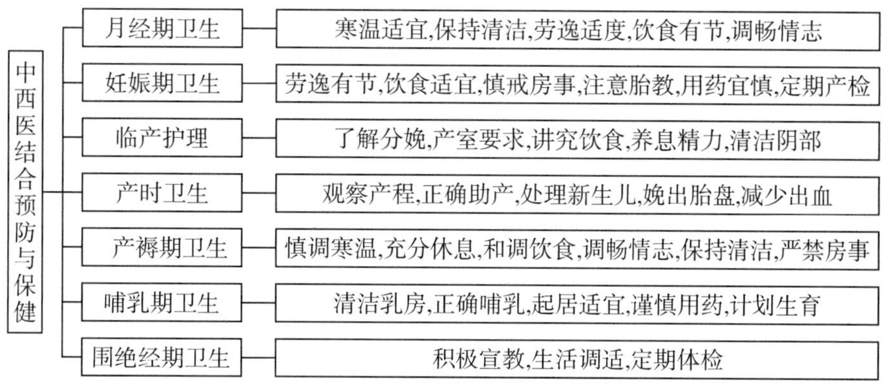

2. 学习方法

结合女性生殖系统解剖、生理、病因病机、妇产科疾病的病证辨证要点与诊断概要

笔记

及妇产科疾病的治法概要等内容，学习中西医结合预防与保健知识，通过归纳、总结了解女性各特殊生理时期的卫生、保健及调护。

（梁雪芳）

复习思考题

怎样做好妊娠期妇女的保健？

第八章

月 经 病

学习目的

通过本章的学习，了解并掌握各种月经病的定义、中医病因病机、西医病因病理、诊断、辨病与辨证相结合治疗方法，掌握诊治技术及常用药物，以指导临床诊治各种月经病。

学习要点

月经病诊治概要，各种月经病的定义、中医病因病机、西医病因病理、临床表现与检查、诊断与鉴别诊断、中医常见证型与辨证论治、西医治疗。

月经的周期、经期或经量发生异常，或伴随月经周期或绝经前后出现一系列症候群的病证，中医统称为月经病；是妇科临床的常见病、多发病。西医排卵障碍性异常子宫出血、多囊卵巢综合征、子宫内膜异位症因常表现出与月经病相同的症状，故也在本章学习。

月经病的主要病因病机是外感六淫，内伤七情，饮食、劳倦或房劳所伤，或先天禀赋不足，致使脏腑功能失常，气血失调，冲任损伤，或阴阳气血失衡，从而发生月经病。同时尚需注意经期前后、绝经期前后特殊生理状态及体质因素对月经病的影响。

月经病的诊断，主要依其月经的异常及主要伴随症状，并结合性激素检测、B 超检查、诊断性刮宫等辅助检查。临床应注意与相关疾病的鉴别，如月经过少、崩漏等应与妊娠病、癥瘕的出血相鉴别，并注意与发生在月经期间的内、外科病证相鉴别。

月经病的辨证应根据月经的周期、经期及经量、经色、经质的特点，以及伴随月经周期或绝经前后出现的症状，同时结合全身证候、舌脉，运用四诊八纲辨其脏腑、气血、经络的寒热虚实。临证时还要根据月经周期不同阶段的阴阳转化和气血盈亏的变化规律进行综合分析。

月经病的治疗原则重在调经治本。调经，即运用各种治疗方法，使月经恢复正常。治本，即消除病因，平衡阴阳。临证中，首先要分清先病与后病，如因经不调而致他病者，当先调经，经调则他病自除，并在经调后酌情治本；若因他病而致经不调者，当先治他病，病去则经自调。调经之法，应遵循《黄帝内经》“谨守病机”及“谨察阴阳所在而调之，以平为期”的宗旨，采用补肾、扶脾、疏肝、调理气血、调理冲任、调养胞宫等治法。肾为先天之本，“经水出诸肾”，月经的产生和调节以肾为主导，调经之本，重在

笔记

肾。补肾以填补精血、补益肾气为主,使阴生阳长,阴平阳秘,精血俱旺。脾为后天之本,气血生化之源,有统摄之功。扶脾在于健运脾胃以化生气血,升阳止血以调经。肝主疏泄,为藏血之脏,易为情志所伤。疏肝在于通调气机,以理气开郁为主,佐以养血柔肝,使肝气得疏,血海蓄溢有常,则经病可愈。调理气血,首先要辨气病、血病。病在气者,以调气为主,佐以理血;病在血者,则调血为主,佐以理气。调理冲任,在于使冲任通盛,血海按期满盈。对于子宫发育不良所致的闭经或崩漏等,治当调养胞宫。上述诸法,又常以补肾扶脾为要。如《景岳全书·妇人规》说:“故调经之要,贵在补脾胃以资血之源,养肾气以安血之室,知斯二者,则尽善矣”。

治疗月经病还应注意标本缓急的不同,急则治其标,缓则治其本。如痛经剧烈,应以止痛为主;若经血暴下,当以止血为先。缓则审证求因治其本,使月经病得以彻底治疗。此外,不同年龄的女性有不同的生理特点,月经周期中阴阳转化及气血盈亏的变化规律,治疗的侧重点也不同,亦应予考虑。

第一节 月经失调

月经失调是指月经的周期、经期和经量发生异常的一组月经病的总称,包括月经先期、月经后期、月经先后无定期、月经过多、月经过少、经期延长以及经间期出血等。

月经先期是指月经周期提前 7 天以上,甚至半月一行,连续 2 个月经周期以上者。月经后期是指月经周期错后 7 天以上,甚至 3~5 个月一行者。月经先后无定期是指月经周期时或提前时或延后 7 天以上,连续 3 个月经周期以上者。月经过多是指月经量明显多于既往,或月经量超过 80ml,而月经周期、经期基本正常,连续 2 个月经周期以上者。月经过少是指月经周期正常,经量明显少于既往,或不足 2 天,甚或点滴即净,连续 2 个月经周期以上者。经期延长是指月经周期正常,经期超过 7 天以上,甚或淋漓半月方净者。经间期出血是指月经周期基本正常,在两次月经之间,即氤氲之时,发生周期性的少量阴道出血者。

月经先期、月经先后无定期如伴有月经过多、经期延长,若不治或失治,可发展为崩漏;月经后期如伴月经过少,治疗不及时,可发展为闭经。另外,育龄期女性月经失调若延治误治,可导致不孕、流产等,故应及时进行治疗。

一、病因病机

(一)中医病因病机

月经失调的主要病因病机是脏腑、冲任、气血失调,胞宫藏泻失常。其病位在冲任、胞宫,主要涉及肾、肝、脾三脏,临床上病机不外虚实两端,虚者包括肾虚、脾虚、血虚、阴虚,实者包括肝郁、血瘀、血热、血寒、湿热、痰湿,或为虚实错杂的综合病机。

(二)西医病因病理

1. 黄体功能不足　神经内分泌功能紊乱可导致卵泡期 FSH 水平降低,或 LH 脉冲峰值不高及排卵峰后 LH 低脉冲缺陷,使排卵后黄体发育不全,孕激素分泌减少;卵巢本身发育不良,卵泡期颗粒细胞 LH 受体缺陷,使排卵后颗粒细胞黄素化不良,从而导致黄体功能不足。另外,高催乳素血症、内分泌疾病、代谢异常等,也可引起黄体功能不足。子宫内膜形态表现为分泌期内膜腺体分泌不良。临床多见于“月经先期”。

笔记

2. 子宫内膜不规则脱落 由于下丘脑-垂体-卵巢轴调节功能紊乱或溶黄体机制异常引起黄体萎缩不全，内膜持续受孕激素影响，以致不能如期完全脱落。月经期第5~6日诊断性刮宫内膜仍可见分泌期反应，常表现为混合型子宫内膜（与新增生的内膜并存）。临床多见于“经期延长”“月经过多”。

3. 经间期出血 在卵巢周期中的卵泡期，随着卵泡的发育成熟，雌激素水平不断升高，排卵前达第一峰，排卵后雌激素急剧下降，其最低点约在排卵后3天；随后黄体形成，分泌雌激素而使其水平升高。若排卵期雌激素下降速度过快，则会引起子宫内膜脱落出血，临床表现为经间期出血。

4. 卵巢功能降低 由于年龄增长（女性的卵巢功能一般于35岁开始呈现迅速下降趋势）、医源性损伤（如放疗、化疗、手术等对卵巢功能的损伤）、自身免疫性疾病或特发性原因等，导致卵巢功能下降，卵泡发育不良。表现为基础（月经第2~3天）促性腺激素水平升高以及窦卵泡数减少。临床可见于“月经后期”“月经过少”“月经先后无定期”等。

其他原因如盆腔炎性疾病、盆腔肿瘤、宫内节育器或人工流产术后引起的月经失调参见相关各章节。

二、临床表现

1. 症状 月经失调者临床症状主要表现为月经周期、经期或经量的异常，既可单独出现某一症状，亦可并发，如月经先期、月经后期、经期延长合并月经过多；月经先期、月经后期合并月经过少。月经先期、月经过多日久，可出现贫血、不孕、自然流产等。

2. 体征 出血量多、经期延长者可有贫血貌。妇科检查多无明显器质性病变。

三、实验室及其他检查

1. 黄体功能不足 黄体功能不足者基础体温（BBT）呈双相型，但高温相小于11天，升温缓慢或不典型，温差< 0.3℃。黄体萎缩不全者BBT呈双相改变，但下降缓慢（见图8-1、图8-2）。经间期出血的基础体温也呈双相型改变，出血大多发生在高、低温相交替时，一般基础体温升高后出血则自行停止。

2. 子宫内膜活检 子宫内膜活检显示分泌反应至少落后2日，可诊断为黄体功能不足。黄体萎缩不全者，在月经周期的第5~6天诊断性刮宫（简称诊刮），仍见到呈

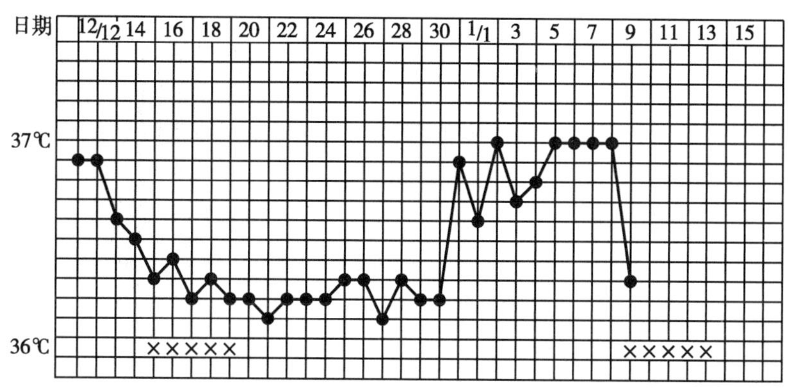

图8-1 黄体功能不足的基础体温

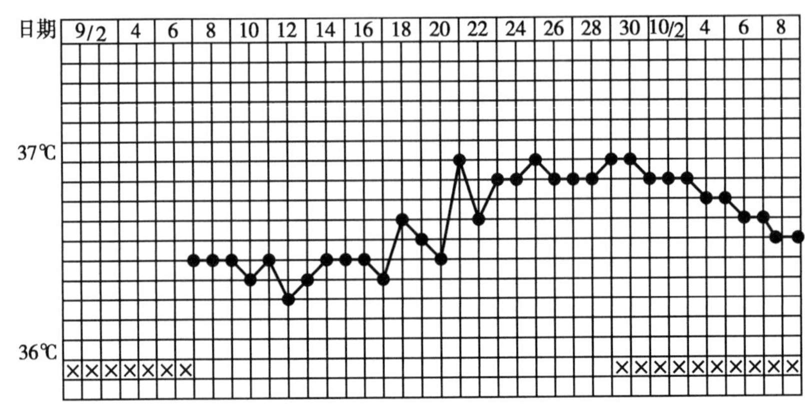

图 8-2 黄体萎缩不全的基础体温

分泌期反应的内膜，且与出血坏死组织及增殖期内膜并存。

3. 性激素水平测定 月经期第 2~3 天检测血清性激素水平，若基础 FSH 水平升高（>10U/L），或伴有基础 E_2 水平升高，提示卵巢储备功能降低。黄体期孕酮水平低于生理值，提示黄体功能不足；月经来潮 4~5 日孕酮水平仍高于生理值，提示黄体萎缩不全。

4. B 超检查 B 超检查可动态观察卵泡发育、优势卵泡大小和排卵情况。

四、诊断与鉴别诊断

（一）辨病要点

主要根据月经周期、经期、经量的变化，并结合患者的年龄，了解患者的月经史、孕产史、计划生育手术史，以及有无放疗、化疗及卵巢手术史，有无结核病、自身免疫性疾病、血液性疾病等病史，进行综合分析，以分辨月经先期、月经后期、月经先后无定期、月经过多、月经过少、经期延长或经间期出血。

（二）辨证要点

根据月经的期、量、色、质的变化，结合全身症状和舌脉，辨其虚、实、寒、热。

（三）诊疗思路

月经失调诊疗思路见图 8-3。

（四）鉴别诊断

1. 崩漏 月经先期伴月经过多、月经先后无定期、经期延长等应与崩漏相鉴别。崩漏是月经周期、经期和经量均发生严重紊乱的无周期性子宫出血，甚至出血不能自止；月经先期伴月经过多，虽周期改变但提前不超过 2 周，经量虽多但经期正常，且能自行停止；月经先后无定期仅为月经周期不规则，先后不定，而经期正常；经期延长的行经时间虽在 7 天以上，但 2 周之内可自行停止，且月经周期正常。

2. 异位妊娠 经期延长应与异位妊娠相鉴别。异位妊娠者，阴道少量出血有时持续 1 周以上，易与经期延长混淆，但异位妊娠多有停经史和早孕反应，妊娠试验阳性，妇科检查和盆腔 B 超可协助诊断；经期延长者无停经史及妊娠征象，月经在 2 周内自然停止。

3. 赤带 经间期出血应与赤带相鉴别。赤带的排出无周期性，持续时间长短不一，可反复发作，多有接触性出血史；经间期出血发生在排卵期前后，有明显周期性，2~7

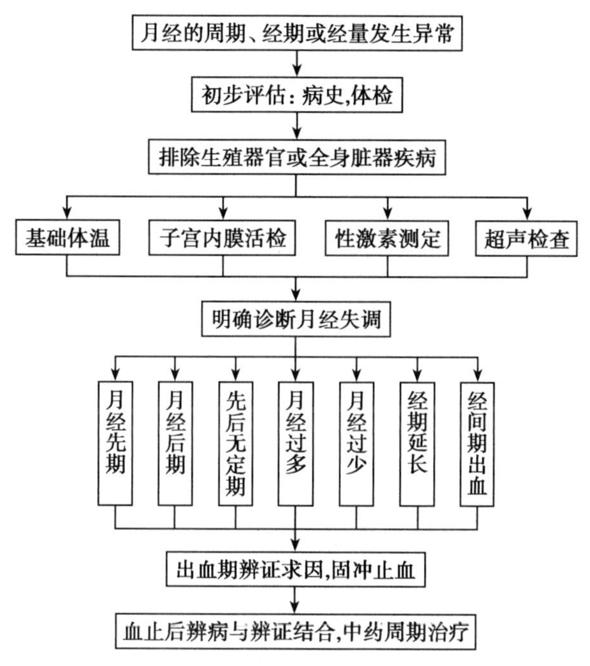

图 8-3 月经失调诊疗思路图

日内多能自然停止。

4. 早孕 月经后期应与早孕相鉴别。育龄期女性,月经过期不至,首先应排除妊娠可能。早孕者,有早孕反应,妊娠试验阳性,妇科检查子宫体增大变软,B 超可资鉴别;月经后期者多有月经失调史,无早孕反应,尿妊娠试验阴性。

5. 激经 月经过少应与激经相鉴别。激经是妊娠以后,仍有规律的少量阴道流血而无损于胎儿发育的一种特殊生理现象,易与月经过少相混淆。但激经者多有早孕反应,尿妊娠试验呈阳性,B 超可资鉴别。

6. 胎漏 月经后期伴有月经过少尚应与胎漏相鉴别。胎漏是停经后阴道出现少量流血,患者多有早孕反应,妊娠试验阳性,B 超可资鉴别。

五、治疗

（一）中医治疗

月经失调的治疗以补肾健脾,疏肝理气,调理气血为主;同时应根据月经周期各阶段阴阳气血的变化规律合理用药,勿犯虚虚实实之戒。

1. 虚证

（1）肾气虚证

主要证候:月经提前或错后,或先后不定,量少,色淡暗,质清稀,腰酸腿软,头晕耳鸣,小便频数,面色晦暗或有暗斑,舌淡暗,苔薄白,脉沉细。

治疗法则:补肾益气,养血调经。

方药举例:大补元煎(《景岳全书》)。

人参 山药 熟地黄 杜仲 当归 山茱萸 枸杞子 炙甘草

（2）脾气虚证

主要证候：月经提前，或先后不定，或经期延长，或有经间期出血，量多，色淡质稀，神疲肢倦，气短懒言，小腹空坠，纳少便溏，舌淡红，苔薄白，脉缓弱。

治疗法则：补脾益气，固冲调经。

方药举例：补中益气汤（《脾胃论》）。

人参　黄芪　甘草　当归　陈皮　升麻　柴胡　白术

（3）阴虚证

主要证候：月经提前，或经期延长，或有经间期出血，量少，色鲜红，质稠，潮热盗汗，手足心热，咽干口燥，舌红，苔少，脉细数。

治疗法则：养阴清热，凉血调经。

方药举例：两地汤（《傅青主女科》）。

生地黄　玄参　地骨皮　麦冬　阿胶　白芍

（4）血虚证

主要证候：经期错后，量少，色淡质稀，头晕眼花，心悸失眠，皮肤不润，面色苍白或萎黄，舌淡，苔薄，脉细无力。

治疗法则：补血益气调经。

方药举例：人参养荣汤（《太平惠民和剂局方》）。

人参　白术　茯苓　炙甘草　当归　白芍　熟地黄　肉桂　黄芪　五味子　远志　陈皮　生姜　大枣

2. 实证

（1）肝郁证

主要证候：经期错后，或先后无定期，量或多或少，经色暗红，或有血块，胸胁、乳房、少腹胀痛，精神抑郁，胸闷不舒，嗳气食少，舌质正常，苔薄，脉弦。

治疗法则：疏肝理气，活血调经。

方药举例：逍遥散（《太平惠民和剂局方》）。

柴胡　当归　白芍　白术　茯苓　甘草　薄荷　煨姜

（2）血瘀证

主要证候：经行延长，量或多或少，或有经间期出血，色紫暗，质稠有血块，少腹刺痛拒按，块下痛减，舌紫暗，或有瘀点、瘀斑，脉涩有力。

治疗法则：活血祛瘀止血。

方药举例：桃红四物汤（《桃红四物汤》）合失笑散（《太平惠民和剂局方》）。

当归　熟地黄　白芍　川芎　桃仁　红花

蒲黄　五灵脂

（3）血寒证

主要证候：经期错后，量少，经色紫暗有块，小腹冷痛，得热痛减，畏寒肢冷，舌暗苔白，脉沉紧或沉迟。

治疗法则：温经散寒，活血调经。

方药举例：温经汤（《妇人大全良方》）。

人参　当归　川芎　白芍　肉桂　莪术　牡丹皮　甘草　牛膝

（4）血热证

主要证候：经期提前，量多，色紫红，质稠，心胸烦闷，渴喜冷饮，大便燥结，小便短

笔记

赤,面色红赤,舌红,苔黄,脉滑数。

治疗法则:清热凉血调经。

方药举例:清经散(《傅青主女科》)。

牡丹皮 地骨皮 白芍 熟地黄 青蒿 黄柏 茯苓

(5) 湿热证

主要证候:经间期出血,血色深红,质稠,平时带下量多,色黄,小腹时痛,心烦口渴,口苦咽干,舌红,苔黄腻,脉滑数。

治疗法则:清热除湿,凉血止血。

方药举例:清肝止淋汤(《傅青主女科》)去阿胶、红枣,酌加茯苓、炒地榆。

白芍 生地黄 当归 阿胶 牡丹皮 黄柏 牛膝 香附 红枣 小黑豆

(6) 痰湿证

主要证候:经期错后,量少,色淡,质黏,头晕体胖,心悸气短,脘闷恶心,带下量多,舌淡胖,苔白腻,脉滑。

治疗法则:燥湿化痰,活血调经。

方药举例:苍附导痰丸(《叶天士女科诊治秘方》)。

茯苓 法半夏 陈皮 甘草 苍术 香附 胆南星 枳壳 生姜 神曲

(二) 西医治疗

1. 黄体功能不足

(1) 促进卵泡发育:首选药物为氯米芬,适用于黄体功能不足卵泡期过长者。氯米芬通过与内源性雌激素受体竞争性结合,促使垂体释放 FSH 和 LH,达到促进卵泡发育的目的。可与月经第 2~5 日开始每日口服氯米芬 50mg,连服 5 日。应用 3 个周期后停药并观察其恢复情况。疗效不佳,尤其不孕者,考虑每日口服氯米芬量增加至 100~150mg 或采用 HMG-HCG 疗法,以促进卵泡发育和诱发排卵,促使正常黄体形成。

(2) 促进月经中期 LH 峰形成:在监测到卵泡成熟时,给予 HCG 5 000~10 000IU 肌注 1 次,以加强月经中期 LH 排卵峰,提高黄体分泌孕酮的功能。

(3) 黄体功能刺激疗法:于基础体温上升后开始,隔日或每周 2 次肌注 HCG 1 000~2 000IU,共 2 周。

(4) 黄体功能替代疗法:一般用天然黄体酮注射液,自排卵后开始每日肌注 10mg,共 10~14 日,以补充黄体孕酮分泌不足。

(5) 黄体功能不足合并高催乳素血症的治疗:使用溴隐亭每日 2.5~5mg,可使催乳素水平下降,并促进垂体分泌促性腺激素及增加卵巢雌、孕激素分泌,从而改善黄体功能。

2. 子宫内膜不规则脱落

(1) 孕激素:排卵后第 1~2 日或下次月经前 10~14 日开始,每日口服醋酸甲羟孕酮 10mg,连服 10 日。也可于月经周期第 5 日开始使用单相口服避孕药,每日 1 片,连续 21 日为一周期。有生育要求者,肌注黄体酮注射液。

(2) 人绒毛膜促性腺激素(HCG):用法同黄体功能不足。

3. 经间期出血

(1) 补充性治疗:戊酸雌二醇 1mg,每日 1 次,从月经周期第 10 日起连服 10 日,连用 3 个周期。

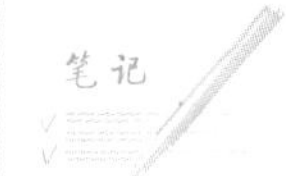

（2）卵泡刺激法：可选用氯米芬常规治疗。

六、预后

月经失调主要是功能失调性病证，中医辨证论治具有优势，治疗得当，多易痊愈。若几个病证相兼出现，或失治、误治，则可能加重或出现变证。如月经先期、月经过多和经期延长可发展为崩漏，月经后期、月经过少可发展为闭经，月经先后无定期可向崩漏或闭经转化，病程日久则成不孕症，或孕后发生胎漏、胎动不安。

第二节 崩 漏

经血非时而下，或暴下不止，或淋漓不尽者，称为“崩漏”。前者称为“崩中”，后者称为“漏下”。崩漏是月经的周期、经期、经量发生严重失常的病证。

崩与漏的流血表现虽不相同，但其发病机理是一致的，并且在疾病的发展过程中常相互转化，如血崩日久，气血受损，可转化成漏；久漏不止，病势渐进，亦能成崩，所以临床上常崩漏并称。属妇科常见病，也是疑难危重病证。本病可发生于从月经初潮后至绝经前的任何年龄，足以影响生育，危害健康。

西医学的排卵障碍性异常子宫出血之无排卵性异常子宫出血可参照本病辨证治疗。生殖器炎症和某些生殖器良性肿瘤引起的不规则阴道流血参见相关章节。

一、病因病机

（一）中医病因病机

崩漏的主要病机是冲任损伤，不能制约经血。引起冲任不固的常见原因有肾虚、脾虚、血热和血瘀等。

1. 肾虚　先天肾气不足，或少女肾气稚弱，或七七之年肾气渐衰，或早婚多产，房事不节，致肾气损伤。若肾阴虚损，阴虚内热，热伏冲任，迫血妄行，以致经血非时而下；若命门火衰，肾阳虚损，封藏失职，冲任不固，不能制约经血，亦致经血非时而下，遂成崩漏。

2. 脾虚　素体脾虚，或饮食失节，或忧思不解，或劳倦过度，损伤脾气，中气下陷，冲任不固，血失统摄，非时而下，遂致崩漏。

3. 血热　素体阳盛，或情志不遂，肝郁化火，或感受热邪，或过食辛辣助阳之品，火热内盛，热伤冲任，迫血妄行，非时而下，遂致崩漏。

4. 血瘀　因经期产后，余血未尽，过食生冷，或感受寒、热之邪，寒凝或热灼致瘀，或七情内伤，气滞血瘀；瘀阻冲任，血不循经，非时而下，发为崩漏。

（二）西医病因病理

参见第八章第三节排卵障碍性异常子宫出血之无排卵性异常子宫出血。

二、临床表现

1. 症状　主要表现为月经周期紊乱，阴道流血时间长短不定，可持续数日至数十日不等，血量时多时少；亦有停闭数月又突然暴下不止或淋漓不尽；或伴有不孕、癥瘕等。

2. 体征　阴道流血多可有贫血貌，严重者可出现休克。妇科检查一般无明显器质性病变。

笔记

三、实验室及其他检查

1. 性激素六项检测　了解卵巢功能。

2. 盆腔 B 超　了解子宫及附件的情况，显示子宫内膜的厚度。

3. 血液检查　如血常规、血小板计数、凝血功能检查等以了解贫血程度并排除血液病。

4. 诊断性刮宫　可止血并明确诊断。子宫内膜活组织检查提示子宫内膜为增殖期改变或增生过长。

四、诊断与鉴别诊断

（一）辨病要点

女性阴道突然大量流血不止，或淋漓下血不断，或经期延长达 2 周以上，了解患者的月经史、孕产史、精神创伤史、计划生育情况，以及有无生殖器炎症和生殖器肿瘤病史，结合 B 超、妇科检查排除生殖道器质性病变，可诊断为崩漏。其辨病重点是无周期性的阴道流血。

（二）辨证要点

崩漏的辨证要点，重在临证时结合阴道流血的量、色、质变化和全身证候辨其寒、热、虚、实。经血非时而下，量多势急，继而淋漓不尽，色鲜红或深红，质稠者，多属热证；经血非时暴下或淋漓难尽，色淡质稀，多属虚证；经血非时而下，时崩时闭，时出时止，时多时少，色紫暗有块或伴腹痛者，多属血瘀；久崩久漏，血色淡暗，质稀，多属寒证。

（三）诊疗思路

崩漏诊疗思路见图 8-4。

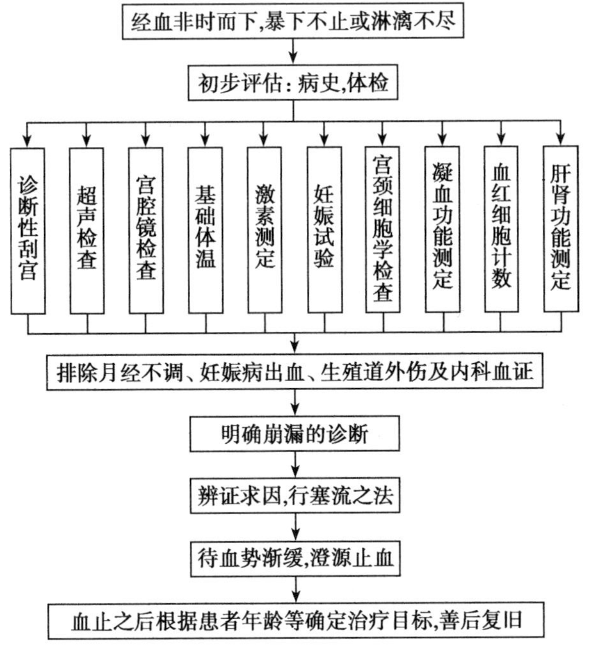

图 8-4　崩漏诊疗思路图

笔记

（四）鉴别诊断

应与月经不调、妊娠病出血、生殖道外伤及内科血证等进行鉴别。

1. 月经先期、月经过多伴经期延长　月经先期是周期的缩短，月经过多者似崩，经期延长者似漏，但其阴道流血都有周期性。与崩漏的大量阴道流血不止，或少量出血持续不断，无周期性显然有别。

2. 月经先后无定期　月经先后无定期的周期先后不定，但其提前或错后在 7 天以上、2 周以内，同时经期基本正常。与崩漏完全没有规律性的阴道流血截然不同。

3. 经间期出血　经间期出血与崩漏同为非月经期的出血，但经间期出血常发生于两次月经的中期（氤氲期），出血时间多持续 2~7 天，多表现为量少，能自然停止；而崩漏的出血其周期、经期和血量都没有规律性。

4. 胎漏　胎漏与漏下都有阴道少量流血，但胎漏者可有早孕反应，妊娠试验阳性，B 超检查可见宫内孕囊等。而漏下则无上述妊娠征象。

5. 异位妊娠　异位妊娠可有阴道少量流血，但妊娠试验阳性，或有停经后少腹部疼痛的病史，B 超检查可见孕囊在子宫腔以外部位。崩漏则无上述妊娠征象。

6. 堕胎、小产　堕胎、小产者，在月经停闭一段时间后出现阴道流血，但堕胎、小产者曾有早孕反应、HCG 阳性，流血时伴有小腹部阵发性疼痛，或有妊娠物的排出。崩漏则无上述改变。

7. 外阴、阴道外伤出血　外阴、阴道的损伤出血，应有外阴、阴道的创伤史，妇科检查可见外阴、阴道伤口，有活动性出血，宫颈口未见血液自宫腔内流出。与崩漏的非时子宫出血不难鉴别。

此外，内科心血管疾患、肝脏疾病和血液病等导致的不正常子宫出血，通过详细的病史询问、体格检查、妇科检查、血液分析、肝功能以及凝血因子的测定、骨髓细胞分析等，不难与崩漏相鉴别。

五、治疗

（一）中医治疗

崩漏的治疗应根据病情的缓急轻重、流血的久暂，采用“急则治其标，缓则治其本”的原则，灵活运用塞流、澄源、复旧三法。

塞流即是止血。暴崩之际，急当“塞流”止崩，以防厥脱，首选补气摄血止崩，方选独参汤，予高丽参 10g 急煎服。血势不减者，予输液、输血补充血容量或激素止血。

澄源即是求因治本，是治疗崩漏的重要阶段，用于出血减缓后的辨证论治。针对引起崩漏的不同原因，采用补肾、健脾、清热、理气、化瘀等法。

复旧即是调理善后，是巩固崩漏治疗的重要阶段。根据不同年龄阶段选择不同的治法，调整月经周期，或促排卵。总之，塞流、澄源、复旧三法虽有分别，又有内在联系，塞流须澄源，澄源当固本，复旧要求因。三法互为前提，相互为用，各有侧重，临证时必须结合具体病情，辨证论治，灵活运用。

1. 肾虚证

（1）肾阴虚证

主要证候：经血非时而下，阴道流血量少或多，淋漓不断，血色鲜红，质稠，头晕耳鸣，腰酸膝软，手足心热，颧赤唇红，舌红，苔少，脉细数。

笔记

治疗法则：滋肾养阴，固冲止血。

方药举例：左归丸（《景岳全书》）去川牛膝。

熟地黄　山药　枸杞子　山茱萸　菟丝子　鹿角胶　龟板胶　川牛膝

（2）肾阳虚证

主要证候：经血非时而下，阴道流血量多，淋漓不尽，色淡质稀，腰痛如折，畏寒肢冷，小便清长，大便溏薄，面色晦暗，舌淡暗，苔薄白，脉沉弱。

治疗法则：温肾助阳，固冲止血。

方药举例：大补元煎（《景岳全书》）酌加补骨脂、艾叶炭。

人参　山药　熟地黄　杜仲　当归　山茱萸　枸杞子　炙甘草

2. 脾虚证

主要证候：经血非时而下，阴道流血量多如崩，或淋漓不断，色淡质稀，神疲体倦，气短懒言，不思饮食，四肢不温，或面浮肢肿，面色淡黄，舌淡胖，苔薄白，脉缓弱。

治疗法则：健脾益气，固冲止血。

方药举例：固冲汤（《医学衷中参西录》）。

白术　黄芪　煅龙骨　煅牡蛎　山茱萸　白芍　海螵蛸　茜草根　棕榈炭　五倍子

3. 血热证

主要证候：经血非时而下，阴道流血量多如崩，或淋漓不断，血色深红，质稠，心烦面赤，舌红，苔黄，脉滑数。

治疗法则：清热凉血，固冲止血。

方药举例：清热固经汤（《简明中医妇科学》）。

生地黄　地骨皮　炙龟板　牡蛎粉　阿胶　黄芩　藕节　棕榈炭　甘草　焦栀子　地榆

4. 血瘀证

主要证候：经血非时而下，阴道流血量多或少，淋漓不净，血色紫暗有块，小腹疼痛拒按，舌紫暗，或有瘀点，脉涩或弦涩。

治疗法则：活血祛瘀，固冲止血。

方药举例：逐瘀止崩汤（《安徽中医验方选集》）。

当归　川芎　三七　没药　五灵脂　牡丹皮炭　炒丹参　炒艾叶　阿胶（蒲黄炒）　龙骨　牡蛎　乌贼骨

（二）西医治疗

参见第八章第三节排卵障碍性异常子宫出血之无排卵性异常子宫出血。

六、预后

青春期崩漏，随发育渐成熟，肾-天癸-冲任-胞宫生殖轴协调，最终可建立正常排卵的月经周期；少数发育不良或治疗不规范者，易因某些诱因而复发。

生育期崩漏，正值排卵旺盛期，有部分患者有自愈趋势；大多可恢复或建立正常排卵周期，达到经调而后子嗣；少数患者因子宫内膜长期增生过长伴发不孕症，有转变为子宫内膜癌的危险。

围绝经期崩漏疗程相对较短，止血后健脾补血消除虚弱症状，少数须手术治疗或促其绝经以防复发，并注意排除恶性病变。

笔记

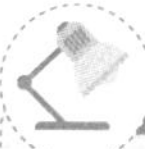

案例分析

案例：李某，女，45 岁，因阴道不规则流血 2 个月，加重 3 天，于 2005 年 2 月 2 日初诊。患者近 2 个月来无明显诱因出现月经紊乱，经行不止，阴道流血时多时少，曾于半月前行诊断性刮宫，病理报告为：子宫内膜呈增殖期改变。诊刮后依然阴道流血不止，近 3 天出血增多，色鲜红，质较稠，伴头晕耳鸣，腰膝酸软，心烦眠差，口燥咽干。既往月经规则，$G_3P_2A_1$。舌质红，苔少，脉细数。妇科检查：外阴已产式，阴道通畅，较多血污，宫颈光滑，子宫大小正常，双侧附件未见异常。B 超提示子宫附件未见明显异常，子宫内膜厚 0.7cm。

分析：应诊断为崩漏（无排卵性异常子宫出血）肾阴虚证。患者肾阴亏虚，阴虚失守，封藏失司，冲任不固，故经乱无期，量多或淋漓不尽；阴虚生内热，热灼阴血，则血色鲜红、质稠。治宜滋肾益阴，止血调经。可用左归丸合二至丸加减。药用：熟地黄 15g，山药 15g，枸杞子 10g，山茱萸 10g，菟丝子 15g，鹿角胶 10g，龟板胶 10g，女贞子 15g，墨旱莲 20g，地榆 20g。

第三节　排卵障碍性异常子宫出血

无排卵性异常子宫出血

排卵障碍可引起月经周期与经期出血量异常的子宫出血，2014 年中华医学会妇产科学分会妇科内分泌学组将排卵障碍性异常子宫出血定义为：因排卵稀发、无排卵及黄体功能不足，主要由于下丘脑-垂体-卵巢轴功能异常引起的异常子宫出血。

卵巢不排卵可导致孕激素缺乏，子宫内膜仅受雌激素作用，可呈现不同程度的增殖改变。继后，可因雌激素量生物不足，子宫内膜发生突破性出血；或因雌激素持续作用的撤退，子宫内膜发生出血自限机制异常，出现月经量增多或经期延长，称为无排卵异常子宫出血。多见于青春期和围绝经期女性，多属中医学“崩漏”范畴。

一、病因病机

（一）中医病因病机

参见“崩漏”的病因病机。

（二）西医病因病理

1. 病因　导致无排卵性异常子宫出血的原因来自机体的内、外因素，如精神过度紧张、恐惧、剧烈运动、生活环境和气候条件的改变、营养不良及全身性疾病等，主要发生在青春期和绝经过渡期，但两者发病机制不完全相同。在青春期，由于下丘脑和垂体的调节功能尚未成熟，与卵巢间尚未建立稳定的周期性调节和正负反馈机制。此时期垂体分泌 FSH 呈持续低水平，LH 无高峰形成，因此虽有成批卵泡生长，但当发育到一定程度即发生退行性变，形成闭锁卵泡而无排卵。绝经过渡期由于卵巢功能减退，卵泡几近耗竭，剩余的卵泡对垂体促性腺激素的反应性下降，雌激素分泌不足，对垂体

笔记

的负反馈变弱，虽然促性腺激素升高，但不能形成排卵前高峰，因而无排卵。生育期妇女既可因内、外环境刺激，如劳累、应激、流产、手术或疾病等引起短暂的无排卵，也可因肥胖、多囊卵巢综合征、高催乳素血症等引起持续无排卵。各种原因引起的无排卵均可导致子宫内膜发生雌激素突破性出血或撤退性出血。雌激素突破性出血有两种类型：低水平雌激素维持在阈值水平，可发生间断性少量出血，内膜修复慢，出血时间延长；高水平雌激素维持在有效浓度，引起长时间闭经，因无孕激素参与，内膜增厚但不牢固，容易发生急性突破性出血。雌激素撤退性出血是子宫内膜在单一雌激素的刺激下持续增生，此时因多数生长卵泡退化闭锁，导致雌激素水平突然急剧下降，内膜失去激素支持而剥脱出血。

2. 病理　子宫内膜的病理改变主要有 3 种类型：

（1）子宫内膜增生症

1）单纯性增生：是最常见的子宫内膜增生类型，镜下所见犹如瑞士干酪样外观，又称瑞士干酪样增生。特点为内膜腺体数量增加，腺腔囊性扩大，大小不一。腺上皮为单层或假复层，细胞呈高柱状，无异型性。间质也有增生，将腺体分开。

2）复杂性增生：内膜常增生，呈息肉状。腺体增生拥挤，结构复杂。内膜腺体高度增生，呈出芽状生长，形成子腺体或突向腺腔，腺体数目明显增多，腺体背靠背，致间质明显减少。腺上皮呈复层或假复层排列，细胞核大深染，位于中央，有核分裂象，细胞质界限明显，但无不典型增生。

（2）增殖期子宫内膜：与正常周期的增殖期内膜无区别，只是在月经周期后半期甚至月经期，仍表现为增殖期形态。

（3）萎缩性子宫内膜：子宫内膜萎缩菲薄，腺体少而小，腺管狭而小，腺上皮为单层立方形或低柱状细胞，间质少而致密，胶原纤维相对增多。

二、临床表现

1. 症状　无排卵性异常子宫出血患者可有各种不同的临床表现，最常见的症状为：①月经周期紊乱；②经期长短与出血量多少不一，出血量少者仅为点滴出血，出血量多时间长者可能继发贫血，大量出血，甚至导致休克。出血期间一般无腹痛及其他不适。

2. 体征　包括妇科检查和全身检查，妇科检查排除来自阴道、宫颈、子宫等生殖系统器质性病变，全身检查是否存在贫血、甲状腺功能亢进（简称甲亢）、甲减、多囊卵巢综合征及全身出血性疾病的阳性体征。

三、实验室及其他检查

1. 诊断性刮宫　对年龄大于 35 岁、药物治疗无效或有子宫内膜癌高危因素的患者，应通过诊刮了解子宫内膜病理改变，排除恶性病变。刮宫时间可选在月经来潮前 1~2 天或来潮 6 小时内，对于长期子宫出血者也可随时进行。

2. 超声检查　了解子宫大小、形状、子宫内膜厚度，宫腔内有无占位性病变及其他生殖道器质性疾病等。

3. 宫腔镜检查　可在宫腔镜直视下选择病变区进行活检，有助于诊断子宫内膜息肉、子宫黏膜下肌瘤及子宫内膜癌等宫腔病变。

4. 基础体温　基础体温（BBT）呈单相型提示无排卵（图 8-5）。

笔记

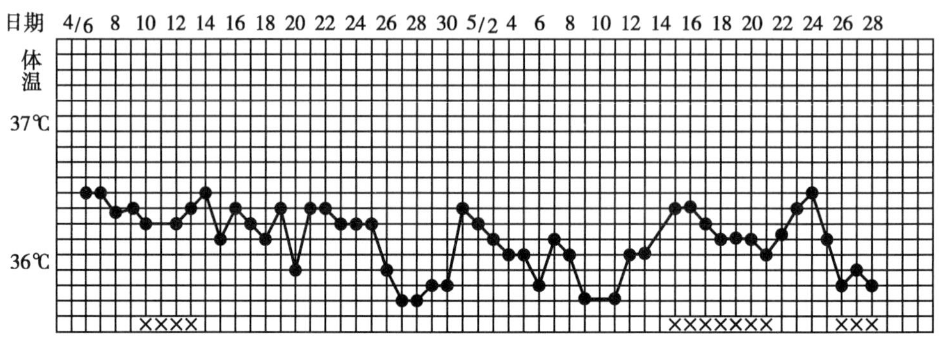

图 8-5 单相型基础体温

5. 激素测定 血清孕酮为卵泡期水平提示无排卵;雌二醇可反映体内雌激素水平;催乳素及甲状腺激素有助排除其他内分泌疾病;高雄激素应考虑多囊卵巢综合征。

6. 妊娠试验 有性生活史者应排除妊娠及与妊娠相关疾病。

7. 宫颈细胞学检查 排除宫颈癌及其癌前病变。

8. 凝血功能测定 血小板计数,出、凝血时间,凝血酶原时间等了解凝血功能。

9. 血红细胞计数 了解贫血情况。

四、诊断与鉴别诊断

(一)辨病要点

根据临床表现,结合病史,注意患者的年龄、月经史、婚产史及避孕措施,有无肝病、血液病、高血压、内分泌与代谢性疾病等,有无精神紧张、情绪打击等影响月经的因素,通过诊断性刮宫、BBT 及内分泌激素测定等检查,以了解卵巢有无排卵;通过 B 超、宫腔镜、宫颈细胞学检查协助排除子宫黏膜下肌瘤、内膜息肉、子宫内膜癌、宫颈癌等器质性病变。

(二)辨证要点

参见“崩漏”的辨证要点。

(三)诊疗思路

异常子宫出血诊疗思路见图 8-6。

(四)鉴别诊断

无排卵性异常子宫出血的诊断应采用排除法,需要排除妊娠相关出血、生殖器官肿瘤、感染、血液系统及肝肾重要脏器疾病、甲状腺疾病、生殖系统发育畸形、外源性激素及异物引起的不规则出血。

1. 病理妊娠或妊娠并发症 如流产、异位妊娠、滋养细胞疾病、产后子宫复旧不全、胎盘残留、胎盘息肉等,可通过 HCG 测定、B 超检查或诊断性刮宫等协助鉴别。

2. 生殖道感染 如急性或慢性子宫内膜炎、子宫肌炎等,妇科检查可有子宫压痛。

3. 生殖道肿瘤 如子宫内膜癌、子宫肌瘤、卵巢肿瘤等,通过 B 超或诊刮可鉴别。

4. 性激素类药物使用不当及宫内节育器引起的子宫不规则出血有使用性激素药物或计划生育手术史。

5. 全身性疾病 如血液病、肝功能损害、甲状腺功能亢进或低下等。

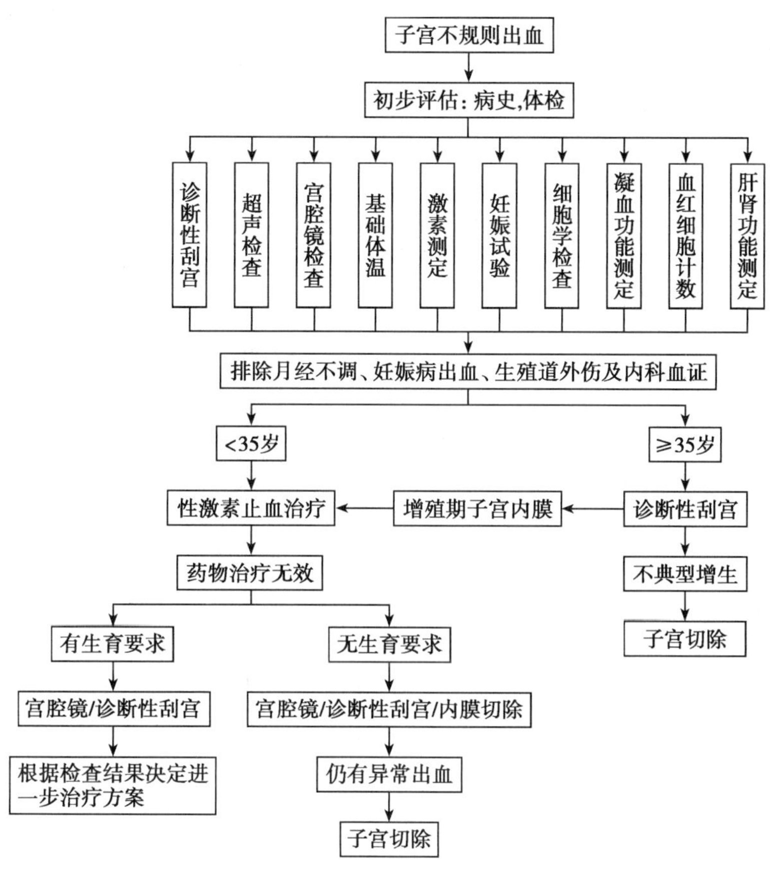

图 8-6 异常子宫出血诊疗思路图

五、治疗

（一）中医治疗

参见“崩漏”的中医治疗。

（二）西医治疗

1. 一般治疗 贫血者应补充铁剂、维生素 C 和蛋白质，严重贫血者需要补液输血。出血期间应避免过度疲劳和剧烈运动，保证充分休息；增加营养，纠正贫血，改善全身状况；必要时输血及预防感染。

2. 药物治疗 无排卵性异常子宫出血的一线治疗是药物治疗，以内分泌激素治疗为主。对不同的患者应采用不同的方法：对青春期、育龄期患者应以止血和调整周期为主，有生育要求者需促排卵治疗；绝经过渡期女性以止血、减少经量，防止内膜病变为治疗原则。

（1）止血：根据出血量选择合适的制剂和用药方法，对少量出血患者，应使用最低有效量激素，减少药物副反应；对大量出血的患者，内分泌激素治疗要求在 8 小时内明显见效，24~48 小时内血止；若 96 小时以上仍不止血，应考虑有无器质性病变存在。

1）雌、孕激素联合用药：性激素联合用药优于单一用药。采用孕激素占优势的口服避孕药，在治疗青春期或生育期无排卵异常子宫出血，常常有效。目前使用第三代短效口服避孕药，如屈螺酮炔雌醇片、去氧孕烯炔雌醇片、复方孕二烯酮片或复方醋酸环丙孕酮片。用法为每次1~2片，每6~12小时1次，血止3日后按每3日减量1/3，逐渐减量至每日1片，维持至出血停止后21日周期结束。

2）雌激素：应用大量雌激素可迅速促进子宫内膜生长，短期内修复创面而达到止血目的。应用的剂量按出血量多少决定。可口服戊酸雌二醇2mg，每6小时1次，血止后每3日递减原用量的1/3，直至维持量每日1mg，从血止日期起第21日停药。应用雌激素最后7~10日加用孕激素，如黄体酮胶囊100mg，每日1次，停药后3~7天出血，一般于7日内血止。

3）孕激素：可使在雌激素作用下的持续增生的子宫内膜转化为分泌期，而达到止血目的，适用于体内有一定雌激素水平、血红蛋白水平>80g/L，生命体征稳定的患者。若血量多者，需用大剂量方可止血，如19-去甲基睾酮衍生物（炔诺酮）5~7.5mg，17-羟孕酮衍生物（甲地孕酮8mg或甲羟孕酮8~10mg），每4~6小时口服1次，用药3~4次后出血量明显减少或停止，则改为每8小时1次，再逐渐减量。每3日减量1次，每次减药量不超过原用量的1/3，直至维持量，即炔诺酮每日为2.5~5mg，甲地孕酮4mg或甲羟孕酮4~6mg，维持到血止后21日，停药后3~7日出现撤药性出血。

4）雄激素：有拮抗雌激素、增强子宫平滑肌及子宫血管张力的作用，减轻盆腔充血而减少出血量。适用于绝经过渡期异常子宫出血。大出血单独应用疗效不佳。

5）其他止血药：非甾体抗炎药和其他止血药可有减少出血量的辅助作用，但不能完全赖以止血。

（2）调整月经周期

1）雌、孕激素序贯疗法：即人工周期，适用于青春期或生育期卵巢功能低下、子宫偏小的功血患者。自血止周期撤药性月经第5日起，服用戊酸雌二醇2mg，每晚1次，连服21日，服雌激素11日起加用醋酸甲羟孕酮，每日10mg，连用10日。连续3个周期为一疗程。

2）雌、孕激素联合疗法：适用于生育年龄雌激素水平偏高者或绝经过渡期功血。用口服避孕药自血止周期撤药性出血第5日起，每晚1片，连服21日，连续3个周期为一疗程。

3）后半周期-短期疗法：适用于青春期或活组织检查为增殖期子宫内膜的功血。可于月经周期后半期服用醋酸甲羟孕酮10mg，每日1次，连用10日，或肌注黄体酮20mg，每日1次，连用5日为一周期，连续3个周期为一疗程。

4）宫内孕激素释放系统：宫腔内放置含孕酮或左炔诺孕酮缓释系统宫内节育器，每日释放左炔诺孕酮20μg，能在宫腔内局部抑制子宫内膜生长，减少经量，甚至出现闭经，有效期4~5年，适用于已无生育要求的育龄期患者。

（3）促排卵法：青春期一般不提倡使用促排卵药物，对有生育要求的无排卵不孕患者，可针对病因采取促排卵。常用的促排卵药物如氯米芬，适用于体内有一定水平雌激素的功血患者。于出血第5日起，每晚服50~150mg，共5日。若于停氯米芬后10日左右见卵泡成熟，可加用HCG激发排卵。

（三）手术治疗

1. 诊断性刮宫　适用于急性大出血或存在子宫内膜癌高危因素的功血患者，既

笔记

能明确诊断,又能迅速止血。

2. 子宫内膜部分切除术　适用于经量过多的绝经过渡期功血、经激素治疗无效且无生育要求的育龄期功血患者。利用子宫腔镜直视下用电凝或激光破坏内膜,其破坏深度达基底层,闭经率达45%~65%。治疗优点是创伤小,可减少月经量,部分患者可达到闭经效果;缺点是组织受热效应破坏会影响病理诊断。

3. 子宫切除术　本法是各种治疗方法治疗功血无效时采用的最后手段。

六、预后

本病经系统治疗,并坚持善后调理,一般预后良好。

黄体功能不足

黄体功能不足可因黄体期孕激素分泌不足或黄体过早衰退,导致子宫内膜分泌反应不良,从而引起月经频发。黄体功能不足主要表现为月经周期明显缩短。有的月经周期虽然在正常范围内,但卵泡期延长、黄体期缩短,可导致患者不易受孕或妊娠早期容易流产。子宫内膜不规则脱落所致的经期延长是临床常见的病变,虽无明确的归类,但目前国内多认为其与黄体功能异常有关,主要表现为月经周期正常,但经后期出血,使经期延长可长达9~10日,出血量可多可少。其内容参见第八章第一节月经失调。

第四节　闭　　经

闭经为常见的妇科症状,表现为无月经或月经停止。根据既往有无月经来潮,分为原发性闭经和继发性闭经两类。原发性闭经指年龄超过14岁,第二性征未发育及月经未来潮;或年龄超过16岁,第二性征已发育,月经还未来潮。继发性闭经指正常月经建立后月经停止6个月及以上,或按自身原有月经周期停止3个周期以上。青春期前、妊娠期、哺乳期、绝经后期出现的无月经以及月经初潮1年内月经数月停闭不行,若无其他不适者均属生理性闭经,不属本章讨论的范畴。

中医学早在《素问·阴阳别论》对闭经有所论述,称其为“女子不月”“月事不来”“血枯”,并记载了治疗妇科经闭的第一张方剂,即四乌贼骨一藘茹丸。

一、病因病机

(一)中医病因病机

月经的产生是脏腑、天癸、气血、冲任共同协调作用于胞宫的结果。任何一个环节发生功能失调都会导致血海不能按时满溢而出现闭经。闭经的病因病机复杂,但究其病因不外乎虚实两端。《金匮要略》概括其病因为“因虚、积冷、结气”;《医学入门》把闭经分为“血枯”“血滞”两大类;虚者多由先天肾气不足,冲任未充;或肝肾虚损,精血匮乏;或阴虚血燥,血海干涸;或脾胃虚弱,气血乏源。实者主要有气滞血瘀,寒凝血瘀,痰湿阻滞冲任胞宫,血海阻隔,经血不得下行而成闭经。

(二)西医病因病理

按生殖轴病变和功能失调的部位分类为下丘脑性闭经、垂体性闭经、卵巢性闭经、

笔记

子宫性闭经以及下生殖道发育异常导致的闭经。

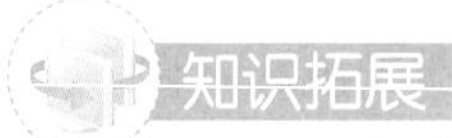

世界卫生组织(WHO)将闭经归纳为三型:Ⅰ型为无内源性雌激素产生,卵泡刺激素(FSH)水平正常或低下,催乳素(PRL)正常水平,无下丘脑-垂体器质性病变的证据;Ⅱ型为有内源性雌激素产生、FSH及PRL水平正常;Ⅲ型为FSH升高,提示卵巢功能衰竭。

1. 下丘脑性闭经

(1) 功能性下丘脑性闭经:包括应激性闭经、运动性闭经、神经性厌食、营养相关性闭经。此类闭经是因各种应激因素抑制下丘脑GnRH分泌引起的闭经,治疗及时尚可逆。

(2) 基因缺陷或器质性闭经

1) 基因缺陷性闭经:因基因缺陷引起的先天性GnRH分泌缺陷,主要有嗅觉缺失综合征与不伴嗅觉障碍的特发性低促性腺激素(Gn)性闭经。

2) 器质性闭经:包括下丘脑肿瘤,最常见的为颅咽管瘤,尚有炎症、创伤、化疗等原因。

(3) 药物性闭经:长期使用一些抑制中枢或下丘脑的药物,如抗精神病药物、抗抑郁药物、口服避孕药、甲氧氯普胺、鸦片等药物亦可抑制GnRH的分泌而致闭经,但一般停药后可恢复月经。

2. 垂体性闭经 指垂体病变使促性腺激素分泌降低引起的闭经。

(1) 先天性垂体促性腺激素缺乏症:可能是LH或FSH分子,α、β亚单位或其受体异常所致。

(2) 垂体肿瘤:最常见的是分泌PRL的腺瘤,闭经程度与PRL对下丘脑GnRH分泌的抑制程度有关。

(3) 空蝶鞍综合征:由于蝶鞍隔先天性发育不全,或肿瘤及手术破坏蝶鞍隔,使充满脑脊液的蛛网膜下腔向垂体窝(蝶鞍)延伸,压迫腺垂体,使下丘脑GnRH和多巴胺经垂体门脉循环向垂体的转运受阻,从而导致闭经,可伴PRL升高和溢乳。

(4) 希恩综合征:由于产后出血和休克导致腺垂体急性梗死和坏死,引起腺垂体功能低下的症状,如低血压、畏寒、嗜睡、胃纳差、贫血、消瘦、产后无乳、脱发及低促性腺激素性闭经。

3. 卵巢性闭经 指卵巢功能衰退或继发性病变所引起的闭经。

(1) 卵巢早衰:指因卵巢功能过早衰竭致使女性40岁之前出现闭经,同时伴有低雌激素、高促性腺激素水平的一种疾病。病因可为遗传因素、自身免疫性疾病、病毒对卵母细胞的损害作用、医源性(盆腔放射及全身化疗、手术)损伤或特发性因素。表现为继发闭经和围绝经期症状。

(2) 卵巢功能性肿瘤:分泌雄激素的卵巢肿瘤。

4. 子宫性及下生殖道发育异常导致的闭经 有先天性和获得性子宫性闭经两种原因。先天性病因包括副中肾管发育异常的米勒管发育不全综合征和雄激素不敏感

笔记

综合征；获得性病因包括感染、创伤导致宫腔粘连引起的闭经。下生殖道发育异常导致的闭经包括宫颈闭锁、阴道横隔、阴道闭锁及处女膜闭锁等。

5. 其他

（1）雄激素增高的疾病：多囊卵巢综合征、先天性肾上腺皮质增生症（CAH）、分泌雄激素的肿瘤及卵泡膜细胞增殖症等。

（2）甲状腺疾病：甲状腺功能减退或亢进。

二、临床表现

1. 症状 以闭经为主要临床症状。结合以上病史，除外其他疾病。

2. 体征 包括智力、身高、体重，第二性征发育情况，有无体格发育畸形，甲状腺有无肿大，乳房有无溢乳，皮肤色泽及毛发分布。原发性闭经性征幼稚者还应检查嗅觉有无缺失。

三、实验室及其他检查

有性生活史的女性闭经必须首先排除妊娠。

1. 妇科检查 内、外生殖器发育情况及有无畸形；已婚女性可通过检查阴道及宫颈黏液了解体内雌激素的水平。

2. 评估雌激素水平以确定闭经程度

（1）孕激素试验：具体用法见表 8-1。孕激素撤退有流血者说明体内有一定内源性雌激素水平影响，停药后无撤退性流血者则可能存在两种情况：①内源性雌激素水平低落；②子宫病变所致闭经。

表 8-1 孕激素试验用药方法

药物	剂量	用药时间
黄体酮针剂	20mg/次，1 次/d，肌注	3~5 天
醋酸甲羟孕酮	10mg/次，1 次/d，口服	8~10 天
地屈孕酮	10mg/次，2 次/d，口服	10 天
微粒化黄体酮	100mg/次，2 次/d，口服	10 天

（2）雌激素试验：即服用足够量的雌激素如戊酸雌二醇或 17β 雌二醇 2~4mg/d，共 20~30 天后再加用孕激素（具体用法见表 8-1），停药后有撤退性流血者可排除子宫性闭经，停药无撤退性流血者可确定子宫性闭经。但如病史及妇科检查已明确为子宫性闭经及下生殖道发育异常，此步骤可省略。

3. 激素测定 停用雌、孕激素药物至少 2 周后行 FSH、LH、PRL、促甲状腺激素（TSH）等激素测定，以协助诊断。

（1）PRL 及 TSH 的测定：血 PRL>25ng/ml 诊断为高催乳素血症；PRL、TSH 同时升高提示甲状腺功能减退引起的闭经。

（2）FSH、LH、E_2 的测定：FSH≥40IU/L，E_2≤73. 2pmol/L（相隔 1 个月，2 次以上测定），提示卵巢功能衰竭；FSH>20IU/L，提示卵巢功能减退；LH<5IU/L 或者正常范围提示提示病变环节在下丘脑或者垂体。

笔记

（3）其他激素的测定：肥胖或临床上存在多毛、痤疮等高雄激素体征时尚需测定胰岛素、雄激素（血睾酮、硫酸脱氢表雄酮）、孕酮和17羟孕酮，以确定是否存在胰岛素抵抗、高雄激素血症或先天性肾上腺皮质增生等疾病。

4. 染色体检查　高促性腺激素性闭经及性分化异常者应做染色体检查。

5. 其他辅助检查

（1）超声检查：盆腔内有无占位性病变、子宫大小、子宫内膜厚度、卵巢大小、卵泡数目及有无卵巢肿瘤。

（2）基础体温测定：了解卵巢排卵功能。

（3）宫腔镜检查：排除宫腔粘连等。

（4）影像学检查：头痛、溢乳或高PRL血症患者应行头颅/蝶鞍的MRI或CT检查以确定是否存在颅内肿瘤及空蝶鞍综合征等；有明显男性化体征患者还应行卵巢和肾上腺超声或MRI检查以排除肿瘤。

四、诊断与鉴别诊断

（一）辨病要点

首先应除外生理性闭经以及由副中肾管发育异常引起的下生殖道部分梗阻，如处女膜闭锁、阴道畸形等引起的经血不能排出体外（如中医所指的"五不女"中的"鼓"所致的假性闭经）。闭经的病因错综复杂，临证须详细询问病史，包括月经史、婚育史、服药史、子宫手术史、家族史以及发病可能起因和伴随症状，如环境变化、精神心理创伤、情感应激、运动性职业或过强运动、营养状况及有无头痛、溢乳等；原发性闭经应了解青春期生长和发育进程。重视体格检查及实验室检查，寻找引起闭经的原因，有目的、有步骤地进行诊断，以指导治疗。

（二）辨证要点

闭经的辨证，首当分清虚实，一般而论，禀赋不足，年逾16周岁尚未行经，或月经后期量少而逐渐至闭经者，多属虚证。以往月经正常而突然停闭，或伴痰饮、瘀血等征象者，多是实证。本病以虚证为主，或虚实夹杂、本虚标实，须当细辨。

（三）诊疗思路

闭经诊疗思路见图8-7、图8-8。

（四）鉴别诊断

本病应与妊娠鉴别。通过妇科检查、HCG、B超可鉴别。

五、治疗

（一）中医治疗

闭经的治疗原则是：虚者补而充之，实者泻而通之。此外还当分清他病与本病的关系，因他病而致本病者先治他病，病愈则经自调。

1. 肝肾亏虚证

主要证候：年满16周岁尚未行经，或月经初潮偏迟，时有月经停闭，或月经后期，量少逐渐至闭经；素体虚弱，头晕耳鸣，腰腿酸软，舌淡红，苔少，脉沉弱或细涩。

治疗法则：补肾益精，养血调经。

方药举例：加减苁蓉菟丝子丸（《中医妇科治疗学》）加淫羊藿、紫河车。

肉苁蓉　桑寄生　覆盆子　熟地黄　枸杞子　菟丝子　当归　艾叶

笔记

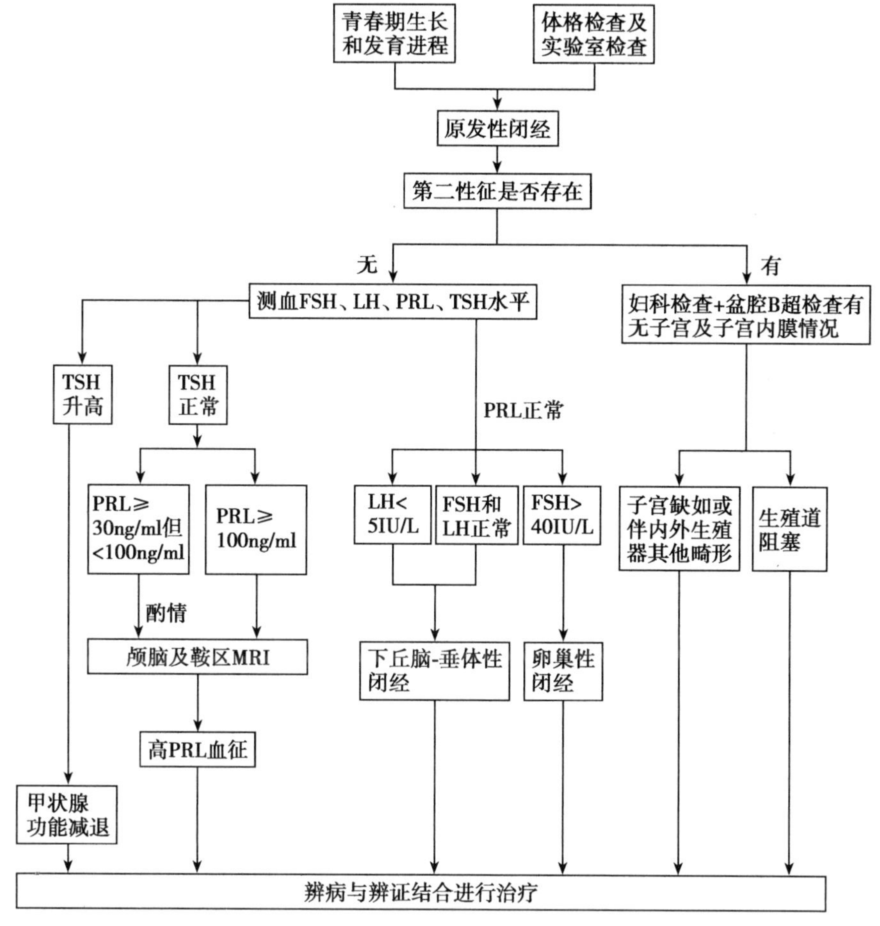

图 8-7　原发性闭经诊疗思路图

2. 气血虚弱证

主要证候：月经逐渐后延，量少，色淡，质稀，渐至闭经，或头晕眼花，心悸气短，神疲肢倦，或食欲不振，毛发不华或易脱落，面色萎黄，舌淡，苔少或薄白，脉沉缓或虚数。

治疗法则：补气健脾，养血调经。

方药举例：人参养荣汤（方见第八章第一节月经失调）。

3. 阴虚血燥证

主要证候：经血由少渐至闭经，五心烦热，潮热汗出，两颧潮红，或骨蒸劳热，或咳嗽，咯血，舌红，苔少，脉细数。

治疗法则：养阴清热，润燥调经。

方药举例：加减一阴煎（《景岳全书》）加黄精、牡丹皮、炒香附。

生地黄　熟地黄　白芍　麦冬　知母　地骨皮　炙甘草

4. 气滞血瘀证

主要证候：月经数月不行，精神抑郁，烦躁易怒，胸胁胀满，少腹胀痛或拒按，舌边紫暗，或有瘀点，脉沉弦或沉涩。

治疗法则：理气活血，祛瘀通经。

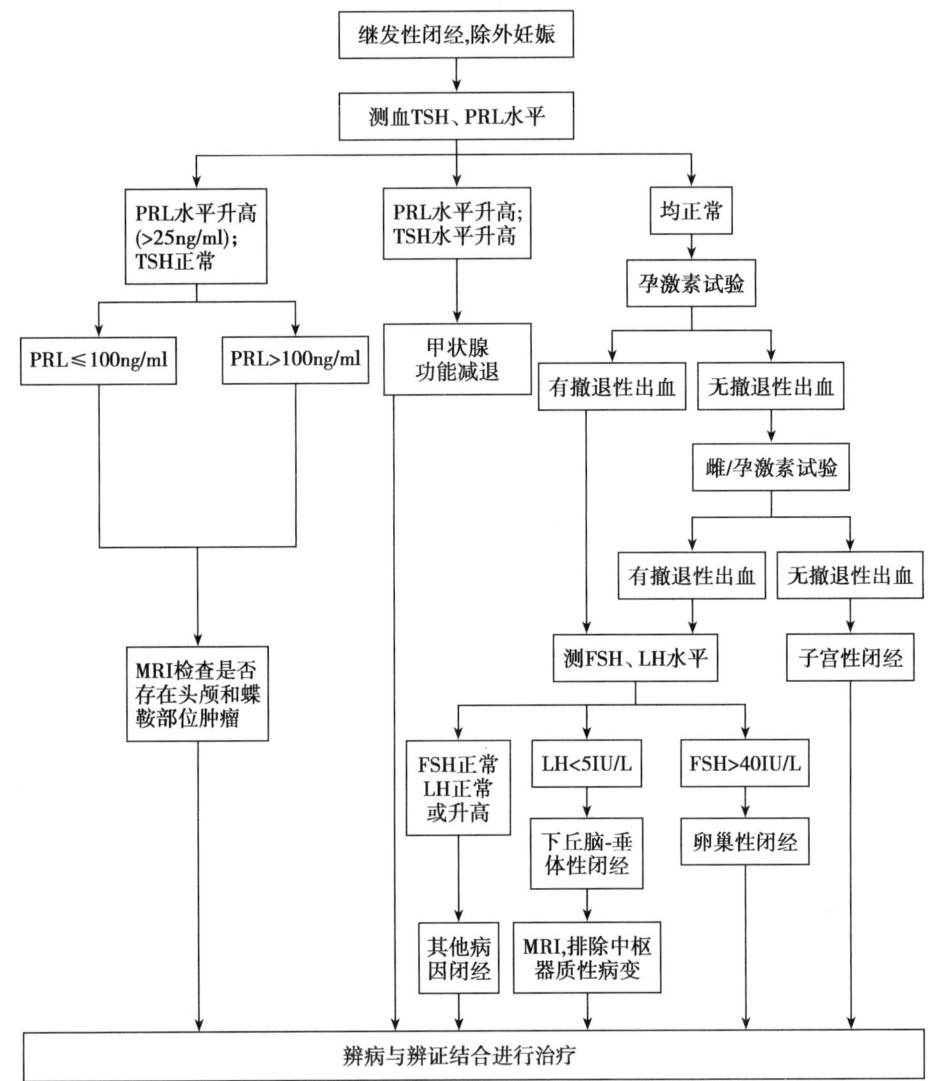

图 8-8　继发性闭经诊疗思路图

方药举例:血府逐瘀汤(《医林改错》)。

当归　川芎　生地黄　赤芍　桃仁　红花　柴胡　枳壳　桔梗　牛膝

5. 寒凝血瘀证

主要证候:以往月经正常,突然经闭,数月不行,小腹疼痛拒按,得热痛减,四肢不温,或带下量多,色白,舌质淡或紫暗,或边有瘀点,脉沉涩。

治疗法则:温经祛寒,活血化瘀。

方药举例:温经汤(《金匮要略》)。

吴茱萸　当归　白芍　川芎　人参　桂枝　阿胶　生姜　甘草　半夏　牡丹皮　麦冬

6. 痰湿阻滞证

主要证候:月经停闭,胸胁胀满,呕恶痰多,神疲倦怠,或面浮肢肿,或带下量多,色白,质黏稠,大便溏,舌体胖嫩,苔腻,脉沉缓或滑。

笔记

治疗法则:燥湿化痰,活血通经。

方药举例:苍附导痰丸(方见第八章第一节月经失调)。

(二)西医治疗

1. 病因治疗　部分患者去除病因后可恢复月经,如神经精神应激起因的患者应进行精神心理疏导;低体重或因节制饮食消瘦致闭经者应调整饮食、加强营养;运动性闭经者应适当减少运动量及训练强度。对于下丘脑、垂体肿瘤(不包括分泌催乳素的肿瘤)及卵巢肿瘤应手术去除肿瘤;含 Y 染色体的高促性腺性闭经,其性腺具恶性潜能,应尽快行性腺切除术;因生殖道畸形经血引流障碍而引起的闭经,应手术矫正使经血流出畅通。

2. 雌激素替代或/及孕激素治疗　适用于青春期性幼稚及成人低雌激素血症的闭经患者。用药原则:对青春期性幼稚患者以小剂量开始,如 17-β 雌二醇或戊酸雌二醇 0.5mg/日,达到预期身高后增加剂量,如 17-β 雌二醇或戊酸雌二醇 1～2mg/日,待子宫发育后,可根据子宫内膜增殖程度定期加用孕激素或采用雌、孕激素序贯疗法。成人低雌激素血症则先采用 17-β 雌二醇或戊酸雌二醇 1～2mg/日以促进和维持全身健康和性征发育,待子宫发育后同样需根据子宫内膜增殖程度定期加用孕激素或采用雌、孕激素序贯疗法。青春期女孩的周期疗法适合选用天然或接近天然的孕激素,有利于生殖轴功能的恢复;有雄激素过多体征的患者可采用含抗雄激素作用的孕激素配方制剂。对有内源性雌激素水平的闭经患者则应定期采用孕激素,使子宫内膜定期撤退。

3. 针对疾病病理生理紊乱的内分泌治疗　根据闭经的病因及其病理生理机制,采用针对性内分泌药物治疗以纠正体内紊乱的激素水平,而达到治疗目的。如 CAH 患者应采用糖皮质激素长期治疗;高催乳素血症采用多巴胺受体激动剂(溴隐亭)治疗;对于有明显高雄激素体征的多囊卵巢综合征(PCOS)患者可采用雌孕激素联合的口服避孕药,合并胰岛素抵抗的 PCOS 患者可选用胰岛素增敏剂。上述治疗可使患者恢复月经,部分患者可恢复排卵。

4. 诱发排卵　对于 FSH 和 PRL 正常的闭经患者,由于患者体内有一定内源性雌激素,可首选氯米芬作为促排卵药物。对于低 Gn 闭经患者,在采用雌激素治疗促进生殖器发育,子宫内膜已获得对雌孕激素的反应后,可采用 HMG 联合 HCG 促进卵泡发育及诱发排卵,由于可能导致卵巢过度刺激综合征(OHSS),严重者可危及生命,故使用促性腺素诱发排卵必须由有经验的医生在有 B 超和激素水平监测的条件下用药。对于 FSH 升高的闭经患者,由于其卵巢功能衰竭,不建议采用促排卵药物治疗。

5. 辅助生育的治疗　对于有生育要求,诱发排卵后未成功妊娠,或合并输卵管问题的闭经患者或男方因素不孕者可采用辅助生殖技术治疗。

六、预后

闭经病因复杂,病程较长,故疗程亦长,预后与转归常与病程、病因、病性、患者年龄有关。年龄较轻,闭经时间较短者,一般疗效和预后好;年龄较大,闭经时间长,辨证属虚证,尤其是肾气虚衰、精血亏虚或阴虚血燥者,则治疗较困难,预后差,可造成不孕症和早发绝经。

本病发病和治疗过程中容易受到情志、环境或其他因素的影响,导致病情反复,故患者应减轻工作压力,保持心态平和,提高治疗信心。

笔记

第五节 多囊卵巢综合征

多囊卵巢综合征(PCOS)是育龄女性常见的一种发病多因性、临床表现多态性的内分泌综合征。以月经紊乱、不孕、多毛、痤疮、双侧卵巢多囊样改变,雄激素过多及持续无排卵为临床特征,同时可伴有肥胖、胰岛素抵抗、血脂异常等代谢异常。PCOS 为 2 型糖尿病、心脑血管病和子宫内膜癌发病的高危因素,严重影响患者的生存质量。

中医学无此病名,根据其临床表现归属于"月经后期""崩漏""闭经""不孕""癥瘕"等范畴。

一、病因病机

(一)中医病因病机

中医认为本病的病因病机主要是肾、肝、脾三脏功能失常(肾虚是主要因素),肝肾亏虚天癸迟至,脾虚内生痰湿,阻塞冲任,气机不畅,血行瘀滞,冲任不能相资,胞宫藏泻失职而发本病。临床常见有肾虚、痰湿、气滞血瘀、肝经郁热等类型。病性多属虚实夹杂;病位主要在冲任、胞宫以及肾、肝、脾。

(二)西医病因病理

1. 病因 迄今尚不清楚,主要与胰岛素抵抗、高雄激素及遗传因素有关。PCOS 胰岛素抵抗不仅表现为脂肪、肌肉和肝脏等外周组织的胰岛素抵抗,同时存在卵巢和子宫内膜等生殖器官的胰岛素抵抗,此外,肾上腺也存在胰岛素代谢异常。研究发现 PCOS 高雄激素影响情志中枢海马、杏仁神经递质 5-羟色胺和 γ-氨基丁酸的表达,从而调控 PCOS 患者自身及其子女的抑郁、焦虑等中枢情志行为,增加其焦虑、抑郁等情感障碍的发生。

PCOS 内分泌改变主要包括:LH/FSH 比值升高、血清雄激素、雌酮、催乳素水平升高等。此外,还存在糖、脂代谢异常,包括高胰岛素血症、胰岛素抵抗、高脂血症等,常合并脂肪肝的发生,且远期代谢综合征发生率显著增高。

2. 病理

(1) 卵巢变化

1) 大体观:单侧或双侧卵巢增大,可见多个突出的囊状卵泡;切面质韧,可有沙砾感,白膜增厚纤维化,皮质变宽。

2) 镜下观:卵巢白膜明显胶原化,形成胶原纤维束宽带,呈板状包绕卵巢。

(2) 子宫内膜变化:卵泡发育不良时,内膜呈增殖期表现,卵泡持续分泌少量或较大量雌激素时,内膜呈增生过长。PCOS 由于长期持续无排卵,仅有单一雌激素作用,易诱发子宫内膜癌。

二、临床表现

1. 症状 月经异常,表现为月经稀发、闭经、不规则子宫出血;高雄激素体征,如性毛过多、痤疮;肥胖,常呈腹部肥胖型(腰围/臀围≥0. 80),体重指数≥25kg/m^2;不

笔记

孕。此外,PCOS妇女心理障碍的患病率较高,肥胖、多毛、月经不调及不孕不育等均可能增加其焦虑、抑郁等情感障碍的发生。

2. 体征

全身检查:可见肥胖、多毛、痤疮、黑棘皮症。

妇科检查:阴毛较长而浓密,可布及肛周、下腹部及腹正中线,可触及一侧或双侧卵巢增大。

三、实验室及其他检查

1. 血清生殖激素测定

(1) 血清睾酮、双氢睾酮、雄烯二酮:浓度增高,提示过多的雄激素主要来源于卵巢。硫酸脱氢表雄酮是肾上腺产生雄激素的标志物,多囊卵巢综合征时其浓度正常或增高。

(2) FSH、LH测定:血清LH水平升高,FSH水平正常或偏低,LH/FSH≥2,无排卵前LH峰值出现。肥胖患者由于瘦素等因素对中枢LH的抑制作用,LH/FSH的比值也可在正常范围。

(3) 雌二醇:相当于卵泡期水平。

(4) 催乳素(PRL):部分患者轻度升高。

(5) 其他:腹部肥胖患者,应检测空腹血糖及口服葡萄糖耐量试验(OGTT),还应测空腹胰岛素及葡萄糖负荷后血清胰岛素。肥胖型患者测空腹血脂。

2. B超检查　见双侧卵巢均匀性增大,包膜回声增强,一侧或双侧卵巢内直径为2~9mm的卵泡数≥12个,围绕卵巢边缘,呈车轮状排列,称为项链征。连续监测未见主导卵泡发育及排卵迹象。

3. 基础体温测定　多呈现单相型。

4. 腹腔镜检查　通过腹腔镜直接窥视,可见卵巢增大,包膜增厚,表面光滑,呈灰白色,有新生血管。包膜下显露多个卵泡,但无排卵(排卵孔、血体或黄体)。

四、诊断与鉴别诊断

(一) 辨病要点

月经稀发或闭经或不规则阴道出血是诊断的必要条件,另外再符合下列2项中的1项:①高雄激素的临床表现或高雄激素血症;②超声表现为卵巢多囊样改变(PCO)。并排除其他可能引起高雄激素血症的疾病和引起排卵异常的疾病才能确诊PCOS。

(二) 辨证要点

本病有虚实两类。虚者以肾虚为主,表现为月经后期,量少,稀发,渐至闭经,伴有腰膝酸软,头晕耳鸣,多毛,乳房发育差等症状。实者以肝郁化火、痰湿阻滞、气滞血瘀为多见。肝郁化火者,以胸胁、乳房胀满或伴溢乳,毛发浓密,面部痤疮,口干喜冷饮为特点;痰湿阻滞者多以胸闷泛恶,肢倦乏力,或喉间多痰,形体肥胖,多毛为特征;气滞血瘀者则以精神抑郁,胸胁胀满,或经行腹痛拒按,舌质紫暗,或边有瘀点为特征。

笔记

（三）诊疗思路

多囊卵巢综合征诊疗思路见图 8-9。

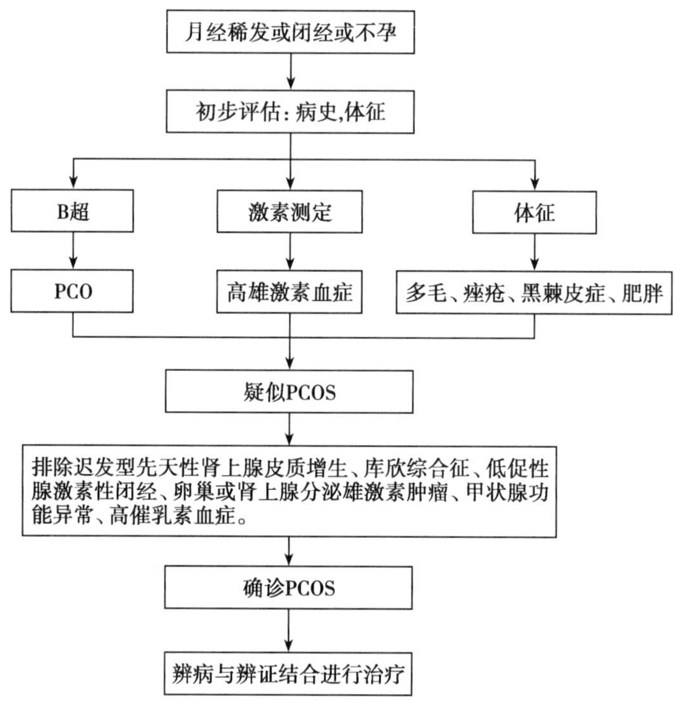

图 8-9　多囊卵巢综合征诊疗思路图

（四）鉴别诊断

1. 库欣综合征　根据测定皮质醇浓度的昼夜节律，24h 尿游离皮质醇，小剂量地塞米松抑制试验确诊。

2. 卵巢或肾上腺皮质肿瘤　根据临床有男性化表现，进展迅速，血睾酮水平达 150~200ng/dl 以上，以及影像学检查显示卵巢或肾上腺存在占位病变。

3. 功能性下丘脑性闭经　根据血清 FSH、LH 正常或低下，雌二醇相当于或低于早卵泡期水平，无高雄激素血症进行诊断。

五、治疗

（一）中医治疗

1. 肾虚证

主要证候：月经初潮迟至、后期、量少，色淡质稀，渐至停闭，偶有崩漏不止，或经期延长，面色无华，头晕耳鸣，腰膝酸软，乏力怕冷，大便溏薄，带下量少，阴中干涩，婚后日久不孕，舌质淡，苔薄，脉沉细。

治疗法则：补肾调经。

方药举例：右归丸（《景岳全书》）。

熟地黄　山药　山茱萸　枸杞子　菟丝子　鹿角胶　盐炒杜仲　肉桂　当归　附子

2. 脾虚痰湿证

主要证候：月经量少，经行延后甚或闭经，形体肥胖，多毛，头晕胸闷，喉间多痰，四肢倦怠,疲乏无力,婚久不孕,带下量多,舌体胖大,色淡,苔厚腻,脉沉滑。

治疗法则:燥湿除痰,理气行滞。

方药举例:苍附导痰丸(方见第八章第一节月经失调)。

3. 肝经郁火证

主要证候:月经稀发,量少,甚则经闭不行,或月经先后无定期,崩漏淋漓,形盛体壮,毛发浓密,面部痤疮,经前乳房、胸胁胀痛,肢体肿胀,大便秘结,小便黄,带下量多,阴痒,舌红,苔黄厚,脉沉弦或弦数。

治疗法则:疏肝解郁,泻火调经。

方药举例:丹栀逍遥散(《女科撮要》)。

牡丹皮 炒栀子 当归 白芍 柴胡 白术 茯苓 甘草 煨姜 薄荷

4. 气滞血瘀证

主要证候:月经后期量少,经行有块,甚则闭经不孕,精神抑郁,心烦易怒,小腹胀满拒按,或胸胁满痛,乳房胀痛,舌体暗红,有瘀点、瘀斑,脉沉弦涩。

治疗法则:行气导滞,活血化瘀。

方药举例:膈下逐瘀汤(《医林改错》)。

当归 赤芍 川芎 桃仁 红花 枳壳 延胡索 五灵脂 牡丹皮 香附 甘草 乌药

（二）西医治疗

1. 一般治疗 对肥胖型 PCOS 患者,应控制饮食和增加运动降低体重和减少腰围。

2. 药物治疗

(1) 调整月经周期,预防子宫内膜增生:适用于青春期、育龄期无生育要求的患者。

1) 周期性孕激素治疗:周期性应用孕激素可对抗雌激素的作用,诱导人工月经,预防内膜增生。用药的时间和剂量应根据患者月经紊乱的类型、体内雌激素水平的高低、子宫内膜的厚度决定。若为长期用药,每周期应至少用药 10 天。

2) 低剂量短效口服避孕药:适用于有避孕要求的患者,短效口服避孕药不仅可调整月经周期,预防子宫内膜增生,还可使高雄激素症状减轻。用药方法为孕激素撤药出血第 5 天起服用,每天 1 片,共服 21 天;停药撤血的第 5 天起或停药第 8 天起重复。

3) 雌孕激素周期序贯治疗:少数 PCOS 患者血总睾酮水平升高较多,往往伴有严重的胰岛素抵抗,且雌激素水平较低,使子宫内膜对单一孕激素无撤药出血反应,对此类患者为诱导人工月经,应选用雌孕激素周期序贯治疗。

(2) 缓解高雄激素症状

1) 短效口服避孕药:用药方法同常规避孕方法。治疗痤疮,一般用药 3~6 个月;治疗性毛过多,服药至少须 6 个月,这是由于体毛的生长有其固有的周期。

2) 螺内酯:抑制 5α-还原酶而阻断双氢睾酮的合成,在皮肤毛囊竞争结合雄激素受体而阻断雄激素的外周作用。用法:50~100mg/日,治疗多毛用药 6~9 个月。若月经不规则,可与短效口服避孕药联合应用。

(3) 提高胰岛素敏感性

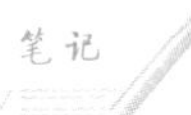

1）调整生活方式，减少体脂：减少体脂是肥胖型 PCOS 患者的一线治疗方案。

2）二甲双胍：适用于 PCOS 伴胰岛素抵抗者及 PCOS 不育患者促排卵前的预治疗。用法：每次口服 500mg，每日 2~3 次。

（4）诱发排卵：对有生育要求的患者可进行促排卵治疗。

1）氯米芬：自然或人工周期的第 5 日起，50~150mg/d，连续 5 日。

2）来曲唑：大量研究证实来曲唑与氯米芬有相同或更好的促排卵效果及临床妊娠结局。常用剂量 2.5mg/d，自月经第 3 日起，连续 5 天。因来曲唑药物适应证中尚无用于促排卵治疗，故临床应用宜慎重，做好充分的知情同意。

六、预后

PCOS 月经异常、生殖障碍及内分泌异常经过系统治疗均可好转或阶段性向愈，但 PCOS 病理生理复杂，不但表现为难治性，且表现为易复发性，因此，对于其治疗应坚持长期随访，尤其注意预防远期 2 型糖尿病、脂代谢异常、高血压和心脑血管意外等的发生，对于围绝经期 PCOS 患者则应注意预防子宫内膜癌的发生。

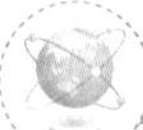

知识链接

PCOS 现代病因病机研究。现代医家提出“天癸失序、冲任停滞、痰壅胞宫”是 PCOS 的主要病因病机。

（1）天癸失序：天癸失序表现为天癸的物质构成异常和天癸功能异常。天癸功能异常表现为天癸“早至”或“迟竭”，卵泡功能异常和月经后期、稀发、闭经。

（2）冲任停滞：冲任停滞的现代内涵，为促性腺激素失调，包括 LH 和 FSH 的脉冲异常、比例失调等。

（3）痰壅胞宫：痰瘀壅滞于胞宫表现为闭经、不孕、卵巢呈多囊性改变等症状，而痰浊阻塞肌肤可表现为肥胖、多毛。

第六节 痛　经

月经期或行经前后出现下腹部疼痛、坠胀，伴有腰酸痛或其他不适，影响日常生活和工作者，称为痛经。中医学称“经行腹痛”“经期腹痛”“经痛”等。痛经分为原发性和继发性两类，原发性痛经指生殖器官无器质性病变的痛经，占痛经 90%以上；继发性痛经是指盆腔器质性病变引起的痛经。本节仅论述原发性痛经。

一、病因病机

（一）中医病因病机

中医认为痛经主要由情志所伤、起居不慎或六淫等引起，并与体质因素、经期及其前后特殊的体内环境有一定关系。其病机主要因经期受到致病因素的影响，导致冲任气血运行不畅，子宫经血受阻，以致“不通则痛”；或冲任子宫失于濡养而“不荣而痛”。之所以随月经周期发作，是与经期前后特殊的生理变化有关。因为平时子宫藏精气而

笔记

不泻，血海由空虚到满盈，变化缓慢，致病因素对冲任、子宫影响表现不明显。而经前、经期血海由满盈到溢泻，应以通为顺。若受致病因素影响，冲任子宫阻滞，则不通则痛；经血下泻必耗气伤血，冲任子宫失养则不荣而痛。痛经病位在冲任、子宫，变化在气血，表现为痛证。临床分类有虚实之别，虚证多为气血虚弱、肝肾亏虚；实证多为气滞血瘀、寒湿凝滞或湿热瘀阻等。

（二）西医病因病理

1. 前列腺素释放增多　原发性痛经的产生与行经时子宫内膜释放前列腺素（PG）水平较高有关。研究表明痛经患者子宫内膜和月经血中 $PGF_{2\alpha}$ 和 PGE_2 含量较正常女性明显升高，从而引起子宫痉挛性收缩而导致痛经。

2. 精神、神经因素的影响　内在或外来的精神刺激可使痛阈降低。思想焦虑、恐惧以及生化代谢物质均可通过中枢神经系统刺激盆腔神经纤维而引起疼痛。

二、临床表现

（一）症状

下腹部疼痛是痛经的主要症状，多发生在经前或经期 1~2 天，呈阵发性绞痛、刺痛、灼痛、掣痛、隐痛、坠痛等，拒按或喜按，疼痛时间或数小时，或 2~3 天不等，随后逐渐减轻至消失。严重疼痛可牵涉腰骶、外阴、肛门等部位，可伴有恶心、呕吐、腹泻、坐卧不宁、面色苍白、冷汗淋漓、四肢厥冷等全身症状。

（二）体征

患者呈痛苦状，甚至捂腹而卧，或冷汗淋漓，四肢厥冷，或晕厥。腹部检查无肌紧张及反跳痛。

三、实验室及其他检查

（一）妇科检查

盆腔生殖器一般无异常病变，偶见子宫发育不良、宫颈口狭小、宫颈管狭长或子宫过度倾屈。

（二）经血前列腺素测定

是目前临床一项主要的客观指标，一般 $PGF_{2\alpha}$ 指数异常升高。

（三）B 超检查无异常

四、诊断与鉴别诊断

（一）辨病要点

根据月经期及行经前后出现下腹部疼痛，妇科检查无阳性体征，临床即可诊断。

（二）辨证要点

根据疼痛发生的时间、性质、部位以及痛的程度，结合月经的期、量、色、质以及兼症辨别其寒、热、虚、实。一般痛在经前、经期之初、中期多属实；痛在月经将净或经后期多属虚，经期痛有虚有实。疼痛剧烈、拒按、绞痛、刺痛、灼痛、掣痛多属实，隐隐作痛、坠痛、喜揉喜按多属虚。得热痛减为寒，得热痛甚为热。绞痛、冷痛者属寒，灼痛者属热。痛甚于胀，血块排出则痛减者为血瘀，胀甚于痛者为气滞。持续性疼痛者为血瘀，时痛时止者为气滞。痛在少腹多责肝，痛连腰骶多责在肾。

笔记

（三）诊疗思路

痛经诊疗思路见图 8-10。

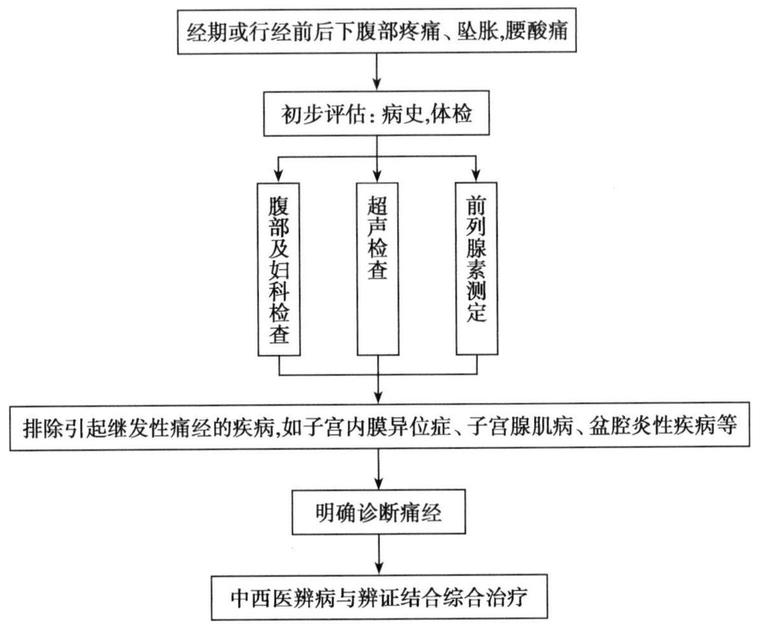

图 8-10 痛经诊疗思路图

（四）鉴别诊断

需要与子宫内膜异位症、子宫腺肌病、盆腔炎性疾病引起的继发性痛经相鉴别。继发性痛经常在初潮后数年方出现症状,多有月经过多、不孕、放置宫内节育器或盆腔炎性疾病病史,妇科检查或 B 超有异常发现,必要时行腹腔镜检查加以鉴别。

五、治疗

（一）中医治疗

根据通则不痛、痛则不通的原理,重在调理气机。按其寒、热、虚、实之不同,分别采用温、补、攻、清之法。治疗应分经时与非经时,经时辨证止痛以治标,非经时审因辨证以治本。

1. 气滞血瘀证

主要证候:经前或经期下腹胀痛,拒按,经量少,色紫暗有块,块下痛减,伴胸胁、乳房作胀,舌质暗或边有瘀点,脉弦或弦滑。

治疗法则:理气行滞,逐瘀止痛。

方药举例:膈下逐瘀汤(方见第八章第五节多囊卵巢综合征)。

2. 寒湿凝滞证

主要证候:经前或经期小腹冷痛,得热痛减,拒按,经量少,色暗有块,畏寒身痛,恶心呕吐,舌淡暗,苔白腻,脉沉紧。

治疗法则:温经祛寒,活血止痛。

方药举例:少腹逐瘀汤(《医林改错》)。

小茴香 干姜 没药 当归 川芎 官桂 赤芍 延胡索 蒲黄 五灵脂

3. 湿热瘀阻证

主要证候:经前或经期小腹胀痛或疼痛,灼热感,或痛连腰骶,或平时小腹疼痛,经前加剧,经血量多或经期延长,色暗红,质稠或夹较多黏液;带下量多,色黄质黏有臭味,或伴低热起伏,小便黄赤,舌红,苔黄腻,脉滑数。

治疗法则:清热除湿,化瘀止痛。

方药举例:清热调血汤(《古今医鉴》)。

牡丹皮 黄连 生地黄 白芍 当归 川芎 红花 桃仁 延胡索 莪术 香附

4. 气血虚弱证

主要证候:经期或经净后小腹隐隐作痛,喜揉喜按,月经量少,色淡,质薄,神疲乏力,面色萎黄,或食欲不振,舌淡,苔薄。

治疗法则:益气补血,活血止痛。

方药举例:八珍益母汤(《景岳全书》)。

当归 白芍 丹参 黄芪 熟地黄 党参 茯苓 白术 炙甘草 益母草

5. 肝肾亏虚证

主要证候:经后小腹隐痛,月经色淡,量少,腰膝酸软,头晕耳鸣,舌质淡红,脉沉细。

治疗法则:滋肾养肝,缓急止痛。

方药举例:调肝汤(《傅青主女科》)。

当归 白芍 山药 阿胶 山茱萸 巴戟天 甘草

(二)西医治疗

1. 一般治疗注重精神心理治疗,明确月经期轻度不适是生理反应,消除紧张和顾虑有缓解效果。在难以忍受的疼痛出现时可以行非麻醉性镇痛治疗,适当应用镇痛、镇静、解痉药。

2. 药物治疗

(1) 前列腺素合成酶抑制剂:通过抑制前列腺素合成酶,减少前列腺素的产生,防止出现过强或痉挛性子宫收缩,以减轻或消除痛经。该类药物的治疗有效率可达80%。月经来潮即开始服药较佳,连服2~3天。美国FDA批准的用于治疗痛经的药物有布洛芬、酮洛芬、甲氯酚那酸、双氯芬酸、甲芬那酸、萘普生。布洛芬200~400mg,每天3~4次,或酮洛芬50mg,每天3次。

(2) 口服避孕药疗法:通过抑制排卵减少月经血中前列腺素含量,主要适用于要求避孕的痛经女性,疗效可达90%以上。

六、预后

原发性痛经因盆腔无器质性病变,主要经前生活调摄,消除紧张情绪,经前开始中药辨证治疗,症状会有明显改善。若病情反复甚至加重,需进一步检查再排除器质性病变。

笔记

第七节 子宫内膜异位症与子宫腺肌病

子宫内膜异位症(简称内异症)是指具有活性的子宫内膜组织在宫腔被覆黏膜以外的部位种植生长,并因其生长、浸润、反复出血而引发一系列症状的病症。异位的子宫内膜可侵犯全身任何部位,但绝大多数位于盆腔内,最常见于卵巢、宫骶韧带和直肠子宫陷凹。绝经或切除双侧卵巢后,异位内膜可逐渐萎缩吸收;妊娠或使用性激素抑制卵巢的功能,可暂时阻止疾病的发展,故内异症是激素依赖性疾病。本病在病理上呈良性形态学表现,但具有类似恶性肿瘤的种植、侵蚀及远处转移能力。持续加重的盆腔粘连、疼痛、不孕是患者的主要临床表现。25%~35%的不孕症的发生与内异症有关,近年来有明显增高的趋势。多发于25~45岁的女性,生育少、生育晚的女性发病率较高。

当子宫内膜腺体和间质侵入子宫肌层时,称为子宫腺肌病。多发生于30~50岁经产妇,15%~40%同时合并内异症,约半数合并子宫肌瘤。

中医古籍中没有"子宫内膜异位症"及"子宫腺肌病"的病名记载,根据两者相似的临床表现,在"痛经""月经过多""癥瘕""不孕"等病症中有散在的描述。

一、病因病机

(一)中医病因病机

子宫内膜异位症及子宫腺肌病均以瘀血阻滞冲任、胞宫为基本病机。其病位在下焦胞中。血瘀是子宫内膜异位症与子宫腺肌病的病理实质。瘀血阻滞冲任、胞宫、胞脉、胞络,经行不畅,不通则痛,则痛经;瘀血阻滞胞脉,新血不得归经,或瘀伤脉络,络伤血溢,则月经过多、经期延长甚至漏下不止;瘀阻冲任、胞宫,令胞脉受阻,冲任不能相资,两精不能相搏,则艰于孕育;瘀结胞中日久,则蕴积成癥。

(二)西医病因病理

1. 子宫内膜异位症发病机制至今尚未完全阐明,主要有以下学说。

(1)子宫内膜种植学说:目前认为是最重要的学说。1921年Sampson提出经血逆流引起盆腔内种植;此外,还有医源性种植、经淋巴及静脉播散等观点。

(2)体腔上皮化生学说:由病理学家Meyer提出具有高度化生潜能的体腔上皮在卵巢激素和慢性炎症刺激下,可被激活并转化成内膜组织。

(3)诱导学说:种植的内膜可释放某些生长因子诱导未分化的间质形成子宫内膜异位组织。

(4)免疫与炎症因素:腹腔中巨噬细胞、NK细胞和细胞毒性T细胞的细胞毒作用被抑制,不足以清除逆流至腹腔的子宫内膜细胞时,就可发生内异症。内异症与亚临床腹膜炎有关,腹腔液中巨噬细胞、炎性细胞因子、生长因子、促血管生成物质增加,从而促进异位内膜存活,增加并导致局部纤维增生、粘连。

(5)遗传学说:本病具有家族聚集性,患者一级亲属发病风险是无家族史的7倍,单卵双胎姐妹发病率高达75%,患者常出现非整倍体、序列丢失或插入等染色体异常。

内异症的基本病理变化是异位的子宫内膜随卵巢激素的变化而发生周期性出血,局部反复出血和缓慢吸收导致周围纤维组织增生、粘连、出现紫褐色斑点或小泡,最后形成实质性结节或囊肿。卵巢内异症可累及一侧或两侧卵巢,典型病变为囊肿型,形

笔记

成“巧克力囊肿”。直径多为5~6cm，最大可达25cm。腹膜内异症分布在盆腔腹膜和各脏器表面，以宫骶韧带、子宫直肠陷凹和子宫后壁下段浆膜最常见。局部形成结节，发生粘连或形成瘢痕组织。镜检可见子宫内膜上皮、腺体、内膜间质、纤维素、红细胞及含铁红血素。

2. 子宫腺肌病

（1）病因：子宫腺肌病患者部分子宫肌层中的内膜病灶与宫腔内膜直接相连，故认为本病由基底层子宫内膜侵入肌层所致，多次妊娠及分娩人工流产、慢性子宫内膜炎等造成子宫内膜基底层损伤，与本病的发病密切相关。由于内膜基底层缺乏黏膜下层，且本病常合并有子宫肌瘤与子宫内膜增生，提示高水平雌孕激素刺激也可能是导致内膜向肌层生长的原因之一。

（2）病理：子宫均匀增大，呈球形，一般不超过妊娠12周子宫大小。肌层病灶多为弥散性生长，多累及后壁；少数呈局限性生长，形成结节或团块，类似子宫肌壁间肌瘤，称子宫腺肌瘤。镜检特征为肌层内有呈岛状分布的异位内膜腺体及间质。异位内膜细胞属基底层内膜，对卵巢激素特别是孕激素不敏感，故异位腺体常呈增殖期改变，偶尔见到局部区域有分泌期改变。

二、临床表现

（一）子宫内膜异位症

1. 症状　可因病变部位不同而异，且临床症状与病变程度不平行，约20%患者无明显不适。

（1）痛经和持续下腹痛：典型症状为渐进性的继发性痛经，在经期1~2天开始，经期首日最剧烈，疼痛部位多为下腹部及腰骶部，放射至阴道、会阴、肛门或大腿，可伴有肛门下坠或腹泻。部分患者有慢性盆腔痛、性交痛等；性交痛在月经来潮前较明显，一般表现为深部性交痛；若卵巢巧克力囊肿破裂可引起突发性剧烈腹痛，伴恶心、呕吐和肛门坠胀，多发生在经期前或经期。病灶粘连严重者也可持续存在下腹部、腰骶部疼痛不适。

（2）月经失调：15%~30%患者有经量增多、经期延长或经前点滴出血。可能与卵巢无排卵、黄体功能不足或同时合并子宫腺肌病或子宫肌瘤有关。

（3）不孕和流产：40%的患者合并不孕，主要由于卵巢、输卵管周围广泛性粘连影响输卵管的拾卵与运输功能；盆腔内微环境改变和免疫功能异常；卵巢排卵障碍，包括未破裂卵泡黄素化综合征（LUFS）或黄体功能不足等。内异症患者妊娠有40%发生自然流产。

（4）其他症状：肠道内异症患者可出现腹痛、腹泻或便秘，甚至有周期性少量便血；异位内膜侵犯膀胱肌壁可在经期引起尿痛和尿频；盆腔外内异症可在病变部位出现周期性疼痛或出血或肿物增大。

2. 体征　较大的卵巢子宫内膜异位囊肿在妇科检查时可扪及与子宫粘连的包块。囊肿破裂时腹膜刺激征阳性。典型盆腔内异症双合诊检查时可发现子宫多后倾固定，正常或增大。直肠子宫陷凹、宫骶韧带或子宫后壁下方可扪及触痛性结节，一侧或双侧附件处触及囊实性包块，活动度差。若病变累及直肠阴道隔，可在阴道后穹窿部触及甚至看到隆起的紫蓝色斑点、小结节或包块。

3. 临床分期　内异症的临床分期多采用1985年美国生育学会（AFS）提出的修正分期法（表8-2）。

笔记

表 8-2 AFS 修正子宫内膜异位症分期法（1985）

异位病灶		病灶大小				粘连范围		
		<1cm	1～3cm	>3cm		<1/3 包裹	1/3～2/3 包裹	>2/3 包裹
腹膜	浅	1	2	4				
	深	2	4	6				
卵巢	右浅	1	2	4	薄膜	1	2	4
	右深	4	16	20	致密	4	8	16
	左浅	1	2	4	薄膜	1	2	4
	左深	4	16	20	致密	4	8	16
输卵管	右				薄膜	1	2	4
					致密	4	8	16
	左				薄膜	1	2	4
					致密	4	8	16
直肠子宫陷凹		部分封闭 4			全部封闭 40			

注：1）Ⅰ期（微型）：1～5 分，Ⅱ期（轻型）：6～15 分，Ⅲ期（中型）：16～40 分，Ⅳ期（重型）：>40 分；2）若输卵管全部被包裹，应为 16 分。

（二）子宫腺肌病

1. 症状　主要症状是经量增多、经期延长和逐渐加剧的进行性痛经，疼痛位于下腹正中，常于经前 1 周开始，直至月经结束。无症状者有时与子宫肌瘤不易鉴别。

2. 体征　妇科检查子宫均匀性增大或有局限性突起、质硬且有压痛，经期压痛更甚。

三、实验室及其他检查

（一）子宫内膜异位症

1. 影像学检查　阴道或腹部 B 超检查可确定卵巢内异症囊肿的位置、大小以及与子宫和周围脏器的关系。囊肿多为圆形或椭圆，有明显界限，与周围组织粘连，囊肿壁厚且粗糙不平，内有细小光点。盆腔 CT 及 MRI 对盆腔内异症有诊断价值。

2. 实验室检查　血清 CA125 可升高，但一般不超过 100U/ml。对可疑者有辅助诊断价值。对已确诊患者，定期测定 CA125 可用于疗效观察或追踪随访。血清抗心磷脂抗体可升高，但两者特异性和敏感性均不高。血清抗子宫内膜抗体升高，特异性高但不敏感。

3. 腹腔镜检查　是目前诊断内异症的最佳方法，在腹腔镜下见到大体病理所述典型病灶或对可疑病变进行活组织检查即可诊断。下列情况应首选腹腔镜检查：疑为内异症的不孕症患者，妇科检查及 B 超检查无阳性发现的慢性腹痛及痛经进行性加重者，有症状特别是血清 CA125 升高者。只有在腹腔镜检查或剖腹探查直视下才能确定内异症临床分期。

（二）子宫腺肌病

1. B 超检查可在子宫肌层见到不规则增强回声，肌壁增厚，无边界。

2. 实验室检查血清 CA125 可升高。

四、诊断与鉴别诊断

（一）辨病要点

根据其病史、年龄、临床表现、妇科检查结果，结合各项实验室检查和其他检查指标。必要时应做全面的实验室检查、腹腔镜检查、病理检查确诊。

（二）辨证要点

在辨证上，常谨守"瘀血阻滞冲任、胞宫"为基本病机，同时根据疼痛发生的时间、性质、部位，月经的情况和胞中结块的大小、部位，以及体质和舌脉寻求血瘀的成因及辨别寒热虚实。瘀血为有形之邪，久病多虚，临床上以虚实错杂多见。

（三）诊疗思路

子宫内膜异位症与子宫腺肌病诊疗思路见图 8-11。

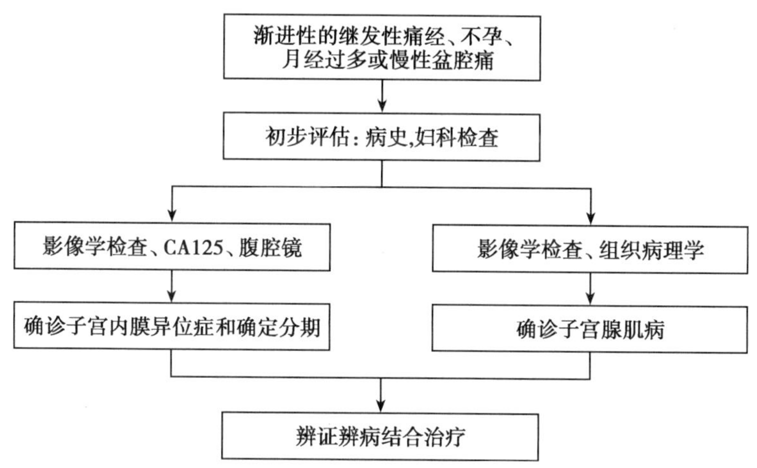

图 8-11 子宫内膜异位症与子宫腺肌病诊疗思路图

（四）鉴别诊断

1. 内异症易与下列疾病混淆，应予以鉴别

（1）卵巢恶性肿瘤：早期无症状，有症状时多呈持续性腹痛、腹胀，病情发展快，一般情况差。除查有盆腔包块外，多伴有腹水。B 型超声图像显示包块为混合性或实性，实验室检查癌性指标异常升高，腹腔镜检查及腹水细胞检查可助鉴别，确诊困难时宜行剖腹探查术。

（2）盆腔炎性包块：多有急性盆腔炎或反复感染史，疼痛不仅限于经期，平时亦有腹部隐痛，且可伴有发热，阴道分泌物增多，有时呈脓性。实验性检查炎性指标升高。虽有痛经但不严重，且无进行性加重。抗感染治疗有效。

（3）子宫腺肌病：痛经症状与子宫内膜异位症相似，甚至更剧烈。子宫多呈对称性增大且质时地较正常子宫硬，经期检查子宫压痛明显。

2. 子宫腺肌病与子宫肌瘤及子宫肥大症相鉴别

（1）子宫肌瘤：月经量多，但多无痛经，盆腔检查子宫增大或有不规则突出。B 超检查肌瘤结节为边界清晰的局限性低回声区。该病常与子宫腺肌病并存。

（2）子宫肥大症：也可有月经量多，但无痛经。子宫均匀性增大，一般为妊娠 6

周大小，很少超过妊娠8周大小。B超示子宫增大，肌壁回声均匀。

五、治疗

（一）中医治疗

内异症和子宫腺肌病均以活血化瘀为治疗大法，结合月经周期的不同阶段，一般经前以调气祛瘀为主；经期以活血祛瘀、理气止痛为主；经后则以益气补肾、活血化瘀为主。同时注意辨病与辨证相结合，以痛经为主者重在祛瘀止痛；月经不调或不孕者要配合调经、助孕；癥瘕结块者散结消癥。

1. 气滞血瘀证

主要证候：经前、经期下腹胀痛、拒按，逐渐加重。乳房或胸胁胀痛，经行不畅，色暗有块，块下痛减，胞中积块，固定不移，舌暗或有瘀点、瘀斑，脉弦涩。

治疗法则：行气活血，祛瘀止痛。

方药举例：膈下逐瘀汤（方见第八章第五节多囊卵巢综合征）。

2. 寒凝血瘀证

主要证候：经前或经期下腹冷痛，喜温畏寒，月经或推后，量少，色暗，有块，块下痛减，形寒肢冷，面色苍白，痛甚则呕恶，舌暗，苔白，脉弦紧。

治疗法则：温经散寒，祛瘀止痛。

方药举例：少腹逐瘀汤（方见第八章第六节痛经）。

3. 热灼血瘀证

主要证候：经期或经前后发热，腹痛拒按，痛抵腰骶，伴口苦咽干，烦躁不宁，大便干结，舌质红，有瘀点瘀斑，苔薄黄，脉弦数

治疗法则：清热和营，活血祛瘀。

方药举例：清热调血汤（方见第八章第六节痛经）。

4. 气虚血瘀证

主要证候：经期或经后腹痛，喜按喜温，月经色淡质薄，肛门坠胀，面色少华，神疲乏力，大便不实，舌淡胖，边有齿痕，脉细弦或涩。

治疗法则：益气活血，祛瘀止痛。

方药举例：举元煎（《景岳全书》）合失笑散（方见第八章第一节月经失调）。

人参　黄芪　白术　升麻　甘草

5. 肾虚血瘀证

主要证候：经行或经后下腹坠痛，腰脊酸楚，痛引下肢和阴户，头晕目眩，月经先后无定期，量或多或少，或有血块，不孕或屡孕屡堕。舌暗滞，或有瘀点，苔薄白，脉沉细而涩。

治疗法则：益肾养血，活血化瘀。

方药举例：寿胎丸（《医学衷中参西录》）合四物汤（《仙授理伤续断秘方》）。

菟丝子　桑寄生　续断　阿胶　川芎　当归　地黄　芍药

（二）西医治疗

1. 子宫内膜异位症

（1）期待疗法：适用于无症状或症状轻微患者，一般可每数月随访一次。

（2）药物治疗：包括抑制疼痛治疗的对症治疗，抑制雌激素合成使异位内膜萎

笔记

缩,阻断下丘脑-垂体-卵巢轴的刺激和出血周期为目的的性激素治疗,造成体内低雌激素环境,形成假孕、假绝经或药物性卵巢切除状态。

1）假孕疗法:高效孕激素,如甲羟孕酮 30mg/d,连续 6 个月;或低剂量高效孕激素与炔雌醇复合物的避孕药。适用于暂无生育要求者。孕激素受体拮抗剂米非司酮,每日口服 25~100mg,造成闭经使子宫内膜萎缩。

2）假绝经疗法:用达那唑或孕三烯酮导致短暂闭经,故称假绝经疗法。达那唑 200mg/次,每日 2~3 次,从月经第 1 天开始,持续用药 6 个月。若痛经不缓解或不出现闭经时,可加大剂量至 200mg,每日 4 次。副作用有恶心、头痛、潮热、乳房缩小、体重增加、性欲减退、多毛、痤疮、肝损害。孕三烯酮 2.5mg/次,每周用药 2 次,副反应低,半衰期长,对肝功能影响较小。

3）药物性卵巢切除:用促性腺激素释放激素激动剂(GnRH-a),如亮丙瑞林或曲普瑞林 3.75mg,或戈舍瑞林 3.6mg,皮下注射,每隔 28 天一次。

（3）手术疗法:明确诊断和临床分期,清除病灶,分离粘连并恢复正常解剖结构,从而治疗不孕和缓解疼痛。手术指征:药物治疗后症状不缓解或加重;卵巢内异症囊肿直径>5cm,特别是迫切希望生育者。腹腔镜手术是本病的首选方法,目前认为以腹腔镜确诊、手术+药物为内异症的金标准治疗。手术方式如下:

1）保留生育功能手术:切净或破坏所有可见的异位病灶,但保留子宫、一侧或双侧卵巢,至少保留部分卵巢组织。适用于药物治疗无效、年轻和有生育要求的患者。术后尽早妊娠或用药物防止复发。

2）保留卵巢功能手术:切除盆腔内病灶及子宫,保留至少一侧或部分卵巢。适用于 45 岁以下且无生育要求的重症患者。

3）根治性手术:切除子宫、双侧附件及盆腔内所有异位子宫内膜病灶。适用于 45 岁以上的重症患者。

（4）手术与药物联合治疗:手术治疗前给予 3~6 个月的药物治疗使异位病灶缩小、软化,有利于缩小手术范围和手术操作。对于手术不彻底或术后疼痛不缓解者,术后给予 6 个月的药物治疗推迟复发。

2. 子宫腺肌病

（1）药物疗法:目前尚无根治的有效药物。症状较轻者可用口服避孕药治疗。有生育要求者可试用 GnRH-a 治疗,使疼痛缓解或消失、子宫缩小,但停药后症状复现。高效孕激素对本病无效。

（2）手术疗法:症状较严重、年龄偏大无生育要求或药物治疗无效者可行全子宫切除术。卵巢是否保留取决于卵巢有无病变和患者年龄。对子宫腺肌瘤的年轻患者或有生育要求者可行病灶切除术,但术后易复发。经腹腔镜行骶前神经切除术和骶骨神经切除术,约 80%患者术后疼痛缓解或消失。

六、预后

子宫内膜异位症及腺肌症为难治、易复发的疾病,总体治疗原则为减灭和消除病灶,减轻和消除疼痛,改善和促进生育,减少和避免复发。治疗方案要基于以下因素:①年龄;②生育要求;③症状的严重性;④既往治疗史;⑤病变范围;⑥患者的意愿。治疗措施应个体化。对盆腔疼痛、不孕及盆腔包块的治疗要分别对待。

笔记

第八节 经行前后诸证

女性每值经期或月经前后发生的某些精神和躯体症状，如烦躁易怒、精神紧张、神经过敏、头晕、头痛、失眠、乳房胀痛、水肿、泄泻、身痛、发热、口舌糜烂、大便下血等，称为经行前后诸证，严重者可影响患者的工作和生活质量，经净自然缓解。据统计，本病发生率为 30%～40%，严重者占 5%～10%。中医学无此专门病名，散在记载于“经行头痛”“经行乳房胀痛”“经行发热”“经行身痛”“经行泄泻”“经行浮肿”等范畴，现统称为“经行前后诸证”。西医学经前期综合征（premenstrual syndrome，PMS）可参照本病辨证施治。

一、病因病机

（一）中医病因病机

月经以血为本。肝藏血，肾藏精，精化血，脾统血，主运化，是气血生化之源。女性行经之前，阴血下注冲任，血海充盈，而全身阴血相对不足，肝、脾、肾功能失调，气血、经络失和是导致经行前后诸证的重要因素，而患者素体禀赋是引发本病的关键因素。临床常见的病因有：

1. 肝郁气滞　素性抑郁，情志不舒，或恚怒伤肝，肝失条达，经行之际阴血下注血海，肝血不足，失于濡养，肝气不舒，气机壅阻，故出现胁肋、乳房胀痛，肝郁日久化火，上扰清窍，可致经行头晕头痛、烦躁失眠；肝木乘脾土，脾失健运则经行腹泻。

2. 肝肾阴虚　素体阴虚，临行经之前，阴血更虚，阴虚水不涵木，木火上炎，则经行头痛头晕，烦躁失眠，经行发热，或口糜；热灼阴络，则经行便血等。

3. 脾肾阳虚　素体阳虚，行经之时阳气随之下泄，脾肾阳气益虚。脾失温煦，运化不健，则水湿停聚，泛于肌肤则为水肿，水湿下注则为经行泄泻；清阳不升，则清窍失养，以致头晕、头痛。

4. 气血虚弱　素体亏虚，经前阴血下注，经期血随经外泄，气血更虚，经脉失养，故经行身痛，或酸楚麻木；血虚生风，可致经行风疹块等。

5. 瘀血阻滞　经行、产后遇寒饮冷，血为寒凝，或跌仆外伤，瘀血阻滞脉中，经脉不通，故经行之际身痛，小腹疼痛；足厥阴肝经络胞而过，上循巅脑，冲脉附于肝，经前血随冲气上逆，阻滞脑络，不通则巅脑失养，因而头痛、头晕。

（二）西医病因病理

经前期综合征至目前尚无确切的病因，目前有以下几种学说。

1. 脑神经递质学说　与应激反应及控制情感有关的神经递质如 5-羟色胺、阿片肽、单胺类等在月经周期中对性激素的变化敏感。雌、孕激素通过对神经递质的影响在易感人群中引起 PMS。

2. 卵巢激素学说　PMS 症状与月经周期黄体期孕酮的撤退变化相平行，因而推测中、晚期黄体期孕酮水平的下降或雌/孕激素比值的改变可能诱发 PMS。

3. 前列腺素作用　前列腺素可影响钠潴留、精神行为、体温调节及许多 PMS 的有关症状，前列腺素合成抑制剂能改善 PMS 躯体症状。

4. 维生素 B_6 缺陷 维生素 B_6 是合成多巴胺和5-羟色胺的辅酶，对减轻抑郁症状有效，因此认为PMS患者可能存在维生素 B_6 缺陷。

5. 精神社会因素 与PMS的严重程度有动态关系。部分患者精神症状突出，当情绪紧张时则使原有症状加重。

二、临床表现

1. 症状

（1）精神症状：抑郁、急躁、紧张、情绪波动、精神萎靡、无法控制的大喊大叫、攻击性、恐慌袭击、焦虑、社交能力下降、记忆力或注意力改变、性欲改变、易冲动。

（2）躯体症状

1）神经系统：如偏头痛、头痛、晕厥、眩晕。

2）代谢改变：如乳房压痛、肢体水肿。

3）心血管系统：如期前收缩、心悸、阵发性心动过速。

4）胃肠道系统：如恶心、腹部胀满、胃气胀、便秘、腹泻。

5）泌尿系统：如少尿、尿道炎、膀胱炎、遗尿、尿潴留。

6）皮肤改变：如痤疮、荨麻疹。

7）骨骼肌肉：如关节、肌肉的疼痛和肿胀。

（3）经前期放大现象：即慢性内科病如精神疾病以及糖尿病、哮喘等月经前加重的情况。

2. 体征 每随月经周期见颜面及下肢凹陷性水肿，体重增加，或乳房胀痛，且有触痛性结节，或口腔黏膜溃疡，或见荨麻疹、痤疮。程度轻重不一，或可多症并存，月经干净后症状逐渐消失。

三、实验室及其他检查

1. 雌、孕激素测定 月经后半期孕酮水平低下或正常，雌二醇浓度偏高。雌二醇/黄体酮比值增高。

2. 催乳素测定 水平较高。

3. 阴道细胞学检查 角化细胞异常持久，提示雌激素水平增高，孕激素不足。

4. 宫颈黏液检查 黄体期涂片仍见宫颈黏液稀薄透明，延展性强，并见羊齿状结晶者，提示雌激素水平高。

5. 基础体温测定 大多为双相，但排卵后体温曲线上升缓慢且不规则，或上升日数短，说明黄体功能不足。

6. 实验室其他检查 如血常规、尿常规、肝肾功能检查、血浆蛋白检查等，排除全身性疾病引起的水肿。

7. 精神状态检查 进行完整的精神状态检查，以排除精神类疾病。

四、诊断与鉴别诊断

（一）辨病要点

根据患者年龄以及临床特征为周期性系列症状出现，即月经前1~2周症状出现，月经后症状减轻至消失，诊断基本可确立。

笔记

（二）辨证要点

要全面详细采集四诊资料，包括患者年龄、月经、带下、婚产、性生活及避孕情况，将所得资料加以综合分析，重点审脏腑、冲任、胞宫之病位；查气血、寒热、虚实之变化；辨病理因素痰湿与瘀血。

本病见症多端，临床可根据各证的不同表现辨其寒热虚实。因其症状的出现均与月经周期相关，故当根据经前、经期、经后的生理特性，综合分析。

（三）诊疗思路

经行前后诸证诊疗思路见图 8-12。

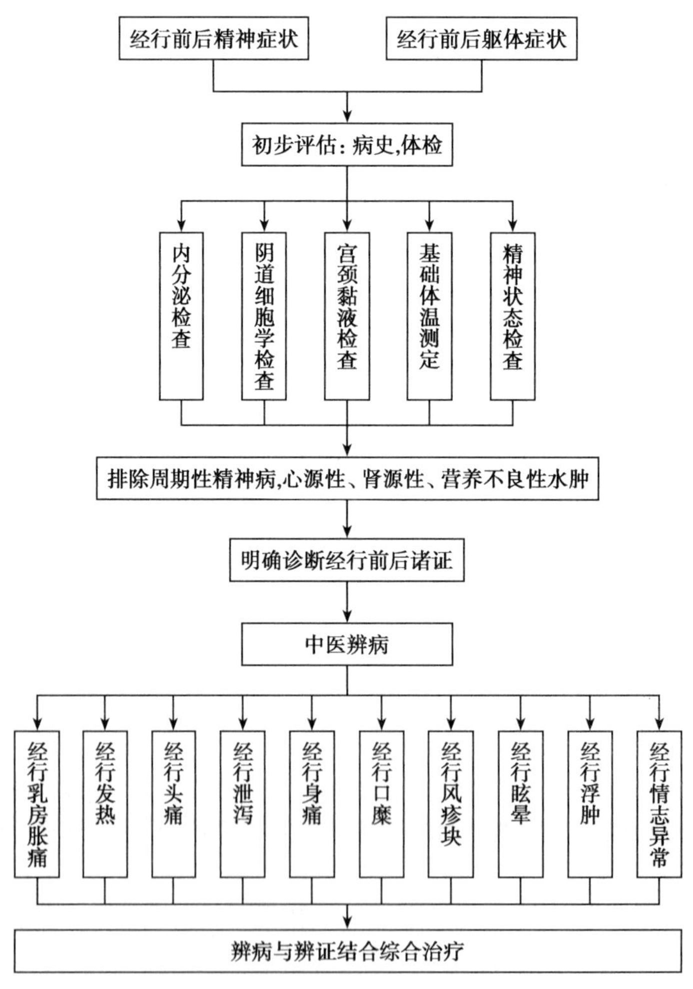

图 8-12 经行前后诸证诊疗思路图

（四）鉴别诊断

1. 周期性精神病 周期性精神病也随月经周期而发作，经净后自然缓解，但无水钠潴留症状。好发于 13~18 岁女性，常见部分患者发育迟缓，身材矮小，生殖器官发育不全，甚至闭经。脑电图可有轻度或中度异常等。发作时体温略升，心率快，手足冷而多汗，肢端轻度发绀，面部充血或苍白。其诱因多为精神因素所致。

2. 与水肿有关疾病

笔记

(1) 心脏性水肿:有心脏病史;心脏扩大,心脏杂音以及肝大,颈静脉怒张的体征,水肿由下肢开始波及全身,症状与月经无关。

(2) 肾病性水肿:有肾病史;尿常规可见尿蛋白、红细胞及管型等;伴血压升高、少尿症;晨起时可见颜面、眼睑水肿,渐渐发展至全身水肿。与月经无关。

(3) 营养缺乏性水肿:由于低蛋白血症所致。经过高蛋白、高热量、高维生素等膳食调理,水肿即能迅速消退,症状与月经无关。

五、治疗

(一) 中医治疗

根据月经病的治疗原则,审因论治,重在补肾、温脾、疏肝理气、祛瘀,使脏腑功能平衡,阴阳气血互济。

1. 肝郁气滞证

主要证候:经前或经期乳房、乳头胀痛,胸闷胁胀,精神抑郁,头晕目眩,烦躁易怒,或少腹胀痛,舌质红或紫暗,脉弦。

治疗法则:疏肝解郁,理气止痛。

方药举例:柴胡疏肝散(《证治准绳》)。

柴胡 枳壳 炙甘草 芍药 川芎 香附 陈皮

2. 肝肾阴虚证

主要证候:经前、经期头晕头痛,烦躁失眠,口干不欲饮,烘热汗出,腰酸腿软,肢体麻木,口舌糜烂,舌红少苔,脉细数。

治疗法则:滋肾养肝,清热降火。

方药举例:杞菊地黄丸(《麻疹全书》)。

熟地黄 山茱萸 山药 泽泻 茯苓 牡丹皮 枸杞子 菊花

3. 脾肾阳虚证

主要证候:经前、经期面目四肢水肿,经行泄泻,腰腿酸软,身倦无力,形寒肢冷,舌苔白滑,脉沉缓。

治疗法则:健脾温肾。

方药举例:健固汤(《傅青主女科》)合四神丸(《证治准绳》)。

人参 茯苓 白术 巴戟天 薏苡仁

补骨脂 吴茱萸 肉豆蔻 五味子

4. 气血两虚证

主要证候:经行或经后发热,形寒,自汗,神疲肢软,少气懒言,心悸怔忡,失眠多梦,经行感冒,或发风疹,舌淡苔薄,脉弱无力。

治疗法则:健脾升阳,益气固表。

方药举例:归脾汤(《校注妇人良方》)。

人参 黄芪 白术 茯神 酸枣仁 龙眼肉 木香 甘草 当归 远志 生姜 大枣

5. 瘀血阻滞证

主要证候:经前、经期身痛,腰膝关节酸痛,得热痛减,经行量少,色暗,或有血块,巅顶刺痛,舌红苔白,脉沉紧或沉涩。

治疗法则:温经通络,活血散瘀。

笔记

方药举例：趁痛散（《经效产宝》）。

当归　黄芪　白术　炙甘草　肉桂　独活　牛膝　生姜　薤白

（二）西医治疗

1. 心理治疗　应予患者心理安慰与疏导，调整其心理状态，使患者消除恐惧、紧张的心理，建立勇气和自信心。

2. 饮食　应选择高碳水化合物低蛋白饮食，限制盐，限制咖啡，补充维生素 E、维生素 B 和微量元素镁。

3. 药物治疗

（1）抗焦虑剂：适用于有明显焦虑及易怒的患者。阿普唑仑经前用药，起始可用 0.4mg/次，每日 2~3 次，酌情递增，最大剂量为每日 4mg，一直用至月经来潮的第 2~3 日。

（2）抗抑郁剂：可选用①选择性 5-羟色胺再摄取抑制剂，对 PMS 有明显疗效，是治疗 PMS 的一线药物，如氟西汀每日 20mg，整个月经周期服用，无明显副作用；②三环类抗抑郁剂，氯丙咪嗪（氯米帕明）每日 25~75mg，对控制 PMS 有效。

（3）促性腺激素释放激素类似物（GnRHa）：通过调节抑制垂体促性腺激素分泌，造成低促性腺激素、低雌激素状态，可缓解症状，有一定副作用，不宜长期应用，且费用较高。

（4）醛固酮受体拮抗剂：螺内酯 25mg，每日 2~3 次，不仅可拮抗醛固酮而利尿，减轻水潴留，而且对改善神经症状也有效。

（5）维生素 B_6：可调节自主神经系统与下丘脑-垂体-卵巢轴的作用，并抑制催乳素的分泌与合成，每日口服 100mg 可改善症状。

（6）前列腺素合成酶抑制剂：吲哚美辛 25mg，每日 3 次。可缓解头痛、痛经。

（7）达那唑：每日 200mg，能减轻乳房疼痛，改善情感、行为，但有弱雄激素特性和肝功能损害作用，只用于其他治疗失败，且症状严重时。

（8）溴隐亭：1.25~2.5mg，每日 2 次，经前 14 日起服用，月经来潮则停药，可降低催乳素水平，减少乳房胀痛等。

六、预后

本病一般预后良好，经过个体化合理治疗及情志调节大多可治愈。若迁延日久，可变生他病。若久病不愈，需进一步检查，排除其他疾病。

第九节　绝经前后诸证

女性在绝经期前后由于性激素减少所致的一系列躯体及精神心理症状，如月经紊乱、情志异常、潮热汗出、眩晕耳鸣、心悸失眠、水肿便溏等，称为绝经前后诸证。中医学无此病名，其症状于“年老血崩”“脏躁”“百合病”等疾病中可见散在记载，现统称为绝经前后诸证。

本病相当于西医学绝经综合征。

笔记

一、病因病机

（一）中医病因病机

女性七七之年进入围绝经期，肾气渐衰，天癸将竭，冲任二脉虚损，精血不足，气血失调，脏腑功能紊乱，肾阴阳失和。临床常见肾阴虚、肾阳虚或肾阴阳两虚证候。肾虚为致病之本，可以涉及他脏而发病。

1. 肾阴虚　素体阴虚或产乳过多，精血耗伤，肾阴亏虚，七七之年，肾阴益亏，天癸渐竭。阴虚则阳失潜藏，或水不涵木可致肝阳上亢，水不济火则心肾不交，故肾阴虚临床多见有肝肾阴虚，心肾不交。

2. 肾阳虚　七七之年，肾气渐衰，命门火衰，虚寒内盛，脏腑失于温煦，冲任失养，以致绝经前后诸证。临床常见脾肾阳虚。

3. 肾阴阳两虚　肾为水火之宅，内藏元阴元阳。阴阳互根，故肾阳不足，日久阳损及阴；肾阴虚日久也可阴损及阳，从而导致肾阴阳两虚之诸多症状。

（二）西医病因病理

绝经前后女性内分泌变化总的趋势是卵巢排卵逐渐停止，内分泌功能渐趋减退，雌激素和抑制素逐渐减少，而垂体分泌的促性腺激素逐渐增多。

1. 雌激素　由于卵巢功能衰退，雌激素分泌减少。绝经过渡期早期因 FSH 升高对卵泡过度刺激引起雌二醇分泌过多，导致雌激素水平高于正常增殖期水平。随着卵泡的逐渐耗尽，雌激素水平逐渐下降。绝经后卵巢不再分泌雌激素，女性体内低水平的雌激素主要是由来自肾上腺皮质以及来自卵巢的雄烯二酮和睾酮经周围组织中芳香化酶转化的雌酮，转化的部位主要在肌肉和脂肪，肝、肾、脑等组织也可促使转化。雌酮在周围组织也与雌二醇互相转化，但与生育期女性相反，雌酮（E_1）高于雌二醇（E_2），形成 $E_1/E_2>1$。

2. 促性腺激素　绝经过渡期 FSH 水平升高，呈波动型，LH 仍可在正常范围，但 FSH/LH 仍<1。绝经后由于雌激素水平下降，诱导下丘脑分泌 GnRH 增加，进而刺激垂体释放 FSH 和 LH 增加；同时，由于卵泡产生抑制素减少，使 FSH 和 LH 水平升高，其中 FSH 升高较 LH 更显著，FSH/LH>1，绝经后 2~3 年 FSH/LH 达最高水平，约持续 10 年，然后下降。

3. 抑制素　抑制素通过反馈抑制垂体 FSH 和 GnRH 对自身受体的升调节，使抑制素水平与 FSH 水平呈负相关。围绝经期女性血抑制素浓度下降较 E_2 下降早且明显，可能成为反映卵巢功能衰退敏感的指标。绝经后卵泡抑制素极低，而 FSH 升高。

二、临床表现

1. 症状

（1）月经紊乱：是在绝经过渡期的常见症状。女性在绝经前期无排卵性月经增加，大致分为 3 种类型：①月经周期缩短，经量变少，最后绝经；②月经周期不规则，周期和经期持续时间长，月经量增加，甚至大出血或淋漓不断，然后经量逐渐减少，最终停止；③月经突然停止，较少见。

（2）与雌激素下降有关的症状

1）血管舒缩症状：表现为潮热，这是雌激素下降的最有特征性的症状，多为反复

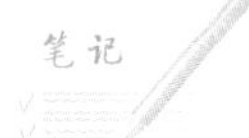

出现短暂的面部和颈部皮肤阵阵发红，伴有烘热，继而出汗，持续时间在1~3分钟之间，症状轻者每日发作数次，重者每日发作10余次或更多，常在夜间和应激状态时容易发作，这种血管功能不稳定现象可以持续1年或者长达5年，甚至更长。人工绝经者发生率高于自然绝经者，自然绝经的潮热发生率高于50%。

2）精神神经症状：主要指记忆、情绪和认知功能。绝经过渡期女性容易出现激动易怒、焦虑不安、情绪低落、抑郁寡言、多疑猜忌，不能自我控制等情绪症状。记忆力减退和注意力不集中也常常出现。

3）泌尿生殖道症状：主要表现在泌尿生殖道萎缩症状，出现外阴、阴道干燥，性交困难，反复发生的阴道炎，排尿困难，尿急以及反复发生的尿路感染。尿道缩短，黏膜变薄，括约肌松弛，常有张力性尿失禁。

4）代谢异常和心血管疾病：表现为体重明显增加，糖、脂代谢异常增加，心血管疾病随年龄而增加。雌激素对脂代谢的良性作用改善心血管功能并抑制动脉粥样硬化，研究表明绝经后血胆固醇水平升高，各种脂蛋白增加，而高密度脂蛋白/低密度脂蛋白比率降低。绝经后女性易发生动脉粥样硬化、心肌缺血、心肌梗死、高血压和脑出血，冠心病发生率及并发心肌梗死的死亡率也随年龄而增加。

5）骨矿含量改变及骨质疏松：雌激素对骨生成有直接作用和对抗甲状旁腺激素的骨吸收作用。绝经后女性雌激素下降，骨质吸收速度快于骨质生成，促使骨质丢失变疏松，围绝经期约25%女性患有骨质疏松。骨质疏松可引起骨骼压缩、身材变矮，严重者可致骨折，常见于桡骨远端、股骨颈、椎体等部位。

2. 体征　随着月经停止，生殖器官及乳房萎缩。

三、实验室及其他检查

1. 妇科检查　外阴、阴道、子宫不同程度的萎缩，阴道分泌物减少。

2. 绝经后症状评分法　症状程度分4个等级，即无症状为0分、偶有症状为1分、症状持续为2分、影响生活者3分。

国内常用的改良Kuppermann评分方法如下：症状评分＝系数×程度，各项症状评分相加之和为总分，总分0~63分。

潮热出汗4×症状程度＝0~12分；感觉异常2×症状程度＝0~6分；失眠2×症状程度＝0~6分；易激动2×症状程度＝0~6分；抑郁1×症状程度＝0~3分；眩晕1×症状程度＝0~3分；疲乏1×症状程度＝0~3分；骨关节、肌肉痛1×症状程度＝0~3分；头痛1×症状程度＝0~3分；心悸1×症状程度＝0~3分；皮肤蚁走感1×症状程度＝0~3分；性交痛2×症状程度＝0~6分；泌尿系症状2×症状程度＝0~6分。

3. 性激素的测定　测定性激素的含量能了解卵巢功能状态，有助于绝经的诊断。①FSH>10U/L提示卵巢储备下降，FSH>40U/L提示卵巢功能衰竭；②抑制素B≤45ng/ml，是卵巢功能减退的最早标志，比FSH更敏感；③抗米勒管激素（AMH）≤1.0ng/ml，预示卵巢储备功能下降。

4. B超检查　了解子宫及卵巢萎缩状况。

5. 骨密度测定　确定有无骨质疏松。

笔记

四、诊断与鉴别诊断

（一）辨病要点

根据临床表现、实验室检查和其他检查结果进行诊断：①患者发病年龄在 40~55 岁之间，有月经紊乱史或因手术或放射线损害造成人工绝经史；②有典型的自主神经系统失调症状，如潮热、汗出，情绪不稳定，失眠，多梦，易疲劳。

（二）辨证要点

本病以肾虚为本，病机以肾阴阳平衡失调为主。肾阴虚者见腰膝酸软，头晕耳鸣，烘热汗出，潮热颧红等阴虚内热证；肾阳虚者见腰膝酸痛，畏寒肢冷，小便清长，大便稀溏等阳虚内寒证；阴阳俱虚者，则寒热错杂，阴阳两证同时并见，但亦可以出现偏于阴分或偏于阳分虚者，临证需详加分析。

（三）诊疗思路

本病诊疗思路见图 8-13。

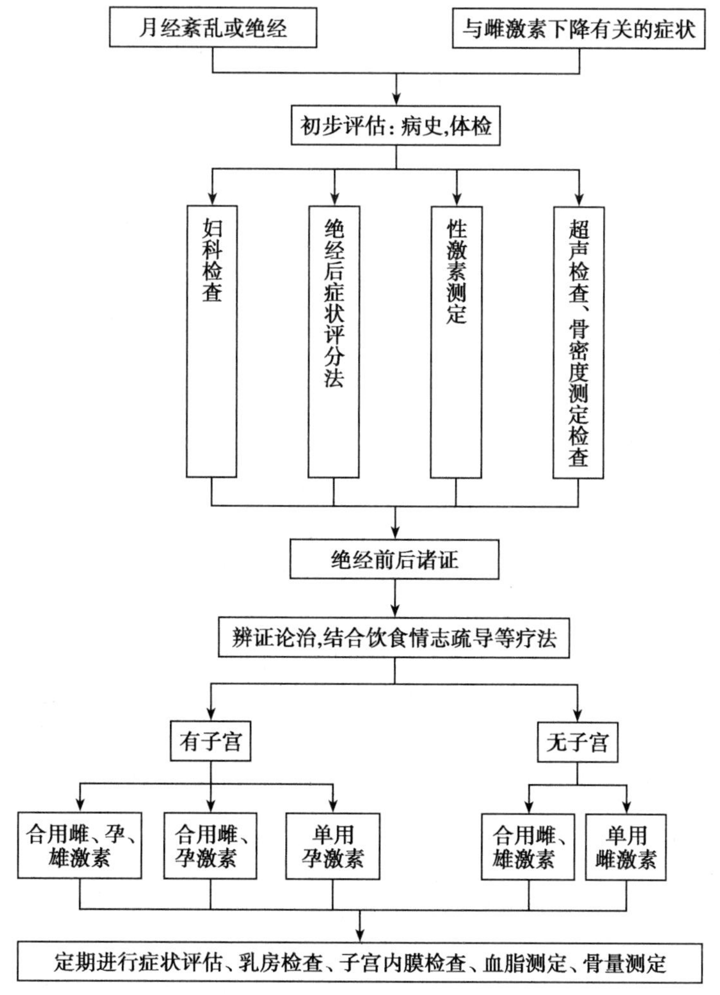

图 8-13　绝经前后诸证诊疗思路图

（四）鉴别诊断

甲状腺功能亢进　月经不规律、汗出和情绪改变，也是甲状腺功能亢进的潜在临床表现，但甲亢的汗出不同于典型的潮热汗出，所以检查甲状腺功能有助于确诊。

五、治疗

（一）中医治疗

1. 肾阴虚证

主要证候：月经紊乱，经色鲜红，量或多或少，头晕耳鸣，心烦易怒，潮热汗出，五心烦热，腰膝酸软，皮肤瘙痒或如蚁行，阴道干涩，尿少色黄，舌红少苔，脉细数。

治疗法则：滋肾养阴，佐以潜阳。

方药举例：左归饮（《景岳全书》）。

熟地黄　山药　枸杞子　山茱萸　茯苓　炙甘草

2. 肾阳虚证

主要证候：月经紊乱，或崩中漏下，或闭经，白带清冷，精神萎靡，形寒肢冷，面色晦暗，舌淡，苔薄，脉沉细无力。

治疗法则：温肾扶阳。

方药举例：右归丸（方见第八章第五节多囊卵巢综合征）。

3. 肾阴阳两虚证

主要证候：绝经前后，头晕耳鸣，健忘，乍寒乍热，颜面烘热，汗出恶风，腰背冷痛，月经紊乱或闭经，舌质淡，苔薄白，脉沉细。

治疗法则：益阴扶阳。

方药举例：二仙汤（《中医方剂临床手册》）合二至丸（《医方集解》）。

仙茅　淫羊藿　当归　巴戟天　黄柏　知母

女贞子　墨旱莲

（二）西医治疗

治疗的目的应是缓解近期症状，并能早期发现、有效预防骨质疏松症、动脉粥样硬化症、阿尔茨海默病等老年性疾病。

1. 一般治疗　首先应进行适当的心理治疗。谷维素有助于调节自主神经功能，口服 20mg，每日 3 次。必要时夜晚服用艾司唑仑 1～2mg 以助睡眠。α 受体阻滞剂可乐定 0.15mg，每日 2～3 次，可缓解潮热症状。围绝经期还应坚持体育锻炼，增加日晒时间，摄入足量蛋白质及含钙丰富食物，并补充钙剂以减慢骨的丢失。

2. 性激素治疗（hormone therapy，HT）或性激素补充治疗（hormone replacement therapy，HRT）　性激素治疗中以补充雌激素最为关键。合理应用雌激素可控制或预防围绝经期相关症状及相关疾病。为预防雌激素诱发子宫内膜增生过长和子宫内膜癌，主张雌、孕激素联合治疗。激素补充治疗，有其严格、特定的适应证，不能作为绝经后女性一般保健措施，不宜用于心血管疾病的一级预防以及冠心病的二级预防。

（1）适应证：用于具有因雌激素缺乏所致的影响女性生活质量的症状，预防存在

笔记

高危因素的骨质疏松及心血管疾病，本人知情同意使用性激素治疗的女性。

（2）禁忌证：绝对禁忌证包括有或可疑乳腺癌、子宫内膜癌、生殖道异常出血、6个月内活动性血栓病、重症肝脏疾病、脑膜瘤等。相对禁忌证包括有心脏病、偏头痛、血栓性疾病史、乳腺良性疾病或乳腺癌家族史等。

（3）常用方案

1）单用雌激素：适用于不需要保护子宫内膜的情况，如子宫已切除的女性。有子宫女性若用雌激素补充治疗，需仔细监测子宫内膜。

2）单用孕激素：适用于月经失调而无绝经症状的患者。

3）合用雌、孕激素：主要是预防单用雌激素引起子宫内膜过度增生，而增加子宫内膜癌发病率，因此，适用于有完整子宫的女性。可分为序贯合用（即雌激素每日用，后半周期加用孕激素 10~14 日）和联合合用（即每日同时合用雌、孕激素）。

（4）用药途径及时间：用药途径有口服、阴道塞药、皮肤贴片和皮下埋植，可根据情况选用。如持续存在泌尿生殖道萎缩症状，可选用小剂量雌激素间断阴道用药。

（5）不良反应及危险性

1）异常子宫出血：HT 时的异常出血，多为突破性出血所致，但必须高度重视，查明原因，必要时做诊断性刮宫以排除子宫内膜病变。

2）应用性激素容易导致的副反应：①应用雌激素若剂量过大时容易出现乳房胀、白带多、头痛、水肿、色素沉着等，应酌情减量，或改用雌三醇；②应用孕激素可以导致抑郁、易怒、乳房痛和水肿，患者常不易耐受。

3）子宫内膜癌：单一雌激素的长期应用，可使子宫内膜异常增生和子宫内膜癌危险性增加，此种危险性依赖于用药持续时间长短及用药剂量的大小。目前对有子宫者强调雌孕激素联合使用，可降低风险。

4）乳腺癌：有子宫的妇女随机给予雌孕激素联合治疗，平均随访 5.2 年，浸润性乳腺癌的相对风险增加 26%；对无子宫的妇女给单一结合雌激素治疗平均 6 年，浸润性乳腺癌的发病风险不增加。

（6）随访观察：定期评价症状改善情况，监测阴道流血、乳腺、胆囊、凝血状态及新发疾病，每 6~12 个月行乳腺、盆腔 B 超检查。正常绝经女性子宫内膜厚度为（3.2±0.7）mm，内膜厚度 8mm 列为高危人群，应引起重视。酌情行肝肾功能、血脂、血糖检测及骨密度检查。根据随访结果，调整治疗方案及剂量，或停药。

3. 其他药物治疗　为预防骨质疏松，可适当补充钙剂及维生素 D。必要时可选用降钙素或双磷酸盐类抑制骨吸收作用的药物治疗骨质疏松症。

六、预后

围绝经期是女性一生中必然度过的一个过程，防治“未病”，需要饮食有节，加强营养，增加蛋白质、维生素、钙等的摄入。定期检查，及时预防和治疗器质性病变。约 1/3 女性能通过自我调节而无自觉症状；约 2/3 的女性则可出现一系列症状，通过适当的调治可控制症状，预后较好。

笔记

学习小结

1. 学习内容

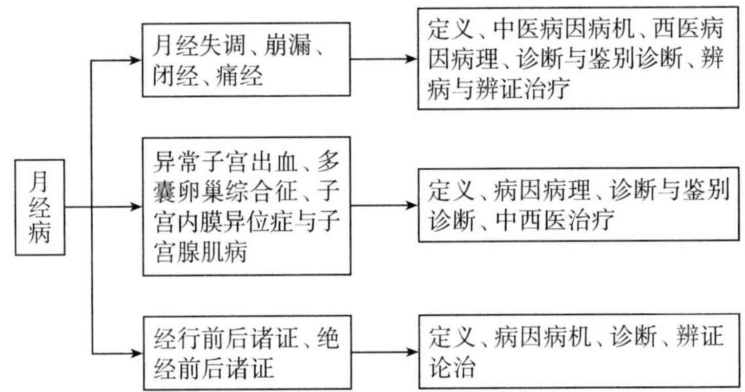

2. 学习方法

理解并掌握月经病诊治概要，包括月经病的分类、主要病因病机、辨证要点以及治疗原则，这些原则将体现在各种月经病的诊治中，即万变不离其宗。通过分析月经期、量、色、质的异常，结合妇科检查、实验室检查的结果，了解月经失调、崩漏、闭经、痛经的不同发病机制，熟悉这些病证的临床表现和处理原则。掌握功能失调性子宫出血、多囊卵巢综合征、子宫内膜异位症及子宫腺肌病的西医病因病机、诊断与鉴别诊断、中西医治疗。理解经行前后诸证、绝经前后诸证的中西医病因病机和辨证治疗。

（刘玉兰　吴效科　梁雪芳　王国华）

复习思考题

1. 如何理解治疗崩漏“急则治其标，缓则治其本”的原则和“塞流、澄源、复旧”三法？
2. 月经失调的西医学病因病理是什么？
3. 闭经的病机特点和治疗原则是什么？

第九章

带 下 病

学习目的

在掌握带下生理的基础上，通过学习带下病的定义、病因病机、临床检查方法、诊断以及中西医结合辨病辨证治疗等内容，学会带下病的检查、诊断、治疗及预防措施。

学习要点

带下病的定义、中西医病因病机，常用的临床检查方法、诊断以及中西医结合辨病辨证治疗。

带下病是指带下量明显增多或减少，色、质、气味发生异常，并伴有局部或全身症状为特征的疾病。

带下一词，首见于《素问·骨空论》，其曰："任脉为病……女子带下瘕聚。"所谓带下病，有广义、狭义之分。广义者，泛指带脉以下的一切妇产科疾病；狭义者，特指带下发生异常的疾病，包括带下过多和带下过少。狭义带下病的病机在《黄帝内经》已指出"任脉为病"。带下作为一个独立的病在《诸病源候论》始有记载。《沈氏女科辑要笺正·带下》对其临床表现做了较为具体的描述："如其太多，或五色稠杂及腥秽者，斯为病候"。《傅青主女科·带下》将其列为首篇，提出"夫带下俱是湿证"，并依据带下颜色的不同，分别论述了白、黄、青、赤、黑五色带下的论治。带下过少是指带下量明显减少，导致阴中干涩痒痛，可伴有烦躁易怒，心悸失眠等，属于绝经前后诸证范畴。故本章所要讨论的是带下过多，属于狭义的带下病。

一、病因病机

（一）中医病因病机

本病的主要病机是湿邪伤及任、带二脉，使任脉不固，带脉失约。湿邪是导致本病的主要原因，但有内外之别。脾、肾、肝三脏功能失调是产生内湿之因，脾虚失运，水湿内生；脾肾虚衰，气化失常，水湿内停；肝郁乘脾，肝火夹脾湿下注。外湿多因久居湿地，或涉水淋雨，或摄生不节，或不洁性交等，以致感受湿热毒虫邪。临床常见有脾虚、肾阳虚、阴虚夹湿、湿热下注、热毒蕴结等类型。

（二）西医病因病理

内分泌失调、阴道炎、宫颈炎、盆腔炎、部分妇科肿瘤均可出现带下量增多，参见有关章节。

笔记

二、临床表现

1. 症状　带下量多，伴有带下的色、质、气味异常；或伴外阴瘙痒，瘙痒部位主要为阴道口及外阴，或伴灼热、疼痛、性交痛等，或兼有尿频、尿急、尿痛等局部及全身症状。

2. 体征　可无明显阳性体征，或见阴道炎、宫颈炎、盆腔炎甚至妇科肿瘤的体征。

三、实验室及其他检查

1. 妇科检查　了解生殖道包括外阴、阴道、宫颈、子宫及盆腔有无炎症、器质性病变等。

2. 阴道分泌物检查　了解阴道清洁度，是否有滴虫、芽孢、假丝酵母菌及其他病原体。

3. 宫颈拭子病原体培养　了解是否有衣原体、支原体、淋病奈瑟菌及其他病原体。

4. 激素测定　了解内分泌代谢紊乱情况。

5. B 超检查　明确生殖器官器质性病变。

四、诊断与鉴别诊断

（一）辨病要点

指带下量明显增多，色、质、气味发生异常，并伴有局部或全身症状为特征的疾病。西医学阴道炎、宫颈炎、盆腔炎及部分妇科肿瘤参见相关章节。

（二）辨证要点

带下病的辨证要点主要是根据带下的量、色、质、气味的异常以辨别寒热虚实。一般而言，带下色淡、质稀者为虚寒；色黄质稠、有秽臭者为实热。临证要结合四诊资料进行综合分析。治疗以除湿为主。一般治脾宜运、宜升、宜燥；治肾宜补、宜固、宜涩；湿热和热毒宜清、利。虚实夹杂及实证治疗有时尚需配合外治法，才能提高疗效。

（三）诊疗思路

带下病诊疗思路见图 9-1。

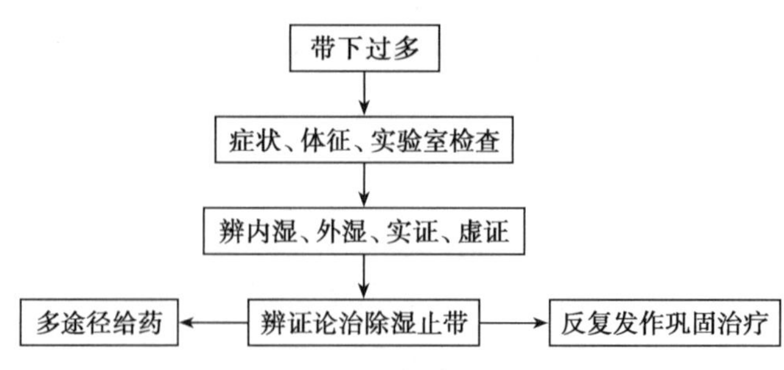

图 9-1　带下病诊疗思路图

（四）鉴别诊断

1. 带下呈赤色时应与经间期出血、漏下鉴别

（1）经间期出血是指月经周期正常，在两次月经中间出现周期性出血，一般持续 3~7 天，能自行停止。赤带者，其出现无周期性，且月经周期正常。

（2）漏下是经血非时而下，淋漓不尽，无正常月经周期而言。而赤带者，月经周期正常。

2. 带下呈赤白色或黄带淋漓时，需与阴疮、子宫黏膜下肌瘤鉴别

（1）阴疮破溃时虽可出现赤白样分泌物，但伴有阴户红肿热痛，或阴户结块，带下病无此症。

（2）子宫黏膜下肌瘤突入阴道伴感染时，可见脓性白带或赤白带、或伴臭味，与黄带、赤带相似，通过妇科检查可见悬吊于阴道内的黏膜下肌瘤，即可鉴别。

3. 带下呈白色时需与白浊鉴别　白浊是指尿窍流出混浊如米泔样物的一种疾患，多随小便排出，可伴有小便淋沥涩痛。而带下过多，出自阴道。

五、治疗

（一）中医治疗

1. 脾虚证

主要证候：带下量多，色白或黄，质稀薄，绵绵不断，无臭气；面色白或萎黄，四肢不温，精神倦怠，纳少便溏，或四肢水肿，舌淡苔白或腻，脉细缓。

治疗法则：健脾益气，升阳除湿。

方药举例：完带汤（《傅青主女科》）。

白术　山药　人参　白芍　苍术　甘草　陈皮　黑芥穗　柴胡　车前子

2. 肾阳虚证

主要证候：带下量多，绵绵不断，质稀薄，腰酸如折，畏寒肢冷，小腹冷感，面色晦暗，小便清长，夜间尤甚，大便溏薄，舌淡，苔白润，脉沉迟。

治疗法则：温肾培元，固涩止带。

方药举例：内补丸（《女科切要》）。

鹿茸　菟丝子　潼蒺藜　黄芪　肉桂　桑螵蛸　肉苁蓉　制附子　白蒺藜　紫菀茸

3. 阴虚夹湿证

主要证候：带下量多，色黄或赤白相兼，质黏稠，有异味，阴道灼热感，或阴部瘙痒，手足心热，咽干口燥，腰酸耳鸣，或头晕眼花，舌质红，苔少或黄腻，脉细数。

治疗法则：滋肾益阴，清热利湿。

方药举例：知柏地黄丸（《医宗金鉴》）。

熟地黄　山茱萸　山药　泽泻　茯苓　牡丹皮　知母　黄柏

4. 湿热下注证

主要证候：带下量多，色黄或黄白或呈脓性，质黏腻，有臭气，或带下色白质黏如豆渣样，外阴瘙痒，胸闷口腻，小腹作痛，小便短赤，舌红，苔黄腻，脉滑数。

治疗法则：清利湿热止带。

方药举例：止带方（《世补斋·不谢方》）。

猪苓　茯苓　车前子　泽泻　茵陈　赤芍　牡丹皮　黄柏　栀子　牛膝

5. 热毒蕴结证

主要证候：带下量多，黄绿如脓，或赤白相兼，或五色杂下，质黏腻或如脓样，有臭气，或臭秽难闻，小腹作痛，烦热口干，小便短赤，大便干结，舌红，苔黄或黄腻，脉滑数。

笔记

治疗法则：清热解毒除湿。

方药举例：五味消毒饮（《医宗金鉴》）。

蒲公英　金银花　野菊花　紫花地丁　紫背天葵子

（二）西医治疗

在查明疾病的原因之后，对症治疗。参见相关章节。

（三）其他疗法

1. 外洗法　蛇床子散（《中医妇科学》1979 年版）。蛇床子、花椒、苦参、明矾、百部各 15g。先熏后坐浴，若出现阴痒、破溃则去花椒。

2. 阴道纳药法　洁尔阴泡腾片、保妇康栓等，适用于各类阴道炎；双料喉风散、珍珠层粉等，适用于宫颈糜烂及老年性阴道炎。

六、预后

本病经及时治疗多可痊愈，预后良好。若治疗不及时、不彻底，或病情迁延难愈，反复发作，或病情加重，可引起癥瘕、不孕症等。若癥瘕恶疾复感邪毒所致带下过多、五色杂下、臭秽难闻，形体消瘦者预后不良。

学习小结

1. 学习内容

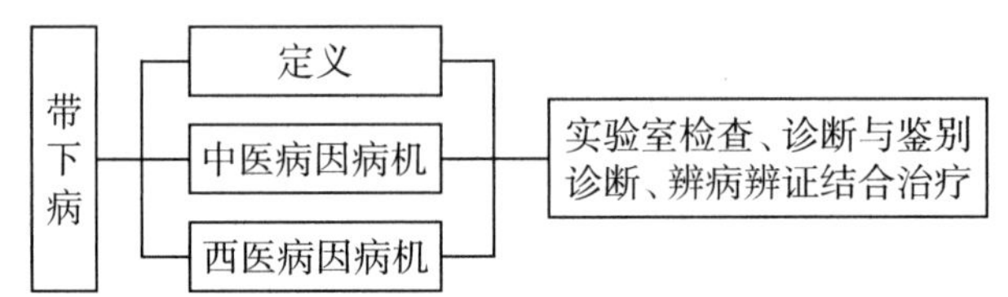

2. 学习方法

通过学习带下病的定义、病因病机、实验室检查方法，诊断以及辨病辨证治疗等内容，掌握带下病的中西医结合临床处理对策，了解预防措施。

（王国华）

复习思考题

如何理解“带下俱是湿证”？临床如何对带下过多进行辨证论治？

第十章

妊娠病

学习目的

在掌握妊娠生理的基础上，通过学习各种妊娠疾病的定义、中医病因病机、西医病因病理、常用的检查方法、诊断及鉴别诊断、中西医结合辨病辨证治疗等内容，学会妊娠病的检查、诊断与鉴别诊断、中西医治疗，为从事临床工作奠定基础。

学习要点

妊娠病的定义与范围、中西医病因病机、常用的临床检查方法，诊断、中西医结合辨证辨病治疗，以及妊娠用药禁忌。

妊娠期间，发生与妊娠有关的疾病，称“妊娠病”，又称“胎前病”。

常见的妊娠病有妊娠恶阻、胎漏、胎动不安、异位妊娠、流产、早产、妊娠期高血压疾病、羊水量异常，以及妊娠合并心脏病、糖尿病、肾盂肾炎、甲状腺功能亢进、贫血等疾病。

妊娠病的常见病因有外感六淫、情志内伤、房事不节、劳倦过度、跌仆闪挫及素体脏腑阴阳气血之偏盛偏衰等。《沈氏女科辑要》指出：“妊娠病源有三大纲：一曰阴亏。人体精血有限，聚以养胎，阴分必亏。二曰气滞。腹中增一障碍，则升降之气必滞。三曰痰饮。人身脏腑接壤，腹中遽增一物，脏腑之机括为之不灵，津液聚为痰饮。知此三者，庶不为邪说所惑。”妊娠期母体内环境的变化为内因，致病因素为外因，致病因素加之妊娠期母体内环境的生理变化，导致了妊娠病的发生。

妊娠病的发生机理主要为三个方面：第一，素体阴血不足，孕后阴血下注冲任以养胎元，阴血更虚，若阴虚阳亢，虚阳外浮，甚至气机逆乱，引起妊娠恶阻、妊娠期高血压疾病等病。第二，由于胎体渐长，致使气机升降失调，或情志内伤，致气机阻滞，易形成气滞、气逆、湿郁及痰湿内停，而致恶阻、妊娠腹痛、异位妊娠、子肿。第三，素体脾肾不足，或劳倦过度、房事不节伤及脾肾；脾虚则气血生化乏源，胎失载养，肾虚冲任不固，胎失所系，胎元不固，可致胎漏、胎动不安、滑胎等；脾肾不足，水湿运化气化失职，导致子肿。

妊娠病的诊断，首先要确定妊娠。根据停经史，早孕反应，乳头、乳晕着色，脉滑等临床表现，结合妊娠试验、基础体温、B超以及妇科检查等判断是否妊娠。注意与月经失调、闭经、癥瘕等鉴别。确诊妊娠后，再根据临床表现和辅助检查，诊断属哪种妊娠病。妊娠病的诊断，自始至终要注意胎儿的存活与否，注意胎儿的发育情况以及母体

笔记

的健康状况。

妊娠病的治疗原则，首先确定胎儿的存活与否，若胎儿正常者，应治病与安胎并举。要分清母病与胎病，若因母病而致胎不安者，重在治母病，母病去则胎自安；若因胎不安而致母病者，重在安胎，胎安则母病自愈。安胎之法以补肾健脾为主，补肾为固胎之本，健脾为生血之源，本固血充则胎安。若兼有气滞血热者，当适量加入顺气清热安胎之品。若胎儿异常，胎殒难留，或胎死不下者，应迅速终止妊娠。

妊娠期间用药，凡峻下、滑利、祛瘀、破血、耗气、散气以及一切有毒药品，都宜慎用或禁用。但在病情需要的情况下，亦可适当选用，即所谓"有故无殒，亦无殒也"。在运用时须严格掌握剂量，遵"衰其大半而止"的原则，以免伤胎动胎。

第一节 妊娠恶阻

妊娠期间，反复出现恶心呕吐，进食受阻，甚则食入即吐者，称为"妊娠恶阻"。该病又称"妊娠呕吐""阻病""子病""病儿"等。大多数出现在妊娠早期，也有极少数持续至妊娠晚期。

中医学对恶阻病症的认识，首载于《金匮要略·妇人妊娠病脉证并治》，称："妊娠呕吐不止，干姜人参半夏丸主之"。恶阻病名，始见于隋代巢元方的《诸病源候论》。唐代昝殷《产宝》称为"子病"。孙思邈《备急千金要方》谓之"阻病"。明代戴思恭《证治要诀》称之"病儿"。唐宋以前医家，认为恶阻成因，多由脾胃虚弱，风冷乘袭所致；宋代陈自明以后，则有停痰积饮之说；元代朱丹溪提出"恶阻因怒气所激，肝气伤又挟胎气上逆"，又有肝气犯胃之意。

西医学的"妊娠剧吐"可属本病范围，是妊娠早期常见病证之一，发生率为 0.5%～2%。若妊娠早期仅见恶心、嗜酸、择食，或晨间偶有呕吐痰涎，为正常早孕反应，一般 3 个月左右即逐渐消失，不必治疗。

一、病因病机

（一）中医病因病机

本病主要的发病机理为"冲气上逆，胃失和降"。其发生与怀孕早期生理上的特殊改变及体质因素有关。孕后血聚养胎，冲脉之血不足，而冲脉之气偏盛，冲脉隶于阳明，冲气上逆，循经犯胃则引起恶心呕吐。若脾胃素虚，肝胃不和，则症状更为明显。若发病严重或未及时治疗可发展为气阴两虚重证，甚则导致胎动不安、堕胎等。

（二）西医病因病理

妊娠剧吐的病因尚不明确。大多认为与血 HCG 增高密切相关，雌激素也与妊娠剧吐密切相关。同时本病与孕妇的精神、神经因素等有关。

1. 内分泌因素

（1）绒毛膜促性腺激素（HCG）水平增高：妊娠早期内分泌系统有很大变化，HCG 在妊娠早期增长迅速，至 8～10 周其血清浓度达到高峰，为 50～100kU/L，其后下降。妊娠反应的发生与 HCG 的动态变化相一致。多胎妊娠、葡萄胎等由于 HCG 水平增高，早孕反应的症状也较重。说明 HCG 可能是引起妊娠剧吐的原因之一，但

笔记

不能解释 HCG 水平下降后，某些孕妇整个孕期仍然持续呕吐。妊娠期雌、孕激素的比例也有较大变化，而某些女性（如绒癌患者）尽管 HCG 水平显著升高，但并不出现恶心呕吐。

（2）甲状腺功能改变：60%的患者可伴有短暂的甲状腺功能亢进。

2. 精神、神经因素 在早孕阶段，子宫内感受器不断受到刺激，冲动传到大脑皮质可引起各种不同的反射。当大脑皮质与下丘脑功能失调时，可产生病理反射性呕吐。妊娠期自主神经系统的敏感性也有个体性差异，故妊娠反应的严重程度也不相同。此外，胚胎绒毛的碎屑等妊娠异物进入母血后可引起母体的变态反应，也是引起自主神经系统紊乱的原因。

孕妇的心理状态，如敏感、紧张、恐惧、焦虑，都可引起自主神经功能紊乱。

3. 其他 妊娠恶阻也可能与维生素 B_1 缺乏、过敏反应、幽门螺杆菌感染有关。

二、临床表现

1. 症状 妊娠早期频繁呕吐或食入即吐，甚则呕吐酸苦水或夹血丝，精神萎靡，形体消瘦，目眶下陷，严重者可出现黄疸、少尿、嗜睡和昏迷等危象。

2. 体征 皮肤干燥，甚至体温升高，脉搏增快，血压下降，黄疸，昏睡。

三、实验室及其他检查

1. 妇科检查 子宫增大与孕周相符。

2. 实验室检查

（1）妊娠试验：尿妊娠试验阳性。β-HCG 定量可较正常妊娠增高。

（2）尿液分析：尿量减少，尿酮体阳性；尿比重增加；尿中可出现蛋白或管型。

（3）血液分析：可见红细胞总数或血红蛋白升高；血细胞比容增高，提示血液浓缩。

（4）血生化检查：钾、氯浓度降低；严重者可见肝肾受损的表现，谷丙转氨酶、血胆红素、血尿素氮、血肌酐等升高。

（5）B 超：子宫增大，宫腔内可见妊娠囊，需注意是否多胎妊娠，排除葡萄胎、妊娠滋养细胞疾病。

（6）其他检查：心电图检查有无低血钾；眼底检查有无视网膜出血。

四、诊断与鉴别诊断

详细询问月经史和既往妊娠史，有停经史及早期妊娠反应，多发生在妊娠 3 个月内。

（一）辨病要点

根据停经后出现恶心呕吐，头晕，厌食，甚则食入即吐等症状，HCG 阳性，结合 B 超检查排除葡萄胎，可诊为妊娠恶阻。

（二）辨证要点

根据呕吐物的性状，结合全身症状和舌脉，辨别寒热虚实。一般而言，口淡、呕吐清涎者，多为脾胃虚弱；口苦，呕吐酸水或苦水，多为肝胃不和；若口干烦渴，呕吐频繁或呕吐血性物，多为气阴两伤。

笔记

（三）诊疗思路

恶阻诊疗思路见图 10-1。

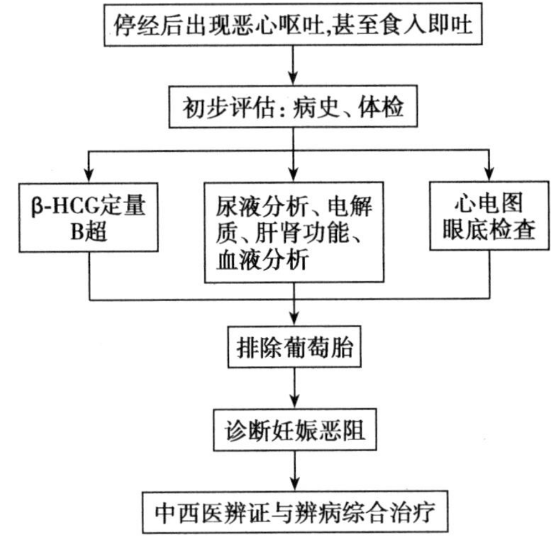

图 10-1 恶阻诊疗思路图

（四）鉴别诊断

1. 葡萄胎　葡萄胎可出现剧烈的恶心呕吐,伴阴道不规则出血,偶可见水泡状组织物排出;子宫增大超过停经月份,质软;HCG 水平异常升高;B 超检查可明确诊断。

2. 妊娠期急性胃肠炎或慢性胃炎急性发作　多数有饮食不洁,或进食生冷、刺激性食物、暴饮暴食史,除恶心呕吐外,常伴有上腹部或全腹阵发性疼痛,呕吐物多为胃内发酵物或残渣,肠道受累时伴腹泻,大便检查可见白细胞及脓细胞。

五、治疗

（一）中医治疗

本病以调气和中、降逆止呕为治疗原则,同时注意饮食和情志的调节。服药注意浓煎少量频服。

1. 脾胃虚弱证

主要证候:妊娠早期,恶心呕吐清水、清涎或饮食物,甚或食入即吐,脘痞腹胀,神疲思睡,纳差便溏,舌质淡,苔白润,脉缓滑无力。

治疗法则:健脾和胃,降逆止呕。

方药举例:香砂六君子汤(《古今名医方论》)。

人参　白术　茯苓　甘草　半夏　陈皮　砂仁　生姜　木香

2. 肝胃不和证

主要证候:妊娠早期,呕吐酸水或苦水,胸胁胀满,嗳气叹息,心烦口苦,舌红,苔黄,脉弦滑。

治疗法则:清肝和胃,降逆止呕。

方药举例:橘皮竹茹汤(《金匮要略》)。

橘皮　竹茹　大枣　人参　生姜　甘草

3. 气阴两亏证

笔记

主要证候：妊娠早期，呕吐剧烈，甚至呕吐咖啡色或血性分泌物，精神萎靡，目眶下陷，身体消瘦，发热口渴，唇干舌燥，尿少便秘，舌红无津，苔薄黄而干或花剥，脉细滑数无力。

治疗法则：益气养阴，和胃止呕。

方药举例：生脉散（《医学启源》）合增液汤（《温病条辨》）加乌梅、芦根、竹茹。

人参　麦冬　五味子

生地黄　玄参　麦冬

（二）西医治疗

1. 一般治疗　精神安慰与情绪的疏导。清淡和易消化的饮食均有助改善症状。

2. 药物治疗　轻症可补充维生素 $B_6$20mg，维生素 C 200mg，每日 3 次，口服。重症需住院治疗。有失水或酸中毒的患者，静脉滴注葡萄糖及葡萄糖氯化钠注射液，每日补液量不少于 3 000ml，使尿量达到 1 000ml 以上。输液中加入氯化钾、维生素 C 及维生素 B_6，并给予维生素 B_1 肌内注射。合并电解质紊乱和酸中毒时，应结合血二氧化碳结合力与电解质检验值，适当补充碳酸氢钠。

3. 终止妊娠　病情加重，药物治疗无效，体温升高，持续 38℃以上，心动过速（≥120 次/min），持续蛋白尿或黄疸，出现谵妄或昏迷、视网膜出血等，应考虑终止妊娠，以保母体安全。

六、预后

本病经及时治疗，大多可治愈。若体温升高达 38℃以上，心率超过 120 次/min，出现持续黄疸或持续蛋白尿，精神萎靡不振，应及时考虑终止妊娠。

第二节　胎漏与胎动不安

妊娠期间出现阴道少量流血，时下时止，或淋漓不断，而无腰酸腹痛、小腹下坠者，称为“胎漏”，亦称“胞漏”或“漏胎”等。妊娠期间出现腰酸、腹痛或小腹下坠，或伴有少量阴道流血者，称为“胎动不安”。胎漏或胎动不安经及时、有效的治疗，多可以继续妊娠；但治疗不当或胎元不健者，则可进一步发展为胎元殒堕，而发生堕胎、小产。

本病早在汉代《金匮要略·妇人妊娠病脉证并治》中即有记载。隋代《诸病源候论·妊娠漏胞候》指出“妊娠而恒腰痛者”，为“喜堕胎”之候，可见当时已重视了肾与胞胎的关系。宋代《妇人大全良方·妊娠门》进一步归纳、阐述了外感、饮食起居、跌仆闪挫、七情失宜、脾气虚弱等病因。明代《景岳全书·妇人规》强调辨证论治安胎，提出：“妊娠胎气伤动者……轻者转动不安或微见血，察其不甚，速宜安之……若腹痛血多，腰酸下坠，势有难留者，无如决津煎、五物煎助其血而落之，最为妥当”，完善了妊娠病“治病与安胎并举”和“下胎”两大治则。元代《丹溪心法·妇人》云：“产前安胎，白术、黄芩为妙药也，条芩安胎圣药也”，将黄芩、白术作为安胎圣药。清代张锡纯创制寿胎丸治疗滑胎，至今成为安胎首选方剂。

胎漏、胎动不安相当于西医学之“先兆流产”，本病多发生在妊娠早期，少数在妊娠中期。前置胎盘可在妊娠中、晚期发生阴道流血，也属本病范畴。

笔记

一、病因病机

（一）中医病因病机

主要病机是冲任损伤，胎元不固。隋代巢元方《诸病源候论·妊娠病诸候》提出“其母有疾以动胎”和“胎有不牢固以病母”这两类因素。

胎元方面：因父母之精气不足，两精虽能结合，但胎元不固，或胎元有所缺陷，不能成实。或孕后受外邪、毒物所伤，胎元不健。

母体方面：因素体虚弱，肾气不足；或因房事不节，耗损肾精，或由气血虚弱，或因邪热动胎，或因癥瘕，或因受孕之后兼患其他疾病，干扰胎气，以致胎元不固。

1. 肾虚　禀赋虚弱，先天肾气不足，或多产、房劳，孕后房事不节，或因惊恐伤肾，损伤肾气，肾虚冲任不固，胎失所系，以致胎漏、胎动不安。

2. 气血虚弱　素体虚弱，气血不足，或饮食不节、劳倦伤脾，气血化源不足，或孕后恶阻所伤，或大病久病，耗气伤血，均可导致气血两虚，冲任不足，不能载胎养胎，以致胎漏、胎动不安。

3. 血热　素体阳盛，或孕后肝郁化热，或过食辛燥助阳之品，或阴虚生内热，或外感邪热，致令血热，热扰冲任，冲任失固，而致胎漏、胎动不安。

4. 血瘀　宿有癥瘕之疾，瘀阻胞宫，孕后冲任气血失调，血不归经，胎失摄养，或孕后起居不慎，跌仆闪挫，或登高持重，或劳力过度，使气血紊乱，冲任失调，不能载胎养胎，而致胎漏、胎动不安。

此外，某些药物或手术所伤亦可引起胎元不固。

（二）西医病因病理

有胚胎和母体两方面因素，参见第十章第三节流产。

二、临床表现

1. 症状　胎漏表现为妊娠后出现阴道少量流血，时下时止，或淋漓不断，但无明显的腰酸腹痛；胎动不安表现为妊娠期间出现腰酸腹痛，下腹坠胀，或有阴道少量流血。

2. 体征　子宫增大与停经月份相符。有时可扪及宫缩。

三、实验室及其他检查

1. 妇科检查　子宫颈口未开，胎膜未破，子宫大小与停经月份相符合。

2. 尿妊娠试验阳性。

3. β-HCG 定量、孕激素（P）增高。

4. B 超检查　宫内可见完整胎囊，其大小与妊娠时间相符合，孕 7 周左右可见原始心管搏动。

四、诊断与鉴别诊断

（一）辨病要点

根据停经后出现少量阴道流血、腰酸、腹痛、下坠感，HCG 阳性，结合妇科检查和 B 超检查，可辨为胎漏、胎动不安。本病首辨胎元已殒、未殒，胎未殒按本病辨证处理，

笔记

胎已殒则按堕胎、小产处理。

（二）辨证要点

主要着眼于停经后少量阴道流血、腰酸、下腹痛、下坠感等四大症状。注意阴道流血的量、色、质等征象，腰腹疼痛的性质、程度，并结合全身症状与舌脉，进行综合分析。

（三）诊疗思路

胎漏与胎动不安诊疗思路见图 10-2。

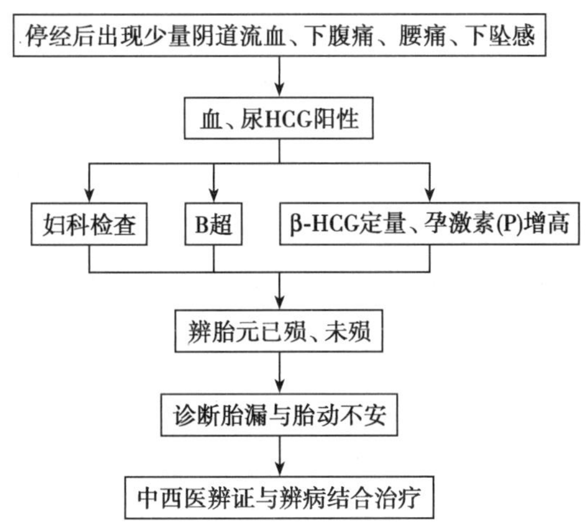

图 10-2 胎漏与胎动不安诊疗思路图

（四）鉴别诊断

妊娠期有阴道流血的疾病还有堕胎、小产、胎死不下、异位妊娠、葡萄胎等。胎漏、胎动不安与其他妊娠病的鉴别（表 10-1）。

表 10-1 胎漏、胎动不安的鉴别诊断

主要症状	胎漏/胎动不安先兆流产	胎堕难留难免流产	堕胎/小产不全不全流产	堕胎完全流产	胎死不下稽留流产	异位妊娠	葡萄胎
阴道流血	少量	增多	少量淋漓或大出血	少或停止	无或如咖啡	点滴状褐色	不规则流血
下腹痛	无或轻	加剧	加剧或减轻	消失	无	少腹隐痛、突发剧痛	不明显或为胀痛
组织物排出	无	无	部分	全部	无	无或有蜕膜样组织	无或有葡萄状胎块
妇科检查宫颈	未扩张	已扩张，或已破膜	已扩张或有组织物堵塞	已闭	闭或松	口闭、举痛、摇摆痛	口松或有葡萄状胎块堵塞
宫体大小	与孕周相符	与孕周相符	较孕周小	正常或略大	较孕周小	较孕周小	多大于孕周
附件包块	无	无	无	无	无	一侧包块，触痛	多为双侧，无触痛

笔记

续表

主要症状	胎漏/胎动不安先兆流产	胎堕难留难免流产	堕胎/小产不全不全流产	堕胎完全流产	胎死不下稽留流产	异位妊娠	葡萄胎
尿妊娠试验	阳性	弱阳性	阴性或弱阳性	阴性	阴性或弱阳性	阳性或弱阳性	强阳性
B超	宫内有胚囊胚胎，有胎心	可有胎心胎动或弱的胎心、胎动	宫内部分残留妊娠组织	无胚胎	胚囊变形无胎心	宫内无胚胎，宫外包块或有胚囊，宫内或有假孕囊	宫内有葡萄状胎块，或有附件囊肿

本病还要注意与崩漏、宫颈出血鉴别。崩漏乃经乱之甚，可有停经，继而不规则阴道流血，或阴道大量流血不止；宫颈出血妇科检查见宫颈活动性出血或赘生物接触性出血。但两者均无妊娠征象，妊娠试验和B超检查有助诊断。

五、治疗

（一）中医治疗

中医治疗以安胎为大法，因肾主生殖，为胎之所系，故以补肾固肾为基本治法，根据不同情况辅以益气、养血、清热、活血等法。在诊治过程中，须时时注意母体与胎元的变化。若发现胎元不健或胎元已殒，则需及时下胎，免生他患。

1. 肾虚证

主要证候：妊娠期阴道少量流血，色淡红或暗淡，质清稀，腰酸腹坠痛，或曾屡有堕胎，头晕耳鸣，两膝酸软，小便频数，舌淡，苔薄白，脉沉细而滑。

治疗法则：补肾益气，固冲安胎。

方药举例：寿胎丸（方见第八章第七节子宫内膜异位症与子宫腺肌病）加党参、白术。

2. 气血虚弱证

主要证候：妊娠期少量阴道流血，色淡红，质清稀，或小腹空坠而痛，腰酸，神疲懒言，头晕眼花，心悸失眠，面色㿠白，舌淡，苔薄白，脉缓滑。

治疗法则：补气养血，固肾安胎。

方药举例：胎元饮（《景岳全书》）去当归，加桑椹。

人参　当归　杜仲　白芍　熟地黄　白术　陈皮　炙甘草

3. 血热证

主要证候：妊娠期阴道流血，血色深红或鲜红，腰酸，腹痛下坠，心烦少寐，渴喜冷饮，大便秘结，小便短赤，舌红，苔黄，脉滑数。

治疗法则：滋阴清热，养血安胎。

方药举例：保阴煎（《景岳全书》）加苎麻根。

生地黄　熟地黄　黄芩　黄柏　白芍　续断　甘草　山药

4. 血瘀证

主要证候：宿有癥瘕，孕后时有腰酸腹痛下坠，阴道不时流血，色暗红，或妊娠期跌仆闪挫，继而腰腹疼痛，或少量阴道流血，舌质正常或舌暗有瘀斑，苔薄白，脉弦滑。

治疗法则：活血化瘀，固肾安胎。

方药举例：寿胎丸（方见第八章第七节子宫内膜异位症与子宫腺肌病）加党参、白术、丹参、橘核等。

（二）西医治疗

1. 一般治疗　应卧床休息，禁忌性生活，保持情绪稳定，营养均衡。避免不必要的阴道检查，确需检查时，操作应轻柔。

2. 药物治疗　对黄体功能不足者，可选用黄体酮注射液 10～20mg，或 HCG 2 000IU，每日或隔日 1 次肌注。也可给予维生素 E 50mg，每日 1 次口服。甲状腺功能低下者，可予甲状腺素 30mg，每日 2~3 次口服。

治疗期间应进行 B 超检查及 β-HCG 测定以观察病情变化，如胚胎停止发育，则应及时终止妊娠。

六、预后

胎漏、胎动不安经积极的治疗后，多可以继续妊娠，若安胎失败，胚胎停育后则应尽快终止妊娠，下胎益母。

案例分析

案例：谢某，女，35 岁。因停经 52 天，阴道流血伴下腹疼痛 5 天于 2009 年 5 月 6 日来诊。患者平素月经规则，LMP 3 月 14 日。5 月 1 日起见少量阴道出血，腰酸，下腹微痛而坠，次日经某医院诊治后阴道流血稍减，查尿 HCG(+)。患者孕 4 产 0 自然流产 3 次，末次堕胎于 2008 年 3 月，夫妇双方检查未见明显异常。刻诊：腰酸，下腹胀坠，阴道少量流血，色淡红、质稀，头晕耳鸣，神疲肢倦，劳则气促，眼眶暗黑，纳呆便溏，夜尿 2~3 次。舌淡胖，边有齿印，苔薄白，脉缓滑，两尺沉弱。B 超：宫内妊娠 6^+ 周，见胎心搏动。

分析：应诊断为胎动不安、滑胎，脾肾亏虚证。患者肾虚冲任不固，胎失所系，脾虚气血亏虚，胎失载养，因而阴道流血，腰酸腹痛，胎动下坠，屡有堕胎。治疗宜补肾益气，固冲安胎。可用寿胎丸合四君子汤加减。药为菟丝子 20g，桑寄生 20g，续断 15g，阿胶 10g，党参 15g，白术 10g，茯苓 15g，金樱子 15g。

第三节　流　　产

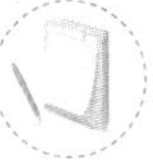

学习目的

认识流产的定义、病因病机、临床表现、诊断及鉴别诊断、治疗原则。

学习要点

熟悉流产临床类型的中医病名及病因病机，掌握流产的诊断方法及中西医治疗原则。

妊娠不足 28 周、胎儿体重不足 1 000g 而终止者，称为流产。流产发生于妊娠 13

笔记

周末前者，称为早期流产；发生于妊娠 14 周至不足 28 周者，称为晚期流产。流产又分为自然流产和人工流产。自然流产的发病率占全部妊娠的 10%～15%，多数为早期流产。

按自然流产发展的不同阶段，分为先兆流产、难免流产、不全流产、完全流产四种类型。另外流产还有稽留流产、复发性流产、流产合并感染三种特殊情况。

中医学有胎漏、胎动不安、堕胎、小产、胎动欲堕、胎死不下、滑胎等病名，均属流产的范畴。胎漏是指妊娠期间阴道少量流血，时下时止，而无腰酸腹痛、小腹坠胀者；胎动不安是妊娠期间腰酸、腹痛下坠或伴有阴道少量流血者；胎漏、胎动不安相当于先兆流产。堕胎是妊娠 13 周内胚胎或胎儿自然殒堕者，相当于早期流产。小产是指妊娠 14 周至不足 28 周，胎儿已成形而自然殒堕者，亦称半产，相当于晚期流产。胎动欲堕相当于难免流产。胎死不下相当于稽留流产。滑胎是指堕胎或小产连续发生 3 次或以上者，相当于复发性流产。

一、病因病理

（一）中医病因病机

主要病机是冲任损伤，胎元不固。参见第十章第二节胎漏与胎动不安。

（二）西医病因病理

1. 胚胎因素　染色体异常是导致早期流产的主要原因，包括染色体数目异常和结构异常。数目异常，如三体、单体或多倍体；结构异常，如易位、断裂、缺失等。此外，感染、药物等不良作用也可引起子代染色体异常；地中海贫血纯合子也多数发生流产。

2. 母体因素

（1）全身性疾病：急性传染病、高热可引起子宫收缩而流产；某些病毒感染（如流感病毒、风疹病毒、巨细胞病毒、单纯疱疹病毒等）或弓形虫感染可致胎儿发育异常；孕妇严重贫血、高血压、心力衰竭、血栓性疾病、慢性肾功能不全或严重营养不良均可致流产。

（2）内分泌功能异常：黄体功能不足、高催乳素血症、甲状腺功能异常、肾上腺功能异常、严重的糖尿病均可导致流产。

（3）免疫异常：妊娠免疫调节是维持妊娠的重要因素。若妊娠免疫应答能力低下，封闭抗体不足，TH_1/TH_2 细胞因子平衡失调，使胚胎受到排斥而流产。另一方面，自身或同种免疫反应亢进，产生自身或同种抗体，如抗磷脂抗体、抗精子抗体、抗子宫内膜抗体、血型抗体等，引起免疫损伤，也可引起流产。

（4）生殖器官异常：子宫形态异常如纵隔子宫、双子宫、单角子宫、残角子宫、子宫发育不良，或宫腔粘连、子宫肌瘤，均可导致流产。宫颈内口松弛或宫颈重度裂伤，导致宫颈机能不全，可造成晚期流产。

（5）创伤与精神刺激　妊娠期子宫创伤、腹部外伤、手术或性交过度等可引起宫缩导致流产；过度紧张、焦虑、抑郁、恐惧等精神、心理创伤也可能引起流产。

（6）药物因素　孕妇酗酒、过量吸烟、吸毒，或长期、大量应用镇静剂、免疫抑制剂等药物均可导致流产。

3. 环境因素　受化学、物理或生物因素影响，如某些药物、放射线、农药、重金属、噪音、高温等，直接或间接对胚胎或胎儿造成损害，导致流产。

二、临床表现

1. 先兆流产 妊娠28周前出现少量阴道流血，无妊娠物排出，轻微下腹痛或腰痛。妇科检查宫颈口未开，胎膜未破，妊娠物未排出，子宫大小与停经周数相符。

2. 难免流产 多由先兆流产发展而来，此时阴道流血量增多，阵发性下腹痛加重或出现阴道流液（胎膜破裂）。妇科检查宫颈口已扩张，有时可见胚胎组织或胎囊堵塞于宫颈口内，子宫大小与停经周数相符或略小。B超检查若宫腔内仅见胚囊而无胚胎或胎儿，或虽有胚胎但无心管搏动也属于难免流产。

3. 不全流产 难免流产继续发展，妊娠产物已部分排出宫腔，尚有部分残留于宫腔或嵌顿在宫颈口，影响子宫收缩，致使子宫出血持续不止，甚至因大量流血而发生失血性休克。妇科检查宫颈口已扩张，不断有血液自宫颈口内流出，有时尚可见部分妊娠产物堵塞于宫颈口或滞留于阴道内。一般子宫小于停经周数。

4. 完全流产 指妊娠产物已全部排出，阴道流血逐渐停止，腹痛逐渐消失。妇科检查宫颈口已关闭，子宫接近正常大小。

5. 稽留流产 指胚胎或胎儿已死亡滞留在宫腔内尚未自然排出者。胚胎或胎儿死亡后子宫不再增大反而缩小，早孕反应消失。若已至中期妊娠，孕妇腹部不见增大，胎动消失。妇科检查宫颈口未开，子宫较停经周数小，质地不软。未闻及胎心。

6. 复发性流产 指同一性伴侣自然流产连续发生3次或以上者。引起复发性流产的常见原因有胚胎染色体异常、免疫因素异常、甲状腺功能低下、子宫畸形或发育不良、宫颈内口松弛等。每次流产多发生于同一妊娠月份，其临床经过与一般流产相同。

7. 流产合并感染 流产过程中，若阴道流血时间过长、有组织残留于宫腔内或不洁流产等，有可能引起宫腔内感染，严重时感染可扩展到盆腔、腹腔乃至全身，并发盆腔炎、腹膜炎、败血症及感染性休克等。

三、实验室及其他检查

1. B超检查 可根据妊娠囊的形态、有无胎心反射及胎动，确定胚胎或胎儿是否存活，辅助诊断流产类型。

2. 妊娠试验 尿HCG对诊断妊娠有价值。为进一步了解流产的预后，多选用血β-HCG定量测定。

3. 其他检查 对于复发性流产患者，应进行系统的检查以明确流产原因，包括：①甲状腺功能、血糖、肾功能、血压，以除外内科并发症；②卵巢功能，主要是黄体功能检测；③风疹病毒、衣原体、支原体、弓形虫、人类巨细胞病毒等病原体或抗体的检查；④免疫方面的有关抗体，如抗磷脂抗体、抗子宫内膜抗体、抗精子抗体、抗透明带抗体、封闭抗体等；⑤夫妇双方ABO和Rh血型、组织相容性抗原等；⑥染色体核型；⑦超声检查以了解生殖道情况；⑧子宫输卵管造影、宫腔镜，以了解有无生殖道畸形、黏膜下子宫肌瘤和子宫颈内口松弛等。

四、诊断与鉴别诊断

（一）辨病要点

询问患者有无停经史和反复流产病史，有无早孕反应、阴道流血及其持续时间，有

笔记

无腹痛，腹痛的部位、性质、程度，有无阴道排液及妊娠物排出。了解有无发热、阴道分泌物有无臭味可协助诊断流产合并感染。主要根据停经后阴道出血、下腹痛、腰痛和小腹下坠等四大症状，结合 B 超、血 β-HCG 定量的变化，以及妇科检查情况，判断胎元之已殒或未殒。若阴道流血量少，或腹痛与腰痛轻微，下坠感轻者，多为胎漏或胎动不安；若阴道流血量多，超过月经量，腹痛阵作，腰痛如折，下坠紧迫者，已属胎堕难留；若腹痛阵阵下逼，阴道流血增多，或胎水外溢，并伴有胎块排出，则为堕胎、小产；若阴道流血淋漓不止，或时作时止，色暗黑如豆汁，小腹冷痛，口气臭秽，舌青紫，脉细涩者，则可能是胎死不下之证。

（二）辨证要点

根据妇科特有症状、全身脉证，以辨脏腑、气血之虚实、寒热。阴道出血量少、色淡或淡暗，质稀，腰膝酸软，小腹坠胀者，属肾虚；阴道出血量少、色鲜红或深红，质稠，腹中灼热，烦躁口干者，属热；气味臭秽者，为感染邪毒；阴道出血淋漓不止或时作时止，色紫暗或有血块者，属瘀；腹痛绵绵，喜揉喜按者，属血虚；小腹下坠者，多为气虚。

（三）鉴别诊断

首先，应鉴别流产的类型，鉴别诊断要点见表 10-2。

表 10-2 各类型流产的鉴别诊断

类型	病史			妇科检查	
	出血量	下腹痛	组织排出	宫颈口	子宫大小
先兆流产	少	无或轻	无	闭	与妊娠周数相符
难免流产	中或多	加剧	无	扩张	相符或略小
不全流产	少或多	减轻	部分排出	扩张或有物堵塞或闭	小于妊娠周数
完全流产	少或无	无	全排出	闭	正常或略大

早期自然流产应与异位妊娠、葡萄胎、功能失调性子宫出血、子宫肌瘤等鉴别。

五、治疗

（一）中医治疗

根据自然流产的不同类型进行相应处理。

1. 先兆流产参见胎漏、胎动不安。

2. 难免流产、不全流产、完全流产（胎堕难留、堕胎、小产）

胎元殒堕，有难留之势，则急需下胎益母。殒堕之胎，如离经之血，属于瘀滞之物，当祛瘀以生新。堕胎、小产完全者，一般无需处理，可按产后调护。

（1）瘀血阻滞证

主要证候：多由胎漏、胎动不安发展而来，阴道流血逐渐增多，色红有块，小腹坠胀疼痛；或小腹坠痛，阵阵紧逼，或有羊水溢出，继而阴道下血量多，或有胎物排出，舌质正常或紫暗，舌边尖有瘀点，脉滑或弦涩。

治法：祛瘀下胎。

笔记

方药:脱花煎(《景岳全书》)加益母草。

当归　川芎　红花　牛膝　车前子　肉桂

(2) 血虚气脱证

主要证候:胎殒胞中,部分胎块或胎衣残留,阴道大量流血,甚至出血不止,头晕目眩,面色苍白,大汗淋漓,舌淡,苔薄白,脉沉细或细数,或细微欲绝。

治法:益气固脱,祛瘀止血。

方药:加参生化汤(《傅青主女科》)。

人参　桃仁　当归　川芎　炮姜　甘草

3. 稽留流产(胎死不下)

胎死胞中,历时过久,不能自行产出为胎死不下。应及时助其下胎,以免变生他症。胎死日久,瘀血不去,新血不得归经,可导致下血不止,必须注意。

(1) 气血虚弱证

主要证候:胎死腹中,小腹疼痛或有冷感,或阴道流血,色淡,质稀,头晕眼花,心悸气短,精神倦怠,面色苍白,或口有恶臭,舌质淡,苔薄白,脉细涩无力。

治法:益气养血,活血下胎。

方药:救母丹(《傅青主女科》)。

人参　当归　川芎　益母草　赤石脂　炒荆芥穗

(2) 瘀血阻滞证

主要证候:胎死腹中,小腹疼痛,或阴道流血,紫暗有块,面色青暗,口唇色青,口出恶臭,舌质紫暗,苔薄白,脉沉涩或弦涩。

治法:行气活血,祛瘀下胎。

方药:脱花煎(《景岳全书》)加芒硝。

4. 复发性流产(滑胎)

对于复发性流产者,应避孕3~6个月,并在孕前进行调理,预培其损。妊娠后及时进行安胎治疗,至超过其以往流产的周数。

(1) 脾肾虚弱证

主要证候:屡孕屡堕或如期而堕,精神萎靡,头晕耳鸣,腰酸膝软,夜尿频多,目眶暗黑,或面色晦暗,肢软疲乏,纳差便溏,舌质淡或淡暗,苔薄白,脉沉细弱。

治法:补肾健脾,养血固冲。

方药:补肾固冲丸(《中医学新编》)。

菟丝子　续断　巴戟天　杜仲　鹿角霜　当归　熟地黄　枸杞子　阿胶　党参　白术　大枣　砂仁

(2) 气血虚弱证

主要证候:屡孕屡堕,面色㿠白或萎黄,身体疲乏,头晕肢软,心悸气短,舌质淡,苔薄白,脉细弱。

治法:益气健脾,养血固冲。

方药:泰山磐石散(《景岳全书》)。

人参　黄芪　白术　炙甘草　当归　白芍　川芎　熟地黄　砂仁　糯米　续断　黄芩

(3) 血瘀证

笔记

主要证候：素有癥瘕，屡孕屡堕；时有小腹隐痛或胀痛，月经过多或经期延长，经色紫暗，有血块，或经行小腹疼痛，舌暗有瘀斑，苔薄，脉弦细或涩。

治法：活血消癥，祛瘀固冲。

方药：桂枝茯苓丸（《金匮要略》）。

桃仁　桂枝　芍药　牡丹皮　茯苓

（二）西医治疗

1. 先兆流产见胎漏、胎动不安。

2. 难免流产　一旦确诊，应尽早使胚胎及胎盘组织完全排出。早期流产应及时行刮宫术，对妊娠物应仔细检查，并送病理检查。晚期流产，子宫较大，出血较多，可用缩宫素 10~20U 加于 5%葡萄糖液 500ml 中静脉滴注，促进子宫收缩。必要时行刮宫术以清除宫腔内残留的妊娠物。术后可行超声检查，了解有无宫腔残留，并给予抗生素预防感染。

3. 不全流产　一经确诊，应及时行刮宫术或钳刮术，以清除宫腔内残留组织。流血多有休克者应同时输血输液，并给予抗生素预防感染。

4. 完全流产　症状消失，B 超检查宫腔内无残留物，如无感染征象，一般不需特殊处理。

5. 稽留流产　稽留时间过长，可导致严重凝血功能障碍及 DIC 的发生，应检查凝血功能、血常规，并做好输血准备。若凝血功能正常，戊酸雌二醇 2mg 每日 2 次，连用 5 日，以提高子宫肌对缩宫素的敏感性。子宫小于 12 孕周者行刮宫术，术中肌内注射缩宫素以减少出血，若胎盘机化并与宫壁粘连较紧，手术应小心操作，防止子宫穿孔，若一次不能刮净，可于 5~7 日后再次刮宫。子宫大于 12 孕周者，应静脉滴注缩宫素（5~10U 加于 5%葡萄糖液内），也可用前列腺素或依沙吖啶等进行引产，促使胎儿、胎盘排出。若凝血功能障碍，应尽早使用肝素、纤维蛋白原及输新鲜血等，待凝血功能好转后，再行引产或刮宫。

6. 复发性流产　应在怀孕前进行系统检查，包括卵巢功能检查、夫妇双方染色体核型检查与血型鉴定及其丈夫的精液检查，女方尚需进行生殖道的详细检查，包括子宫输卵管造影及宫腔镜检查，以确定子宫有无畸形、子宫肌瘤、宫腔粘连等病变，以及有无宫颈口松弛等。查找原因，若能纠正者，应于孕前治疗。

原因不明的习惯性流产女性，当有怀孕征兆时，可按黄体功能不足给以黄体酮治疗，每日 10~20mg 肌注，或 HCG 3 000~5 000U，隔日肌注一次。确诊妊娠后继续给药直至妊娠 12 周或超过以往发生流产的月份，并嘱其卧床休息，禁性生活，补充维生素 E 及给予心理治疗，以解除精神紧张，安定情绪。宫颈内口松弛者，于妊娠前作宫颈内口修补术。若已妊娠，最好于妊娠 14~16 周行宫颈内口环扎术，术后定期随诊，提前住院，待分娩发动前拆除缝线，若环扎术后有流产征象，治疗失败，应及时拆除缝线，以免造成宫颈撕裂。抗磷脂综合征患者可在孕期使用小剂量阿司匹林和/或低分子肝素。染色体异常夫妇应于孕前进行遗传咨询，确定是否可以妊娠。

7. 流产合并感染　迅速控制感染，尽快清除宫腔残留物。若为轻度感染或出血较多，可在静脉滴注抗生素同时进行刮宫，以达到止血的目的；若感染严重但阴道流血不多，应用高效广谱抗生素控制感染后再行刮宫。刮宫时用卵圆钳将宫腔内残留组织夹出，切不可用刮匙全面搔刮宫腔，以免造成感染扩散。术后应继续给予广谱抗生素，

笔记

待感染控制后再行彻底刮宫。若已合并感染性休克者,应积极抢救休克。若感染严重或腹盆腔有脓肿形成时,应行手术引流,必要时切除子宫以去除感染源。

六、预后

本病早诊断、早治疗一般预后良好;若稽留流产,则易引起宫腔感染,甚至发生凝血障碍,甚或出现弥散性血管内凝血而危及生命。

第四节 早 产

早产是指妊娠满28周(国外妊娠满20周)至不满37足周或新生儿体重≥1 000g标准。早产分为自发性早产和治疗性早产,自发性早产包括早产和未足月胎膜早破后早产;治疗性早产为因妊娠并发症或合并症而需要提前终止妊娠者。此时娩出的新生儿称早产儿,体重一般小于2 500g,各器官发育尚不够成熟。早产占分娩总数的5%~15%。早产儿中死亡率为12.7%~20.8%。近年来由于早产儿治疗学及监护手段的进步,其生存率明显提高。

一、病因

1. 引起早产的高危因素包括 有晚期流产及(或)早产史者;前次双胎早产;妊娠间隔时间过短;孕中期阴道超声发现宫颈长度<25mm者;有子宫颈手术史者;孕妇年龄≤17岁或>35岁;过度消瘦(体质指数<19kg/m^2,或孕前体重<50kg);辅助生殖技术助孕者;胎儿及羊水量异常者;妊娠并发症或合并症者;有不良嗜好者。

2. 常见的诱因有 ①宫内感染:30%~40%的早产,常伴有胎膜早破、绒毛膜羊膜炎;②泌尿生殖道感染:B族溶血性链球菌、沙眼衣原体、支原体所致的下生殖道感染、细菌性阴道病、无症状性菌尿、急性肾盂肾炎等。

二、诊断与鉴别诊断

早产的临床表现主要是子宫收缩,最初为不规则宫缩,并常伴有少许阴道流血或血性分泌物,以后可发展为规则宫缩,与足月临产相似。妊娠满28周至不满37周,出现规律宫缩(每20分钟4次或每60分钟内8次),伴宫颈管进行性缩短(宫颈管消退≥80%),宫颈扩张,诊断为早产临产。符合早产孕周,虽有上述规律宫缩,但宫颈尚未扩张,经阴道超声测量宫颈长度≤20mm者为先兆早产。部分患者可伴有少量阴道流血或阴道流液。以往有晚期流产、早产史及产伤史的孕妇容易发生早产。

诊断早产一般并不困难,但应与妊娠晚期出现的生理性子宫收缩相区别。生理性子宫收缩一般不规则、无痛感,不伴有宫颈管消退等改变。

确诊早产后应进一步进行病因分析。①超声检查排除胎儿畸形,确定胎儿数目及多胎妊娠类型、明确胎儿先露部,了解胎儿生长状况及宫内安危、排除死胎、估计羊水量,排除前置胎盘及胎盘早剥;②阴道窥器检查及阴道流液检查,了解有无胎膜早破;③宫颈及阴道分泌物、羊水培养。

笔记

三、治疗方法

治疗原则：若胎儿存活，无明显畸形、无绒毛膜羊膜炎及胎儿窘迫、无严重妊娠合并症及并发症、宫口开大<2cm，早产预测阳性者，应设法使妊娠继续维持，延长孕周，防止早产。若早产已不可避免时，应尽力设法提高早产儿的存活率。

1. 卧床休息　取左侧卧位，可减少自发性宫缩，使子宫肌松弛从而增加子宫胎盘血流量，增加胎盘对氧、营养和代谢物质的交换。

2. 抑制宫缩药物　需要注意的是避免两种或以上宫缩抑制剂联合使用，不宜48小时后持续应用宫缩抑制剂。

（1）β_2 肾上腺素能受体兴奋剂：能激动子宫平滑肌中的 β_2 受体，抑制子宫平滑肌收缩，减少子宫的活动而延长妊娠期。主要副反应有：母儿心率增快，心肌耗氧量增加，血糖升高，血钾降低等，故对合并心脏病、重度高血压、未控制的糖尿病等患者慎用或不用。利托君：首次剂量 50~100μg/min 静脉滴注，每 10 分钟增加剂量 50μg/min，至宫缩停止，最大剂量不超过 350μg/min。静滴时左侧卧位，以减少低血压危险。

（2）硫酸镁：用于产前子痫和子痫患者、<32 孕周的早产。常用方法为：硫酸镁 4.0g，30 分钟静脉滴完，然后以 1g/h 维持，24 小时总量不超过 30g。滴注过程中，密切注意呼吸（每分钟不少于 16 次）、膝反射（存在）及尿量（每小时不少于 25ml）等。

（3）钙通道阻滞剂：可通过干扰细胞内钙浓度而影响细胞功能，能抑制子宫收缩。常用硝苯地平，首次剂量 20mg，口服，然后 10~20mg/次，每日 3~4 次。应密切注意孕妇心率及血压变化。已用硫酸镁者慎用。

（4）前列腺素抑制剂：可通过抑制氧合酶，减少花生四烯酸转化为前列腺素，起到抑制子宫收缩的作用。主要用于 32 周前早产。常用吲哚美辛，可口服、经阴道或直肠给药，首次剂量 50~100mg，然后 25mg，每日 4 次。用药时需监测羊水量，若监测发现胎儿动脉导管狭窄立即停药。孕妇血小板功能不良、出血性疾病、肝功能不良、胃溃疡、有对阿司匹林过敏的哮喘史者禁用。

（5）缩宫素受体拮抗剂：阿托西班，通过竞争性结合子宫平滑肌及蜕膜的缩宫素受体，降低兴奋子宫平滑肌的作用。首次剂量为 6.75mg，静脉滴注 1 分钟，继之 18mg/h 维持 3 小时，然后 6mg/h 持续 45 小时。副作用轻，无明确禁忌，但价格昂贵，不作为一线用药。

3. 控制感染　对于胎膜完整的早产者不宜使用抗生素。当分娩在即而下生殖道 B 族溶血性链球菌阳性者应用抗生素。

4. 促胎肺成熟　所有先兆早产应当给予 1 疗程的糖皮质激素，可以降低新生儿死亡率、呼吸窘迫综合征、脑室周围出血、坏死性小肠炎的发病率，缩短新生儿入住 ICU 的时间。常用药物为倍他米松和地塞米松，两者效果相当。地塞米松 6mg 肌内注射，12 小时重复一次，共 4 次；倍他米松 12mg 肌内注射，次日重复 1 次。若早产临产，做不完整疗程者，也应给药。

5. 产时处理与分娩方式　早产儿尤其是<32 周的极早产儿，有条件者应转至有救治能力的医院分娩。产程中加强胎心监护，尽早识别胎儿窘迫以处理。若无指征则不做产钳及会阴侧切。臀位特别是足先露，应根据当地早产儿治疗护理条件权衡剖宫产利弊。早产儿出生后 30~120 秒后断脐带，可减少新生儿输血，减少 50% 的新生儿

笔记

脑室内出血。分娩时可用硬脊膜外阻滞麻醉镇痛。

四、预防

1. 一般预防

（1）加强科普宣传：对有早产高危因素的计划妊娠者应积极处理高危因素。妊娠间隔时间>半年；避免低龄或高龄怀孕；避免多胎、体重过低妊娠；营养均衡；戒烟、酒；控制高血压、糖尿病、甲状腺功能亢进、红斑狼疮等原发疾病；停止服用可能致畸药物。

（2）重视孕期保健：早孕期超声检查确定胎龄及多胎妊娠，双胎应了解绒毛膜性，评估胎儿非整倍体染色体异常及部分重要器官畸形的风险。首次产检时应详细了解早产高危因素，尽可能针对性预防。

2. 特殊类型孕酮的应用

（1）有晚期流产或早产史，无早产症状者，不论宫颈长短，推荐使用17α 羟孕酮己酸酯。

（2）有前次早产史，孕24周前经阴道超声宫颈长度<25mm，可经阴道给予微粒化黄体酮胶囊200mg/d或黄体酮凝胶90mg/d，至妊娠34周。

（3）无早产史，孕24周前经阴道超声宫颈长度<20mm，推荐使用微粒化黄体酮胶囊200mg/d阴道用药，或阴道黄体酮凝胶90mg/d，至妊娠36周。

3. 宫颈环扎术 既往有宫颈机能不全妊娠丢失史，此次妊娠12~14周行宫颈环扎术预防早产有效。有前次早产史或晚期流产史，此次为单胎妊娠，妊娠24周前宫颈长度<25mm，无早产临产症状，无绒毛膜羊膜炎、持续阴道流血、胎膜早破、胎儿窘迫、胎儿严重畸形或死胎等宫颈环扎术禁忌证，推荐使用宫颈环扎术。

子宫发育异常、宫颈锥切术后、双胎妊娠等不推荐使用宫颈环扎术，应根据孕妇情况酌情掌握。

第五节 异位妊娠

凡受精卵在子宫体腔以外着床发育为“异位妊娠”，俗称“宫外孕”。根据受精卵着床部位不同而分为：输卵管妊娠、卵巢妊娠、腹腔妊娠、阔韧带妊娠、宫颈妊娠和子宫残角妊娠等（图10-3）。

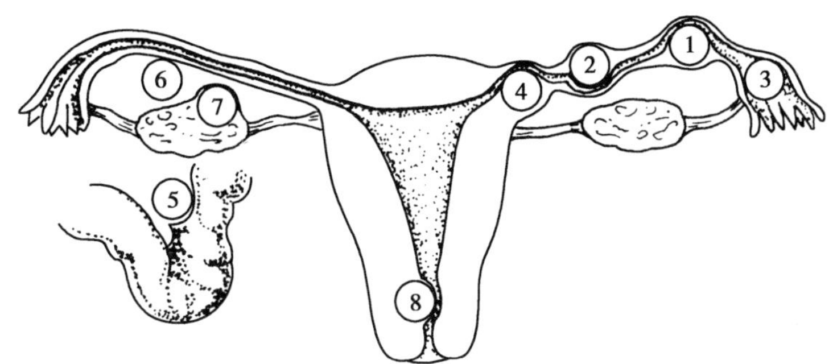

①输卵管壶腹部妊娠 ②输卵管峡部妊娠 ③输卵管伞部妊娠 ④输卵管间质部妊娠
⑤腹腔妊娠 ⑥阔韧带妊娠 ⑦卵巢妊娠 ⑧宫颈妊娠

图10-3 常见异位妊娠的发生部位

笔记

异位妊娠是妇产科常见的急腹症之一，诊治不及时可危及生命，近年发病率有上升趋势。异位妊娠以输卵管妊娠最常见，约占95%左右。本节主要介绍输卵管妊娠。

一、病因病机

（一）中医病因病机

少腹宿有瘀滞，冲任不畅，或先天肾气不足，或气虚运送无力，孕卵未能及时运达子宫，在输卵管内着床发育而为本病。孕卵发育渐大以致胀破脉络，阴血内溢于少腹，发生血瘀、血虚、厥脱等一系列证候。

在输卵管妊娠未破损期，病机以胎元阻滞胞宫两歧之脉络为主。当病情进展，瘀滞之脉络破损时，则阴血内溢于少腹，此为已破损期，可导致少腹血瘀，气血两亏，甚则亡血厥脱。若瘀滞少腹日久，瘀血不散，结而成癥。

总之，气滞血瘀或气虚血瘀致胎元阻络是本病发生的最基本病因病机；少腹血瘀实证是其病机本质；而胎瘀阻滞、气血亏脱和瘀结成癥是本病不同发展阶段的病理机转。

（二）西医病因病理

1. 发病原因

（1）输卵管炎症：是输卵管妊娠的主要病因。炎症使黏膜皱褶粘连，管腔变窄，或使黏膜纤毛功能受损，从而使受精卵在输卵管内运行受阻而于该处着床。

（2）输卵管手术史：输卵管绝育术后再通，或输卵管粘连分离术、输卵管成形术后，可导致管腔狭窄，使受精卵运行受阻。

（3）输卵管发育不良或功能异常：输卵管过长、肌层发育差、黏膜纤毛缺乏、双输卵管、憩室或有副伞等，使受精卵不能适时到达宫腔。输卵管周围肿瘤如子宫肌瘤或卵巢肿瘤的牵拉或压迫，影响输卵管的管腔通畅，使受精卵运行受阻。精神因素或内分泌调节失败，使输卵管的蠕动、纤毛活动等功能异常，干扰受精卵运送。

（4）受精卵游走：卵子在一侧输卵管受精，受精卵经宫腔或腹腔游走至对侧输卵管发育增大着床。

（5）其他：使用IUD、口服紧急避孕药避孕失败、辅助生殖技术后发生输卵管妊娠机会增加。

2. 病理变化

（1）输卵管妊娠结局：输卵管管腔狭小，管壁薄且缺乏黏膜下组织，其肌层远不如子宫肌壁厚与坚韧，妊娠时不能形成完好的蜕膜，不利于胚胎的生长发育，常发生以下结局：

1）输卵管妊娠流产：多见于妊娠8~12周的输卵管壶腹部妊娠。由于蜕膜形成不完整，发育中的囊胚常向管腔突出，最终突破包蜕膜而出血，囊胚与管壁分离。如整个囊胚自管壁分离而经伞部排入腹腔，称为输卵管妊娠完全流产，出血一般不多。如囊胚剥离不完整，形成输卵管妊娠不全流产，导致反复出血，形成输卵管血肿或输卵管周围血肿或盆腔积血，量多时流入腹腔。

2）输卵管妊娠破裂：多见于妊娠6周左右的输卵管峡部妊娠。孕卵绒毛向管壁侵蚀肌层及浆膜，最后穿透管壁而破裂，妊娠物流入腹腔，也可破入阔韧带形成阔韧带妊娠。

笔记

输卵管间质部妊娠虽少见，但由于此处血运丰富，妊娠可持续至3~4个月才发生破裂，其破裂犹如子宫破裂，症状极为严重，往往在短期内发生大量腹腔内出血，患者出现肛门坠胀、剧烈腹痛、休克、晕厥等临床症状。

3）陈旧性异位妊娠：输卵管妊娠流产或破裂，若内出血停止，病情稳定，死亡的胚胎可逐渐被吸收。若长期反复内出血所形成的盆腔血肿不能及时消散，血肿机化变硬并与周围组织粘连，临床上称陈旧性异位妊娠。

4）继发性腹腔妊娠：输卵管妊娠流产或破裂，囊胚从输卵管排出到腹腔内，多数死亡，偶有存活者重新种植于腹腔继续生长发育，形成继发性腹腔妊娠。

5）持续性异位妊娠：输卵管妊娠行保守性手术时，若术中囊胚清除不全，或残存的滋养细胞继续生长，致术后 HCG 不降或上升，称为持续性异位妊娠。

（2）子宫的变化：输卵管妊娠和正常妊娠一样，合体滋养细胞分泌的 HCG 维持黄体生长，使甾体激素分泌增加，致使月经停止来潮，子宫增大、变软，子宫内膜出现蜕膜反应。若胚胎受损或死亡，滋养细胞活力消失，蜕膜自宫壁剥离而发生阴道流血或阴道排出蜕膜管型，此时血 β-HCG 下降。子宫内膜的形态学改变呈多样性，若胚胎死亡已久，内膜可呈增殖期改变，有时可见 A-S 反应，这种子宫内膜超常增殖和分泌的反应可能为甾体激素过度刺激所引起，虽对诊断有一定价值，但并非输卵管妊娠时所特有。若胚胎死亡后部分深入肌层的绒毛仍存活，黄体退化迟缓，内膜仍可呈分泌反应。

二、临床表现

输卵管妊娠的临床表现，与受精卵着床部位、有无流产或破裂以及出血量多少与时间长短等有关。典型的症状为停经、腹痛与阴道流血。

1. 症状

（1）停经：除输卵管间质部妊娠停经时间较长外，一般多有6~8周左右停经史，但约25%患者无明显停经史。

（2）腹痛：为输卵管妊娠的主要症状，当输卵管妊娠在流产或破裂之前，由于孕卵在输卵管内逐渐增大，常表现为一侧下腹隐痛或酸胀感。当输卵管妊娠流产或破裂时，突然下腹一侧撕裂样疼痛，常伴有恶心呕吐。疼痛范围与出血量有关，当血液积聚于子宫直肠陷凹时，可出现肛门坠胀感。随着血液由下腹部流向全腹，疼痛可由下腹部向全腹部扩散，血液刺激膈肌时，可引起肩胛区放射性疼痛（Danforth 征）。

（3）阴道流血：常为短暂停经后不规则阴道流血，色暗红或深褐色，量少淋漓，一般不超过月经量，少数患者阴道流血量较多，类似月经，阴道流血可伴有蜕膜管型或蜕膜碎片排出。阴道流血在病灶去除后方能停止。

（4）晕厥与休克：由于腹腔内急性大量出血及剧烈腹痛，轻者出现晕厥，严重者出现失血性休克。出血量越多越快，症状出现也越迅速越严重，但与阴道流血量不成正比。

2. 体征

（1）一般情况：腹腔内出血较多时，呈贫血貌。大量出血时，患者可出现面色苍白、脉快而细弱、血压下降等休克表现。体温一般正常，出现休克时体温略低，腹腔内血液吸收时体温略升高，但不超过38℃。

（2）腹部检查：出血量不多时，下腹有压痛及反跳痛，尤以患侧为著，但腹肌紧张

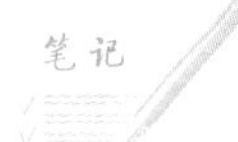

轻微，出血较多时，可见腹膨隆，全腹压痛及反跳痛，压痛仍以输卵管妊娠处为著，叩诊有移动性浊音。若反复出血并积聚粘连包裹，可形成包块并不断增大变硬，下腹部可触及包块。

（3）妇科检查：阴道内常有来自宫腔的少量血液。输卵管妊娠未发生流产或破裂者，除子宫略大、较软外，可能触及胀大的输卵管并有轻度压痛。输卵管妊娠流产或破裂者，阴道后穹窿饱满有触痛，宫颈举痛或摇摆痛明显，子宫稍大而软，内出血多时，检查子宫有漂浮感。子宫一侧或其后方可触及形状不规则肿块，边界不清楚，触痛明显。病变持续较久时，肿块机化变硬。输卵管间质妊娠时，子宫大小与停经月份基本符合，但子宫不对称，一侧角部突出，破裂所致的征象与子宫破裂相似，极为严重。

三、实验室与其他检查

1. HCG 测定　β-HCG 测定是早期诊断异位妊娠的重要方法，由于异位妊娠时，患者体内 HCG 水平较宫内妊娠低，需采用灵敏度高的放射免疫法测定 β-HCG，该实验可进行定量测定，对保守治疗的效果评价具有重要意义。

2. 超声检查　阴道 B 超检查是诊断输卵管妊娠的主要方法之一。异位妊娠的声像特点是子宫略增大但宫腔内未见孕囊，宫旁出现低回声区，其内探及胚芽及原始心管搏动，可确诊异位妊娠。输卵管妊娠流产或破裂后，腹腔或子宫直肠陷凹处见积液暗区。

3. 阴道后穹窿穿刺　是一种简单可靠的诊断方法，适用于疑有腹腔内出血患者。抽出暗红色不凝固血液，说明有血腹症存在。

4. 腹腔镜检查　腹腔镜直视下进行检查，及时明确诊断，可作为异位妊娠诊断的金标准，而且在确定诊断同时手术治疗。

5. 子宫内膜病理检查　诊断性刮宫，仅有蜕膜而未见绒毛，有助于诊断异位妊娠。

四、诊断与鉴别诊断

（一）辨病要点

输卵管妊娠未发生流产或破裂时，临床表现不明显，诊断较困难。当输卵管妊娠流产或破裂后，可出现突然下腹一侧撕裂样疼痛，甚或晕厥与休克，或伴有阴道流血等症状，诊断多无困难。应严密观察病情变化，若阴道流血淋漓不断，腹痛加剧，盆腔包块增大，血红蛋白呈下降趋势等，有助于确诊。必要时需采用辅助检查方能诊断。

（二）辨证要点

异位妊娠中医辨证主要是少腹血瘀之实证。在输卵管妊娠未破损期，以胎元阻滞胞宫两歧之脉络为主。当阴血内溢于少腹，则出现血瘀、血虚、厥脱等一系列证候。若瘀滞少腹日久，瘀血不散，结而成癥。

（三）诊疗思路

异位妊娠诊疗思路见图 10-4。

（四）鉴别诊断

输卵管妊娠应与流产、卵巢囊肿蒂扭转或破裂、黄体破裂、急性输卵管炎相鉴别。

1. 流产　阵发性小腹疼痛，一般较轻，无腹肌紧张及压痛、反跳痛。阴道出血量少，子宫增大、变软，其大小与妊娠月份基本相符，无内出血表现。B 超可见宫内妊

笔记

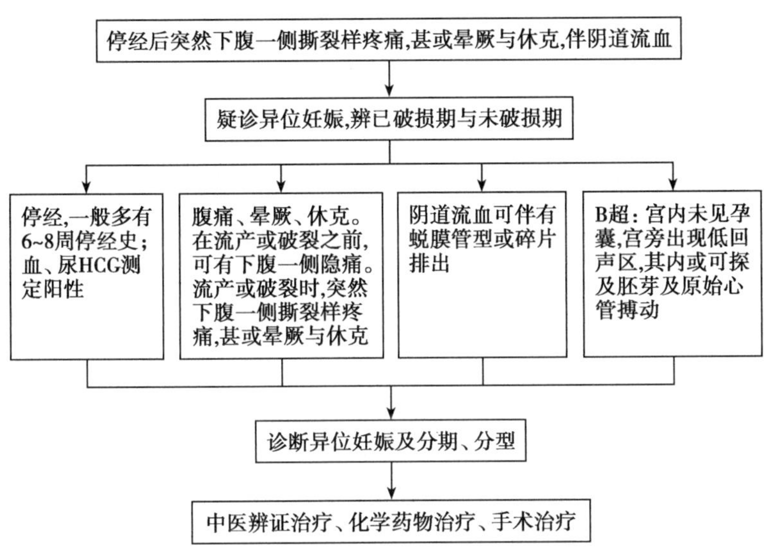

图 10-4　异位妊娠诊疗思路图

娠囊。

2. 卵巢囊肿蒂扭转破裂　患者月经正常,无停经或早孕反应。有附件包块病史,囊肿蒂部可有明显压痛,β-HCG 阴性,经妇科检查结合 B 超即可明确诊断。

3. 黄体破裂　下腹一侧突发性疼痛,无阴道流血。黄体破裂多发生在月经中后期。无停经及早孕反应。阴道有不规则出血的患者,常需结合 β-HCG 进行诊断。

4. 急性输卵管炎　有急性腹痛,体温升高,腹肌紧张,压痛。但一般无停经及早孕反应(合并早孕者例外)。经后穹窿穿刺,能抽出脓液。但急性出血性输卵管炎者,往往后穹窿穿刺能抽出不凝血,极易误诊。

此外,输卵管妊娠还应与急性阑尾炎、急性盆腔炎相鉴别。

五、治疗

异位妊娠的治疗方法有药物治疗和手术治疗。非手术治疗必须住院,根据病情缓急,在有输血、输液及手术准备的条件下进行动态观察,及时处理。

(一)药物治疗

1. 中医辨证论治　异位妊娠中医辨证主要是少腹血瘀之实证,治疗始终以活血化瘀为主。

本病辨证治疗的重点是随着病情的发展,动态观察治疗,并在有输血、输液及手术准备的条件下进行服药。如病情危急,有手术治疗适应证,可立即进行手术治疗。

(1)未破损期

主要证候:停经后可有早孕反应,或下腹一侧有隐痛,双合诊可触及一侧附件有软性包块,压痛,尿妊娠试验为阳性,脉弦滑。

治疗法则:活血化瘀,消癥杀胚。

方药举例:宫外孕Ⅱ号方(山西医科大学第一医院方)加天花粉、紫草、蜈蚣、全蝎。

丹参　赤芍　桃仁　三棱　莪术

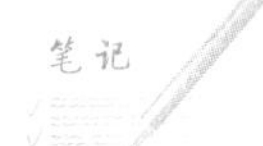

（2）已破损期：指输卵管妊娠流产或破裂者。临床有休克型、不稳定型及包块型。

1）休克型

主要证候：突发下腹剧痛，面色苍白，四肢厥逆，或冷汗淋漓，恶心呕吐，血压下降或不稳定，有时烦躁不安，脉微欲绝或细数无力。后穹窿穿刺或B超提示有腹腔内出血。

治疗法则：益气固脱，活血祛瘀。

方药举例：生脉散（方见第十章第一节妊娠恶阻）合宫外孕Ⅰ号方（山西医科大学第一医院方）。

丹参　赤芍　桃仁

对于休克型患者，应立即吸氧、输液、输血，补足血容量，纠正休克后即加服宫外孕Ⅰ号方活血化瘀，必要时手术治疗。

2）不稳定型

主要证候：腹痛拒按，腹部有压痛及反跳痛，但逐渐减轻，可触及界线不清的包块。兼有少量阴道流血，血压平稳，脉细缓。

治疗法则：活血祛瘀为主。

方药举例：宫外孕Ⅰ号方（见休克型）。

此期仍应严密观察病情变化，注意再次内出血的可能，做好抢救休克的准备。

3）包块型

主要证候：腹腔血肿包块形成，腹痛逐渐减轻，可有下腹坠胀或便意感，阴道出血逐渐停止，脉细涩。

治疗法则：破瘀消癥。

方药举例：宫外孕Ⅱ号方（见未破损期）。

2. 化学药物治疗　主要适应于早期输卵管妊娠，要求保存生育能力的年轻患者。符合下列条件可采用此法：①无药物治疗禁忌证；②输卵管妊娠未发生破裂或流产，无明显内出血；③输卵管妊娠包块直径<3cm；④β-HCG<2 000U/L；⑤超声未见胚胎原始心管搏动；⑥肝、肾功能及血红细胞、白细胞、血小板计数正常。化疗一般采用全身用药，亦可采用局部用药。全身用药常用甲氨蝶呤（MTX）0.4mg/（kg·d），肌注，5日为一疗程，一般总量为100mg，同时加用四氢叶酸。若单次剂量肌注常用1mg/kg或50mg/m^2，可不加用四氢叶酸。在治疗期间应用B超和β-HCG进行严密监护，并注意患者病情变化及药物毒副反应。若4~7日β-HCG下降小于15%，应重复剂量治疗。β-HCG降至正常一般需3~4周。若用药后14日，β-HCG下降并连续3次阴性，腹痛缓解或消失，阴道流血减少或停止者为显效。若病情无改善，甚至发生急性腹痛或输卵管破裂症状，应立即进行手术治疗。

（二）手术治疗

1. 手术治疗适应证

（1）内出血多，休克严重者。

（2）诊断不明确。

（3）保守治疗疗效不佳，病情有进展，胚囊继续长大，血β-HCG处于高水平。

（4）随诊不可靠。

笔记

（5）输卵管间质部妊娠。

（6）同时要求绝育者。

2. 手术方式　腹腔镜手术是近年来治疗异位妊娠的主要方法。

（1）根治手术：适用于内出血并发休克的急性患者，应在积极纠正休克同时手术，在控制出血并加快输血、输液，血压上升后手术切除输卵管。

（2）保守手术：适应于有生育要求的年轻女性，特别是对侧输卵管已切除或有明显病变者。可根据受精卵着床部位及输卵管病变情况选择输卵管剖开取胚术、病变段切除及断端吻合等术式。采用显微外科技术可提高以后的妊娠率。

六、预后

异位妊娠若早期及时诊断、治疗，预后良好。输卵管妊娠之后，10%的患者可再次出现异位妊娠，50%左右的患者继发不孕。

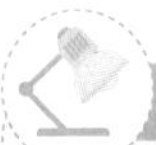

案例分析

案例：蔡某，女，29岁，因停经42天，下腹隐痛5天，阴道少许流血2天于2003年6月15日初诊。患者14岁月经初潮，月经规则，末次月经5月6日。停经后查尿HCG(+)，无明显早孕反应，5天前无明显诱因出现下腹隐痛，以左侧为明显，痛不拒按，近2天出现少量阴道流血，色淡暗，服用滋肾育胎丸及维生素E未见好转。2年前曾因“异位妊娠”手术切除右侧输卵管，术后一直未孕。体检：神清，面色苍白，舌淡暗，苔白，脉细滑。妇科检查：外阴正常；阴道通畅；宫颈光滑，无举痛及摇摆痛；子宫后倾，正常大小，质中，活动佳；左附件增厚，有压痛，右附件未扪及异常。尿HCG阳性，血常规正常。B超提示：子宫大小正常，宫内未见孕囊，内膜厚1cm，左附件增厚，见直径约2.2cm混合性回声区。

分析：应诊断为异位妊娠未破损期。患者既往有异位妊娠手术史，宿有瘀滞，血行不畅，孕卵不能及时运送至子宫，而成异位妊娠。治宜活血化瘀、消癥杀胚，可用宫外孕Ⅱ号方加减。药为丹参12g，赤芍12g，桃仁10g，三棱10g，莪术10g，蜈蚣2条，全蝎6g，天花粉20g，刘寄奴15g，砂仁（后下）6g，甘草6g。若β-HCG值偏高，则可加甲氨蝶呤（MTX）50mg肌注或米非司酮（RU486）150mg口服，每日1次，连用5日。治疗过程密切观察β-HCG定量和B超情况。

第六节　妊娠期高血压疾病

妊娠期高血压疾病是妊娠与血压升高并存的一组疾病，包括妊娠期高血压、子痫前期、子痫，以及慢性高血压合并妊娠和慢性高血压并发子痫前期。本病属中医学“子肿”“子晕”“子痫”等范畴。

本病的发生率为5%~10%，是孕产妇及围生儿死亡的重要原因。

妊娠中晚期，孕妇肢体、面目肿胀者，称为“子肿”，也称“妊娠肿胀”。妊娠中晚期，出现头晕目眩，状若眩冒，甚或眩晕欲厥者，称为“子晕”，也称“妊娠眩晕”。妊娠

笔记

晚期或正值临产时或新产后，发生眩晕倒仆，昏不知人，手足搐搦，全身强直，双目上视，须臾醒，醒复发，甚或昏迷不醒者，称为“子痫”，也称“妊娠痫症”。

一、病因病机

（一）中医病因病机

本病的发生除与妊娠期胎碍脏腑、胎阻气机、血聚养胎等有关外，关键取决于孕妇体质。孕妇脾肾阳虚，气化无力，水湿内停；或气机郁滞，湿郁泛溢，而发为子肿。肝肾阴虚，阴不制阳，肝阳上亢；或脾虚失运，精血不足，肝失濡养，肝阳上亢，则发为子晕。阴虚阳亢，肝风内动，风火相煽；或阴虚火旺，炼津为痰或脾虚湿聚成痰，郁久化火，痰火上蒙清窍，而发为子痫。子肿、子晕、子痫虽为不同病症，但其在病因病机及病情发展趋势上有相互内在联系。由此可见，本病的发生，责之于肝、脾、肾三脏功能失调。脏腑虚损，阴血不足是其致病之本；风、火、痰是其病证之标。

（二）西医病因病理

1. 高危因素　初产妇、孕妇年龄<18 岁或≥40 岁、多胎妊娠、慢性肾脏疾病、慢性高血压、子痫前期病史及家族史、抗磷脂抗体综合征、血栓疾病史、体外受精胚胎移植受孕、糖尿病、肥胖、营养不良、低社会经济状况等。

2. 病因

（1）滋养细胞侵袭异常：绒毛外滋养细胞侵袭过浅，仅蜕膜层血管重铸，造成“胎盘浅着床”，导致子宫螺旋小动脉重铸不足，胎盘灌注减少，引发子痫前期一系列症状。

（2）炎症免疫过度激活：妊娠被认为是成功的自然同种异体移植。胎儿在妊娠期内不受排斥有赖于母体对妊娠的免疫耐受。母胎界面上的母体免疫细胞如自然杀伤细胞、巨噬细胞等的数量、表型和功能异常均可引起滋养细胞浸润过浅及螺旋动脉管腔狭窄。特异性免疫研究集中在 T 细胞，Th1/Th2 免疫状态向 Th1 偏移，使母体对胚胎免疫耐受降低，引发子痫前期。

（3）血管内皮细胞受损：炎性介质如肿瘤坏死因子、白细胞介素-6、极低密度脂蛋白等，还有氧化应激反应可能引起血管内皮损伤。当血管内皮细胞受损时血管舒张因子前列环素分泌减少，血管收缩因子血栓素 A_2 增加，导致舒张因子与收缩因子比例下降，提高了血管紧张素Ⅱ的敏感性，使血压升高，导致一系列病理变化。研究认为这些炎性介质可能来源于胎盘及蜕膜。因此胎盘血管内皮损伤可能先于全身其他脏器。

（4）营养缺乏：研究发现多种营养的缺乏与子痫前期发生发展有关，如白蛋白、钙、镁、锌、硒等。

（5）胰岛素抵抗：研究发现妊娠期高血压疾病患者存在胰岛素抵抗。高胰岛素血症可导致 NO 合成下降及脂质代谢紊乱，影响前列腺素 E_2 的合成，增加外周血管的阻力，引起血压升高。

（6）遗传因素：妊娠期高血压疾病的家族多发性提示遗传因素与该病发生有关。

3. 病理生理变化及对母儿的影响　本病基本病理生理变化是全身小血管痉挛。

由于全身小血管痉挛，全身各器官组织因缺血缺氧而受到损害，严重时脑、心、肾、肝及胎盘等的病理组织学变化可导致抽搐、昏迷、脑水肿、脑出血、心肾衰竭、肺水肿、肝细胞坏死及被膜下出血、胎盘功能下降、胎儿生长受限、胎儿窘迫、胎盘早期剥离以

笔记

及凝血功能障碍而导致 DIC 等。

二、临床表现

1. 症状 轻者可无明显自觉症状。随病情发展可出现上腹疼痛、恶心、呕吐、头晕、头痛、视物模糊等。

2. 体征

（1）高血压：持续血压升高至收缩压≥140mmHg 和/或舒张压≥90mmHg，同一手臂两次以上测量血压，间隔≥4h。血压较基础血压升高 30/15mmHg，然而低于 140/90mmHg 时，不作为诊断依据，但必须严密观察。

（2）蛋白尿：24h 内尿蛋白含量≥300mg 或随机尿蛋白（+）或随机尿蛋白/肌酐≥0.3。尿蛋白量不作为伴严重表现子痫前期的指标。当高血压同时伴有某些严重表现，而尿蛋白阴性时，仍可诊断为子痫前期。

（3）水肿：妊娠期高血压疾病之水肿无特异性，因此不能作为其诊断标准及分类依据。

（4）抽搐与昏迷 子痫前可有不断加重的重度子痫前期，但子痫也可发生于血压升高不显著、无蛋白尿或水肿的病例。通常产前子痫较多，约 25%子痫发生于产后 48 小时。

子痫抽搐进展迅速，前驱症状短暂，表现为抽搐、面部充血、口吐白沫、深昏迷；随之深部肌肉僵硬，很快发展成典型的全身高张阵挛惊厥、有节律的肌肉收缩和紧张，持续 1~1.5 分钟，其间患者无呼吸动作；此后抽搐停止，呼吸恢复，但患者仍昏迷，最后意识恢复，但困惑、易激惹、烦躁。

3. 分类 妊娠期高血压疾病分类见表 10-3。

表 10-3 妊娠期高血压疾病分类

分类	临床表现
妊娠期高血压	妊娠 20 周以后出现 BP≥140/90mmHg，并于产后 12 周恢复正常；尿蛋白（-）。产后方可确诊
子痫前期	
无严重表现子痫前期（轻度）	妊娠 20 周以后出现 BP≥140/90mmHg；尿蛋白≥0.3g/24h 或随机尿蛋白（+）或随机尿蛋白/肌酐≥0.3
伴严重表现子痫前期（重度）	子痫前期出现以下任何一个表现：BP≥160/110mmHg；血小板<$100×10^9$/L；持续性上腹不适，血 ALT 或 AST 升高为正常值 2 倍以上；血肌酐升高>97.2μmol/L 或为正常值 2 倍以上；肺水肿；持续性头痛或其他脑神经或视觉障碍；胎儿生长受限
子痫	子痫前期孕妇抽搐不能用其他原因解释
慢性高血压并发子痫前期	高血压孕妇妊娠 20 周以前无尿蛋白，若出现尿蛋白≥0.3g/24h；高血压孕妇妊娠 20 周后突然尿蛋白增加或血压进一步升高或血小板<$100×10^9$/L
妊娠合并慢性高血压	妊娠前或妊娠 20 周前舒张压≥90mmHg（除外滋养细胞疾病），妊娠期无明显加重；或妊娠 20 周后首次诊断高血压并持续到产后 12 周后

三、实验室及其他检查

1. 尿液检查 应测尿比重、尿常规、24h 尿蛋白定量等。重度妊娠期高血压疾病患者应每 2 日检查 1 次尿蛋白。

2. 血液检查 包括全血细胞计数、血红蛋白含量、血细胞比容、血黏度、凝血功能等。了解有无血液浓缩及凝血功能异常。

3. 肝肾功能检查 血 ALT、AST、白蛋白、血尿素氮、血肌酐及尿酸等测定，了解肝、肾功能情况。血电解质及二氧化碳结合力等测定，了解有无电解质紊乱及酸中毒。

4. 眼底检查 视网膜小动脉的情况可反映体内主要器官小动脉的情况，对估计病情和决定处理均有重要意义。可发现视网膜小动脉痉挛、视网膜水肿、絮状渗出或出血，严重时可发生视网膜脱离。

5. 其他检查 如心电图、超声心动图、胎盘功能、胎儿成熟度检查、脑血流图检查等，视病情而定。

四、诊断与鉴别诊断

根据病史及典型的临床表现初步诊断并不困难。但对病情的估计及对具有相似临床表现的疾病的鉴别则较为不易，应引起重视。必须详细询问患者有无高危因素；此次妊娠经过有无出现异常征象，如上腹不适、头痛、视力改变等。

（一）辨病要点

根据患者妊娠期出现一过性高血压、蛋白尿等征象及辅助检查，并参考本病的好发因素可作出诊断。同时应注意有无并发症及凝血机制障碍。

（二）辨证要点

辨证以肿胀及眩晕的特点和程度、兼症及舌脉为要点，以辨病位之在肝、脾、肾，分清标本虚实及病理因素风、火、痰。

（三）鉴别诊断

子痫前期应与慢性肾炎合并妊娠相鉴别，子痫应与癫痫、脑炎、脑肿瘤、脑血管畸形破裂出血、糖尿病高渗性昏迷、低血糖昏迷相鉴别。

五、治疗

（一）中医治疗

以“治病与安胎并举”为原则，采用标本兼顾之法，利水化湿，平肝潜阳，息风镇痉，随症加入安胎之品，慎用滑利、峻下、逐水、耗散之品以免伤胎。

1. 脾虚湿盛证

主要证候：妊娠中后期，出现面浮肢肿，甚则遍身俱肿，肤色淡黄，皮薄光亮，按之凹陷，伴脘腹胀满，气短懒言，口淡无味，食欲不振，大便溏薄，小便短少，舌淡胖嫩，边有齿痕，苔薄白或薄腻，脉缓滑无力。

治疗法则：健脾利水，益气安胎。

方药举例：白术散（《全生指迷方》）。

白术 茯苓 大腹皮 生姜皮 陈皮

2. 肾虚水泛证

笔记

主要证候：妊娠中后期，孕妇出现面浮肢肿，下肢尤甚，按之没指，伴心悸气短，腰酸无力，下肢逆冷，小便不利，面色晦暗，舌质淡，苔白滑，脉沉迟。

治疗法则：补肾温阳，化气行水。

方药举例：苓桂术甘汤（《金匮要略》）。

桂枝 白术 茯苓 炙甘草

3. 气滞湿阻证

主要证候：妊娠中后期，肢体肿胀，始肿两足，渐及于腿，皮厚色不变，随按随起，行走艰难，伴头晕胀痛，胸胁胀满，饮食减少，苔薄腻，脉弦滑。

治疗法则：理气行滞，化湿消肿。

方药举例：正气天香散（《证治准绳》）。

香附 陈皮 甘草 乌药 干姜 紫苏

4. 阴虚肝旺证

主要证候：妊娠中晚期，头晕目眩，头痛头胀，伴颜面潮红，心悸怔忡，夜寐多梦易惊，心中烦闷，口苦口干，腰酸耳鸣，尿少便秘，舌红或绛，脉弦细滑数。

治疗法则：滋阴养血，平肝潜阳。

方药举例：杞菊地黄丸（方见第八章第八节经行前后诸证）。

5. 脾虚肝旺证

主要证候：妊娠中晚期，头昏头重如眩冒状，伴胸闷呕恶，纳差便溏，神疲乏力，面浮肢肿，舌淡胖，苔白腻，脉缓滑或弦滑。

治疗法则：健脾利湿，平肝潜阳。

方药举例：半夏白术天麻汤（《医学心悟》）。

半夏 白术 天麻 茯苓 陈皮 甘草 生姜 大枣

6. 肝风内动证

主要证候：妊娠晚期或正值分娩时或产后 1~2 天，头晕头痛，目眩，烦躁不安，颜面潮红，手足心热，突发全身抽搐，牙关紧闭，甚则昏不知人，舌红或绛，苔薄黄或无苔，脉弦细数。

治疗法则：平肝息风止痉。

方药举例：羚角钩藤汤（《通俗伤寒论》）。

羚羊角 钩藤 桑叶 菊花 贝母 竹茹 生地黄 白芍 茯神 甘草

7. 痰火上扰证

主要证候：妊娠晚期或正值分娩时或新产后，头晕头重，胸闷泛恶，猝然昏不知人，全身抽搐，牙关紧闭，气粗痰鸣，舌红，苔黄腻，脉弦滑而数。

治疗法则：清热豁痰开窍。

方药举例：牛黄清心丸（《痘疹世医心法》）。

牛黄 朱砂 黄连 黄芩 栀子 郁金

（二）西医治疗

妊娠高血压疾病的治疗目的是控制病情、延长孕周，尽可能保障母婴安全。治疗基本原则是休息，镇静，预防抽搐，根据指征降压、利尿，密切监测母胎情况，适时终止妊娠。产前、产时和产后应进行充分的病情监测和评估，以了解病情轻重和进展情况，及时合理干预，早防早治，避免不良妊娠结局的发生。

笔记

1. 妊娠期高血压 应休息，镇静，监测母胎情况，酌情降压治疗。可住院也可在家治疗。

保证充足睡眠并取侧卧位，精神紧张、焦虑或睡眠欠佳者可睡前口服地西泮 2.5~5mg。密切监护母儿状态，每日测体重及血压，每 2 日复查尿常规，定期监测血液、胎儿发育情况和胎盘功能，注意孕妇的自觉症状。

2. 子痫前期 应休息，镇静，预防子痫，根据指征降压、利尿，密切监测母胎情况，适时终止妊娠。无严重表现子痫前期可在家或住院治疗，伴严重表现子痫前期应住院治疗。

（1）休息：同妊娠期高血压。

（2）镇静：①地西泮：有镇静、抗惊厥和肌松弛作用，对胎儿影响小。2.5~5mg 口服，每日 3 次；或 10mg 肌注或静脉注射。②冬眠药物：可广泛抑制神经系统，有助于解痉降压，控制子痫抽搐。但对肝有损害，对胎儿不利，现仅用于对硫酸镁有禁忌或疗效不佳者。哌替啶 50mg、氯丙嗪 25mg 肌注；或哌替啶 100mg、氯丙嗪 50mg、异丙嗪 50mg 加入 10%葡萄糖液 500ml 内静脉滴注，紧急情况下，可将 1/3 量加入 25%葡萄糖液 20ml 内缓慢静脉推注（>5 分钟），余 2/3 量溶于 10%葡萄糖液 250ml 内静脉滴注。③其他镇静药物：苯巴比妥、异戊巴比妥、吗啡等具有较好的抗惊厥、抗抽搐效果，但分娩 6 小时前应慎用。

（3）硫酸镁防治子痫：硫酸镁是子痫治疗的一线药物，也是预防子痫发作的预防用药。①控制子痫：静脉给药，首次负荷剂量 25%硫酸镁 20ml 加入 10%葡萄糖液 20ml 内缓慢静脉推注（15~20 分钟），或者加入 5%葡萄糖液 100ml 快速静滴，继以 1~2g/h 静滴维持。或肌内注射，25%硫酸镁 20ml 加 2%利多卡因 2ml，深部臀肌注射，每日 1~2 次。每日总量为 25~30g。②预防子痫发作：负荷和维持剂量同控制子痫处理。每日静滴 6~12 小时。每日总量≤25g。用药前及用药过程中应注意膝反射是否减弱或消失；呼吸不少于 16 次/min；尿量不少于 17ml/h 或 400ml/24h。治疗时须备钙剂，一旦出现中毒反应，立即静脉注射 10%葡萄糖酸钙 10ml。

（4）降压：收缩压≥160mmHg 和/或舒张压≥110mmHg 者应降压治疗。妊娠前已用降压药治疗的孕妇应继续降压治疗。降压过程力求血压下降平稳。①压肼屈嗪：10~20mg，每日 2~3 次口服；或 40mg 加入 5%葡萄糖液 500ml 内静脉滴注。②拉贝洛尔：50~150mg，每日 3~4 次口服；或 20mg 静脉注射，10 分钟后剂量加倍，最大单次剂量 80mg，每日总量≤220mg。③硝苯地平：10mg 口服，每日 3 次，每日总量≤60mg。④尼莫地平：20mg 口服，每日 2~3 次；或 20~40mg 加入 5%葡萄糖液 250ml 内静脉滴注，每日 1 次，每日总量≤360mg。⑤尼卡地平：20~40mg 口服，每日 3 次；或 1mg/h 静脉滴注，每 10 分钟调整剂量。⑥酚妥拉明：10~20mg 加入 5%葡萄糖液 100~200ml 内，每分钟 10μg 静脉滴注。⑦甲基多巴：250mg 口服，每日 3 次。每日总量≤2g。另外，硝酸甘油和硝普钠等可视情况选择应用。不推荐使用阿替洛尔和哌唑嗪。禁止使用血管紧张素转换酶抑制剂和血管紧张素Ⅱ受体拮抗剂。

（5）利尿：仅用于全身性水肿、急性心力衰竭、肺水肿、血容量过多且伴有潜在性肺水肿者。常用呋塞米、甘露醇等。

（6）适时终止妊娠：为妊娠期高血压疾病的有效治疗措施。指征如下：

1）妊娠期高血压、无严重表现子痫前期孕妇可期待至孕 37 周。

笔记

2）伴严重表现子痫前期孕妇：妊娠<26 周孕妇经治疗病情不稳定者建议终止妊娠；孕 26~28 周根据母胎情况及当地母儿诊治能力决定是否期待治疗；孕 28~34 周，如病情不稳定，经积极治疗 24~48 小时病情仍加重，应终止妊娠；如病情稳定，可以考虑期待治疗，并建议转至具备早产儿救治能力的医疗机构；≥孕 34 周孕妇，可考虑终止妊娠。

3）子痫控制病情后即可考虑终止妊娠。终止妊娠的方法有：①引产：宫颈条件成熟者，行人工破膜后给予缩宫素静脉滴注引产。②剖宫产：宫颈条件不成熟，不能在短时间内经阴道分娩，有产科指征者，或引产失败者，或胎盘功能明显减退或已有胎儿窘迫征象者应剖宫产。

3. 子痫　处理原则为控制抽搐，纠正缺氧和酸中毒，控制血压，抽搐控制后终止妊娠。除上述治疗外，应注意子痫患者的护理。①严密观察体温、呼吸、脉搏、血压、神志、尿量、宫缩及胎心情况；②避免声光刺激，保持环境安静；③防止唇舌咬伤；④保持呼吸道的通畅，间断吸氧，防止窒息；⑤防止跌伤；⑥密切观察病情变化，必要时派专人护理。

六、预后

单纯性子肿预后良好；若肿胀严重并伴高血压、蛋白尿，则可发展为子晕或子痫。子晕的治疗是预防子痫的重要环节，若治疗及时，预后多良好；若发生子痫，则严重危害母儿健康。

第七节　胎儿生长受限

生长潜力低下的小于孕龄儿，称为胎儿生长受限。小于孕龄儿是指出生体重低于同孕周胎儿平均体重的第 10 百分位数，或低于 2 个标准差的新生儿，包括胎儿结构及多普勒血流评估均未发现异常者，存在结构异常或遗传性疾病的胎儿和胎儿生长受限。新生儿死亡率为 1%，较正常发育儿高 0.2%。25%~60%的小于孕龄儿是因为种族、产次或父母身高体重等因素而造成的“健康小样儿”。

本病属中医学“胎萎不长”“胎不长”“妊娠胎萎燥”等范畴。“胎萎不长”一名首见于《叶氏女科证治》，但早在《诸病源候论》中已称为“妊娠胎萎燥”，《校注妇人良方》称“妊娠胎不长”，《张氏医通》谓“胎不长养”，名称虽不统一，其病实同。

一、病因病机

（一）中医病因病机

中医学认为本病的发生机制主要是父母禀赋虚弱，或孕后调养失宜，孕妇脾肾亏损，气血亏虚，以致胞脏虚损，胎养不足而生长受限。常见病因病机分型有脾肾亏虚、气血虚弱、阴虚血热、胞宫虚寒。

（二）西医病因病理

1. 孕妇因素　最常见，占 50%~60%。

（1）营养因素：孕妇偏食，妊娠剧吐，摄入蛋白质、维生素及微量元素不足，胎儿出生体重与母体血糖水平呈正相关。

（2）妊娠并发症与合并症：并发症如妊娠期高血压疾病、多胎妊娠、过期妊娠、前置胎盘、胎盘早剥、妊娠肝内胆汁淤积症等。合并症如心脏病、慢性高血压、肾炎、贫血等均可影响子宫-胎盘血流量而使胎儿缺氧及营养不良，从而发生胎儿生长受限。

（3）其他：孕妇身高、体重、子宫发育畸形、吸烟、酗酒、吸毒、接触放射线及有毒物质等。

2. 胎儿因素　胎儿基因或染色体异常、各种生长因子缺乏等。

3. 胎盘脐带因素　如胎盘功能不全，胎盘血管病变、梗死、炎症，脐带过细、打结、扭转等，均使胎儿获得血供及氧供减少。

二、临床表现

1. 症状　孕妇自觉腹部增大不明显，胎动弱。胎儿生长受限根据其发病时间、胎儿体重以及病因分为以下3类：

（1）内因性匀称型：多由孕早期时病毒感染、接触有害物质或染色体异常引起。特点：胎儿体重、身长、头径均相称；器官细胞数目减少；胎盘小；胎儿无缺氧表现；婴幼儿远期随访常有生长发育异常，尤以神经系统功能异常者为多。

（2）外因性不匀称型：多由胎儿获得血供减少引起，多发生在妊娠晚期。特点：胎儿身长、头径基本正常，体重偏低；各器官细胞数目正常但体积缩小；胎盘体积正常，常有梗死、钙化、胎膜黄染等；临产后易发生胎儿宫内窒息，产后易发生新生儿低血糖；远期生长发育正常，一般无神经系统异常。

（3）外因性匀称型：为上述两型之混合型。特点：胎儿体形匀称，但有营养不良。

2. 体征　测量宫高、腹围、体重，推测胎儿大小。

（1）测量宫高及腹围：宫高、腹围值连续3周均在第10百分位数以下者为筛选指标。

（2）计算胎儿发育指数：胎儿发育指数=宫高(cm)-3×(月份+1)，指数在-3和+3之间为正常，小于-3提示有胎儿生长受限的可能。

（3）测量孕妇体重：妊娠中晚期体重增长0.5kg/周，若妊娠中晚期时体重增长缓慢或停滞应考虑胎儿生长受限。

三、实验室及其他检查

1. B超检查　①胎儿双顶径(BPD)：增长速度每周增加<2mm，或每3周增加<4mm，或每4周增加<6mm，于孕晚期每周增加<1.7mm，应考虑为胎儿生长受限。②头围与腹围比值(HC/AC)：比值小于正常同孕周平均值的第10百分位数，可考虑为胎儿生长受限。③羊水量及胎盘成熟度：羊水过少、胎盘老化时半数以上为胎儿生长受限。

2. 彩色多普勒检查　孕晚期S/D值≤3为正常值，脐血S/D值升高时，应高度怀疑胎儿生长受限。

3. 其他　抗心磷脂抗体(ACA)与本病的发生有关。绒毛活组织检查及羊水细胞培养以除外染色体异常。胎儿生物物理评分、胎儿胎心电子监护可协助诊断。血或尿E_3、尿E/C比值、母血或羊水甲胎蛋白、血胎盘催乳素、妊娠特异性β_1糖蛋白、耐热性碱性磷酸酶、微量元素Zn、TORCH感染的检测也有助于本病的诊断。

笔记

四、诊断与鉴别诊断

有引起胎儿生长受限的高危因素，或先天畸形、胎儿生长受限、死胎的不良分娩史，或吸烟、吸毒、酗酒等不良嗜好。确定胎龄必须准确。

（一）辨病要点

胎儿生长受限的诊断关键在于密切关注胎儿发育情况，并准确确定胎龄。综合症状、体征及超声检查等，并参考本病的好发因素，根据各项衡量胎儿生长发育指标及其动态情况，可做出诊断。

（二）辨证要点

本病以妊娠胎儿存活，腹形明显小于妊娠月份为主症，主要依据伴随的全身症状、舌苔及脉象进行辨证。本病辨证以虚证为主，重在分辨寒热，亦需注意虚实夹杂的情况。

（三）鉴别诊断

主要注意与死胎鉴别，通过产前检查及 B 超检查可明确诊断。

五、治疗

（一）中医治疗

治疗重在补脾肾，养气血，益胎元。在治疗过程中，如发现畸胎、死胎情况时，则应下胎益母。

1. 脾肾亏虚证

主要证候：孕妇腹形小于相应孕月，胎儿存活；头晕耳鸣，腰膝酸软，纳少便溏，或形寒畏冷，手足不温；舌淡暗，苔薄白，脉沉细。

治疗法则：补肾健脾养胎。

方药举例：温土毓麟汤（《傅青主女科》）。

人参　白术　山药　巴戟天　覆盆子　神曲

2. 气血虚弱证

主要证候：孕妇腹形小于妊娠月份，胎儿存活；头晕心悸，少气懒言，面色苍白；舌淡，苔少，脉细弱。

治疗法则：益气养血育胎。

方药举例：胎元饮（方见第十章第二节胎漏与胎动不安）。

3. 阴虚血热证

主要证候：孕妇腹形小于妊娠月份，胎儿存活；颧赤唇红，手足心热，烦躁不安；舌红，苔少，脉细数。

治疗法则：滋阴清热，养血安胎。

方药举例：保阴煎（方见第十章第二节胎漏与胎动不安）。

4. 胞宫虚寒证

主要证候：孕妇腹形小于妊娠月份，胎儿存活；形寒畏冷，腰腹冷痛，手足不温；舌淡，苔白，脉沉迟滑。

治疗法则：暖宫散寒，养血安胎。

方药举例：长胎白术散（《叶氏女科证治》）。

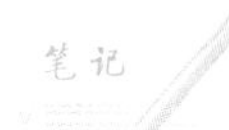

白术　当归　川芎　熟地黄　阿胶　黄芪　茯苓　艾叶　补骨脂　牡蛎

（二）西医治疗

本病应及早治疗。小于妊娠32周始治者效佳，妊娠36周后治疗者效差。

1. 孕期治疗

（1）一般治疗：左侧卧位、吸氧改善子宫胎盘血液循环。

（2）补充营养：口服复合氨基酸片1片，每日1~2次；脂肪乳注射剂250~500ml静脉滴注，3日1次；适量补充叶酸等维生素及Fe、Zn等微量元素。

（3）药物治疗：丹参能促进细胞代谢、改善微循环、降低毛细血管通透性，利于维持胎盘功能，用法：复方丹参注射液4ml加入低分子右旋糖酐500ml内静脉滴注，每日1次，7~10日为一疗程。

2. 产科处理

（1）继续妊娠指征：①胎儿尚未足月；②宫内监护情况良好；③胎盘功能正常；④孕妇病情稳定。

（2）终止妊娠指征：①治疗后未见好转，胎儿停止生长3周以上；②治疗中发现胎盘提前老化伴羊水量逐渐减少；③NST、胎儿生物物理评分及脐动脉S/D比值测定等提示胎儿缺氧；④妊娠合并症、并发症治疗中病情加重，为母婴安全应尽快终止妊娠。若胎儿未成熟，但有存活能力者，应在终止妊娠前促胎肺成熟。

（3）分娩处理：经治疗胎儿在宫内情况良好，胎盘功能正常，胎儿成熟，Bishop评分≥7分，羊水量及胎位正常，无其他禁忌者可经阴道分娩；胎儿难以存活，无剖宫产指征时予以引产；胎儿病情危重，产道条件欠佳，阴道分娩对胎儿不利应行剖宫产结束分娩。

六、预后

胎儿无异常，经及时调治，预后良好；若治疗不及时，不仅影响胎儿的发育，也影响远期体格与智力发育，甚至胎死腹中或胎儿畸形等；若胎儿异常则预后不良。

第八节　羊水量异常

一、羊水过多

妊娠期间羊水量超过2 000ml，称为羊水过多。羊水过多者多数是在较长时期内缓慢增多，称为慢性羊水过多；少数在数日内急剧增多，称为急性羊水过多。本病属中医学“子满”“胎水肿满”范畴。

本病的发病率据文献报道为0.5%~1%。羊水过多时羊水的外观、性状与正常者无异。

子满的记载最早见于《诸病源候论》。宋代《陈素庵妇科补解》中详尽地讨论了本病病因、疾病演变过程及治法方药。

（一）病因病机

1. 中医病因病机　本病主要因素体脾虚，因孕重虚，脾失健运，水渍于胞；或素多抑郁，胎体渐长，阻碍气机，水滞胞中，发为子满。常见病机类型为脾虚湿阻、气滞湿

笔记

郁。病多本虚标实。

2. 西医病因病理

（1）病因

1）胎儿畸形：羊水过多的孕妇18%～40%合并胎儿畸形，其中以中枢神经系统和上消化道畸形最常见。无脑儿、脑膨出与脊柱裂胎儿，由于脑脊膜裸露，脉络膜组织增生，渗出液增加而致羊水过多。无脑儿与严重脑积水患儿，由于缺乏中枢吞咽功能，不能吞咽羊水，又缺乏抗利尿激素，以致尿量增多而使羊水过多；食管及十二指肠闭锁时不能吞咽与吸入羊水，均可发生羊水积聚导致羊水过多。

2）多胎妊娠：多胎妊娠并发羊水过多是单胎妊娠的10倍，尤以单卵双胎居多，且常发生在其中体重较大的胎儿。系因单卵双胎之间血液循环互相沟通，占优势的胎儿循环血量多，尿量也多，以致羊水过多。

3）胎盘、脐带病变：如巨大胎盘、胎盘绒毛血管瘤、脐带帆状附着等。

4）妊娠期合并症：母儿血型不合时，因为绒毛水肿影响液体交换而致羊水过多。糖尿病孕妇的胎儿血糖也高，引起多尿致使羊水过多。妊娠期高血压疾病、急性病毒性肝炎、重度贫血时，均易发生羊水过多。

（2）对母儿的影响

1）对母体的影响：妊娠期容易并发妊娠期高血压疾病、胎膜早破、早产；破膜后因子宫骤然缩小，可引起胎盘早剥；产后因子宫收缩乏力而导致产后出血。

2）对胎儿的影响：胎位异常增多，破膜时脐带可随羊水滑出造成脐带脱垂、胎儿窘迫及早产；围生儿死亡率增高。

（二）临床表现

1. 症状　急性羊水过多较少见，多发生在妊娠20～24周，因羊水急剧增多，子宫迅速膨胀，横膈上抬，引起压迫症状，表现为腹部胀痛，呼吸困难，不能平卧，食少，便秘。慢性羊水过多较多见，多发生在妊娠晚期，因羊水缓慢增长，子宫逐渐膨大，患者多能适应，压迫症状不明显。

2. 体征　急性羊水过多检查见表情痛苦，甚至出现发绀；腹部过度膨胀，腹壁变薄，下肢及外阴部水肿、静脉曲张；胎位不清，胎心遥远或听不清。慢性羊水过多检查见腹部膨隆大于正常孕月，宫高超出正常百分位数，腹壁皮肤变薄、发亮，触诊时皮肤张力大，有液体震颤感；胎位不清，或胎儿有沉浮感，胎心遥远或听不到。

（三）实验室及其他检查

1. B超检查　①羊水指数（AFI）：即孕妇头高30°平卧，以脐与腹白线为标志点，将腹部分为4个象限，测定各象限最大羊水暗区垂直深度，四数相加≥25cm即可诊断。②单一最大羊水暗区垂直深度测定法（AFV）：胎儿与子宫壁间的距离≥8cm即可诊断。AFI优于AFV。

2. 胎儿疾病检查　胎儿染色体检查了解染色体数目、结构有无异常。甲胎蛋白（AFP）的检测，胎儿神经管畸形（无脑儿、脊柱裂）、上消化道闭锁等胎儿畸形，羊水AFP值超过同期正常妊娠平均值3个标准差以上，母血清AFP值超过2个标准差以上，有助于临床的诊断。

3. 其他　孕妇血糖检查以排除妊娠期糖尿病；孕妇血型检查以排除母儿血型不合。

笔记

（四）诊断与鉴别诊断

应详细询问此次妊娠经过及有无引起羊水过多的高危因素如糖尿病等。

1. 辨病要点　根据妊娠中晚期，腹部膨大，子宫明显大于妊娠月份，伴有压迫症状，胎位不清，胎心遥远等临床表现，参考本病的好发因素，结合以上辅助检查，可做出诊断。

2. 辨证要点　辨证以腹部皮肤和肢体肿胀的特征为要点，结合兼症及舌脉，以辨脾虚、气滞，分清虚实，亦需注意虚实夹杂的情况。

3. 鉴别诊断　羊水过多应注意与多胎妊娠、巨大胎儿、葡萄胎等相鉴别，并除外胎儿畸形。一般借助B超检查等辅助检查可明确诊断。

（五）治疗

1. 中医治疗　治疗本着治病与安胎并举的原则，以利水除湿为主，佐以益气行气，消水而不伤胎。若发现胎儿畸形者，则应下胎益母。

（1）脾虚湿阻证

主要证候：妊娠中晚期，胎水过多，腹大异常，腹皮薄而发亮，下肢及阴部水肿；食少腹胀，神疲肢软，面色泛黄；舌淡，苔白，脉沉滑无力。

治疗法则：健脾渗湿，养血安胎。

方药举例：鲤鱼汤（《备急千金要方》）。

鲤鱼　当归　白芍　白术　茯苓　生姜　橘红

（2）气滞湿郁证

主要证候：孕期胎水过多，腹大异常，胸膈胀满，甚则喘不得卧；肢体肿胀，皮色不变，按之压痕不显；苔薄腻，脉弦滑。

治疗法则：理气行滞，利水除湿。

方药举例：茯苓导水汤（《医宗金鉴》）。

茯苓　猪苓　白术　泽泻　槟榔　木瓜　砂仁　木香　陈皮　大腹皮　桑白皮　苏叶

2. 西医治疗　根据胎儿有无畸形和孕妇病情的轻重程度选择不同的治疗方法。

（1）羊水过多合并胎儿畸形：处理原则为及时终止妊娠。

1）经腹壁行羊膜腔穿刺，先放出适量羊水后注入依沙吖啶50~100mg引产。适用于慢性羊水过多孕妇一般情况较好，无明显心肺压迫症状者。

2）孕妇症状严重者，宜采用经阴道高位破膜引产。破膜时需注意：①将高位破膜器沿子宫侧壁送入15~16cm刺破胎膜，使羊水缓慢流出。②放羊水后腹部放置沙袋以防血压骤降。③严格无菌操作，羊水流出过程中密切观察孕妇血压、心率变化。④注意阴道流血及宫高变化，及早发现胎盘早剥。⑤若破膜12h后仍无宫缩，可静脉滴注缩宫素引产。

（2）羊水过多合并正常胎儿：根据孕妇的症状轻重与孕周大小决定处理方案。

1）孕周<37周者，可穿刺放羊水：用B超定位穿刺点，也可在B超监测下进行，其速度不宜过快，每小时500ml，1次不超过1 500ml，3~4周后可重复1次。严格消毒防止感染，酌情使用镇静剂以防早产。

2）前列腺素合成酶抑制剂的应用：吲哚美辛2.2~2.4mg/(kg·d)，分3次口服。用药期间，应每周做1次B超检查进行监测。吲哚美辛通过抑制胎儿排尿使羊水减少，但该药可致动脉导管闭合，故限于孕32周以前，且不宜长期应用。

笔记

3）病因治疗：积极治疗糖尿病等合并症。

4）分娩期处理：妊娠足月或自然临产，可行人工破膜，终止妊娠，警惕脐带脱垂和胎盘早剥。若破膜后宫缩乏力，可静脉滴注低浓度缩宫素加强宫缩，密切观察产程进展。胎儿娩出后及时应用缩宫素预防产后出血。

（六）预后

胎儿无畸形，症状较轻者，预后良好；反之则应及时终止妊娠。

二、羊水过少

妊娠晚期羊水量少于300ml，称为羊水过少。本病在中医古籍中无单独记载，其症状散见于"胎萎不长"等病中。

发病率为0.4%~4%。羊水过少严重影响围生儿的预后，应当受到重视。

（一）病因病机

1. 中医病因病机　多因夫妇双方禀赋不足，或因孕后调养失宜，以致脏腑气血不足，胞脏虚损，胎失所养而致。本病多属虚证。

2. 西医病因病理

（1）病因

1）胎儿畸形：以泌尿道畸形为主，如胎儿先天性肾缺如、肾发育不全，输尿管或尿道狭窄时，因胎儿尿少或无尿而致羊水过少。

2）胎盘功能异常：过期妊娠、胎儿生长受限、妊娠期高血压疾病等，均可导致胎盘功能异常，胎儿宫内慢性缺氧引起胎儿血液循环侧重供应脑和心脏，而引起肾血流量下降，尿量减少致羊水过少。

3）羊膜病变：胎膜早破，羊水外漏速度超过羊水生成速度，导致羊水过少。某些原因不明的羊水过少可能与宫内感染、炎症，羊膜通透性改变有关。

4）母体因素：孕妇脱水、血容量不足、血浆渗透压增高等，胎儿尿形成减少。孕妇服用某些药物如吲哚美辛等。

（2）对母儿的影响

1）对母体的影响：手术产率和引产率均增加。

2）对胎儿的影响：羊水过少发生在妊娠早期，胎膜可与胎体粘连，造成胎儿畸形，甚至肢体短缺；发生在妊娠中、晚期，子宫周围的压力直接作用于胎儿，引起胎儿肌肉、骨骼畸形，如斜颈、曲背、手足畸形。胎儿吸入羊水有助于胎肺的膨胀发育，羊水过少可致肺发育不全。羊水过少围生儿发病率和死亡率明显增高。

（二）临床表现

1. 症状　孕妇自觉胎动时腹痛，腹形小于正常同期孕月。临产后阵痛剧烈。

2. 体征　检查发现腹围、宫高均较同期正常妊娠者小；子宫敏感性增高，轻微刺激即可引发宫缩。临产后宫缩多不协调。

（三）实验室及其他检查

1. B超检查　①羊水指数法（AFI）：AFI≤5.0cm诊断为羊水过少。②羊水最大暗区垂直深度测量法（AFV）：AFV≤2cm为羊水过少，≤1cm为严重羊水过少。此外，B超还能发现胎儿生长受限，以及胎儿肾缺如、肾发育不全、输尿管或尿道梗阻等畸形。

2. 羊水直接测量　破膜时羊水少于 300ml 即可诊断。直接测量法最大的缺点是不能早期诊断。

3. 胎心电子监护仪检查　子宫收缩时出现胎心变异减速和晚期减速，可协助诊断。

4. 胎儿染色体检查　羊水细胞培养或胎血细胞培养做染色体核型分析、荧光定量 PCR 快速诊断，排除胎儿染色体异常。

（四）诊断与鉴别诊断

凡过期妊娠、胎儿生长受限、妊娠期高血压疾病的孕妇，在正式临产前出现胎心变化，应考虑有羊水过少的可能。

1. 辨病要点　根据临床表现及产科检查，参考本病的好发因素，结合以上辅助检查，可做出诊断。B 超检查可确诊。

2. 辨证要点　可参照胎儿生长受限辨证。

3. 鉴别诊断　羊水过少应与胎死腹中相鉴别，一般借助 B 超检查可确诊。

（五）治疗

1. 中医治疗　排除胎儿畸形后可参照胎儿生长受限辨证治疗。

2. 西医治疗　根据胎儿有无畸形和孕周大小决定处理方案。

（1）羊水过少合并胎儿畸形：一经确诊，应尽早终止妊娠。多选用经腹羊膜腔穿刺注入依沙吖啶引产。

（2）羊水过少合并正常胎儿

1）终止妊娠：适用于妊娠已足月者。若出现胎儿窘迫，估计短时间内不能结束分娩，可采用剖宫产，以降低围生儿死亡率。

2）期待治疗：适用于妊娠未足月，胎肺不成熟者。可采用羊膜腔灌注增加羊水量，以解除脐带受压，降低胎心变异减速率、羊水胎粪污染率及剖宫产率，提高围生儿存活率。方法是在 B 超引导下行羊膜腔穿刺，将 37℃ 的 0.9%氯化钠液，以每分钟 10~15ml 的速度灌注 200~300ml，同时选用宫缩抑制剂防止流产或早产。

（六）预后

胎儿无异常，经及时调治，预后良好；若治不及时或调治不当可导致胎儿畸形、胎死腹中等；若胎儿异常则预后不良。

第九节　妊娠晚期出血

一、胎盘早剥

妊娠 20 周后或分娩期正常位置的胎盘在胎儿娩出前部分或全部从子宫壁剥离，称为胎盘早剥，是妊娠晚期的一种严重并发症，具有起病急、进展快的特点，若处理不及时，可危及母儿生命。本病在中医古籍中无相关记载。

胎盘早剥的发病率国内为 0.46%~2.1%，国外为 1%~2%。

（一）病因病理

1. 病因

（1）孕妇血管病变：孕妇患严重妊娠期高血压疾病、慢性高血压、慢性肾脏疾病

笔记

或全身血管病变时，底蜕膜螺旋小动脉痉挛或硬化，引起远端毛细血管变性坏死甚至破裂出血，血液至底蜕膜层与胎盘之间形成胎盘后血肿，致使胎盘与子宫壁分离。

（2）机械因素：外伤，脐带过短或绕颈、绕体，以及羊膜穿刺时刺破前壁胎盘附着处，血管破裂出血引起胎盘剥离。

（3）宫腔内压力骤减：双胎分娩时、羊水过多破膜时，均可使宫腔内压力骤减，子宫骤然收缩，胎盘与子宫壁错位分离。

（4）子宫静脉压突然升高：妊娠晚期或临产后，孕妇长时间取仰卧位，妊娠子宫压迫下腔静脉，子宫静脉压升高，蜕膜静脉床淤血或破裂，形成胎盘后血肿，导致胎盘剥离。

（5）其他：有胎盘早剥史的孕妇再次发生胎盘早剥的危险性增高 10 倍。高龄孕妇、吸烟、吸毒、代谢异常、血栓形成倾向、子宫肌瘤等高危因素均与胎盘早剥发生有关。

2. 病理　胎盘早剥的主要病理变化是底蜕膜出血形成血肿，使胎盘自附着处剥离。按病理类型，胎盘早剥可分为显性、隐性和混合性 3 种（图 10-5）。若剥离面小，出血很快停止，临床多无明显症状，仅在产后检查胎盘时发现胎盘母体面有凝血块及压痕，若剥离面大，底蜕膜出血形成胎盘后血肿，胎盘剥离面不断扩大，血液冲开胎盘边缘并沿胎膜与子宫壁之间经宫颈管向外流出，称为显性剥离或外出血；若胎盘边缘仍附着于子宫壁上，或胎先露部固定于骨盆入口，血液不能外流，积聚于胎盘与子宫壁之间，称为隐性剥离或内出血；胎盘后血液越积越多宫底随之升高。出血达到一定程度，血液冲破胎盘边缘及胎膜而外流，称为混合性出血。偶可渗入羊膜腔形成血性羊水。

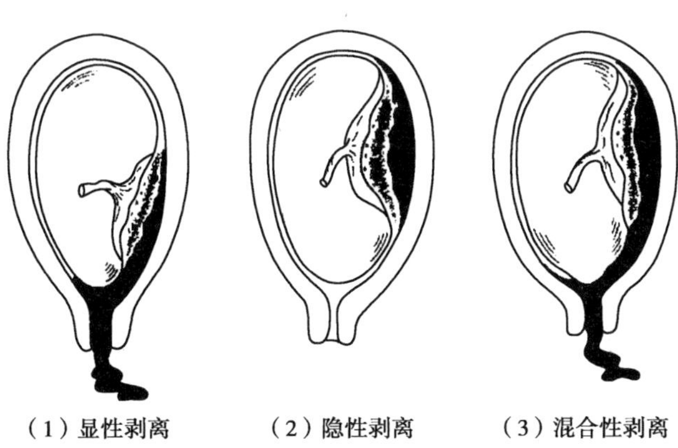

图 10-5　胎盘早剥的类型

胎盘早剥内出血时，血液积聚于胎盘与子宫壁之间，随着胎盘后血肿压力的增加，血液浸入子宫肌层，引起肌纤维分离、断裂甚至变性，当血液渗透至浆膜层，子宫表面呈现紫蓝色瘀斑，称为子宫胎盘卒中，又称库弗莱尔子宫。子宫胎盘卒中时可影响子宫肌层收缩造成产后出血。严重的胎盘早剥可引发 DIC、凝血功能障碍、肾衰竭及羊水栓塞等。

3. 对母儿的影响　孕妇贫血、剖宫产率、产后出血率、DIC 发生率均升高。胎儿急性缺氧、新生儿窒息率、早产率、围生儿死亡率、新生儿后遗症（如神经系统发育缺

笔记

陷、脑性麻痹等）亦升高。

（二）临床表现

1. 症状

（1）Ⅰ度：多发生于分娩期，胎盘剥离面较小，患者无腹痛或仅有轻微腹痛。

（2）Ⅱ度：剥离面占胎盘面积1/3左右，主要表现为突发性持续性腹痛、腰酸或腰背痛，疼痛程度与胎盘后血肿大小成正比。

（3）Ⅲ度：剥离面超过胎盘面积的1/2，患者出现恶心、呕吐、面色苍白、四肢湿冷、脉搏细数、血压下降等休克症状，休克程度与阴道流血量不成正比。

2. 体征

（1）Ⅰ度：贫血体征不明显。腹部检查子宫软，大小符合妊娠周数，胎位清楚，胎心正常；产后检查胎盘母体面见有凝血块及压痕即可诊断。

（2）Ⅱ度：无阴道流血或少量流血，贫血程度与阴道流血量不相符。腹部检查子宫大于妊娠周数，宫底上升；胎盘附着处明显压痛，宫缩有间歇，可扪及胎位，胎儿存活。

（3）Ⅲ度：腹部检查子宫硬如板状，宫缩无间歇，胎位扪不清，胎心消失。若患者无凝血功能障碍属Ⅲa，有凝血功能障碍者属Ⅲb。

（三）实验室及其他检查

1. B超检查　可见胎盘与子宫壁之间有边缘不清的液性暗区，胎盘增厚或胎盘边缘“圆形”裂开。

2. 实验室检查　全血细胞计数及凝血功能检查。Ⅱ度及Ⅲ度患者应做肾功能及二氧化碳结合力检查，并做DIC筛选试验（血小板计数、凝血酶原时间、血纤维蛋白原测定）。结果可疑者，进一步做纤溶确诊试验（凝血酶时间、优球蛋白溶解时间、血浆鱼精蛋白副凝试验）。

（四）诊断与鉴别诊断

详细询问孕妇有无妊娠期高血压疾病、慢性高血压、腹部直接受到撞击或挤压等外伤史，以及此次妊娠经过有无引起宫腔内压力骤减或子宫静脉压突然升高的危险因素等。

1. 辨病要点　根据临床表现，结合以上辅助检查，参考本病的好发因素，可做出诊断。

2. 鉴别诊断　Ⅰ度胎盘早剥应与前置胎盘相鉴别，B超检查有助于鉴别。Ⅱ度及Ⅲ度胎盘早剥应与先兆子宫破裂相鉴别。

（五）治疗

胎盘早剥危及母儿生命，须及时诊治。处理原则为积极纠正休克，及时终止妊娠，治疗并发症。

1. 纠正休克　开放静脉通路，迅速补充血容量，改善血液循环。最好输新鲜血，补充凝血因子和血容量。

2. 及时终止妊娠　一旦确诊Ⅱ度或Ⅲ度胎盘早剥，应及时终止妊娠。

（1）阴道分娩：Ⅰ度胎盘早剥患者一般情况好，宫口已开大，估计短时间内能结束分娩者，可经阴道分娩。产程中应密切观察，一旦病情恶化，仍应考虑剖宫产。

（2）剖宫产：凡Ⅰ度胎盘早剥，出现胎儿窘迫征象，须抢救胎儿者；Ⅱ度胎盘早

笔记

剥,不能在短时间内结束分娩者;Ⅲ度胎盘早剥,产妇病情恶化,胎儿已死,不能立即分娩者;破膜后产程无进展者,均应选用剖宫产。胎儿、胎盘取出后,立即注射宫缩剂并按摩子宫。若发现子宫胎盘卒中,应给予大量宫缩剂,热盐水纱布湿敷及按摩子宫。仍出血不止,或发生 DIC,应行子宫次全切除术。

3. 防治凝血功能障碍　在迅速终止妊娠、阻断促凝物质继续进入母体血液循环的基础上采用以下方法。

(1) 补充凝血因子:及时、足量输新鲜血、血小板或冰冻血浆。

(2) 抗凝:慎重选择肝素应用时机。主张 DIC 高凝阶段及早应用,禁止在有显著出血倾向或纤溶亢进阶段应用。

(3) 抗纤溶:在肝素化和补充凝血因子的基础上应用纤溶抑制剂。

4. 防治肾衰竭　若每小时尿量<30ml 应及时补充血容量;<17ml 或无尿时,可静注呋塞米 20~40mg,或用 20%甘露醇 500ml 快速静滴。

5. 防止产后出血　分娩后应及时给予宫缩剂如缩宫素、麦角新碱、米索前列醇等,持续按摩子宫。若仍有不能控制的子宫出血,须及时行子宫次全切除术。

(六) 预后

Ⅰ度胎盘早剥,经积极处理,一般预后良好;Ⅱ度或Ⅲ度胎盘早剥,处理不及时,可危及母儿生命。

二、前置胎盘

妊娠 28 周后,胎盘附着于子宫下段,胎盘下缘达到或覆盖宫颈内口,其位置低于胎先露部,称为前置胎盘。其临床特点是妊娠晚期或临产时,发生无诱因无痛性反复阴道流血。据其临床表现属中医学"胎漏"等范畴。

前置胎盘是妊娠晚期出血最常见的原因,也是妊娠晚期的严重并发症之一。其发生率国内为 0. 24%~1. 57%,国外为 0. 3%~0. 5%。

(一) 病因病机

1. 中医病因病机　本病的发生主要与肾虚、气血虚弱和血热有关。肾虚冲任不固,血海不藏,胎失所系;气血虚弱,血失统摄,胎失所养,胎元不固;血热伤及冲任,迫血妄行,扰动胎元,以致本病。

2. 西医病因病理

(1) 病因:目前尚不清楚,高龄产妇(>35 岁)、经产妇及多产妇、吸烟或吸毒女性、辅助生殖技术受孕等为高危人群。其病因可能与以下因素有关。

1) 子宫内膜病变或损伤:多次刮宫、分娩、子宫手术等可损伤子宫内膜,引起子宫内膜炎或萎缩性病变,再次受孕时子宫蜕膜血管形成不良,胎盘血供不足,刺激胎盘面积增大延伸到子宫下段。

2) 胎盘异常:胎盘面积过大、副胎盘、膜状胎盘等伸展到子宫下段。

3) 受精卵滋养层发育迟缓:受精卵到达子宫腔后,滋养层尚未发育到可以着床的阶段,继续向下游走到达子宫下段,并在该处着床而发育成前置胎盘。

(2) 分类:根据胎盘下缘与宫颈内口的关系,前置胎盘可分为 4 类(图 10-6)。

1) 完全性前置胎盘:又称中央性前置胎盘,胎盘组织完全覆盖宫颈内口。

2) 部分性前置胎盘:胎盘组织部分覆盖宫颈内口。

笔记

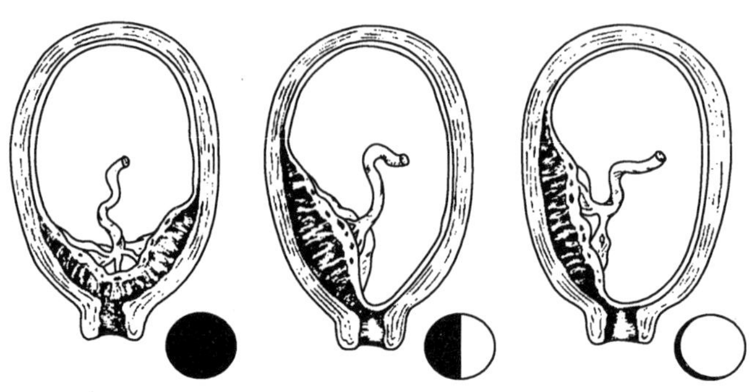

图 10-6　前置胎盘类型

3）边缘性前置胎盘：胎盘附着于子宫下段，胎盘边缘到达宫颈内口，未覆盖宫颈内口。

4）低置胎盘：胎盘附着于子宫下段，胎盘边缘距宫颈内口<20mm，未到达宫颈内口。

根据疾病的凶险程度，前置胎盘又可分为凶险性和非凶险性。既往有剖宫产史，此次妊娠为前置胎盘，胎盘附着于原手术瘢痕部位，容易发生胎盘植入，称为凶险性前置胎盘。

（3）对母儿的影响：容易并发产后出血、植入性胎盘、产褥感染、早产及围产儿死亡率高。

（二）临床表现

1. 症状　典型症状为妊娠晚期或临产时发生无诱因、无痛性反复阴道流血。一般初次出血量不多，常能自止；也有第一次出血量多而导致休克。阴道流血的时间、出血量的多少、反复出血的次数与前置胎盘类型有关。完全性前置胎盘初次出血时间多在妊娠 28 周左右，称为“警戒性出血”。边缘性前置胎盘初次出血多在妊娠晚期或临产后，出血量较少。部分性前置胎盘初次出血时间和量介于两者之间。

2. 体征　患者一般情况与出血量有关，大量出血可见面色苍白、脉搏弱而快、血压下降等休克表现。腹部检查子宫软，大小与孕周一致，无压痛，先露部高浮，部分有胎位异常；有时可在耻骨联合上方听到胎盘杂音；临产时检查宫缩为阵发性。

（三）实验室及其他检查

1. B 超检查　可清楚显示子宫壁、胎先露部、胎盘及宫颈的位置，根据胎盘下缘与宫颈内口的关系，确定前置胎盘类型。阴道 B 超检查胎盘定位准确率更高。但须注意妊娠周数。妊娠中期若发现胎盘前置，不宜诊断为前置胎盘，而应称胎盘前置状态。因妊娠晚期随着胎盘占据宫腔面积的减少和子宫下段的形成及伸展，原位于子宫下段的胎盘，可随宫体上移而改变成正常位置。

2. 产后检查胎盘及胎膜　对产前出血患者，产后应仔细检查胎盘胎膜。前置部位的胎盘母面有黑紫色陈旧血块附着，或胎膜破口距胎盘边缘距离<7cm，则为前置胎盘。

3. 磁共振检查（MRI）　怀疑合并胎盘粘连、植入者，可采用 MRI 检查，超声结合 MRI 可提高诊断的准确率。

笔记

（四）诊断与鉴别诊断

可有多次刮宫、分娩、子宫手术史，高龄、多胎、吸烟或滥用麻醉药物史。

1. 辨病要点　根据病史及临床表现，结合 B 超或产后检查，可做出诊断。

2. 辨证要点　本病主要依据阴道流血的量、色、质，并结合兼症及舌脉进行辨证。

3. 鉴别诊断　应与Ⅰ型胎盘早剥、胎盘边缘血窦破裂、脐带帆状附着等疾病相鉴别。

（五）治疗

1. 中医治疗　治疗重在安胎止血。

（1）肾虚证

主要证候：妊娠期，反复发生阴道少量流血，色淡质稀；头晕耳鸣，腰膝酸软，小腹空坠，小便频数；舌淡，苔白，脉沉滑尺弱。

治疗法则：益气固肾，止血安胎。

方药举例：寿胎丸（方见第八章第七节子宫内膜异位症与子宫腺肌病）。

（2）气血虚弱证

主要证候：妊娠期阴道少量流血，反复不止，色淡红，质稀薄；神疲肢倦，气短懒言，面色㿠白，腰腹坠胀，纳呆便溏；舌淡，苔薄白，脉滑无力。

治疗法则：补气养血，止血安胎。

方药举例：安胎饮（《太平惠民和剂局方》）。

当归　川芎　熟地黄　白芍　黄芪　阿胶　白术　茯苓　甘草　地榆　半夏

（3）血热证

主要证候：妊娠期阴道少量流血，色深红或鲜红质稠；心烦少寐，口干咽燥，手足心热，溲黄便结，面红唇赤；舌红，苔黄，脉滑数。

治疗法则：清热凉血，固冲止血。

方药举例：清热安胎饮（《刘奉五妇科经验》）。

山药　石莲　黄芩　黄连　椿根白皮　侧柏炭　阿胶

2. 西医治疗　处理原则是抑制宫缩、止血、纠正贫血和预防感染。根据阴道流血量、有无休克、妊娠周数、产次、胎位、胎儿是否存活、是否临产及前置胎盘类型等综合做出决定。

（1）期待疗法：目的是在保证孕妇安全的前提下尽可能延长孕龄，提高围生儿存活率。适用于妊娠<34 周、胎儿体重<2 000g、阴道流血不多、胎儿存活、一般情况良好的孕妇。患者应绝对卧床休息，左侧卧位；定时间断吸氧每日 3 次，每次 1 小时；保持心态平静，适当运用地西泮等镇静剂；密切观察阴道流血量；禁做阴道检查及肛查；B 超检查时操作应轻柔以减少出血；进行胎儿监护；纠正孕妇贫血状况；给予广谱抗生素预防感染；应用宫缩抑制剂如硫酸镁、利托君、沙丁胺醇等；促胎肺成熟，应用地塞米松 5~10mg 肌内注射，每日 2 次，连用 2~3 日或羊膜腔内注入地塞米松 10mg。

（2）终止妊娠：孕妇反复多量出血甚至休克者，无论胎儿成熟与否，为了母亲安全应终止妊娠；胎龄达妊娠 36 周以上；胎儿成熟度检查提示胎儿肺成熟；胎龄未达 36 周，出现胎儿窘迫征象或胎儿监护发现胎心异常；出血量多，危及胎儿；胎儿死亡或出现难以存活的畸形，均应终止妊娠。

1）剖宫产：可迅速结束分娩，使母儿相对安全，是处理前置胎盘的主要手段。适

笔记

用于完全性前置胎盘，持续大量阴道流血；部分性和边缘性前置胎盘出血量较多，先露高浮，短时间内不能结束分娩；胎心异常。切口的位置应避开胎盘。胎儿娩出后，立即子宫肌壁内注射宫缩剂，迅速徒手剥离胎盘，配以按摩子宫，以减少出血。若有胎盘植入时应行子宫切除术。剖宫产时，应随时做好输血输液、抢救母婴的准备。

2）阴道分娩：胎先露部压迫胎盘前置部位而止血。适用于边缘性前置胎盘、枕先露、阴道流血不多、无头盆不称和胎位异常，估计在短时间内能结束分娩者。若破膜后胎先露部下降不理想，仍有出血或分娩进展不顺利，应立即改行剖宫产术。

（3）紧急转送：患者阴道大量流血而当地无条件处理，先输液输血，在消毒下进行无菌纱布阴道填塞、腹部加压包扎以暂时止血，迅速转送上级医院治疗。

（六）预后

若症状轻，胎儿正常，预后良好；若症状重，胎儿异常，则应终止妊娠。

第十节　妊娠合并心脏病

妊娠合并心脏病是严重的妊娠合并症和孕产妇死亡的重要原因之一，在我国是孕产妇死亡原因的第二位。中医无此病名，据其临床表现与“妊娠心悸”“妊娠怔忡”“子悬”“子肿”“子气”等病证相关。

一、病因病机

（一）中医病因病机

心脏病多由先天禀赋不足，或后天失养，或大病久病之后，脏腑功能受损，心之气血阴阳失调所致。

孕后阴血聚养胎元，心之气血益虚，心主血脉更加不利，宗气外泄，或素体心肾阳虚，开阖失司，水湿内停，上犯于心，或气虚无力推动血行，致心血不利，脉络阻滞，瘀血闭阻发为心悸、怔忡、喘咳之证。常见有心气虚、心血虚、阳虚水泛、气虚血瘀型。

（二）西医病因病理

1. 妊娠合并心脏病对孕妇的影响

（1）妊娠期：孕期血容量、心排出量增大、心脏负担加重，至妊娠 32~34 周达到高峰，孕末期血容量可增加 50%。约 5%孕妇可因体位改变使心排出量减少引起“仰卧位低血压综合征”；妊娠晚期子宫增大，膈肌上升，心脏位置改变，大血管扭曲，心排出量增加和心率加快，导致心脏负担加重，使心脏病加重，甚至发生心衰。

（2）分娩期：子宫收缩时，血液被挤入体循环，血容量增加，血压升高，回心血量、心排血量均增加；分娩时，宫缩加之产妇屏气用力，使肺循环压力增加，心脏负担进一步加重；产后因胎儿娩出子宫突然缩复，腹压骤减，血液流向内脏，回心血量增加，均易使心脏病孕妇发生心衰。

（3）产褥期：产后 3 日内子宫内血液及孕期组织间潴留液体涌入体循环，仍有发生心衰可能。

总之，妊娠 32~34 周、分娩期、产后 3 日内均是心脏病孕产妇发生心力衰竭的危险时期，应予高度重视，密切监护。

2. 妊娠合并心脏病对胎儿的影响　妊娠合并心脏病患者，易致流产、早产、死产、

笔记

胎儿生长受限、胎儿窘迫、新生儿窒息,围生儿死亡率是正常妊娠的2~3倍。治疗心脏病的某些药物如地高辛对胎儿也有潜在的毒性反应。父母亲任何一方患先天性心脏病,其子代先天性心脏病及其他畸形的发生率均明显增高,是普通人群发生率的5倍。

3. 妊娠合并心脏病的种类及其对妊娠的影响　在妊娠合并心脏病的患者中,先天性心脏病最常见,占35%~50%。其他为风湿性心脏病、妊娠期高血压疾病性心脏病、围生期心肌病、贫血性心脏病以及心肌炎等。

(1) 先天性心脏病

1) 左向右分流型先天性心脏病:①房间隔缺损:缺损面积<$1cm^2$,仅在体检时被发现,多无症状且能耐受妊娠及分娩;缺损面积>$2cm^2$者,需手术矫治后再妊娠。②室间隔缺损:缺损面积<$1.25cm^2$,多能顺利度过妊娠与分娩;缺损较大,易致心力衰竭,不宜妊娠。③动脉导管未闭:多在儿童期治愈,可妊娠至足月。孕前未行手术矫治者,孕后易发心力衰竭,宜终止妊娠。

2) 右向左分流型先天性心脏病:围产期母儿死亡率可高达30%~50%,自然流产率可高达80%,故不宜妊娠。

3) 无分流型先天性心脏病:有肺动脉狭窄、主动脉狭窄、马方综合征等,亦不宜妊娠。

(2) 风湿性心脏病:心功能尚好,未发生过心衰等症应严密监护,可耐受妊娠。二尖瓣狭窄严重,血流动力学改变明显,则不宜妊娠。

(3) 妊娠期高血压性心脏病:因冠脉痉挛,心肌缺血,外周阻力和血黏度增加常突发急性心力衰竭。

(4) 围产期心肌病:指妊娠期28周后至产后6个月内发生的扩张性心肌病。部分患者可因心力衰竭、肺梗死或心律失常而死亡。

(5) 心肌炎:多由病毒、细菌、药物、毒物反应或中毒所致。病情较轻者,可在密切监护下妊娠。病情较重者,易发生心力衰竭,则不宜妊娠。

二、临床表现

1. 症状　可见劳力性呼吸困难、经常性夜间端坐呼吸、咯血、经常性胸闷、胸痛等心功能异常的症状。

2. 体征　可有发绀、杵状指、持续性颈静脉怒张。心界轻度扩大、心脏听诊有2级以上舒张期杂音或粗糙的3级以上全收缩期杂音。

三、实验室及其他检查

1. 心电图　提示严重心律失常或心肌损害,如心房颤动、心房扑动、Ⅲ度房室传导阻滞、ST段及T波异常改变。

2. X线或超声心动检查　提示心界显著扩大及心脏结构异常。

四、诊断及鉴别诊断

(一) 辨病要点

1. 诊断　妊娠后某些症状与心脏病相似,应根据妊娠前有心悸、气短、心力衰竭史或心脏病史及风湿热病史及症状、体征,结合辅助检查以确诊。

笔记

2. 心脏病患者对妊娠耐受能力的判断

（1）可以妊娠：心脏病变较轻，心功能Ⅰ～Ⅱ级，既往无心力衰竭史，无其他并发症，妊娠后经密切监护、适当治疗，多能耐受妊娠和分娩。

（2）不宜妊娠：病情较重，心功能Ⅲ～Ⅳ级，既往有心力衰竭史，重度肺动脉高压，紫绀型先天性心脏病，严重心律失常和心肌梗死，短暂性脑缺血发作，活动性风湿热，联合瓣膜病，心脏病并发细菌性心内膜炎、急性心肌炎等，35岁以上且心脏病病程长者，孕期极易发生心力衰竭，不宜妊娠。

（二）辨证要点

本病以妊娠后出现心悸、气短、乏力、水肿等为主证。病性以虚为多见。若面色㿠白或青白，气短喘促，自汗，动则加剧，舌质淡，舌体胖大、脉沉弱滑为心气虚；若面色少华，唇甲色淡，舌质淡、脉细滑弱为心血虚；喘不得卧，吐白色泡沫痰，下肢或全身水肿，畏寒肢冷，舌质淡、苔白润、脉沉滑弱为阳虚水泛；气短胸闷，胸胁作痛，口唇发绀，舌质紫暗、脉弦涩为气虚血瘀。

（三）诊疗思路

妊娠合并心脏病诊疗思路见图10-7。

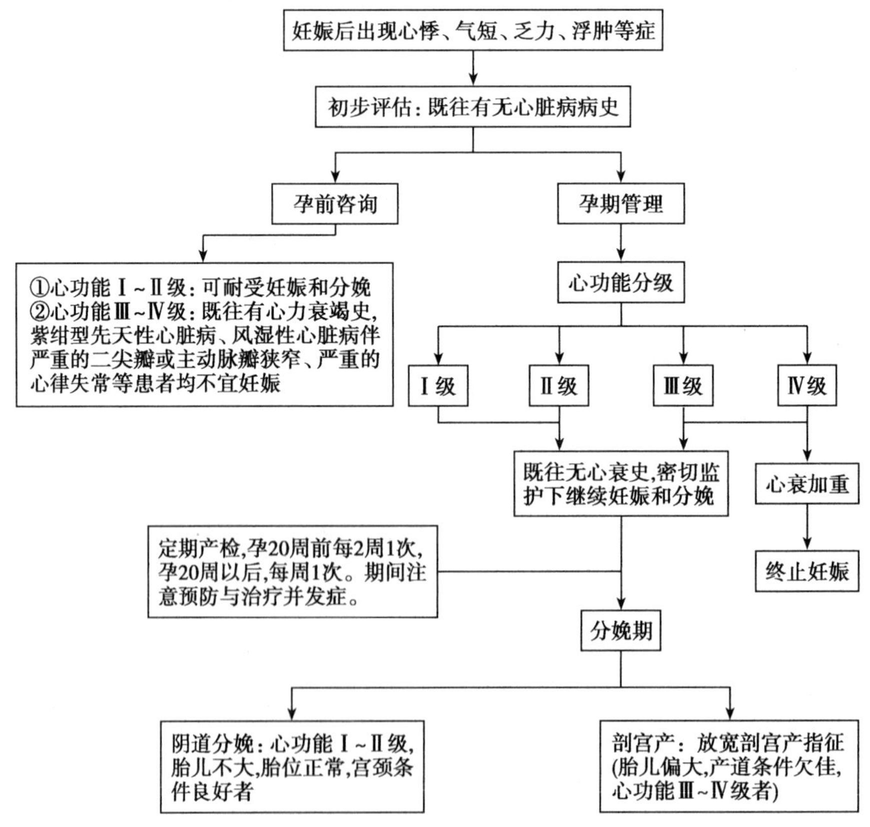

图10-7　妊娠合并心脏病诊疗思路图

（四）鉴别诊断

1. 妊娠合并肺炎　可见发热，咳嗽、吐白痰或浓痰、胸痛，严重时呼吸困难。胸部听诊呼吸音粗，或有水泡音。外周血白细胞及中性粒细胞升高；X线胸片示肺部阴影；

痰培养发现致病菌。心脏听诊无病理性杂音,心电图及超声心动图等提示心脏正常。

2. 支气管哮喘 有支气管炎、哮喘史。咳嗽痰多、胸闷、喘促、哮鸣,严重者出现发绀。胸部听诊两肺哮鸣音,无心脏病理杂音。

五、治疗

(一)中医治疗

1. 心气虚证

主要证候:妊娠期间,心悸怔忡,面色㿠白或青白,气短喘促自汗,动则加剧,肢倦乏力,舌质淡,苔薄白,脉沉弱,或见结代。

治疗法则:益气养血,宁心安胎。

方药举例:养心汤(《仁斋直指方论》)去肉桂、川芎、法半夏。

人参 黄芪 肉桂 茯苓 当归 川芎 远志 茯神 五味子 柏子仁 炙甘草 法半夏 酸枣仁

2. 心血虚证

主要证候:妊娠期间,心悸怔忡;面色少华,唇甲色淡,头晕目眩,眠差多梦,舌质淡,脉细弱。

治疗法则:养血益气,宁心安胎。

方药举例:归脾汤(方见第八章第八节经行前后诸证)。

3. 阳虚水泛证

主要证候:妊娠后心悸气短,喘不得卧,吐白色泡沫痰,畏寒肢冷,倦怠懒言,腰膝酸软,全身水肿,尿少便溏,舌质淡,苔白润,脉沉滑弱或结代。

治疗法则:温阳化气,行水安胎。

方药举例:真武汤(《伤寒论》)合五苓散(《伤寒论》)去制附子、茯苓,加桑寄生、菟丝子。

炮附子 白术 茯苓 芍药 生姜

桂枝 泽泻 茯苓 猪苓 白术

4. 气虚血瘀证

主要证候:妊娠期间,心悸怔忡,气短胸闷,胸胁作痛,咳嗽气喘,动则尤甚,口唇发绀,下肢水肿,舌质紫暗有瘀斑,苔白腻,脉弦涩或结代。

治疗法则:益气化瘀,通阳安胎。

方药举例:四君子汤(《太平惠民和剂局方》)合瓜蒌薤白半夏汤(《金匮要略》)去法半夏,加黄芪、赤芍。

人参 白术 茯苓 甘草

瓜蒌 薤白 法半夏

(二)西医治疗

1. 妊娠期

(1) 终止妊娠:凡不宜妊娠者,应于妊娠 12 周前行人工流产术,妊娠 12 周以上者,终止妊娠手术复杂,其危险性与继续妊娠和分娩相同,应密切监护,积极防治心力衰竭。如为顽固性心衰,为减轻心脏负担,应在内科医生的严格监护下行剖宫取胎术。

(2) 定期产前检查:妊娠 20 周前每 2 周检查 1 次,妊娠 20 周后每周检查 1 次,及早发现心衰的早期征象,随时住院治疗;妊娠期经过顺利者,应在妊娠 36~38 周提前

笔记

住院待产。

（3）预防心力衰竭：注意休息及饮食调控，限制过度营养，以防体重过度增长，每月体重增长不应超过0.5kg，整个孕期不超过12kg；加强营养，高蛋白、高维生素、低盐、低脂饮食，每日食盐量不超过5g，保证铁剂的补充；纠正和预防并发症，如贫血、心律失常、妊娠期高血压疾病、各种感染及维生素B族缺乏等；动态观察心功能。

（4）心力衰竭的处理：常选用作用和排泄较快的制剂，如地高辛0.25mg，每日2次口服，2~3日后根据临床效果可改为每日1次。妊娠晚期严重心力衰竭的患者，可与内科医生共同控制心衰，同时紧急剖宫产取出胎儿，减轻心脏负荷，挽救孕妇生命。

2. 分娩期

（1）分娩方式的选择：妊娠合并心脏病者，应提前决定分娩方式，适当放宽剖宫产指征。心功能Ⅰ~Ⅱ级，胎儿不大，胎位正常，宫颈条件好，可在满意的麻醉下经阴道分娩，适当放宽产钳助产指征。胎儿偏大，产道条件不佳，心功能Ⅲ~Ⅳ级者，宜选择剖宫产。

（2）阴道分娩的处理：第一产程：安慰及鼓励产妇，消除紧张情绪，密切观察生命体征，适当给予地西泮、哌替啶等镇静剂；若出现心衰，吸氧，并给去乙酰毛花苷0.4mg加入25%葡萄糖注射液20ml内缓慢静脉注射，必要时4~6小时重复给药一次。第二产程：避免屏气增加腹压，常规会阴侧切产钳助产，缩短第二产程。第三产程：腹部压沙袋，予缩宫素10~20U静脉注射或肌内注射，预防产后出血，禁用麦角新碱，以防静脉压增高。产后出血过多时，应及时输血、输液，注意输注速度不可过快。

3. 产褥期　产后3日内，密切监测生命体征，充分休息，广谱抗生素预防感染。心功能在Ⅲ级以上者，不宜哺乳。不宜再妊娠者，可于产后1周行绝育术。

4. 心脏手术的指征　一般不主张在妊娠期手术，尽可能在幼年、孕前、分娩后进行心脏手术。妊娠期必须手术，且手术操作不复杂者，宜在妊娠12周前进行，妊娠期心脏手术的孕妇死亡率与非孕期相似，但流产率可高达30%，手术前后注意保胎及预防感染。

六、预后

患有本病的孕妇，应作为高危妊娠加强监护。全面检查以评估心功能情况。若心脏病变较轻，妊娠后经适当治疗，一般可承受妊娠和分娩，病变较重，不宜妊娠，若已妊娠，应在妊娠早期终止妊娠。

第十一节　妊娠合并急性病毒性肝炎

急性病毒性肝炎分为甲、乙、丙、丁、戊、庚、输血传播型肝炎7个类型，其中以乙型肝炎最常见。重症肝炎是我国孕产妇死亡的主要原因之一。本病属中医“黄疸”“胁痛”“积聚”“臌胀”等范畴。

一、病因病理

（一）中医病因病机

本病多由外感湿热疫毒或内伤饮食劳倦而致。

笔记

患者素体脾胃虚弱，或饮食不节，损伤脾胃，湿浊内生，郁而化热，或湿热内蕴之人，孕后胎体增大，气机不利，或孕后饮食不洁，或外感湿热、疫毒，热毒内陷，内阻中焦，湿热交蒸，熏蒸肝胆，肝失疏泄，胆汁不循常道而外溢，渗入血液，浸淫肌肤，发为本病。

（二）西医病因病理

1. 病因 由甲、乙、丙、丁、戊、庚型和输血传播型（己型）肝炎病毒引起，经消化道或体液传播。

2. 妊娠对病毒性肝炎的影响 妊娠本身并不增加对肝炎病毒的易感性，但妊娠后孕妇营养物质需要量增加，基础代谢增加，糖原储备降低，胎儿的代谢、解毒需母体肝脏完成，大量雌激素需肝脏灭活，妊娠期高血压疾病易使肝脏受损，均致肝脏抗病能力降低，负担加重；分娩时消耗、缺氧等加重肝损害。因此，孕妇易被病毒感染而患急性病毒性肝炎，原有肝炎患者病情也会加重，重症肝炎及肝性脑病发生率较非妊娠期高37~65倍。

3. 急性病毒性肝炎对妊娠的影响

（1）对母体的影响：妊娠早期，使早孕反应加重；妊娠晚期，妊娠期高血压疾病发生率增加；分娩时易发生产后出血。重症肝炎发生率较高，常并发DIC。

（2）对胎儿、新生儿的影响：孕早期由于染色体畸变，流产、胎儿畸形率约高2倍；孕晚期易发生早产、死胎、死产，围生儿死亡率高达46%，新生儿患病率及死亡率也增高。

4. 传播途径

（1）甲型病毒性肝炎（HAV）：经粪-口途径传播。HAV不能通过胎盘传给胎儿，但分娩过程中接触母体血液或受粪便污染可使新生儿感染。

（2）乙型病毒性肝炎（HBV）：以母婴传播为主。有宫内传播、产时传播、产后传播3种途径。

（3）丙型病毒性肝炎（HCV）：与乙型肝炎相似。

（4）丁型病毒性肝炎（HDV）：与HBV相同，可经体液、血行或注射途径传播。

（5）戊型病毒性肝炎（HEV）：传播途径与HAV相似。

（6）输血传播病毒引起的肝炎：又称己型肝炎，主要经输血传播。

（7）庚型肝炎（HGV）：可发生母婴传播。

二、临床表现

1. 症状 可表现为全身不适、酸痛、畏寒、发热等流感样症状，妊娠期出现不能用早孕反应或其他原因解释的消化系统症状，如食欲不振、恶心、呕吐、腹胀、右上腹疼痛感、尿色深黄等。

2. 体征 肝区叩击痛、肝大，但妊娠晚期因子宫增大极少被触及。黄疸型肝炎出现皮肤、巩膜黄染。

三、实验室及其他检查

1. 肝功能检查 血清转氨酶（ALT）增高；黄疸型肝炎血清总胆红素升高，达17μmol/L以上；尿胆红素阳性、凝血酶原时间的测定等均可协助诊断。

笔记

2. 血清病原学检查　肝炎相应病毒血清抗原、抗体阳性，同时聚合酶链反应检测相应 DNA 或 RNA 阳性可确定分型。

3. 影像学检查超声及磁共振检查肝脾有助于鉴别诊断。

四、诊断与鉴别诊断

（一）辨病要点

妊娠期合并急性病毒性肝炎因孕早期早孕反应甚至妊娠剧吐常被忽视，孕晚期可因其他原因导致肝功能异常，故诊断较非孕期困难。应根据以下情况综合判断：与病毒性肝炎患者有密切接触史，半年内有输血、注射血液制品史；上述症状及体征；辅助检查。

1. 急性肝炎　起病急，食欲缺乏、厌油、恶心、呕吐、乏力、腹胀和肝区不适。随后出现黄疸、瘙痒，大便色浅，尿黄，肝大，有压痛和叩痛。若为无黄疸型，则起病较慢，易被忽视。

2. 慢性活动性肝炎　病程较长，半年以上，伴乏力、厌食、腹胀、面色灰暗、“蜘蛛痣”“肝掌”、肝脾大、肝功能持续异常等。

3. 重型肝炎的诊断

（1）消化道症状严重。

（2）血清总胆红素>171μmol/L，或黄疸迅速加深，每日上升>17.1μmol/L。

（3）凝血功能障碍，全身出血倾向，凝血酶原活动度（PTA）<40%。

（4）肝脏缩小，出现肝臭气味，肝功能明显异常。

（5）肝性脑病。

（6）肝肾综合征。

（二）辨证要点

本病以妊娠后出现身目俱黄，恶心，呕吐，胁痛，乏力为主证。若身目俱黄，色鲜明如橘色，口苦咽干，为湿热蕴结；面目周身发黄，其色晦暗，体倦便溏，为湿邪困脾；身目发黄，极度乏力，高热烦渴，口有肝臭味，为热毒内陷。

（三）诊疗思路

本病诊疗思路见图 10-8。

（四）鉴别诊断

1. 妊娠期肝内胆汁淤积症　多于妊娠 28 周左右出现皮肤瘙痒，轻度黄疸，先痒后黄，痒重于黄。无消化道症状，可引起围生儿死亡；ALT 轻度增高，胆红素升高，血清胆酸升高为特异性诊断指标，血清病毒学检查抗原和抗体均阴性；肝活检主要为胆汁淤积。

2. 妊娠期急性脂肪肝　为妊娠晚期特有疾病，起病急，病情重，病死率高，有与重症肝炎相似的症状，但尿胆红素多为阴性，B 超显示强回声“亮肝”，CT 示肝区大片密度减低区，肝活检见严重脂肪变性。

3. HELLP 综合征　妊娠期高血压疾病引起的肝损害，先有妊娠中晚期高血压、水肿、尿蛋白，继而出现肝酶升高、溶血性贫血和血小板减少，妊娠终止迅速恢复。

4. 妊娠剧吐引起的肝损害　ALT 轻度升高，无黄疸，尿酮体阳性，肝功能轻度异

笔记

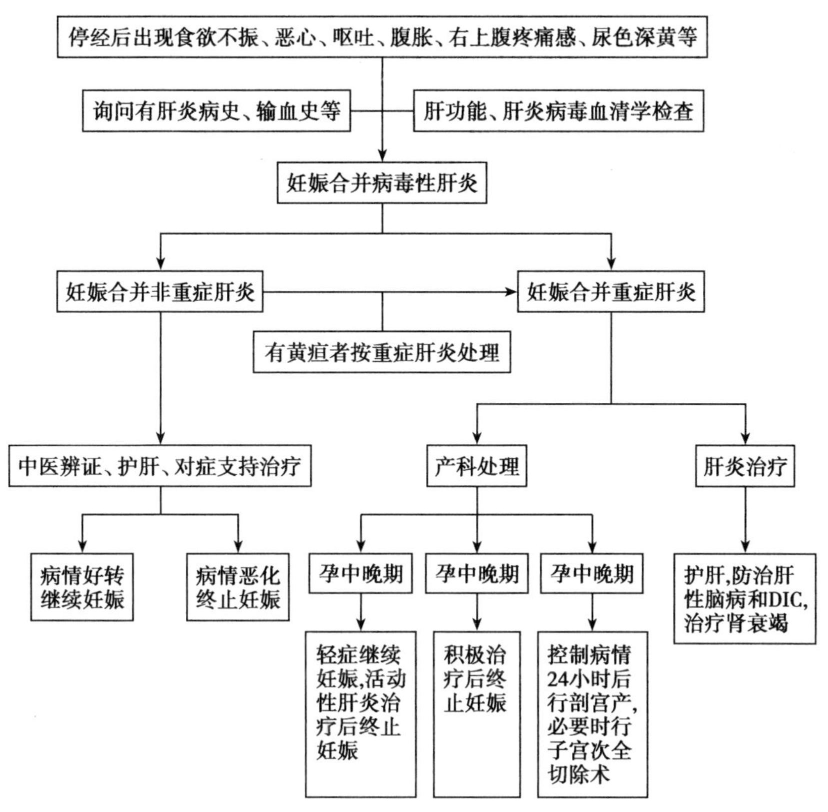

图 10-8　妊娠合并病毒性肝炎诊疗思路图

常,肝炎病毒血清标志物阴性,经补液、纠正酸中毒后病情迅速好转。

5. 药物性肝损害　有服用对肝脏有损害的药物史,如氯丙嗪、异丙嗪、苯巴比妥类镇静药、甲巯咪唑、异烟肼、利福平、磺胺类、四环素等,而无病毒性肝炎史,停药后多可恢复。

五、治疗

(一)中医治疗

本着“治病与安胎并举”的原则,以除湿退黄安胎为治则,在清热解毒、健脾利湿的同时,注重固肾养血安胎。若病情危重则应下胎益母。

1. 湿热蕴结证

主要证候:妊娠期间身目俱黄,色鲜明如橘子色,右胁胀痛,发热口渴,恶心厌食,口苦咽干,胸胁痞满,倦怠乏力,尿黄便坚,舌质红,苔黄腻,脉弦滑或濡数。

治疗法则:清热利湿安胎。

方药举例:茵陈蒿汤(《伤寒论》)合五苓散(见第十章第十节妊娠合并心脏病)去大黄、茯苓,加菟丝子、桑寄生。

茵陈　栀子　大黄

2. 湿邪困脾证

主要证候:妊娠期面目周身发黄,其色晦暗;呕恶纳少,脘腹胀满疼痛,口淡乏味,体倦便溏,舌质淡,苔白腻,脉濡。

笔记

治疗法则:健脾化湿,养血安胎。

方药举例:胃苓汤(《丹溪心法》)去桂枝、茯苓,加菟丝子、桑寄生。

苍术 厚朴 陈皮 桂枝 白术 泽泻 茯苓 猪苓 生姜 大枣 甘草

3. 热毒内陷证

主要证候:妊娠期间突然出现身目发黄,极度乏力,口有肝臭味,或伴高热、神昏谵语、衄血、便血,心烦口渴,胸胁胀满,小便黄赤,大便秘结,舌质红绛,苔黄干燥,脉弦滑数或细数。

治疗法则:清热解毒,凉血退黄。

方药举例:犀角地黄汤(《外台秘要》)合黄连解毒汤(《外台秘要》)去牡丹皮,加菟丝子、大蓟、小蓟、地榆。

犀角(可用水牛角代) 生地黄 牡丹皮 芍药

黄连 黄芩 黄柏 栀子

(二)西医治疗

1. 重症肝炎的处理

(1)保护肝脏:人血白蛋白可促进肝细胞再生,改善低蛋白血症;肝细胞生长因子、胰高血糖素加胰岛素疗法可促进肝细胞再生;选用葡醛内酯、腺苷蛋氨酸、多烯磷脂酰胆碱为主的两种以上护肝药物。

(2)对症支持治疗:可采用新鲜冰冻血浆与冷沉淀改善凝血功能,注意维持水和电解质平衡。

(3)防治并发症:可出现多种并发症,如凝血功能障碍、肝性脑病、肝肾综合征、感染等。临床多采取多学科协作治疗。

(4)防治感染:易发生胆道、腹腔、肺部等部位的细菌感染。注意无菌操作、卫生护理;有计划逐步升级使用强有力抗生素治疗,最初可选用头孢类第二、三代抗生素。

(5)严密监测病情变化:包括肝功能、凝血功能、生化、血常规等指标。监测中心静脉压、24 小时尿量、每小时尿量、水及电解质变化、酸碱平衡、胎儿宫内等情况。

2. 产科处理

(1)妊娠期:妊娠早期积极治疗,根据病情考虑继续妊娠或终止妊娠;妊娠中、晚期尽量避免终止妊娠,避免手术、药物对肝脏的影响,积极治疗的同时,加强胎儿监护,防治妊娠期高血压疾病,适时考虑终止妊娠。

(2)分娩期:分娩前纠正凝血功能障碍,准备好新鲜血液,严格消毒,宫口开全行胎头吸引或产钳术助产,胎肩娩出后静脉注射缩宫素预防产后出血,尽量避免产道损伤和胎盘残留。经阴道分娩增加胎儿感染病毒概率,故主张剖宫产。重症肝炎积极控制 24 小时后剖宫产终止妊娠。术中尽可能减少出血及缩短手术时间。

(3)产褥期:注意休息及营养,随访肝功能。用头孢菌素或氨苄西林等对肝损害较小的广谱抗生素控制感染,继续治疗肝炎。目前主张只要新生儿接受免疫,单纯 HBsAg 阳性产妇可以哺乳;一般认为 HBsAg、HBeAg、抗-HBc 三项阳性及后两项阳性者及乳汁 HBV-DNA 阳性者不宜哺乳,应予中药生麦芽或乳房外敷芒硝回乳,避免使用雌激素。

(4)新生儿处理

1)主动免疫:新生儿出生后 24 小时内注射乙肝疫苗 30μg,出生后 1 个月、6 个月

笔记

再分别注射10μg。

2）被动免疫：新生儿出生后立即注射乙型肝炎免疫球蛋白0.5ml，生后1个月、3个月再各注射0.16ml/kg。

3）联合免疫：新生儿出生后6小时内和1个月时各注射乙型肝炎免疫球蛋白1ml，乙肝疫苗仍按上述方法进行。

六、预后

本病在积极治疗的同时，需加强胎儿监护，防治妊娠期高血压疾病，适时考虑终止妊娠。

第十二节　妊娠合并糖尿病

妊娠期间的糖尿病有两种情况：一种为妊娠前已有糖尿病的患者妊娠，又称糖尿病合并妊娠；另一种为妊娠前糖代谢正常或有潜在糖耐量减退，妊娠期才出现或发现糖尿病，又称为妊娠期糖尿病（GDM）。糖尿病合并妊娠者不足20%，GDM占80%，多数可在产后恢复，其发生率国外为1%～14%，我国为1%～5%，近年有明显增高趋势。对母儿均有较大危害，应予重视。本病属中医"消渴"范畴。

一、病因病理

（一）中医病因病机

素体阴虚或房事不节，劳欲过度，致肾精亏虚，虚火内生，或饮食不节、过食肥甘厚味或辛辣炙煿之品，伤及脾胃，湿热内生，化燥伤阴，或情志失调，久而化火，消烁津液，孕后血聚养胎，使阴虚燥热更甚，耗伤津液，发为消渴，损及胎元。

本病的基本病机是肺燥胃热，肝肾亏虚。阴虚为本，燥热为标，互为因果，阴愈虚，燥热愈盛，燥热愈盛，伤津愈重，日久阴损及阳，可形成气阴两虚、阴阳两虚之候。

（二）西医病因病理

1. 妊娠期糖代谢的特点　通过胎盘从母体获取葡萄糖是胎儿能量的主要来源。在孕早中期，由于胎儿从母体获取葡萄糖增加，孕期肾血浆流量及肾小球滤过率均增加导致部分孕妇排糖量增加，雌激素和孕激素增加母体对葡萄糖的利用，因此孕妇清除葡萄糖能力增强，空腹血糖低于非孕妇，易发生低血糖及酮症酸中毒。到孕中晚期，为维持正常糖代谢水平，孕妇体内抗胰岛素样物质如胎盘催乳素、雌激素、孕酮、皮质醇等增加，对胰岛素的敏感性降低，故相应增加了胰岛素需求。部分孕妇由于胰岛素分泌受限，不能代偿这一生理变化而使血糖升高，使原有糖尿病加重或出现GDM。

2. 妊娠对糖尿病的影响　妊娠可使隐性糖尿病显性化，导致糖尿病患者的病情加重。使既往无糖尿病的孕妇发生GDM。应用胰岛素治疗的孕妇在孕早期因空腹血糖低，易致低血糖，随妊娠进展和抗胰岛素样物质的增加，胰岛素用量将不断增加；分娩期体力消耗较大，进食量少，若不及时减少胰岛素用量易发生低血糖。产后因胎盘分泌的抗胰岛素物质迅速消失，应立即减少胰岛素用量。由于孕期糖代谢的复杂变化，治疗时应及时调整胰岛素用量，否则部分患者可出现血糖过低或过高，甚至导致低血糖昏迷或酮症酸中毒。

笔记

3. 糖尿病对妊娠的影响

（1）对孕妇的影响：高血糖可使胚胎发育异常甚至死亡，流产发生率达15%～30%；妊娠期高血压疾病的发生率是非糖尿病孕妇的2～4倍；糖尿病合并肾脏病时，其发病率高达50%以上；糖尿病孕妇极易并发感染，如外阴阴道假丝酵母菌病、肾盂肾炎、无症状菌尿症、产褥感染及乳腺炎等，甚至败血症；因胎儿高血糖、高渗性利尿至胎尿排出增多极易并发羊水过多，发生率较非糖尿病孕妇增加10倍；因巨大儿发生率明显增高，难产、产道损伤、手术产概率增高，产程延长易致产后出血；易发生糖尿病酮症酸中毒，孕早期可致胎儿畸形，中晚期易致胎儿宫内窘迫及胎死宫内；GDM孕妇再次妊娠时，复发率高达33%～69%，17%～63%的患者可发展为2型糖尿病。

（2）对胎儿及新生儿的影响：巨大儿增多，发生率高达25%～42%；胎儿畸形率增高，严重畸形发生率为正常妊娠的7～10倍；胎儿生长受限发生率为21%；流产和早产发生率增高；合并羊水过多、并发妊娠期高血压疾病、胎儿窘迫常致早产，其发生率为10%～25%；新生儿易发生低血糖，呼吸窘迫综合征发生率增高。

二、临床表现

1. 症状　有典型的孕期三多症状（多饮、多食、多尿），或外阴阴道假丝酵母菌病反复发作。

2. 体征　孕妇体重过重（>90kg），或伴有羊水过多、巨大儿者。

三、实验室检查

1. 尿糖测定　尿糖阳性者考虑妊娠期生理性糖尿同时，应进一步做空腹血糖检查及糖筛查试验。

2. 空腹血糖测定　妊娠期首次检查空腹血糖≥5.1mmol/L。

3. 口服葡萄糖耐量试验　禁食8小时后，口服葡萄糖75g，测空腹、服糖后1小时、2小时、3小时四个时点血糖，分别≥5.1、10.0、8.5mmol/L。其中任何一个时间点的血糖值达到或超过上述标准即可诊断为妊娠期糖尿病。

4. 医疗资源缺乏地区，建议妊娠24～28周首先检查空腹血糖（FPG）。FPG≥5.1mmol/L，可直接诊断为GDM，不必再做75g OGTT；而4.4mmol/L≤FPG<5.1mmol/L者，应尽早做75g OGTT；FPG<4.4mmol/L，可暂不做75g OGTT。

四、诊断与鉴别诊断

（一）辨病要点

1. 可有糖尿病家族史，年龄>30岁，肥胖，有原因不明的流产、早产、死胎、死产、巨大儿、羊水过多、畸形儿、新生儿死亡等不良孕产史。根据病史、症状、体征与辅助检查可明确诊断。

2. 妊娠合并糖尿病的分期（White分类法）

A级：妊娠期出现或发现的糖尿病。

A1级：经控制饮食，空腹血糖<5.3mmol/L，餐后2小时血糖<6.7mmol/L。

A2级：经控制饮食，空腹血糖≥5.3mmol/L，餐后2小时血糖≥6.7mmol/L。

B级：显性糖尿病，20岁以后发病，病程<10年。

笔记

C 级:发病年龄 10~19 岁,或病程达 10~19 年。

D 级:10 岁前发病,或病程≥20 年,或合并单纯性视网膜病。

F 级:糖尿病性肾病。

R 级:眼底有增生性视网膜病变或玻璃体出血。

H 级:冠状动脉粥样硬化性心脏病。

T 级:有肾移植史。

(二)辨证要点

本病以烦渴多饮、多食易饥、尿量频多、形体消瘦为主证,若烦渴多饮,口干舌燥多为肺热津伤;多食易饥,形体消瘦多为胃热炽盛;尿频量多,尿浊如膏脂多为肝肾亏虚;小便频多,面色黧黑,腰膝酸软,形寒畏冷,为阴阳两虚。

(三)诊疗思路

妊娠合并糖尿病的诊疗思路见图 10-9。

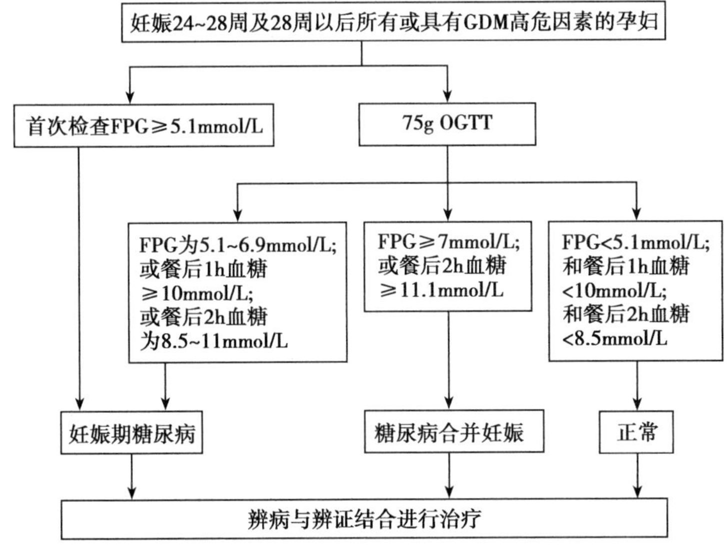

图 10-9 妊娠合并糖尿病诊疗思路图

五、治疗

(一)一般治疗

注意合理饮食和适当运动治疗,保证热量和营养的正常需求,孕中期以后,每周热量增加 3%~8%,控制餐前血糖≤5. 3mmol/L,餐后 1 小时血糖值<7. 8mmol/L,使胎儿正常生长发育。为避免孕妇饥饿性酮症及胎儿生长受限,不宜过分控制饮食。

(二)中医治疗

1. 肺热津伤证

主要证候:妊娠期间,烦渴多饮,口干舌燥,尿频量多;舌边尖红,苔薄黄或少苔,脉滑数。

治疗法则:清热润肺,生津止渴。

方药举例:消渴方(《丹溪心法》)去天花粉,加葛根、麦冬、石斛、黄芩、菟丝子。

笔记

黄连　生地黄　藕汁　天花粉　姜汁　人乳汁　蜂蜜

2. 胃热炽盛证

主要证候：妊娠期间，多食易饥，形体消瘦，口干多饮，大便秘结，小便频数，苔黄燥，脉滑实有力。

治疗法则：清胃泻火，养阴生津。

方药举例：玉女煎（《景岳全书》）去牛膝，加玄参、芦根、黄连、黄芩。

熟地黄　生石膏　知母　牛膝　麦冬

3. 肝肾亏虚证

主要证候：妊娠期间，尿频量多，尿浊如膏脂，或尿甜，口干舌燥，头晕耳鸣，皮肤干燥，腰膝酸软，舌红，少苔，脉细数。

治疗法则：滋补肝肾，养阴清热。

方药举例：六味地黄丸（《小儿药证直诀》）合生地黄饮子（《杂病源流犀烛》）去牡丹皮、茯苓。

熟地黄　山药　山萸肉　茯苓　泽泻　牡丹皮

人参　黄芪　生地黄　熟地黄　石斛　天冬　麦冬　枳壳　泽泻　枇杷叶　甘草

4. 阴阳两虚证

主要证候：妊娠期间口渴思饮，小便频多，混浊如膏，甚则饮一溲二，面色黧黑，腰膝酸软，形寒肢冷，舌淡，苔少，脉沉细无力。

治疗法则：滋阴助阳。

方药举例：金匮肾气丸（《金匮要略》）去附片、牡丹皮，加菟丝子、淫羊藿。

熟地黄　山药　山萸肉　茯苓　牡丹皮　桂枝　泽泻　附片

（三）西医治疗

1. 药物治疗

（1）对饮食治疗不能控制的糖尿病主要的药物是胰岛素，其不通过胎盘，较为安全，治疗时根据血糖值确定胰岛素剂量进行治疗。不宜使用口服降糖药，因其在妊娠期应用的安全性、有效性未得到足够证实。

妊娠不同时期机体对胰岛素需求不同，应加强监护。孕前应用胰岛素控制血糖的患者，孕早期因早孕反应进食量减少，需根据血糖监测情况及时减少胰岛素用量，可每周检查一次直至妊娠第10周，妊娠中期应每2周检查一次。随妊娠进展，抗胰岛素激素分泌渐增，约妊娠20周时胰岛素需要量开始增加，故需及时调整用量，定期测定肾功能、糖化血红蛋白，并进行眼底检查，妊娠32周后每周检查一次。妊娠32~36周胰岛素用量达到高峰，可在严密监测胎儿成熟度、胎盘功能下继续妊娠，必要时及早住院。

（2）妊娠期糖尿病酮症酸中毒的患者在严密观察血气分析、血糖、电解质的同时予小剂量胰岛素0.1U/(kg·h)静脉滴注。每1~2小时监测血糖一次。血糖>13.9mmol/L时，将胰岛素加入0.9%氯化钠注射液静脉滴注，血糖≤13.9mmol/L，可将胰岛素加入5%葡萄糖氯化钠注射液中静脉滴注，酮体转阴后可改为皮下注射。

2. 产科处理

（1）分娩期处理

1）分娩时机的选择：原则应尽量推迟终止妊娠的时间。血糖控制良好，孕晚期

笔记

无合并症,胎儿宫内状况良好,应等待至妊娠 38~39 周终止妊娠。血糖控制不满意,有下列情况者随时终止妊娠:①血管病变合并重度妊娠高血压,特别是发生子痫者;②酮症酸中毒;③严重肝肾损害;④动脉硬化性心脏病;⑤胎儿生长受限;⑥严重感染;⑦胎儿宫内窘迫。终止妊娠前予地塞米松 10~20mg 肌内注射,连用 2 日,促进胎儿肺成熟,减少新生儿呼吸窘迫综合征的发生。

2）分娩方式的选择:有下列情况者,应选择剖宫产或放宽剖宫产指征:①胎盘功能不良;②巨大儿、胎位异常、胎儿宫内窘迫等;③糖尿病病程>10 年,伴有视网膜病变及肾功能损害、重度子痫前期;④有死胎、死产史的孕妇。

3）产时处理:①注意休息、镇静,给予适当饮食,严密监测血糖、尿糖、尿酮体的变化,将血糖控制在接近正常水平,避免酮症酸中毒、低血糖及电解质紊乱的出现。阴道分娩产程中血糖分别>5. 6mmol/L、7. 8~10mmol/L、10mmol/L,则分别静脉滴注胰岛素 1. 25U/h、1. 5U/h、2U/h,并在 12 小时内结束分娩,产程>16 小时易发生酮症酸中毒。剖宫产术前一日停用晚餐前胰岛素,术中酌情调整剂量,使血糖控制在 6. 67~10. 0mmol/L。②分娩后,少数仍需胰岛素治疗的患者产后 24 小时内胰岛素用量减少 1/3~1/2,根据产后空腹血糖值调整用量,逐渐恢复至孕前水平。

(2）新生儿处理:新生儿均应按高危新生儿处理,注意保温、吸氧,加强血糖、胰岛素、胆红素、血红蛋白、钙、磷等的监测,预防低血糖、低血钙、高胆红素血症的发生,出生 30 分钟后,在开奶同时,定期滴服 25%葡萄糖液。

六、预后

本病若能及早正确治疗,预后大多良好。

第十三节　妊娠合并急性肾盂肾炎

急性肾盂肾炎是妊娠期常见的合并症,可造成早产、败血症,甚至诱发急性肾衰竭。本病属中医“子淋”范畴。

一、病因病理

(一）中医病因病机

本病多因素体阴虚,加之孕后阴血亏虚,致阴虚火旺,灼伤津液,下移膀胱,或心火偏亢,热移小肠,蕴结膀胱,或因外阴不洁,湿热入侵,以致膀胱气化失司而发病。

(二）西医病因病理

1. 病因　大肠埃希菌、变形杆菌、肺炎杆菌、粪肠球菌、葡萄球菌为主要致病菌。多由泌尿系上行感染而致。

2. 妊娠期易患泌尿系统感染的因素

(1）妊娠期大量雌激素使输尿管、肾盂、肾盏、膀胱肌层增生增厚,大量孕激素使这些平滑肌松弛,蠕动减弱,膀胱过度充盈,残余尿增多,细菌易繁殖。

(2）随着孕期增加,增大而右旋的子宫压迫盆腔内输尿管,致肾盂、输尿管扩张积尿,尤以右侧为重。

(3）子宫及胎先露将膀胱向上推移变位,排尿不畅,出现尿潴留。

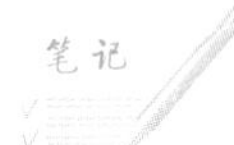

（4）妊娠期尿中葡萄糖、氨基酸等营养物质增多，有利于细菌繁殖。

3. 急性肾盂肾炎对妊娠的影响 急性肾盂肾炎多由感染致病菌引起，容易诱发高热，可诱发流产、早产、胎儿畸形，严重者可发生败血症、中毒性休克（发生率可达3%），妊娠期高血压疾病的危险性是正常孕妇的2倍。

二、临床表现

1. 症状 突发高热（体温可达40℃）、寒战、头痛、周身酸痛、恶心、呕吐等全身症状，并有腰痛、尿频、尿急、尿痛、排尿未尽感、排尿时下腹痛等膀胱刺激症状。

2. 体征 肋腰点（腰大肌外缘与第12肋骨交叉处）有压痛，肾区叩击痛阳性。

三、实验室检查

1. 尿常规检查 白细胞增多，白细胞≥10个/HP，大部分患者中段尿培养细菌数≥10^5/ml，尿沉渣见成堆白细胞或脓细胞。可有蛋白尿、血尿及管型尿。

2. 尿培养 细菌阳性。

四、诊断及鉴别诊断

（一）辨病要点

孕后可有会阴部不洁、饮水不足、过食辛辣、外感湿热等诱因。以小便频数、尿急而涩痛，小腹拘急为主要表现。

（二）辨证要点

本病以尿频、尿急、尿痛、淋漓不爽为主证，伴面色黄赤，身热心烦，口干不欲饮为膀胱湿热；伴发热面赤，口舌生疮，心烦易怒为心火偏亢；腰膝酸软，午后潮热，五心烦热，心烦不寐为阴虚火旺。

（三）诊疗思路

妊娠合并肾盂肾炎诊疗思路见图10-10。

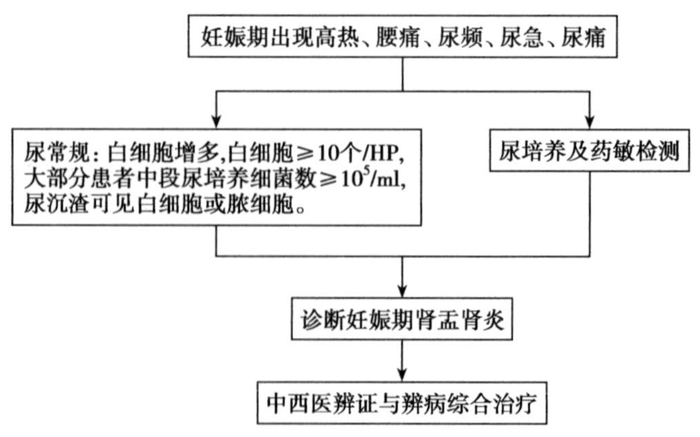

图10-10 妊娠合并肾盂肾炎诊疗思路图

（四）鉴别诊断

1. 无症状菌尿症 细菌在泌尿系统持续性滋生、繁殖，临床却无泌尿系统感染症状。清洁中段尿细菌培养，杆菌细菌数≥10^5ml及球菌细菌数≥200/ml可诊断。

笔记

2. 急性膀胱炎 表现为膀胱刺激征(尿频、尿急及尿痛),偶有血尿,多不伴全身症状。清洁中段尿白细胞增多,亦可有红细胞。尿培养细菌超过正常值。

五、治疗

(一)中医治疗

1. 膀胱湿热证

主要证候:妊娠期间,尿频、尿急、灼热疼痛,量少黄赤,艰涩不利,面色黄赤,身热心烦,口干欲饮,口苦,大便秘结,舌红,苔黄腻,脉滑数。

治疗法则:清热利湿通淋。

方药举例:加味五淋散(《医宗金鉴》)去木通、滑石,加菟丝子、桑寄生。

赤茯苓 栀子 当归 白芍 黄芩 甘草梢 生地黄 泽泻 木通 车前子 滑石

2. 心火偏亢证

主要证候:妊娠期间,尿频、尿急、灼热疼痛,量少色深或尿血,艰涩不利,发热面赤,口舌生疮,口干舌燥,心烦易怒,舌尖红,苔黄而干,脉细滑数。

治疗法则:清心泻火,润燥通淋。

方药举例:导赤散(《小儿药证直诀》)合增液汤(《温病条辨》)去木通,加黄连、杜仲、桑寄生。

生地黄 淡竹叶 甘草梢 木通

生地黄 玄参 麦冬

3. 阴虚火旺证

主要证候:妊娠期间,小便频数,淋沥不爽,灼热刺痛,量少色黄,午后潮热,五心烦热,心烦不寐,两颧潮红,手足心热,头晕耳鸣,口干口渴,舌红,苔少或薄黄,脉细滑数。

治疗法则:滋阴益肾,清热通淋。

方药举例:知柏地黄丸(方见第九章带下病)去牡丹皮、茯苓,加桑寄生、菟丝子。

(二)西医治疗

1. 支持疗法密切监测,卧床休息,取侧卧位,以减少子宫对输尿管的压迫,使尿液引流通畅。多饮水或补充足量液体,保持每日尿量在 2 000ml 以上。

2. 抗生素治疗抗感染及防止中毒性休克,首选对革兰氏阴性杆菌有效而对胎儿、新生儿无不良影响的药物,如氨苄西林、头孢菌素类药物,随后根据药物敏感试验应用抗生素,4 周为一疗程。

六、预后

本病经静脉应用抗生素治疗 48~72 小时后症状明显改善,若 72 小时仍无临床改善,应评估细菌耐药性和是否存在尿路结石、肾周脓肿形成或泌尿道畸形,并应调整治疗方案。

第十四节 妊娠合并甲状腺功能亢进

妊娠期间各种内分泌腺处于活跃状态，对甲状腺功能均会产生直接或间接的影响。妊娠合并甲亢者并不多见，较非孕期难以诊断，属高危妊娠，一旦出现甲亢危象，可危及产妇生命。本病属中医学“子瘿”的范畴。

一、病因病理

（一）中医病因病机

妇女孕后血聚养胎，阴血不足，若遇体质因素、情志内伤、气机郁滞，肝郁化火，引起肝之气血失调，津液输布失常或饮食失调，脾胃受纳运化失司，聚湿生痰，致气郁痰结，或痰瘀互结，壅于颈前，发成本病。

（二）西医病因病理

1. 妊娠对甲亢的影响　妊娠期甲状腺受到胎盘激素的影响，处于相对活跃状态，体积增大。妊娠合并甲亢者，若甲亢控制不当，分娩时易发生甲亢危象。若能对妊娠期甲亢进行相应治疗，妊娠对甲亢并无严重威胁。

2. 甲亢对妊娠的影响　轻症和经治疗可控制的甲亢对妊娠影响不大，重症或经治疗不能控制的甲亢易引起流产、早产、胎儿生长受限及死胎，导致妊娠期高血压疾病、产时宫缩乏力、产褥感染等发生率增高。治疗甲亢药物还可通过胎盘屏障进入胎儿体内，引起胎儿甲状腺功能减退（简称甲减）、甲状腺肿、畸形、胎儿一过性甲亢及新生儿甲减或甲亢。

二、临床表现

1. 症状　神经系统症状，包括情绪不安，急躁、易激动等；高代谢率症状，包括怕热多汗、皮肤湿润、面部潮红、皮温升高、心悸（休息时心率超过 100 次/min）、食欲亢进，体重不增甚至下降，腹泻乏力、消瘦等。

2. 体征　脉压增大>50mmHg，甲状腺多为对称性、弥漫性肿大，质软，无压痛，突眼征、手震颤。

三、实验室检查

甲状腺功能测定见表 10-4。

四、诊断

（一）辨病要点

1. 妊娠合并甲亢的诊断孕前多有甲状腺功能亢进病史或现病史。娠期甲亢的诊断必须慎重，不能单纯依靠临床症状，应结合实验室检查。

2. 甲亢危象的诊断甲亢孕妇在手术、分娩、感染及各种应激时易发生甲亢危象，若不及时处理，孕产妇死亡率高，应及早防治。诊断依据：焦虑、烦躁、大汗淋漓、恶心厌食、呕吐、腹泻，水电解质紊乱、酸碱失衡，甚至脱水、休克；高热（体温>39℃），脉速（脉搏>140 次/min，甚至>160 次/min），脉压增大，心律失常，心衰，肺水肿，偶有黄疸。

表 10-4　甲状腺功能实验室检查

检查项目	正常女性	孕妇	妊娠合并甲亢
基础代谢率(BMR)(%)	<+15	+20～+13	>+30
血清总甲状腺激素(TT_4)(nmol/L)	64～167	轻度增高	明显增高
血清三碘甲状腺原氨酸(TT_3)(nmol/L)	1.8～2.9	轻度增高	明显增高
甲状腺素结合球蛋白(TBG)(mg/L)	13～25	轻度增高	明显增高
血清游离 T_3(pmol/L)	6.0～11.4	轻度增高	明显增高
血清游离 T_4(pmol/L)	18～38	轻度增高	明显增高
促甲状腺激素(TSH)(mU/L)	2～20	正常	明显降低

（二）辨证要点

本病辨证应以颈前肿大处的质地为主，结合全身表现及舌脉进行。若肿块光滑质软，不痛，随情志变化增大或缩小，为气郁痰阻；肿块质地较硬，或有结节，表面高低不平，经久未消，为痰结瘀血；肿块柔软光滑，烦热多汗，急躁易怒，为肝火旺盛；肿块质软，心悸少寐，手指颤动，为阴虚火旺。

（三）鉴别诊断

1. 妊娠女性常常出现情绪不安、易怒、怕热、多虑、易激动、脉搏快等症状为妊娠期生理表现，或出现甲状腺生理性肿大，实验室检查（甲状腺功能）可鉴别。

2. 妊娠期女性是可一过性出现甲状腺毒症，发生率为 2%～3%，其病因与血 HCG 水平增高有关，临床表现可为甲亢症状，但无突眼，甲状腺自身抗体多为阴性。

五、治疗

（一）中医治疗

1. 气郁痰阻证

主要证候：妊娠期间颈前喉结两旁结块肿大，质软，不痛，随情志变化增大或缩小，颈部憋胀；胸闷，失眠，善太息，或胸胁窜痛，舌质淡，苔薄白，脉弦滑。

治疗法则：理气化痰，佐以安胎。

方药举例：四海舒郁丸（《疡医大全》）加菟丝子、何首乌。

青木香陈皮　昆布　海藻　海带　海螵蛸　海蛤壳

2. 痰结瘀血证

主要证候：妊娠期间颈前肿大，按之较硬，或有结节，肿块经久未消，胸闷纳差，舌紫或暗，苔薄白或白腻，脉弦或涩。

治疗法则：化痰消瘿，佐以安胎。

方药举例：海藻玉壶汤（《外科正宗》）去川芎、法半夏，加菟丝子、桑寄生。

海藻　昆布　海带　青皮　陈皮　半夏　贝母　连翘　甘草　当归　川芎　独活

3. 肝火旺盛证

主要证候：妊娠期间颈前喉结两旁结块轻度或中度肿大，肿块柔软光滑，烦热多

笔记

汗，急躁易怒，目突手颤，口苦咽干，消谷善饥，或头晕目眩，舌质红，苔薄黄，脉弦数。

治疗法则：清泻肝火，佐以安胎。

方药举例：栀子清肝汤（《外科正宗》）去牡丹皮、川芎，加海藻、夏枯草、菟丝子。

栀子　牡丹皮　柴胡　当归　白芍　茯苓　川芎　牛蒡子　黄芩　黄连　煅石膏　甘草

4. 阴虚火旺证

主要证候：妊娠期间颈前肿大，质软，头眩目晕，心悸汗出，心烦少寐，眼干目赤，手指颤动，舌质红，苔少，脉弦细数

治疗法则：滋阴降火，佐以安胎。

方药举例：天王补心丹（《摄生秘剖》）去朱砂、茯苓、丹参，加菟丝子。

生地黄　麦冬　天冬　玄参　人参　茯苓　五味子　酸枣仁　柏子仁　远志　桔梗　当归　丹参　朱砂

（二）西医治疗

1. 一般治疗　卧床休息，适当镇静，口服地西泮、苯巴比妥等。

2. 甲亢治疗　首选丙硫氧嘧啶（PTU），能很快控制甲亢，且通过胎盘很少，速度慢，病情减轻或稳定后（一般 4～6 周）应逐渐减量至初始剂量的 25%，不可骤然停药。用药期间密切观病情变化和监测游离 T_3、T_4 及肝功能等指标。甲亢程度与用药剂量间的关系如表 10-5。

表 10-5　甲亢程度与用药剂量间关系

程度	BMR（%）	心率（次/min）	丙硫氧嘧啶（mg/d）
轻	<+30	<100	200～300
中	+30～+60	100～120	300～400
重	>+60	>120	400～500

3. 妊娠期甲亢手术治疗指征　妊娠是甲状腺切除手术的相对禁忌证，如出现抗甲状腺药物过敏、药物治疗效果不明显且症状加重，伴有喘鸣、呼吸困难、吞咽困难明显的甲状腺肿或疑有癌变者，应手术治疗，手术宜在妊娠 16～20 周进行。

4. 产科及新生儿处理

（1）妊娠期：因代谢亢进，易造成流产、早产、新生儿体重偏低或死亡，妊娠期应补充营养和对症支持治疗，同时增加产前检查次数，加强孕妇及胎儿监护，避免感染、精神刺激和情绪波动，避免甲亢危象发生，一旦发生应立即抢救，妊娠 37 周住院待产，请内科协助诊治。

（2）分娩期及产后哺乳问题：尽量阴道分娩，临产后注意精神安慰，镇静，止痛，吸氧，补充能量，并严密观察产程进展情况。病情控制不满意，分娩有诱发甲亢危象的可能和有产科指征者，行剖宫产。产后预防感染及甲状腺危象。乳汁含 PTU 量很少，故产后可哺乳，并定期监测新生儿甲状腺功能。

（3）新生儿的处理：出生时取脐血检测 T_3、T_4。注意新生儿甲状腺大小，有无杂

笔记

音，有无甲亢或甲减的症状和体征。

5. 甲状腺危象的抢救

（1）对症治疗：吸氧，补充营养、维生素，高热用物理降温及药物降温，必要时人工冬眠，纠正水、电解质紊乱及酸碱平衡。

（2）丙硫氧嘧啶服用剂量加倍，以阻断甲状腺激素的合成，一旦症状缓解应及时减量。

（3）碘溶液：给予 PTU 后 1 小时，口服饱和碘化钾，每 6 小时 1 次，5 滴/次，每日 20～30 滴。碘化钠溶液 0.5～1.0 加于 10%葡萄糖液 500ml 静脉滴注，病情好转后减量，一般使用 3～7 日停药。能迅速抑制与球蛋白结合的甲状腺激素水解，减少甲状腺素向血中释放。

（4）普萘洛尔口服，每日 3 次，每次 10～20mg，以控制心率。

（5）地塞米松 10～30mg 静脉滴注。

（6）及时终止妊娠：病情稳定后 2～4 小时结束分娩，以剖宫产为宜，术后予抗生素控制感染。

六、预后

妊娠合并甲亢者并不多见，较非孕期难以诊断，属高危妊娠，一旦出现甲亢危象，可危及产妇生命，应及时终止妊娠。

第十五节 妊娠合并贫血

贫血是妊娠期最常见的合并症，属高危妊娠范畴。其中以缺铁性贫血最常见，占妊娠期贫血的 95%。中医属“虚劳”“血虚”“血枯”“血证”等病症范畴。

一、病因病理

（一）中医病因病机

素体脾胃虚弱，饮食劳倦，化源不足；或禀赋不足，肝肾阴虚，精不化血；或因久病大病，失血伤阴，孕后精血养胎更虚，致精血亏虚，营阴暗耗，形体失荣，神失所养，或统摄无权而致血虚、虚劳之候。

（二）西医病因病理

1. 病因及分型　贫血根据其病因分为三型。

（1）缺铁性贫血：妊娠期妇女血容量增加需铁 650～750mg。胎儿生长发育需铁 250～350mg，故孕期需铁约 1 000mg。孕妇每日需铁至少 4mg，而每日饮食中铁吸收率较低，仅为 1～1.5mg，故铁储备不足是发生缺铁性贫血的主要原因。妊娠期妇女若不给予铁剂治疗，容易耗尽体内储存铁造成缺铁性贫血。

（2）巨幼细胞贫血：多由叶酸缺乏所致。少数患者因缺乏维生素 B_{12} 而发病，引起叶酸与维生素 B_{12} 缺乏的原因有：①妊娠后叶酸需要量明显增加，每日需 300～400μg。②长期偏食，进食蔬菜、肉类不足，营养不良引发本病，或烹调方法不当致大量叶酸丢失；或孕妇患有慢性消化道疾病，影响肠道吸收；或妊娠期呕吐，丢失太多影

笔记

响叶酸和维生素 B_{12} 吸收。③孕期肾血流量增加，叶酸排泄增多。

（3）再生障碍性贫血：病因不明，与服用药物、病毒感染、接触化学药品及放射线有关。

2. 贫血对妊娠的影响　贫血孕妇的抵抗力低下，对分娩、手术和麻醉的耐受能力降低，增加了孕妇在妊娠和分娩期间的风险。轻度贫血对妊娠影响不大，重度贫血则因心肌、胎盘缺氧抵抗力和对失血耐受性降低引起贫血性心脏病、妊娠期高血压疾病或合并心脏病、胎盘早剥、产褥感染、败血症、失血性休克，并引起胎儿宫内生长受限、胎儿窘迫、胎儿畸形、早产、死胎等。

二、临床表现

1. 症状　本病多发生在妊娠中、晚期，轻者无明显症状，重者出现乏力、头晕、心悸、气短、食欲不振、腹胀腹泻、皮肤黏膜苍白、毛发干燥、舌炎、舌乳头萎缩、手足麻木等症状。再生障碍性贫血还可有进行性贫血、出血（皮下出血、鼻衄、齿衄，重者内脏出血）及反复感染。

2. 体征　表情淡漠，全身皮肤黏膜苍白、干燥，水肿，脾大，甚至腹水。

三、实验室检查

1. 缺铁性贫血　外周血象为小细胞低血红蛋白性贫血，血红蛋白<100g/L，红细胞<3.5×10^{12}/L，血细胞比容<0.30；骨髓象示红细胞增生活跃，以中、晚幼红细胞增生为主，细胞外铁明显减少；血清铁<6.5μmol/L。

2. 巨幼红细胞性贫血　外周血象为大细胞性贫血，红细胞平均体积（MCV）>100fl。红细胞平均血红蛋白含量（MCH）>32pg，网织红细胞、血小板常减少；骨髓象为巨幼细胞增生，核染色质疏松，可见核分裂；血清叶酸<6.8nmol/L、红细胞叶酸<227nmol/L。血清维生素 B_{12}<90pg。

3. 再生障碍性贫血　贫血呈正细胞型、全血细胞、血小板和网织红细胞减少；骨髓象示造血功能显著减退或衰竭，多部位增生减低或严重减低，有核细胞甚少，幼粒细胞、幼红细胞、巨核细胞均减少或消失。

四、诊断

（一）辨病要点

根据既往有月经过多、慢性失血、长期饮食偏嗜等病史，或孕早期呕吐、胃肠功能紊乱导致的营养不良病史及症状、体征，重点依据辅助检查结果进行贫血的诊断，根据外周血象特征、骨髓片及铁、叶酸含量测定，确定贫血的类型。孕妇外周血血红蛋白<110g/L 及血细胞比容<0.33 可诊断为妊娠期贫血，妊娠期贫血分为 4 度：

轻度：RBC（3.0～3.5）$\times10^{12}$/L，Hb 81～100g/L

中度：RBC（2.0～3.0）$\times10^{12}$/L，Hb 61～80g/L

重度：RBC（1.0～2.0）$\times10^{12}$/L，Hb 31～60g/L

极重度：RBC<1.0×10^{12}/L，Hb≤30g/L。

笔记

（二）辨证要点

本病以孕期心悸、气短、头晕眼花、面色苍白、唇色爪甲淡白无华为主证。若伴面色萎黄，食欲不振，腹胀便溏为心脾两虚；若伴口干咽燥，耳鸣心悸，腰膝酸软为肝肾阴虚。若心悸气短，动则加剧为气血两虚；若伴面色晦暗，面浮肢肿，畏寒肢冷，腰膝酸软为脾肾阳虚。

（三）鉴别诊断

1. 地中海贫血　常有家族史，血片中可见多数靶形红细胞，血红蛋白电泳可见HbF或HbA_2增加。实验室检查血清铁及转铁蛋白饱和度、骨髓可染铁均增多。

2. 慢性贫血　患者血清铁可见降低，但总铁结合力不会增减，转铁蛋白饱和度正常或稍增加。血清铁蛋白常有增高。骨髓中铁粒幼细胞数量减少，巨噬细胞内铁粒及含铁血黄素颗粒明显增多

五、治疗

（一）一般治疗

加强孕期营养指导，改变不良饮食习惯，多食新鲜蔬菜、水果、瓜豆类、肉类、动物蛋白等食物及含铁丰富的饮食，对胃肠道功能紊乱和消化不良予对症处理等。

（二）中医治疗

1. 心脾两虚证

主要证候：孕期面色萎黄，心悸气短，健忘、失眠多梦、头晕目眩，口唇色淡，爪甲不泽，食欲不振，腹胀便溏，倦怠乏力，舌淡，苔白，脉细滑。

治疗法则：健脾益气，养血安胎。

方药举例：归脾汤（方见第八章第八节经行前后诸证）。

2. 肝肾阴虚证

主要证候：妊娠期面色苍白，头晕眼花，口干咽燥，耳鸣心悸，腰膝酸软，五心烦热，或潮热盗汗，舌红，少津，脉细滑数。

治疗法则：滋肾益肝，养血安胎。

方药举例：左归丸（方见第八章第二节崩漏）去牛膝。

3. 气血两虚证

主要证候：妊娠期面色㿠白或苍白，唇甲色淡无华，毛发不荣，倦怠乏力，头晕眼花，心悸气短，动则加剧，舌淡，苔薄，脉细滑无力。

治疗法则：补气养血安胎。

方药举例：八珍汤（《正体类要》）去川芎、茯苓，加黄芪、黄精。

党参　白术　茯苓　甘草　当归　芍药　川芎　熟地黄

4. 脾肾两虚证

主要证候：妊娠期间面色萎黄或㿠白，面浮肢肿，畏寒肢冷，精神萎靡，气短懒言，肢体麻木，口唇淡白，爪甲无泽，腰膝酸软，纳呆便溏，舌质胖淡，苔白，脉沉滑无力。

治疗法则：补肾助阳，健脾安胎。

方药举例：右归丸（方见第八章第五节多囊卵巢综合征）合四君子汤（方见第十章第十节妊娠合并心脏病）去肉桂、茯苓、制附子。

笔记

（三）西医治疗

1. 病因治疗

（1）缺铁性贫血：首先寻找病因，积极治疗原发病。其次对症处理，血红蛋白高于60g/L以上者，可考虑口服铁剂，硫酸亚铁0.3g，每日3次，同时口服维生素C 0.3g和10%稀盐酸0.5~2ml，促进铁吸收；或10%枸橼酸铁铵10~20ml，每日3次；或多糖铁复合物每次150mg；每日1~2次。严重者可考虑改用注射铁剂，如右旋糖酐铁25mg或山梨醇铁50mg深部肌内注射作为首剂，如无副反应，可加至100mg，每日1次。血红蛋白低于60g/L，可考虑输血治疗。血红蛋白恢复至正常后，继续服用铁剂3个月，补充体内储存铁量。

（2）巨幼红细胞性贫血：口服叶酸，高危因素的孕妇，妊娠3个月起，每日0.5~1mg，连用8~12周；确诊者每日3次，每次5mg；或肌内注射，每日1次，每次10~30mg，缺铁者应同时补给铁剂；维生素B_{12}肌内注射，每日1次，每次100~200μg，连续2周后改每周2次，至血红蛋白值恢复正常。

（3）再生障碍性贫血：在病情未缓解之前应避孕，若已妊娠，在早期做好输血准备行人工流产。若已至中、晚期，终止妊娠有较大危险，应加强支持治疗，注意休息，增加营养，间断吸氧，在严密监护下妊娠至足月分娩。有明显出血倾向予泼尼松10mg口服，每日3次，或羟甲烯龙5mg口服，每日2次。

2. 输血　血红蛋白<60g/L，可少量间断输新鲜血或成分血如红细胞悬液等。

3. 产时及产后的处理

（1）分娩期：中、重度贫血产妇临产后备血，严密监护，尽量缩短产程，防止产后出血，胎儿娩出后，给予缩宫素10~20U或麦角新碱0.2mg肌内注射或静脉注射；出血多时应及时输血；严格无菌操作，产时产后给予抗生素预防感染。再生障碍性贫血者尽量经阴道分娩，第二产程防止用力过度，可适当助产，以免造成重要器官出血或胎儿颅内出血；有产科手术指征者，行剖宫产术时可一并将子宫切除，以免引起产后出血及产褥感染。

（2）产褥期：继续支持疗法，应用宫缩剂加强宫缩，预防产后出血，广谱抗生素预防感染。

六、预后

轻度贫血，经过治疗，多预后良好。严重贫血可引起胎萎不长，甚至胎死腹中。

附：妊娠忌服药歌（《便产须知》）

芫斑水蛭及虻虫，乌头附子配天雄。
野葛水银并巴豆，牛膝薏苡与蜈蚣。
棱莪代赭芫花麝，大戟蛇蜕黄雌雄。
牙硝芒硝牡丹桂，槐花牵牛皂角同。
半夏南星与通草，瞿麦干姜桃仁通。
硼砂干漆蟹甲爪，地胆茅根莫用好。

学习小结

1. 学习内容

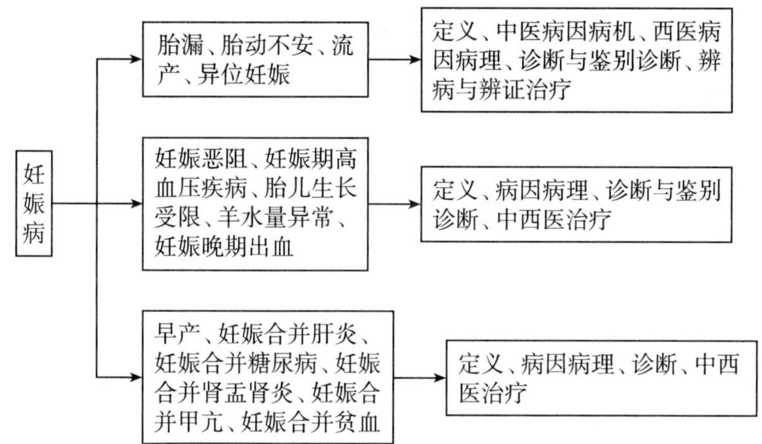

2. 学习方法

本章要采用理论与实践相结合的方法结合体格检查、实验室检查重点掌握胎漏胎动不安、流产、异位妊娠的不同临床表现和处理原则。理解妊娠各病的中西医病因病机和鉴别诊断。

（连方　崔晓萍　段恒　张帆）

复习思考题

1. 妊娠恶阻出现气阴两虚时如何辨证论治?
2. 胎动不安与异位妊娠如何鉴别?
3. 对于复发性流产患者,为明确流产原因应进行哪些检查?
4. 硫酸镁预防子痫时有哪些注意事项?
5. 妊娠合并糖尿病的分娩时机如何选择?

第十一章

临产病和分娩期并发症

学习目的

通过学习本章,熟悉异常分娩的识别及处理,了解羊水栓塞及子宫破裂的早期诊断及相应的救治方法。

学习要点

宫缩乏力的诊断及处理,产程进展异常的识别,骨盆狭窄的分类,各类骨盆狭窄的临床特点,诊断及处理原则,持续性枕后位、枕横位、臀先露的诊断及处理。羊水栓塞的定义、临床特点、诊断及急救方法;子宫破裂的病因、诊断及处理;胎儿窘迫的诊断及处理。

中医学认为临产病是指妊娠足月,出现分娩征兆至产程结束期间,发生与分娩有关的疾病。常见有难产、羊水栓塞、子宫破裂、胎儿窘迫、脐带异常等。西医学多以异常分娩和分娩期并发症论之。

难产又称异常分娩。决定分娩的产力、产道、胎儿及精神心理因素中任何一个或一个以上的因素发生异常或四个因素间相互不能适应,而使分娩进展受阻,称异常分娩(难产)。分娩过程中,在一定的条件下,顺产与难产可互相转化。若处理不当,顺产可致难产;若处理得当,难产可转危为安。因此,当出现异常分娩时,要仔细分析引起异常分娩因素,及时处理,保证母儿安全。

第一节　产力异常

在分娩过程中,子宫收缩的节律性、对称性及极性不正常或强度、频率有改变,称子宫收缩力异常,简称产力异常。子宫收缩力异常可分为子宫收缩乏力(简称宫缩乏力)和子宫收缩过强(简称宫缩过强)两类,每类又分为协调性子宫收缩和不协调性子宫收缩(图 11-1)。

一、子宫收缩乏力

(一)西医病因

子宫收缩乏力多由几个因素综合引起,常见的原因如下:

1. 头盆不称或胎位异常　由于胎先露部下降受阻,不能紧贴子宫下段及宫颈内口,影响内源性缩宫素的释放及反射性子宫收缩,是导致继发性宫缩乏力的最常见

笔记

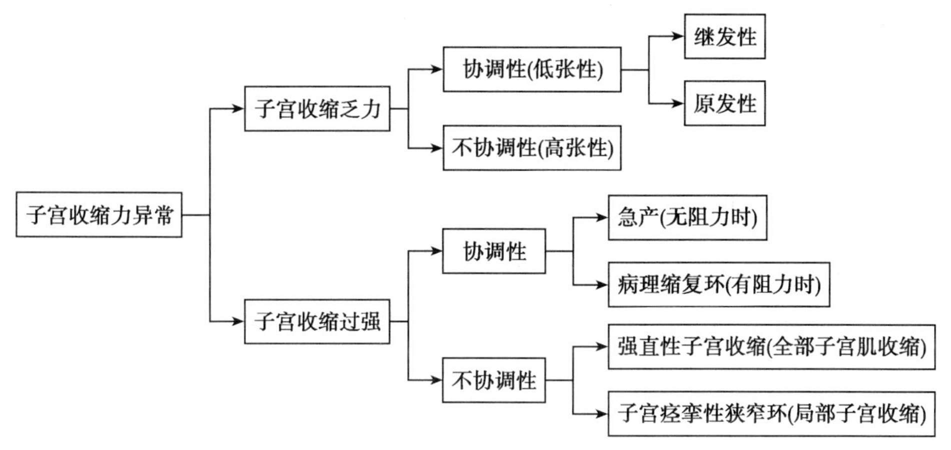

图 11-1　子宫收缩力异常的分类

原因。

2. 子宫因素　子宫肌纤维过度伸展（如羊水过多、巨大胎儿、双胎妊娠等）使子宫肌纤维过度伸展，缩复能力下降；有宫内感染、多次妊娠或分娩使子宫肌纤维变性，影响子宫收缩；子宫发育不良、子宫畸形、子宫肌瘤等均能引起宫缩乏力。

3. 精神心理因素　产妇焦虑、恐惧及精神过度紧张，使睡眠减少、进食不足以及体力消耗过多，可致宫缩乏力。

4. 内分泌失调　临产后，产妇体内雌激素、缩宫素及前列腺素等合成、分泌不足，或缩宫素受体量少，影响子宫收缩。

5. 药物影响　临产后使用大剂量镇静剂、镇痛剂及麻醉剂，如氯丙嗪、哌替啶、苯巴比妥钠、硫酸镁等，可直接抑制子宫收缩。行硬膜外麻醉镇痛分娩或产妇疲乏时，导致子宫收缩乏力，使产程延长。

6. 其他　过早使用腹压，或膀胱充盈影响胎先露部下降，均可导致继发性宫缩乏力。

（二）中医病因病机

子宫收缩乏力属中医学“产难”或“难产”范畴。《保产要旨》阐述了难产之由有八，如子横、子逆、胞水沥干、女子矮小、体肥脂厚等。气血失调是难产的主要病机，可分虚、实两方面。虚证多属气血虚弱，多因素体元气不足，气血虚弱，或临产用力过早，耗气伤津，气血大伤，冲任不足，致胞宫无力促胎外出；实证多属气滞血瘀，孕妇素多忧郁，气机不利，胞脉不畅，血滞胞宫，导致胞胎难以娩出。

（三）临床表现

子宫收缩乏力，根据发生时期分为原发性宫缩乏力及继发性宫缩乏力，根据子宫收缩的特性又分协调性及不协调性。原发性宫缩乏力是指产程开始就出现宫缩异常，宫口不能如期扩张，胎先露不能如期下降，使产程延长，多发生在潜伏期。继发性宫缩乏力是指产程开始子宫收缩正常，在产程进展到某阶段时出现宫缩乏力，多发生在活跃期或第二产程。

1. 协调性宫缩乏力（低张性）

（1）宫缩特点：子宫收缩具有正常的节律性、对称性和极性，但弱而无力；宫缩持续时间短，间歇期长且不规律，宫缩<2 次/10 分钟。

（2）表现：常见于中骨盆与骨盆出口平面狭窄、胎先露部下降受阻、持续性枕横位或枕后位等。宫缩不强，当宫缩高峰时，用手指压宫底部肌壁仍可出现凹陷，先露下降及宫颈扩张缓慢，使产程延长。

（3）危害性：因宫腔内压力低，对胎儿影响不大。

2. 不协调性宫缩乏力（高张性）

（1）宫缩特点：子宫收缩的极性倒置，宫缩波由下向上扩散，收缩频率高，节律不协调，宫缩时宫底部不强，而是子宫下段强，宫缩间歇期宫壁也不完全松弛，属无效宫缩。

（2）表现：产妇自觉下腹部持续疼痛、拒按，烦躁不安，严重者出现肠胀气、尿潴留。产科检查：胎位触不清，胎心不规律，宫口扩张早期缓慢或停止扩张，胎先露部下降延缓或停滞，潜伏期延长。

（3）危害性：宫腔内压力大，使胎盘血供不足，常引起胎儿窘迫；又因头盆不称和胎位异常而导致难产。

3. 产程进展异常　常见以下 6 种异常，可以单独存在，也可以并存。

（1）潜伏期延长：从临产规律宫缩开始至宫口扩张 6cm 称为潜伏期。初产妇超过 20 小时，经产妇超过 14 小时，为潜伏期延长〔图 11-2(1)〕。

（2）活跃期停滞：当破膜后子宫颈口扩张≥6cm 后，如宫缩正常，子宫颈口停止扩张≥4 小时；如宫缩欠佳，子宫颈口停止扩张≥6 小时，称活跃期停滞〔图 11-2(3)〕。

（3）第二产程延长：初产妇超过 3 小时，经产妇超过 2 小时（硬膜外麻醉镇痛分娩时初产妇超过 4 小时，经产妇超过 3 小时），产程无进展，称第二产程延长〔图 11-2(4)〕。

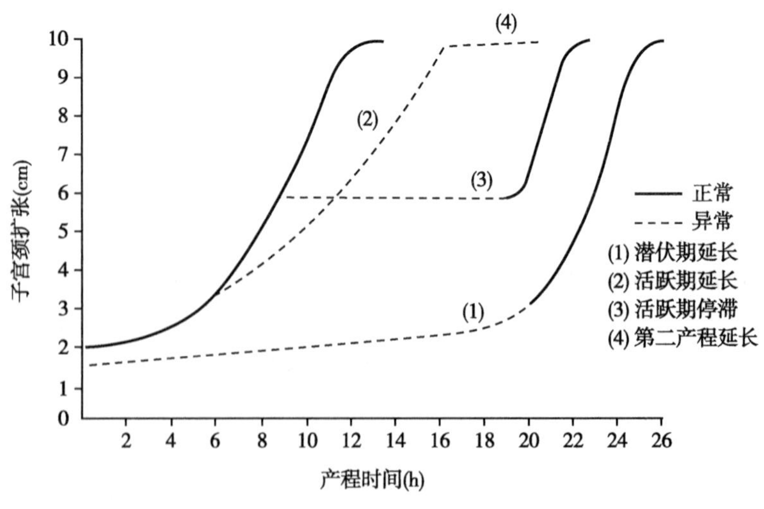

图 11-2　产程进展异常曲线

（4）胎头下降延缓：在活跃晚期及第二产程时，胎头下降最快。此段初产妇<1.0cm/h，经产妇<2.0cm/h，称为胎头下降延缓。

（5）胎头下降停滞：活跃晚期胎头停留在原处不下降达 1 小时以上，称胎头下降停滞。

笔记

（6）滞产：总产程超过24小时称滞产。

临床后应密切观察产程进展。一旦出现上述产程异常情况，积极寻找原因并做出相应的处理。

（四）诊断与鉴别诊断

1. 辨病要点　临产后出现宫缩乏力，根据宫缩乏力出现在宫口扩张的时期，可做出原发性宫缩乏力及继发性宫缩乏力的诊断，根据产程进展情况可做出何种产程异常的诊断。在诊断宫缩乏力时还应注意合并骨盆狭窄、胎位异常、先兆子宫破裂、胎儿窘迫等的情况。

2. 辨证要点　子宫收缩乏力中医证候有虚实两种。虚者多属气血虚弱，常因产程过长，耗气伤血，表现为腹部阵痛不强，神疲乏力，心悸气短，面色苍白，舌淡，脉虚大或细弱；实者多属气滞血瘀，表现为产时持续腰腹胀痛，久产不下，精神紧张，烦躁不安，胸闷脘胀，时欲呕吐，面色紫暗，舌暗红，脉弦涩。

3. 鉴别诊断　原发性宫缩乏力应与假临产鉴别。鉴别方法是给予强镇静剂哌替啶100mg肌内注射，宫缩停止者为假临产，宫缩不停止者为原发性宫缩乏力。

（五）对母儿影响

1. 对产妇的影响　产程延长直接影响产妇的休息及进食，加上体力消耗可致产妇疲乏无力、肠胀气、排尿困难等，严重时可引起脱水、酸中毒、低钾血症，手术产率增加。第二产程延长产道受压过久致产后尿潴留，甚至发生尿瘘或粪瘘。也可使产后出血和产褥感染率增加。

2. 对胎儿及新生儿的影响　不协调宫缩乏力不能使子宫壁完全放松，对子宫胎盘循环影响大，易发生胎儿窘迫；产程延长，胎头及脐带等受压机会增加，手术助产机会增高，易发生新生儿产伤，使新生儿窒息、颅内出血及吸入性肺炎等发病率增加。

（六）处理

1. 协调性收缩乏力　不论原发性或继发性，首先应寻找原因。发现头盆不称或胎位异常预计不能经阴道分娩者，应行剖宫产。确认无头盆不称和胎位异常、胎儿窘迫征象，能经阴道分娩者，应采取加强宫缩的措施。

（1）第一产程

1）一般处理：消除紧张情绪，注意营养与水分的补充，维持酸碱平衡，必要时导尿。对潜伏期出现的宫缩乏力必要时可用强镇静剂如哌替啶100mg或吗啡10mg肌注，镇静治疗后绝大多数潜伏期宫缩乏力者经充分休息后自然转入活跃期。

2）加强子宫收缩：可选用下列方法加强宫缩。

①人工破膜：宫口≥5cm、无头盆不称、胎头已衔接而产程延缓时，可行人工破膜。破膜前需检查有无脐带先露，破膜应在宫缩间歇期进行，破膜后术者手指应停留在阴道内，经过1~2次宫缩待胎头入盆后，再将手指取出。同时观察羊水性状。用Bishop宫颈成熟度评分法估计人工破膜增加宫缩措施的效果，见表11-1。该评分法满分为13分。若产妇得分≤3分，人工破膜加强宫缩均失败，应改用其他方法。4~6分的成功率约为50%，7~9分的成功率约为80%，>9分均成功。

②缩宫素静滴：适用于协调性宫缩乏力、胎心好、胎位正常、头盆相称者。缩宫素2.5U加于0.9%生理盐水500ml内混匀，从8滴/min开始，根据宫缩强弱调整，应维

笔记

持宫缩持续40~60秒、间隔2~3分钟,通常不超过40滴/min。静滴缩宫素时应有专人观察产程,监测宫缩、胎心率及测量血压。若10分钟内宫缩超过5次、宫缩持续1分钟以上或胎心率有变化,应立即停用宫缩素。

表11-1 Bishop宫颈成熟度评分法

指标	分数			
	0	1	2	3
宫口开大(cm)	0	1~2	3~4	≥5
宫颈管消退(%)(未消退为2~3cm)	0~30	40~50	60~70	≥80
先露位置(坐骨棘水平=0)	-3	-2	-1~0	+1~+2
宫颈硬度	硬	中	软	
宫口位置	朝后	中	朝前	

③地西泮:地西泮能使宫颈平滑肌松弛,软化宫颈,促进宫口扩张。适用于宫颈扩张缓慢及宫颈水肿时,常用剂量为10mg,静脉推注,2~3分钟注完,间隔4~6小时可重复应用一次,与缩宫素联合应用效果更佳。

(2)第二产程:宫口开全1小时,产程进展不顺利应行阴道检查。若无头盆不称,给予缩宫素静滴;若双顶径已通过坐骨棘平面,而且无明显颅骨重叠,初产妇宫口开全已3小时,经产妇宫口开全2小时,可行会阴侧切,以胎头吸引术或产钳术助产,必要时行剖宫产。

(3)第三产程:为预防产后出血,当胎肩娩出后立即静脉滴注缩宫素10~20U。对产程长、破膜时间长及手术产者,给予抗生素防感染。

(4)中医辨证施治:协调性宫缩乏力多属气血虚弱证。

主要证候:产程过长,腹部阵痛不强,神疲乏力,心悸气短,面色苍白,舌淡,脉虚大或细弱。

治疗法则:大补气血,润胎催产。

方药举例:送子丹(《傅青主女科》)。

生黄芪 当归 麦冬 熟地黄 川芎

(5)针灸治疗:取合谷、三阴交、太冲、支沟等穴,强刺激后留针15~30分钟,或针麻仪代替手捻。

2. 不协调性收缩乏力 处理原则是恢复子宫收缩的协调性。给予强镇静剂哌替啶100mg肌注,或吗啡10mg肌注,使产妇充分休息,醒后多能恢复为协调性宫缩。在宫缩恢复为协调性之前,禁用缩宫素。若经上述处理不协调性子宫收缩仍未纠正,或伴有胎儿窘迫,或伴有头盆不称,均应行剖宫产术。若不协调性宫缩已被控制,但宫缩仍弱时,可按协调性宫缩乏力加强宫缩的各种方法处理。

不协调性宫缩乏力中医多属气滞血瘀证。

主要证候:产时持续腰腹胀痛,宫缩虽强但无规律为无效宫缩,久产不下,精神紧张,烦躁不安,胸闷脘胀,时欲呕吐,面色紫暗,舌暗红,脉弦涩。

治疗法则:行气化瘀,滑胎催产。

方药举例：催生立应散（《古今医鉴》）

车前子　当归　冬葵子　牛膝　川芎　大腹皮　枳壳　白芷　白芍

二、子宫收缩过强

（一）协调性子宫收缩过强

1. 临床表现　子宫收缩的节律性、对称性和极性均正常，仅子宫收缩力过强、过频。宫腔压力>50mmHg。若胎位正常，产道无阻力，宫口迅速开全，分娩在短时间内结束。总产程不足 3 小时，称为急产，经产妇多见。若伴头盆不称、胎位异常或瘢痕子宫，可能出现病理缩复环或发生子宫破裂。

2. 对母儿影响

（1）对产妇的影响：产程过快，可致软产道撕裂伤。如胎先露部下降受阻，可发生子宫破裂。接产时来不及消毒可致产褥感染。胎儿娩出后子宫肌纤维缩复不良，易发生胎盘滞留或产后出血。

（2）对胎儿及新生儿的影响：宫缩过强、过频影响胎盘血液供应，致胎儿宫内窘迫、新生儿窒息甚至死亡。胎儿娩出过快，胎头在产道内受到的压力突然解除，可致新生儿颅内出血。急产又可致新生儿坠地、外伤、感染。

（3）处理：有急产史，在预产期前 1~2 周提前住院待产。临产后不应灌肠。提前做好准备。分娩时，勿使产妇向下屏气。若未消毒或消毒不完善的接产，母儿应用抗生素预防感染，新生儿应肌注维生素 K_1 10mg 预防颅内出血。

（二）不协调性子宫收缩过强

1. 子宫痉挛性狭窄环　子宫壁局部肌肉呈痉挛性不协调性收缩形成的环状狭窄，持续不放松，称子宫痉挛性狭窄环。狭窄环可发生在宫颈、宫体的任何部分，多在子宫上下段交界处，也可在胎体的某一狭窄部位，以胎颈、胎腰处常见（图 11-3）。

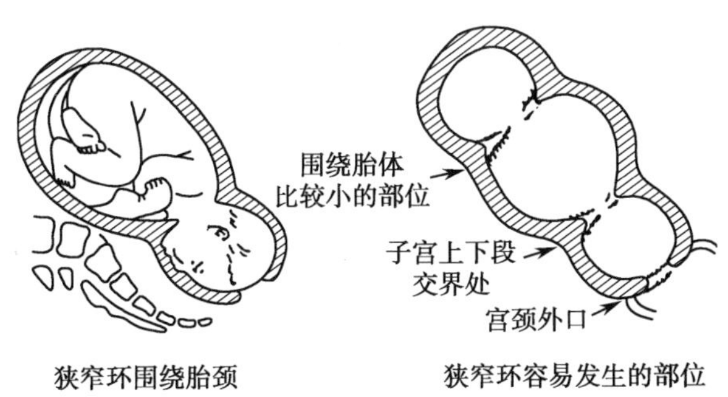

图 11-3　子宫痉挛性狭窄环

（1）原因：精神紧张、过度疲劳、不适当地应用宫缩剂或粗暴地进行阴道内操作。

（2）临床表现：产妇出现持续性腹痛，烦躁不安，宫颈扩张缓慢，胎先露部下降停滞，胎心时快时慢。无弹性的狭窄环，不随宫缩上升。子宫痉挛性狭窄环应与病理性收缩环相鉴别，病理性收缩环是子宫收缩过强，子宫上段增厚，下段扩张变薄，形成环状凹陷，该收缩环随宫缩上升，属先兆子宫破裂。

（3）处理：应认真寻找原因，及时纠正。停止阴道内操作及停用缩宫素等，若无胎儿窘迫征象，给予镇静剂、宫缩抑制剂，当宫缩恢复正常时，可行阴道助产或等待自然分娩。若不能缓解，应立即行剖宫产术。若胎死宫内，宫口开全，可行阴道分娩。

2. 强直性子宫收缩　多由于宫缩剂使用不当或过量，或胎盘早剥子宫卒中血液刺激引起，应及时给予宫缩抑制剂，必要时剖宫产。

子宫收缩过强中医辨证论治参照不协调性宫缩乏力。

第二节　产道异常

产道异常包括骨产道异常及软产道异常，临床上以骨产道异常多见，产道异常能使胎儿娩出受阻。

一、骨产道异常

骨盆径线过短或形态异常，致使骨盆腔小于胎先露部可通过的限度，阻碍胎先露部下降，影响产程进展，称狭窄骨盆。可以为一个径线过短或多个径线同时过短，也可以为一个平面狭窄或多个平面同时狭窄。造成狭窄骨盆的原因有先天发育异常、出生后营养、疾病及外伤等因素。

中医认为母体先天的骨盆狭小，可导致交骨不开或胎位异常而难产。

（一）狭窄骨盆的分类

1. 骨盆入口平面狭窄

(1) 根据骨盆入口平面狭窄程度分为三级

Ⅰ级，临界性狭窄，骶耻外径 18cm，对角径 11.5cm，入口前后径 10cm，胎儿不大，胎位正常，可以自然分娩。

Ⅱ级，相对性狭窄，骶耻外径 16.5~17.5cm，对角径 10~11cm，入口前后径 8.5~9.5cm，需经试产后才能决定是否可以经阴道分娩。

Ⅲ级，绝对性狭窄，骶耻外径≤16.0cm，对角径≤9.5cm，入口前后径≤8.0cm，必须以剖宫产结束分娩。

(2) 根据形态变异分为两类

1) 单纯扁平骨盆：骨盆入口呈横扁圆形，骶岬向前下突出，使骨盆入口前后径变短，横径正常(图 11-4)。

2) 佝偻病性扁平骨盆：骨盆入口呈横的肾形，骶岬向前突出，骶骨变直向后翘，尾骨呈钩状突。由于髂骨外展，使髂棘间径≥髂嵴间径；由于坐骨结节外翻，耻骨弓角度增大，骨盆出口横径变宽(图 11-5)。

2. 中骨盆及骨盆出口平面狭窄　中骨盆及骨盆出口平面狭窄往往同时存在。

(1) 分级：分为三级

Ⅰ级，临界性狭窄，坐骨棘间径 10cm，坐骨结节间径 7.5cm，坐骨结节间径加出口后矢状径之和为 15.0cm；

Ⅱ级，相对性狭窄，坐骨棘间径 8.5~9.5cm，坐骨结节间径 6.0~7.0cm，坐骨结节间径加出口后矢状径之和为 12.0~14.0cm；

Ⅲ级，绝对性狭窄，坐骨棘间径≤8.0cm，坐骨结节间径≤5.5cm，坐骨结节间径加出口后矢状径之和≤11.0cm。

笔记

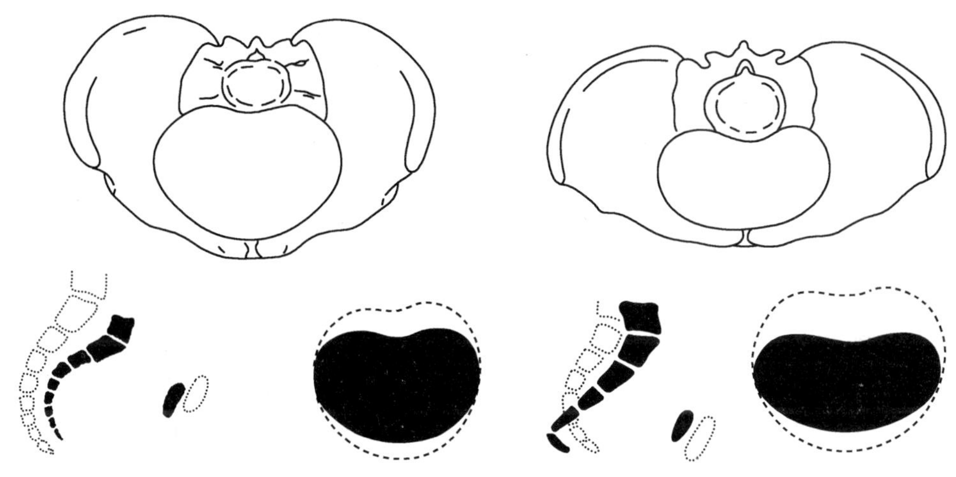

图 11-4 单纯扁平骨盆　　图 11-5 佝偻病性扁平骨盆

（2）分类：中骨盆及骨盆出口平面狭窄常见以下两种类型骨盆。

1）漏斗型骨盆：骨盆入口各径线正常，两侧骨盆壁向内倾斜，状似漏斗得名。特点是中骨盆及骨盆出口平面均明显狭窄，使坐骨棘间径、坐骨结节间径缩短，耻骨弓角度<90°，坐骨结节间径与出口后矢状径之和<15cm，常见于男型骨盆（图 11-6）。

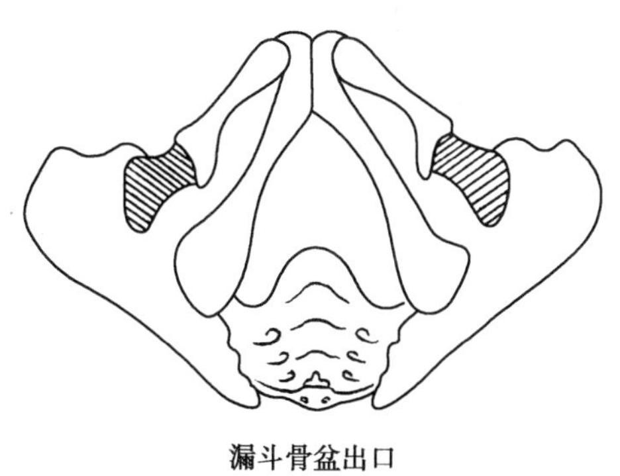

图 11-6 漏斗骨盆

2）横径狭窄骨盆：骨盆三个平面横径均缩短，前后径稍长，坐骨切迹宽，骶耻外径正常，但髂棘间径及髂嵴间径均缩短，中骨盆及骨盆出口平面狭窄，常见于类人猿型骨盆（图 11-7）。

3. 骨盆三个平面均狭窄　骨盆外形属女型骨盆，但骨盆入口、中骨盆及骨盆出口平面均狭窄，每个平面径线均小于正常值 2cm 或更多，称为均小骨盆，常见于身材矮小、体型匀称的女性。

4. 畸形骨盆　骨盆失去正常形态，有因缺钙、磷、维生素 D 以及紫外线照射不足引起的骨软化症骨盆；因盆骨与关节发育不良所致骶髂关节固定，以及下肢和髋关节疾病，引起骨盆一侧斜径缩短的偏斜骨盆（图 11-8）。

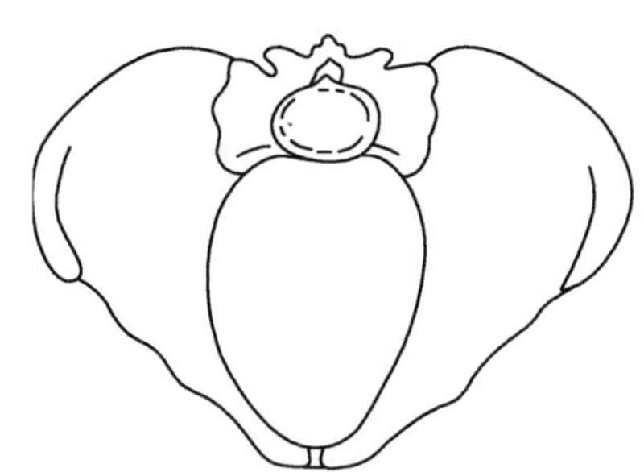

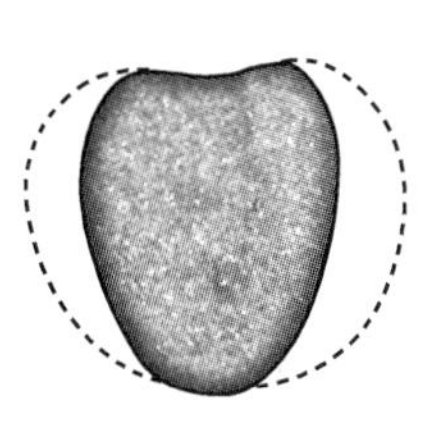

图 11-7 横径狭窄骨盆

笔记

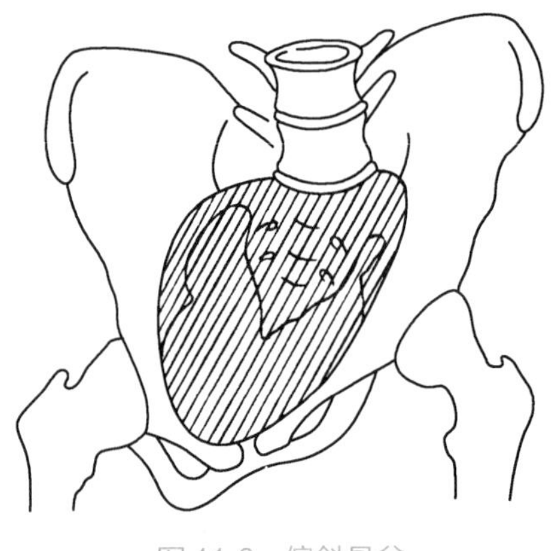
图 11-8 偏斜骨盆

（二）临床表现

1. 骨盆入口平面狭窄的临床表现

（1）胎头衔接受阻：初产妇临产后胎头仍未入盆，检查胎头跨耻征阳性。胎位异常如臀先露、面先露或肩先露及脐带脱垂发生率增高。

（2）产程异常：①骨盆入口临界性狭窄：若胎位、胎儿大小及产力正常，胎头常以枕横位衔接，后顶骨先入盆，临床常表现为潜伏期及活跃期早期延长；若胎头能顺利入盆，活跃期后期产程进展顺利。若胎头迟迟不入盆，常出现胎膜早破及继发性宫缩乏力。②骨盆入口绝对性狭窄：因胎头不能入盆，常发生梗阻性难产，当宫缩过强或处理不及时，可出现病理缩复环，甚至子宫破裂。

（3）母婴并发症表现：分娩受阻，可发生先兆子宫破裂及子宫破裂。胎头先露部长时间压迫产道，可形成泌尿生殖道瘘。胎膜早破母儿可发生感染，在强大的宫缩压力下，胎头颅骨重叠，严重时可出现颅骨骨折甚至颅内出血。

2. 中骨盆平面狭窄的临床表现

（1）产程后期受阻：因骨盆入口正常，胎头能正常衔接，潜伏期及活跃期早期进展顺利。当胎头下降达中骨盆时，由于内旋转受阻，常出现持续性枕横位或枕后位。同时出现继发性宫缩乏力，活跃晚期及第二产程延长甚至第二产程停滞。

（2）母婴并发症表现：产妇可有先兆子宫破裂及子宫破裂、生殖道瘘的表现，胎儿及新生儿可发生脑组织损伤、颅内出血及胎儿宫内窘迫。

3. 骨盆出口平面狭窄的临床表现　常与中骨盆平面狭窄同时存在。孕妇第一产程进展顺利，胎头达中骨盆或盆底受阻，第二产程停滞，胎头双顶径不能通过出口横径，强行阴道助产，可导致软产道、骨盆底肌肉、会阴严重损伤及新生儿产伤。

（三）诊断

在临产前应检查骨盆有无异常、有无头盆不称，及早做出诊断，以决定适当的分娩方式。若已临产，出现产程延长，应警惕骨盆狭窄的可能，应及时检查，果断决定分娩方式。

1. 病史　有无佝偻病、脊髓灰质炎、脊柱和髋关节结核以及外伤史。经产妇则了解分娩史及有无产伤等。

2. 一般检查　身高<145cm 应警惕均小骨盆。观察体型、步态，有无畸形，米氏菱形窝是否对称，有无尖腹或悬垂腹等。

3. 腹部检查　观察腹型，测量子宫底高度及腹围。四步触诊检查胎位并估计头盆关系。正常情况下部分初产妇在预产期前 1~2 周，经产妇于临产后，胎头应入盆。若已临产，胎头仍未入盆，则应充分估计头盆关系。

检查头盆是否相称的方法：孕妇排空膀胱，仰卧，两腿伸直。检查者将手放在耻骨联合上方，将浮动的胎头向骨盆腔方向推压，若胎头低于耻骨联合平面，表示胎头可以入盆，头盆相称，称胎头跨耻征阴性；若胎头与耻骨联合在同一平面，表示可疑头盆不称，称胎头跨耻征可疑阳性；若胎头高于耻骨联合平面，表示明显头盆不称，称胎头跨

笔记

耻征阳性(图 11-9)；对出现跨耻征阳性的孕妇，应让其两腿屈曲半卧位，再次检查胎头跨耻征，若转为阴性，表示为骨盆倾斜度异常，而非头盆不称。

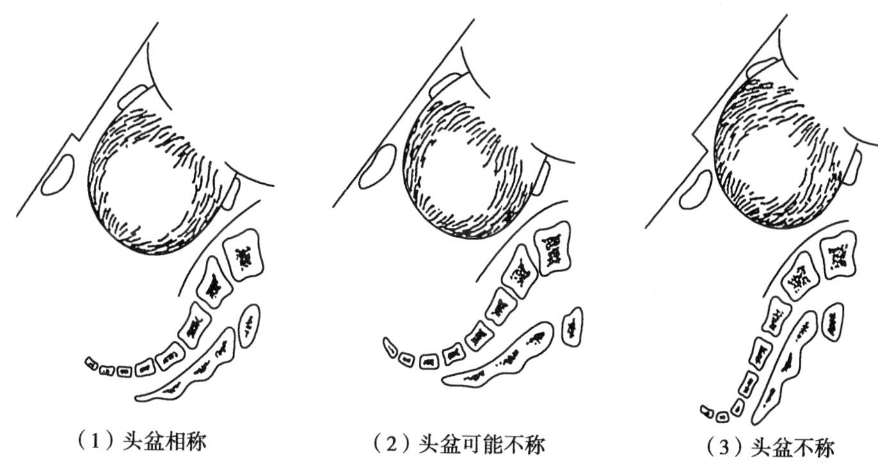

图 11-9　检查头盆相称程度

4. 骨盆测量

（1）骨盆外测量：①各径线<正常值的 2cm 或以上为均小骨盆。②骶耻外径<18cm 为扁平骨盆。③坐骨结节间径<8cm，耻骨弓角度<90°，为漏斗骨盆。④米氏菱形窝不对称，各边不等长者，可能为偏斜骨盆。

（2）骨盆内测量：①对角径<11. 5cm，骶岬突出为骨盆入口平面狭窄，属扁平骨盆；②坐骨棘间径<10cm，坐骨切迹宽度<2 横指(图 11-10)，为中骨盆平面狭窄；③坐骨结节间径<8cm，应测量出口后矢状径及检查骶尾关节活动度(图 11-11)；若坐骨结节间径与出口后矢状径之和<15cm，为骨盆出口平面狭窄。

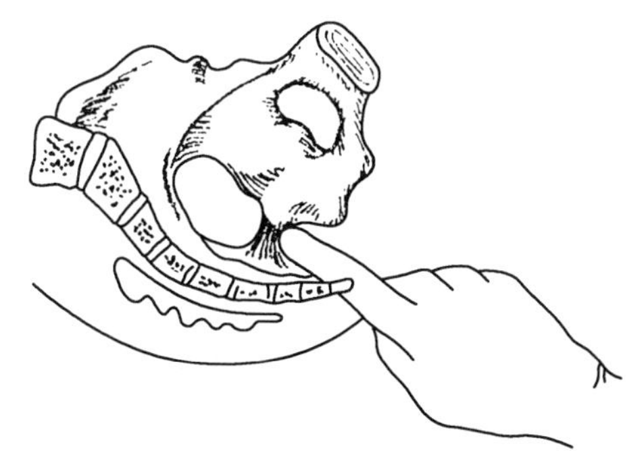

图 11-10　骶棘韧带宽度检查

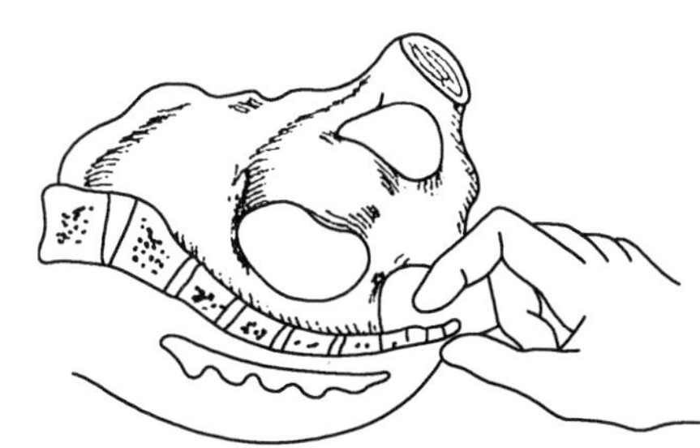

图 11-11　骶尾关节活动度检查

（四）狭窄骨盆对母儿的影响

1. 对产妇的影响　若为入口平面狭窄，容易发生胎位异常、继发性宫缩乏力、产程延长或停滞。中骨盆及出口平面狭窄，影响胎头内旋转，容易发生持续性枕横位或枕后位，增加手术产机会。软产道长时间受头压迫引起局部缺血、坏死，于产后形成生殖道瘘。胎膜早破及手术助产增加感染机会。严重梗阻性难产若不及时处理，可导致先兆子宫破裂，甚至子宫破裂，危及生命。

2. 对胎儿及新生儿的影响　头盆不称易发生胎膜早破、脐带脱垂，导致胎儿窘迫，甚至胎儿死亡；产程延长，胎头受压，缺血缺氧，容易发生颅内出血。产道狭窄，手术助产机会增多，易发生新生儿产伤及感染。

（五）处理

应明确狭窄骨盆类别和程度，了解胎位、胎儿大小、胎心率、宫缩强弱、宫口扩张程度、胎先露下降程度、破膜与否，结合年龄、产次、既往分娩史进行综合判断，决定分娩方式。

1. 一般处理　安慰产妇，保证营养及水分的摄入，注意休息，监测宫缩及胎心，及时检查胎先露部下降及宫口扩张程度。

2. 骨盆入口平面狭窄的处理

（1）绝对性骨盆狭窄：足月活胎不能入盆，应行剖宫产术。

（2）相对性骨盆狭窄：足月活胎体重<3 000g，胎心正常，应在严密监护下试产。在宫口扩张5cm时行人工破膜。出现宫缩乏力，可用缩宫素静脉滴注加强宫缩。当破膜后子宫颈口扩张≥6cm后，试产时间以4～6小时为宜，胎头仍不入盆，宫口扩张缓慢，或伴有胎儿窘迫、先兆子宫破裂征象，应及时行剖宫产术结束分娩。

3. 中骨盆狭窄的处理　中骨盆平面狭窄，常出现胎头俯屈及内旋转受阻，易发生持续性枕横位或枕后位。若宫口开全，胎头双顶径达坐骨棘水平或更低，可经阴道徒手旋转胎头为枕前位，待其自然分娩，或行产钳或胎头吸引术助产。胎头双顶径未达坐骨棘水平，或出现胎儿窘迫征象，应行剖宫产术。

4. 骨盆出口平面狭窄的处理　诊断为骨盆出口狭窄，不能试产。若出口横径与出口后矢状径之和<15cm，足月胎儿不易经阴道分娩，应行剖宫产术。

5. 骨盆三个平面狭窄的处理　若为均小骨盆，估计胎儿较小，胎位正常，头盆相称，宫缩好，可以试产；若胎儿较大，胎儿不能通过产道，应尽早行剖宫产术。

6. 畸形骨盆的处理　骨盆畸形严重，或明显头盆不称者，应及早行剖宫产术。

二、软产道异常

软产道异常所致的难产少见，易被忽视，软产道异常可由先天发育异常及后天疾病因素引起。

（一）外阴异常

常见的外阴异常有：会阴坚韧、外阴瘢痕、外阴水肿。前两者应做预防性会阴侧切。外阴水肿在临产前，可局部应用50%硫酸镁液湿敷；产后加强局部护理，预防感染。

（二）阴道异常

1. 阴道横隔或阴道纵隔　分娩时横隔被撑薄，可将横隔做X形切开。若横隔高且坚厚，则需行剖宫产术结束分娩。若纵隔阻碍胎先露部下降时，须在纵隔中间剪断。若在孕前已确诊，可先行矫形术。

2. 阴道尖锐湿疣　为预防新生儿感染喉乳头瘤，应行剖宫产术。

3. 阴道囊肿或肿瘤　囊肿较大阻碍胎先露部下降，行囊肿穿刺抽出其内容物；若阻碍胎先露部下降而又不能经阴道切除者，均应行剖宫产术。

（三）宫颈异常

1. 宫颈水肿　多见于扁平骨盆、持续性枕后位或滞产，宫口未开全而使用腹压，

笔记

致使宫颈前唇长期被压于胎头与耻骨联合之间，血液回流受阻引起宫颈水肿，影响宫颈扩张。可于宫颈两侧注入0.5%利多卡因10ml或地西泮10mg静脉推注。待宫口近开全，用手将水肿的宫颈前唇上推，使其逐渐越过胎头，即可阴道分娩。若经上述处理无效，可行剖宫产术。

2. 宫颈坚韧、宫颈瘢痕　常见于高龄初产妇或宫颈手术史，宫颈缺乏弹性或精神过度紧张使宫颈缩窄，可静脉推注地西泮10mg或宫颈两侧各注入0.5%利多卡因10ml，若无缓解，应行剖宫产术。

3. 宫颈癌　可先行剖宫产术，产后根据宫颈癌的期别进行相应的治疗。

4. 宫颈肌瘤　生长在子宫下段、宫颈部位的较大肌瘤，影响胎先露入盆，应行剖宫产术。若肌瘤在骨盆入口以上而胎头已入盆，不阻塞产道则可经阴道分娩，肌瘤待产后再行处理。

5. 子宫下段瘢痕　瘢痕子宫再孕分娩时有瘢痕破裂的危险，使重复剖宫产机会相应增加。但并非所有曾行剖宫产的妇女再孕后均须剖宫产。若前次剖宫产切口为子宫下段横切口，再孕后阴道试产成功率高。但若前次术式为子宫上段纵切口或T形切口、术后有感染、前次剖宫产次数≥2次、巨大子宫肌瘤穿透子宫黏膜剔除术后者不易试产。

第三节　胎位异常

胎位异常包括持续性枕后位、枕横位、臀先露、肩先露及面先露，是造成难产的因素之一。中医有交骨不开、脚手先下难产及坐胎、横产的记载。

一、持续性枕后、枕横位

在分娩过程中，当胎头以枕后或枕横位衔接，在下降过程中，胎头枕部因强有力宫缩多能向前转135°或90°，转成枕前位自然分娩。仅有约5%胎头枕骨不能转向前方，直至分娩后期仍位于母体骨盆后方或侧方，致使分娩发生困难者，称为持续性枕后位或持续性枕横位（图11-12）。

（一）原因

1. 骨盆异常　常发生于男型骨盆或类人猿型骨盆。这两类骨盆的特点是入口平面前半部较狭窄，后半部较宽，中骨盆及出口平面狭窄，胎头容易以枕后位或枕横位衔接，在中骨盆内旋转受阻而成为持续性枕后位或枕横位。由于扁平骨盆、均小骨盆前后径短小，而骨盆入口横径相对长，胎头常以枕横位衔接，在中骨盆水平胎头不能俯屈及内旋转，发生持续性枕横位。

2. 胎头俯屈不良　以枕后位入盆时脊柱与母体脊柱接近，不利于胎头俯屈。胎头以较大的径线通过骨盆腔各平面，故胎头内旋转及下降均困难。

3. 子宫收缩乏力　不能助胎头下降、俯屈及内旋转，容易造成持续性枕后位或枕横位。反过来，持续性枕后位或枕横位使胎头下降受阻，也容易导致宫缩乏力，两者互为因果关系。

4. 其他　胎盘附着在子宫前壁、膀胱充盈、子宫下段及宫颈肌瘤均可影响胎头内旋转，形成持续性枕后位或枕横位。

笔记

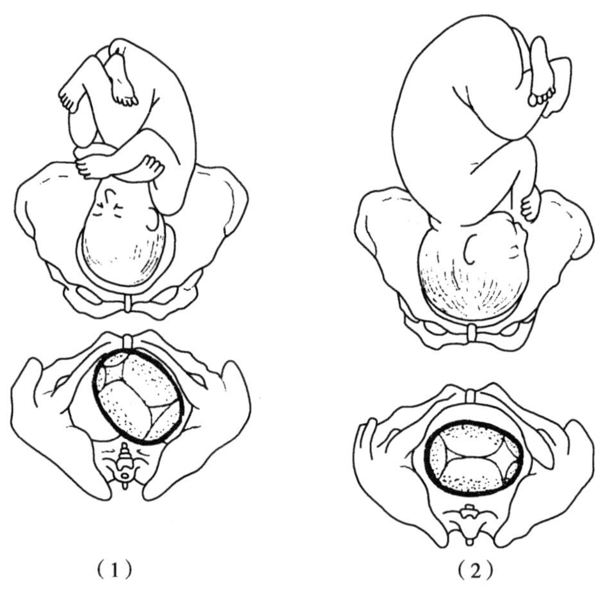

图 11-12 持续性枕后位或持续性枕横位
（1）枕左后位 （2）枕右横位

（二）诊断

1. 临床表现 临产后胎头俯屈不良，胎先露部不易紧贴子宫下段及宫颈内口，常导致继发性宫缩乏力。若枕骨持续位于骨盆后方压迫直肠，产妇自觉肛门坠胀及排便感，致使宫口尚未开全时过早使用腹压，容易导致宫颈前唇水肿及产妇疲劳。持续性枕后位、枕横位常致活跃期晚期及第二产程延长。

2. 腹部检查 在宫底部触及胎臀，胎背偏向母体后方或侧方，在对侧明显触及胎儿肢体。胎心在脐下一侧偏外方最清楚。

3. 肛门检查或阴道检查 枕后位时，盆腔后部空虚，后囟（枕部）在骨盆左后方则为枕左后位，反之为枕右后位。胎头矢状缝位于骨盆横径上，后囟在骨盆左侧方，则为枕左横位，反之为枕右横位。当出现胎头水肿、颅骨重叠、囟门触不清时，需行阴道检查借助胎儿耳郭及耳屏位置及方向判定胎位。

4. B 超检查 根据胎头眼眶及枕部位置，确定胎头位置。

（三）对母儿的影响

1. 对产妇的影响 胎位异常手术产率增加，产伤、产后出血及感染机会同时增加。若胎头长时间压迫软产道，可发生组织缺血、坏死、脱落，形成生殖道瘘。

2. 对胎儿的影响 第二产程延长和手术助产机会增多，常出现胎儿窘迫和新生儿窒息，使围生儿死亡率增高。

（四）处理

临产初期出现枕后位或枕横位，无骨盆异常、胎儿不大时，可以试产。

1. 第一产程

（1）潜伏期：保证产妇充分营养与休息。必要时用哌替啶或地西泮镇静。让产妇向胎腹的方向侧卧，以利胎头枕部转向前方。若宫缩欠佳，应尽早静脉滴注缩宫素。

（2）活跃期：宫口开大 6cm 以上，除外头盆不称可行人工破膜，使胎头下降，压迫

笔记

宫颈，增强宫缩，推动胎头内旋转。若每小时宫口开大<1cm 或产程停滞、出现胎儿窘迫时，应行剖宫产结束分娩。宫口开全之前，嘱产妇不要过早屏气用力，以免引起宫颈前唇水肿，影响产程进展。

2. 第二产程　在第二产程中，若初产妇 2 小时、经产妇 1 小时，产程进展不顺利，应行阴道检查。当胎头双顶径已达坐骨棘平面或更低时（S≥+3），可先行徒手将胎头枕部转向前方，或自然分娩，或阴道助产（低位产钳术或胎头吸引术）。若胎头位置较高，疑有头盆不称，需行剖宫产术。

3. 第三产程　因产程延长，容易发生产后宫缩乏力，胎儿娩出后应立即静注或肌注缩宫素，以预防产后出血。及时检查修补软产道裂伤。必要时给予抗生素预防感染。新生儿应重点监护。

二、胎头高直位

胎头呈不屈不仰姿势，以枕额径衔接于骨盆入口，其矢状缝与骨盆入口前后径相一致，称为高直位，约占分娩总数的 1.08%。胎头枕骨向前靠近耻骨联合者称为高直前位，又称枕耻位（图 11-13）；胎头枕骨向后靠近骶岬者称为高直后位，又称枕骶位（图 11-14）。胎头高直位对母儿危害较大，应及时处理。

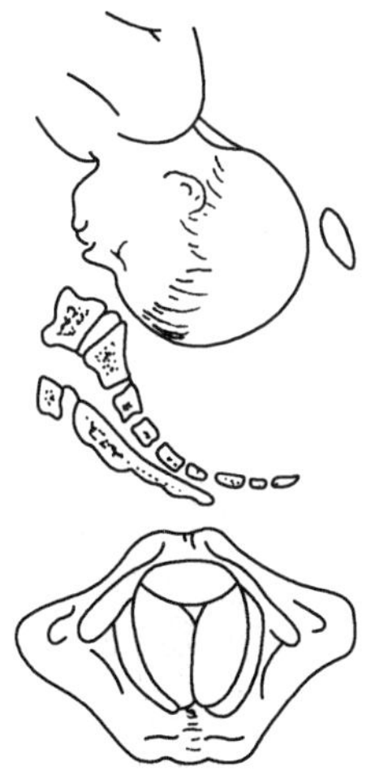

图 11-13　胎头高直前位（枕耻位）

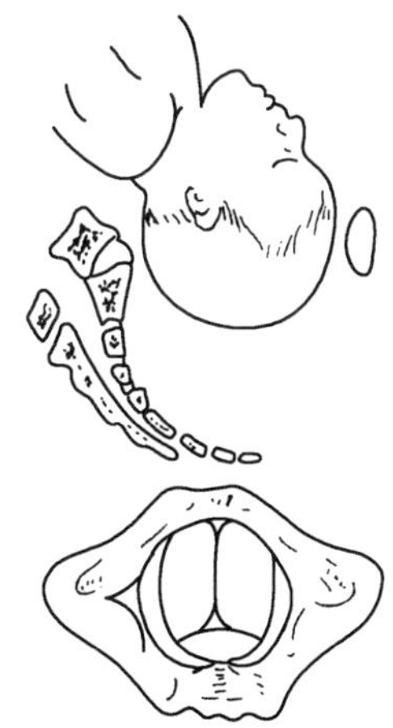

图 11-14　胎头高直后位（枕骶位）

（一）病因

病因不清，可能与头盆不称、骨盆狭窄、胎头过大、腹壁松弛、胎膜早破等因素有关。

（二）诊断

1. 临床表现　临产后胎头多不能入盆，易致宫口扩张延缓或停滞；处理不及时，可出现先兆子宫破裂或子宫破裂。

2. 腹部检查　高直前位时，胎背靠近腹前壁，胎心位置稍高在近腹中线听得最清楚。高直后位时，胎头肢体靠近腹前壁，易触及胎儿肢体，有时在耻骨联合上方可触及胎儿下颏。

3. 阴道检查　胎头矢状缝与骨盆入口前后径一致，后囟在耻骨联合后，前囟在骶

笔记

骨前，为胎头高直前位，反之胎头高直后位。高直位与正枕前位、枕后位的区别为前者胎头不俯屈。

（三）处理

胎头高直前位，若骨盆正常、胎头不大、产力强，应给予充分试产机会；胎头高直后位很难经阴道分娩，一经确诊应行剖宫产术。

三、面先露

胎头以面部为先露时称为面先露，发生率为 0.08%~0.27%。多于临产后发现。面先露以颏骨为指示点，有颏左（右）前、颏左（右）横、颏左（右）后 6 种胎位，以颏左前及颏右后位较多见。经产妇多于初产妇。

（一）病因

凡影响胎头俯屈及胎体伸直的因素均可致面先露，如骨盆狭窄、腹部松弛、脐带过短或脐带绕颈、胎儿畸形如无脑儿均可导致面先露。

（二）诊断

1. 临床表现　潜伏期延长、活跃期延长或停滞，胎头迟迟不能入盆。

2. 腹部检查　因胎头仰伸入盆受阻，胎体伸直，宫底位置较高。颏前位时，胎头轮廓不清。在孕妇腹前壁容易扪及胎儿肢体，胎心音在胎儿肢体侧的下腹部听得清楚。颏后位时，在耻骨联合上方可触及胎儿枕骨隆突与胎背之间有明显凹沟，胎心较遥远而弱。

3. 肛门检查及阴道检查　可触到高低不平、软硬不均的颜面部，若宫口开大时可触及胎儿口、鼻、颧骨及眼眶，并依据颏部所在位置确定其胎位。

4. B 超检查　可以看到过度仰伸的胎头，确定胎儿枕部及眼眶的位置，可以明确面先露并能确定胎位。

（三）处理

面先露均在临产后发生。如出现产程延长及停滞时，应及时行阴道检查，尽早确诊。颏前位时，如无头盆不称、胎心正常，应给予阴道试产机会。若出现继发性宫缩乏力、第二产程延长，可用产钳助娩。若有头盆不称或出现胎儿窘迫征象，应行剖宫产术；持续性颏后位难以经阴道分娩，应行剖宫产术结束分娩；持续性颏横位常出现产程延长或停滞，应行剖宫产结束分娩。

四、臀先露

臀先露是最常见的异常胎位，占妊娠足月分娩总数的 3%~4%。围生儿死亡率增高，是枕先露的 3~8 倍。臀先露以骶骨为指示点，有骶左（右）前、骶左（右）横、骶左（右）后 6 种胎位。中医称之为“坐胎”“倒产”。《妇人大全良方・产难门》将逆生、横生定义为：“若先露脚谓之逆；先露手谓之横”。

（一）病因

妊娠 30 周以前，臀先露较多见，妊娠 30 周以后多能自然转成头先露。临产后持续为臀先露的原因尚不明确，可能的因素如下：

1. 胎儿在宫腔内活动范围过大　羊水过多、经产妇以及早产儿羊水相对偏多，胎儿易在宫腔内自由活动形成臀先露。

笔记

2. 胎儿在宫腔内活动范围受限　子宫畸形、胎儿畸形（如无脑儿、脑积水等）、双胎妊娠及羊水过少等，限制了胎儿的活动。

3. 胎头衔接受阻　狭窄骨盆、前置胎盘、肿瘤阻塞骨盆腔及巨大儿等，也易发生臀先露。

（二）分类

根据胎儿两下肢所取的姿势分类。

1. 单臀先露或腿直臀先露　胎儿双髋关节屈曲，双膝关节伸直，以臀部为先露。临床最多见。

2. 完全臀先露或混合臀先露　胎儿双髋关节及双膝关节均屈曲，有如盘膝坐，以臀部和双足为先露。此类较多见。

3. 不完全臀先露　以一足或双足、一膝或双膝、一足一膝为先露。

（三）诊断

1. 临床表现　孕妇常感肋下有圆而硬的胎头。臀先露不能紧贴子宫下段及宫颈内口，常导致宫缩乏力，宫口扩张缓慢，致使产程延长。

2. 腹部检查　在宫底部触到圆而硬、按压时有浮球感的胎头；若未衔接，在耻骨联合上方触到不规则、软而宽的胎臀，胎心在脐左（或右）上方听得最清楚。

3. 阴道检查　触及软而不规则的胎臀或触到胎足、胎膝。还可以了解宫口扩张程度及有无脐带脱垂。若胎膜已破能直接触到胎臀、外生殖器及肛门，此时应注意与颜面相鉴别：①若为胎臀，可触及肛门与两坐骨结节连在一条直线上，而颜面位口与颧骨突出点呈三角形；②手指放入肛门内有环状括约肌收缩感，取出手指可见有胎粪为臀位，手指放入口内可触及齿龈和弓状的下颌骨为颜面位。若触及胎足时，应与胎手鉴别，胎足趾短而平齐，且有足跟，胎手指长，指端不平齐（图 11-15）。

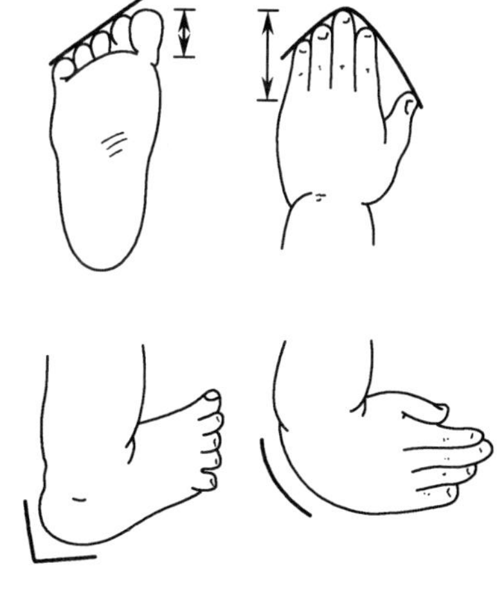

图 11-15　胎手足鉴别

4. B 超检查　能准确探清臀先露类型以及胎头姿势等。

（四）分娩机转

以骶右前位为例加以阐述。

1. 胎臀娩出　临产后，胎臀以粗隆间径衔接于骨盆入口右斜径，骶骨位于右前方。胎臀逐渐下降，前髋下降稍快故位置较低，遇到盆底阻力后，前髋向母体右前方行 45°内旋转，使前髋位于耻骨联合后方，此时粗隆间径与母体骨盆出口前后径一致。胎臀继续下降，胎体稍侧屈以适应产道，后髋先从会阴前缘娩出，随即胎体稍伸直，使前髋从耻骨弓下娩出。继之双腿双足娩出。当胎臀及两下肢娩出后，胎体行外旋转，使胎背转向前方或右前方。

2. 胎肩娩出　当胎体行外旋转的同时，胎儿双肩径衔接于骨盆入口右斜径或横径，并沿此径线逐渐下降达骨盆底时，前肩向右旋转 45°转至耻骨弓下，使双肩径与骨盆出口前后径一致，同时胎体侧屈使后肩及右上肢从会阴前缘娩出，继之前肩及前上肢从耻骨弓下娩出。

3. 胎头娩出　当胎肩通过会阴时,胎头矢状缝衔接于骨盆入口左斜径或横径,并沿此径线逐渐下降,同时胎头俯屈。当枕骨达骨盆底时,胎头向母体左前方旋转 45°,使枕骨朝向耻骨联合。当枕骨下凹到达耻骨弓下时,以此处为支点,胎头继续俯屈,使颏、面及额部相继自会阴前缘娩出,随后枕部自耻骨弓下娩出。

（五）对母儿的影响

1. 对产妇的影响　胎臀不能紧贴子宫下段及宫颈内口,容易发生胎膜早破、继发性宫缩乏力及产程延长、产后出血、产褥感染、产伤和手术产率升高。

2. 对胎儿及新生儿的影响　由于胎膜早破发生脐带脱垂是头先露的 10 倍,脐带受压可致胎儿窘迫甚至死亡;后出胎头牵出困难,常发生脊柱损伤、脑幕撕裂、新生儿窒息、臂丛神经损伤、胸锁乳突肌损伤导致的斜颈及颅内出血。

（六）处理

1. 妊娠期　妊娠 30 周前,臀先露多能自行转为头先露。若 30 周后仍为臀先露应用下述方法矫正:

(1) 胸膝卧位:孕妇排空膀胱,松解裤带,胸膝卧位的姿势如图(图 11-16),每日 2 次,每次 15 分钟,连续 1 周后复查。

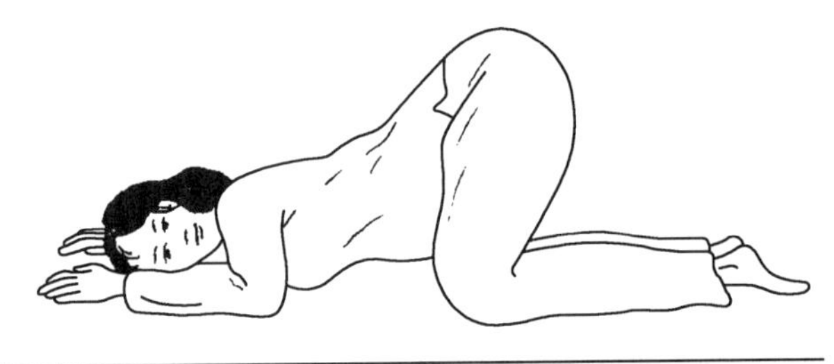

图 11-16　胸膝卧位

(2) 激光照射或艾灸至阴穴:激光照射两侧至阴穴(足小趾外侧趾甲角旁 0.1 寸),也可用艾条灸,每次 15~30 分钟,5~7 次为一疗程。

(3) 外转胎位术:应用上述矫正方法无效者,于妊娠 32~34 周时,可行外转胎位术。如有发生胎膜早破、胎盘早剥、脐带缠绕及早产等严重并发症的可能,应慎用。外转胎位术应在 B 超监护下进行。

2. 分娩期　根据产妇年龄、胎产次、骨盆类型、胎儿大小、胎儿是否存活、臀先露类型以及有无并发症,对分娩方式做出正确判断。

(1) 择期行剖宫产的指征:狭窄骨盆、软产道异常、预测胎儿体重大于 3 500g 或胎头双顶径大于 9.5cm、足先露、胎儿窘迫、妊娠合并症、高龄初产、既往有难产史及新生儿产伤史、胎膜早破、不完全臀先露等。

(2) 决定经阴道分娩的处理:骨盆正常,孕龄 ≥36 周,单臀先露,胎儿体重 < 3 500g,无胎头仰伸,一旦决定经阴道分娩者应做如下处理:

1) 第一产程:应侧卧,不宜走动。少做肛查,不灌肠,尽量避免胎膜破裂。一旦破裂,应立即听胎心。临产后因胎儿肛门受压括约肌松弛,羊水常有粪染,故不作为判断胎儿窘迫的指标。若有脐带脱垂,胎心尚好,宫口未开全,为抢救胎儿,需立即行剖宫产术。当宫口开大 4~5cm 时，胎足即可经宫口脱出至阴道。为了使宫颈和阴道充分扩张，消毒外阴之后，使用“堵”外阴方法(图 11-17)。当宫缩时用无菌巾以手掌堵住阴道外口，使胎臀下降，避免胎足先下降，待宫口及阴道充分扩张后才让胎臀娩出。此法有利于后出胎头的顺利娩出。在“堵”的过程中，应每隔 10~15 分钟听胎心一次，或持续胎儿电子监护，并注意宫颈口是否开全，做好接生准备。

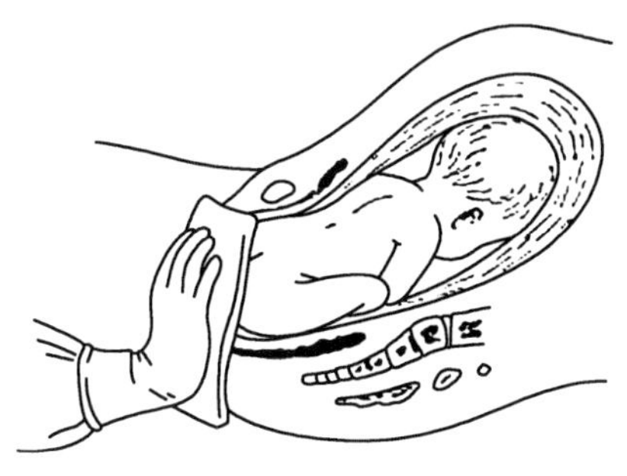

图 11-17　用手掌堵住阴道口让胎臀下蹲

2）第二产程：接产前，应导尿。初产妇应做会阴后切或侧切开术。有 3 种分娩方式：①自然分娩：胎儿自然娩出，不做任何牵拉。仅见于经产妇、胎儿小、宫缩强、骨盆腔宽大者。②臀位助产：当胎臀自然娩出至脐部后，胎肩及后出胎头由接产者协助娩出。③臀牵引术：胎儿全部由接产者牵拉娩出，此种手术对胎儿损伤大，尽量不使用。

3）第三产程：产程延长易并发子宫收缩乏力性出血。胎儿娩出后，应用缩宫素减少产后出血，检查阴道有无裂伤并缝合，给予抗生素预防感染。

五、肩先露

胎体纵轴与母体纵轴相垂直，胎体横卧于骨盆入口之上，先露部为肩，称为肩先露。占妊娠足月分娩总数的 0.25%。以肩胛骨为指示点，有肩左前、肩左后、肩右前、肩右后 4 种胎位。肩先露足月活胎不可能经阴道娩出。若不及时处理，容易造成子宫破裂，威胁母体生命。本病中医称之为“横产”。

（一）病因

肩先露的常见病因：早产儿、前置胎盘、羊水过多、骨盆狭窄、子宫畸形或肿瘤影响胎头入盆、多产妇所致腹壁松弛等。

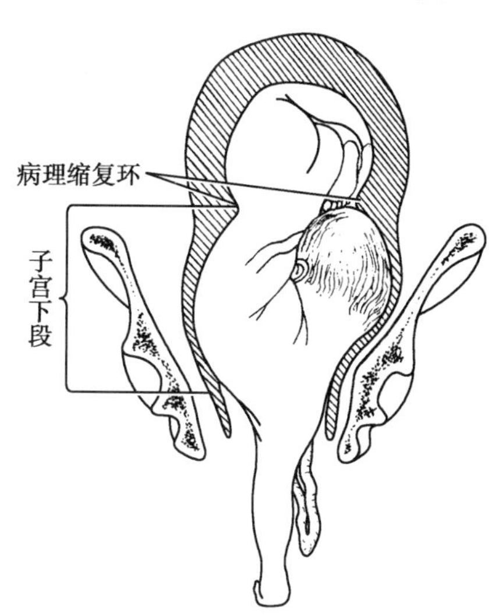

图 11-18　忽略性肩先露

（二）诊断

1. 临床表现　肩先露对宫颈内口压力不均，容易发生宫缩乏力、胎膜早破。破膜后羊水迅速外流，胎儿上肢或脐带容易脱出，导致胎儿窘迫甚至死亡。随宫缩加强，胎肩及胸廓一部分被挤入骨盆，胎体折叠弯曲，胎颈拉长，上肢脱出于阴道口外，胎头和胎臀仍被阻于骨盆入口上方，形成忽略性(嵌顿性)肩先露(图 11-18)。子宫收缩继续增强，子宫上段增厚，下段扩张变薄，形成环状凹陷，称病理缩复环，属先兆子宫破裂。

2. 腹部检查　子宫底高度低于妊娠周数，子宫横径宽。宫底部及耻骨联合上方较空虚，在母体腹部一侧触到胎头，另一侧触到胎臀。胎心在脐周两侧最清楚。

3. 肛门检查或阴道检查　若胎膜已破、宫口已扩张者，阴道检查可触及到肩胛骨或肩峰、锁骨、肋骨及腋窝。若胎手脱出阴道口外，可用握手法鉴别胎儿左或右手。

4. B超检查　能确定肩先露，并能确定胎方位。

（三）处理

1. 妊娠期　妊娠后期应及时矫正胎位。方法与臀位相同。若不能纠正，应提前住院决定分娩方式。

2. 分娩期　根据胎产次、胎儿大小、胎儿是否存活、宫口扩张程度、胎膜是否破裂、有无并发症等，决定分娩方式。

（1）初产妇或经产妇、足月活胎，临产早期应行剖宫产术。

（2）双胎妊娠足月活胎，第二胎儿为肩先露，可行内转胎位术，转成臀先露，按臀位处理。

（3）出现先兆子宫破裂或子宫破裂征象，无论胎儿死活，均应立即行剖宫产术。

（4）胎儿已死，无先兆子宫破裂征象，宫口开全，在全麻下行断头术或碎胎术。

（5）阴道分娩后应常规检查软产道有无裂伤。给予抗生素预防感染。

六、复合先露

胎先露部（胎头或胎臀）伴有肢体（上肢或下肢）同时进入骨盆入口，称为复合先露。以一手或一前臂沿胎头脱出最常见，发生率为0.8‰~1.66‰。

（一）病因

胎先露部不能完全充填骨盆入口，在胎先露部周围有空隙时可发生。以经产妇、胎头高浮、骨盆狭窄、胎膜早破、早产、双胎妊娠及羊水过多等为常见原因。

（二）对母儿的影响

仅胎手露于胎头旁，或足露于胎臀旁者，多能顺利经阴道分娩。其他复合先露多不能阴道分娩，增加手术产机会。胎儿可因脐带脱垂、产程延长、缺氧造成胎儿窘迫，甚至死亡。

（三）诊断

行阴道检查发现胎先露旁有肢体而明确诊断。

（四）处理

如无头盆不称，让产妇向脱出肢体的对侧卧位，肢体常可自然缩回。脱出肢体与胎头已入盆，待宫口开全后上推肢体，以产钳助娩。如头盆不称明显或伴有胎儿窘迫，应立即剖宫产。

第四节　异常分娩的诊治要点

（一）异常分娩的定义

决定分娩的产力、产道、胎儿及精神心理因素这四个因素中任何一个或一个以上的因素发生异常以及四个因素间相互不能适应，而使分娩进展受到阻碍，称异常分娩（难产）。

笔记

（二）及早发现及识别难产

1. 孕期必须进行定期检查 如全身检查、产科检查、阴道检查、骨盆测量、B 超检查。根据宫高、腹围、羊水量、腹壁厚薄、是否破膜、胎先露高低及 B 超，正确估计胎儿大小。

2. 监护产程进展

（1）仔细观察宫缩强度、持续时间、间隔时间、是否协调。一旦出现宫缩异常，查明原因，及时处理。

（2）根据产程图及时发现分娩梗阻，并及时阴道检查，查明原因。

（3）肛门检查及阴道检查了解以下情况：①宫颈软硬度，宫口扩张程度、宫颈有无水肿。②胎方位及胎先露下降水平，是否有产瘤及颅骨重叠。一旦发现胎头下降受阻，应想到骨盆狭窄、头盆不称、子宫收缩乏力、软产道异常、胎儿畸形、子宫痉挛性狭窄环等的可能。③骨盆内测量，了解骨盆狭窄的平面及分级。

（4）了解胎儿安危，潜伏期 1~2 小时听胎心音一次，活跃期每 15 分钟听一次并记录。必要时持续胎儿电子监护，发现变异型减速或晚期减速，提示胎儿宫内窘迫，及时处理。

（5）出现胎膜早破，要排除胎位异常、头盆不称等原因，应及时听胎心音，观察羊水性状、颜色及流出量，及早发现脐带脱垂及胎儿窘迫。

（三）处理

1. 妊娠期 臀位、横位可于妊娠 28~32 周时，采取胸膝卧位、激光或艾灸纠正胎位。

2. 分娩期

（1）试产：骨盆入口平面轻度狭窄者可试产。试产中要保持规律的宫缩，必要时用缩宫素加强宫缩。根据 Bishop 宫颈成熟度评分判断是否行人工破膜加强宫缩，试产时间不宜超过 2~4 小时。

1）消除产妇的恐惧心理，注意营养、水分的补给。

2）排空膀胱及直肠。初产妇宫口扩张<4cm，经产妇<2cm 无胎膜早破及胎位异常，用温肥皂水灌肠，出现尿潴留时给予导尿。

3）潜伏期延长，如无头盆不称，使用镇静剂哌替啶 100mg 肌注或地西泮 10mg 静脉推注，应用镇静剂后或转入活跃期出现子宫收缩乏力可用 0.9%生理盐水 500ml 加入缩宫素 2.5U，调整宫缩间隔 2~3 分钟，持续 40~60 秒。应用缩宫素 2~4 小时仍未进入活跃期应进一步估计头盆关系。

4）宫口扩张至 5cm 以上者，可行人工破膜促进产程。

5）产力异常所致难产，中医分为气血虚弱证和气滞血瘀证。如临产阵痛轻，宫缩持续时间短，间歇时间长，下血量多、色淡、神疲肢软考虑气血虚弱证，属虚证，治以大补气血，润胎催产，方用送子丹加减；如产时腹痛剧烈，宫缩强，无规律，久产不下，下血量少，色暗红为气滞血瘀证，属实证，治以行气化瘀，滑胎催产，方选催生立应散加减。

（2）试产失败：使用缩宫素 2~4 小时后，宫口扩张<0.5cm/h，或出现胎儿窘迫，估计短时间内不能经阴道分娩，应立即行剖宫产结束分娩。

（3）不宜试产：骨盆明显狭窄、畸形、中骨盆及出口平面的狭窄、横位、高直后位、前不均倾位、面先露、足位、脐带隐性脱垂、胎儿特殊的畸形如联体双胎，一旦诊断，应立即剖宫产结束分娩。

（4）产后处理：胎儿娩出后常规应用宫缩剂防止产后出血，经阴道分娩者应及时

笔记

检查软产道,有裂伤者进行缝合修补,用抗生素预防产褥感染。

(四)诊疗思路

异常分娩诊疗思路图见图11-19。

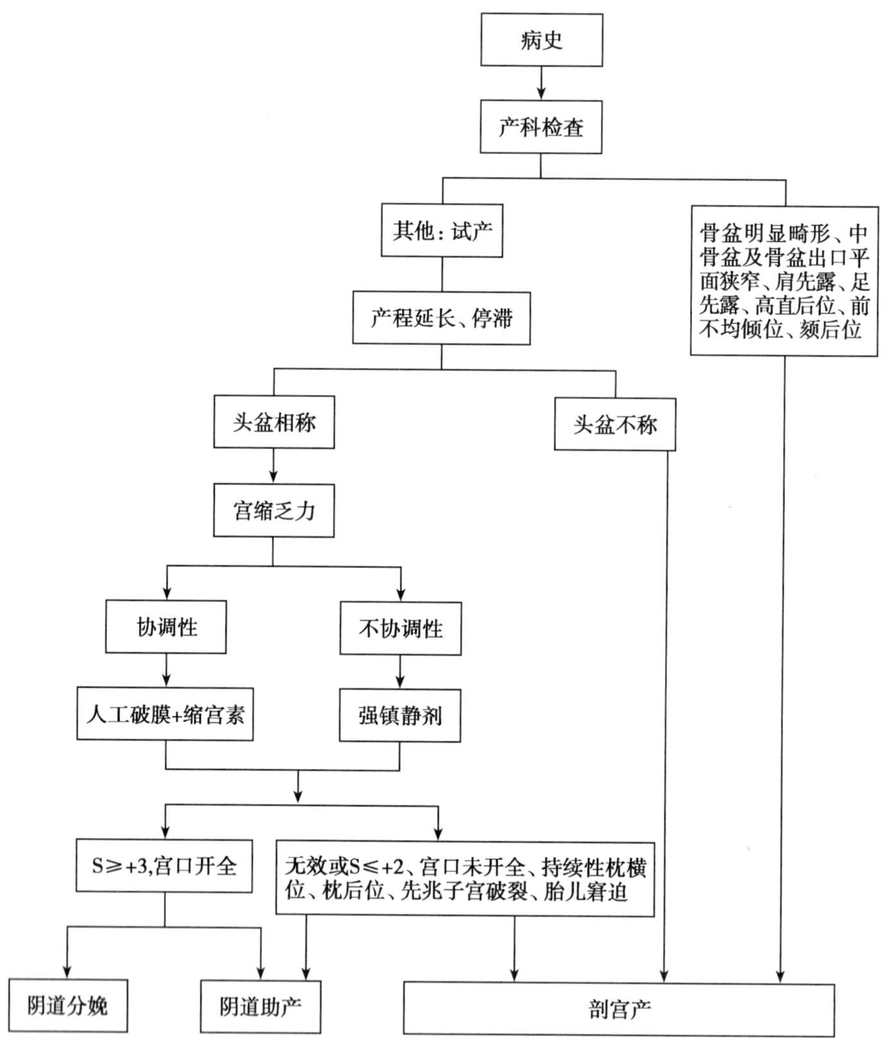

图11-19 异常分娩诊疗思路图

知识链接

胎膜早破

在临产前胎膜破裂,称为胎膜早破。中医称为"胞衣先破"。引起胎膜早破的常见原因有生殖道炎症、宫腔压力过高如双胎及羊水过多、头盆不称、胎位异常、维生素C缺乏及宫颈内口松弛。孕妇临产前突然有较多的液体从阴道流出,阴道检查发现有较多液体流出,阴道pH试纸呈碱性。胎膜早破易引起母婴感染、早产、脐带脱垂等。妊娠28~35周胎膜早破如不伴感染,在期待治疗中,应平卧,注意胎心音,促胎肺成熟,必要时抑制宫缩,破膜超过12小时应给抗生素预防感染。破膜发生在妊娠35周后,胎肺已成熟,可引产,有剖宫产指征,应及时剖宫产。

笔记

第五节　羊水栓塞

羊水栓塞是指在分娩过程中羊水及其内容物进入母体血液循环后引起的过敏样综合征、肺动脉高压、休克、炎症损伤、弥散性血管内凝血(DIC)和肾衰竭或骤然死亡等一系列病理生理改变。是极严重的分娩期并发症，也是造成孕产妇死亡的重要原因之一。羊水栓塞的发病率为1.9/10万~7.7/10万，产妇死亡率高达60%~70%。近年研究建议将羊水栓塞更名为妊娠过敏样综合征。根据本病的临床特点，属于中医"产后血晕"范畴。

一、病因病机

(一)西医病因病理

1. 病因　羊膜腔内压力增高、胎膜破裂和宫颈或宫体损伤处有开放的静脉或血窦是羊水栓塞发生的基本条件。宫腔压力过大(多胎妊娠、巨大儿、子宫收缩过强等)、高龄产妇、多产妇、宫缩过强、急产为羊水栓塞的好发因素；胎膜早破、前置胎盘、胎盘早剥、子宫破裂、剖宫产和钳刮术等是羊水栓塞的诱发因素。

(1)羊膜腔内压力过高：临产后，特别是第二产程子宫收缩时，羊膜腔内压力升高可达100~175mmHg，或者明显超过静脉压，羊水有可能被挤入破损的微血管而进入母体血液循环。

(2)胎膜破裂：大部分羊水栓塞发生在胎膜破裂以后，羊水可从子宫蜕膜或宫颈管破损的小血管进入母体血液循环中。剖宫产或羊膜腔穿刺时，羊水可从手术切口或穿刺处进入母体血液循环。

(3)血窦开放：分娩过程中各种原因引起的宫颈或宫体损伤，均可使羊水通过损伤的血管进入母体血循环，发生羊水栓塞。前置胎盘、胎盘早剥、胎盘边缘血窦破裂时羊水也可通过破损血管或胎盘后血窦进入母体血液循环，引发羊水栓塞。

2. 病理生理

(1)肺动脉高压：羊水内的有形物质如胎脂、胎粪、胎儿角化上皮细胞等直接形成栓子，经肺动脉进入肺循环，造成肺小血管机械性阻塞，引起肺动脉高压。这些有形物质又刺激血小板和肺间质细胞释放5-羟色胺、PGF2α、白三烯等血管活性物质，使肺血管反射性痉挛，加重肺动脉高压。同时血小板凝集、破坏后游离血清素被释放，又可引起肺动脉痉挛。肺动脉高压直接使右心负荷加重，导致急性右心扩张，并出现充血性右心衰竭，肺动脉高压又使左心房回心血量减少，则左心排出量明显减少，引起周围血液循环衰竭，使血压下降产生一系列休克症状，产妇可因重要脏器缺血而突然死亡。

(2)过敏样综合征：羊水中的抗原成分可引起Ⅰ型变态反应。在此反应中肥大细胞脱颗粒、异常的花生四烯酸代谢物产生，包括白三烯、前列腺素、血栓素等进入母体血液循环，出现过敏样反应，同时使支气管黏膜分泌亢进，导致肺的交换功能降低，反射性地引起肺血管痉挛。

(3)弥散性血管内凝血(DIC)：羊水中含多量促凝物质，进入母血后易在血管内产生大量的微血栓，消耗大量凝血因子及纤维蛋白原而发生DIC。DIC时，由于大量凝血物质消耗和纤溶系统激活，产妇血液系统由高凝状态迅速转变为纤溶亢进，血液

笔记

不凝固,极易导致严重产后出血及失血性休克。

(4) 炎症损伤:羊水栓塞和肺动脉阻塞的血流动力学改变明显不同,并且更加复杂。可能涉及炎性介质系统的突然激活,引起类似于系统炎症反应综合征,从而导致多脏器损伤。

(二) 中医病因病机

导致羊水栓塞(产后血晕)的病因病机,有虚实二证。虚者多由阴血暴亡,血虚气脱,心神失守而发;实者多因瘀血停滞,瘀阻气闭,扰乱心神所致。

1. 血虚气脱　产妇素体气血虚弱,产时失血过多,气血不足,营阴下夺以致气随血脱,阴脱阳浮,心神失养,致血晕之脱证。

2. 瘀阻气闭　产后胞脉空虚,感受风寒,寒邪乘虚而入胞中,血为寒凝,瘀滞不行,或因手术创伤,冲任瘀滞,致血瘀气逆,上扰神明,蒙闭心窍而致血晕之闭证。

二、临床表现

羊水栓塞起病急骤、来势凶险,在极短时间内可因心肺功能衰竭、休克而使患者死亡。多发生于分娩过程中,尤其是胎儿娩出前后的短时间内。羊水栓塞的典型临床表现有骤然的低氧血症、低血压(血压与失血量不符合)和凝血功能障碍(也称羊水栓塞三联征)为特征的急性综合征。一般经过三个阶段:

(一) 心肺功能衰竭和休克

在分娩过程中,尤其是刚破膜不久,产妇突然发生寒战、呛咳、气急、烦躁不安、恶心、呕吐等先兆症状,随即出现发绀、呼吸困难、抽搐、昏迷;脉搏细数、血压急剧下降;心率加快、肺底部湿啰音。病情严重者,产妇仅在惊叫一声或打一个哈欠或抽搐一下后,呼吸及心搏骤停而死亡。

(二) 出血

患者度过第一阶段,继之进入凝血功能障碍阶段,表现以子宫出血为主的全身出血倾向,如切口及针眼渗血、全身皮肤黏膜出血、血尿以及消化道大出血等。产妇可死于出血性休克。

(三) 急性肾衰竭

本病全身脏器均受损害,除心脏外,肾脏是最常受损器官。因全身循环衰竭,肾脏流血量减少,出现肾脏微血管栓塞、肾脏缺血缺氧导致肾脏器质性损害,表现为少尿(或无尿)和尿毒症表现。

以上三阶段通常按顺序出现,也可部分出现,或出现不典型羊水栓塞。有些病情发展缓慢,症状隐匿,缺乏急性呼吸循环系统症状或症状较轻。有些患者羊水破裂时突然一阵呛咳,之后缓解,未在意;有些仅表现为分娩或剖宫产时一次寒战,几小时后才出现大量阴道出血,无血凝块,伤口渗血、酱油色血尿等,并出现休克症状。

三、实验室及其他检查

发生羊水栓塞时应边抢救,边进行有关的辅助检查。

(一) 寻找羊水中有形物质

经右锁骨下静脉插入中心静脉压管抽取右心血,也可经上腔或下腔静脉插管抽取5~10ml 血液,将血静置后,取上层物涂片 Wright-Giemsa 染色镜检,见到鳞状上皮细

笔记

胞、毳毛、黏液或脂肪球等羊水有形物质，可确诊为羊水栓塞。

（二）凝血功能障碍检查

DIC 时可出现：①早期血液处于高凝状态，出、凝血时间缩短，而后期出凝血时间延长，甚至不凝，并出现贫血；②血小板计数 $<100\times10^9/L$ 或进行性下降；③纤维蛋白原定量 $<1.5g/L$ 或进行性下降；④凝血酶原时间延长超过正常对照 3 秒以上；⑤血浆鱼精蛋白副凝试验（3P 试验）阳性或纤维蛋白裂解产物（FDP）$>20mg/L$。

（三）其他检查

1. X 线胸片　双肺有弥漫性点、片状阴影浸润，沿肺门周围分布，伴右心扩大。

2. 心功能检查　超声心动图及彩色多普勒超声等可提示右侧房室扩大，而左心室缩小。

3. 尸检　可见肺水肿、肺泡出血，主要脏器如肺、胃、心、脑等血管及组织中或心内血液离心后镜检找到羊水有形物质。

四、诊断与鉴别诊断

（一）辨病要点

有宫缩过强、急产等羊水栓塞的好发因素，在分娩或人工流产手术中患者突然出现寒战、呼吸急促、呛咳、烦躁不安、不明原因的休克、阴道大量流血等临床表现，应考虑本病。在抢救过程中抽取血液寻找羊水中的有形成分、检查凝血功能、拍胸片等进一步明确诊断。

（二）辨证要点

根据病史、晕厥的特点、恶露多少及全身症状辨虚实，分清脱证与闭证。虚者为脱证，症见恶露量多，面色苍白，冷汗淋漓，心悸愦闷，甚则昏厥，目闭口开，手撒肢冷；实者为闭证，症见恶露不下或量少，面色紫暗，心腹胀痛，神昏口噤，两手握拳。

（三）诊疗思路

羊水栓塞诊疗思路图见图 11-20。

（四）鉴别诊断

应与血栓性肺栓塞、空气栓塞、脂肪栓塞等鉴别，这些疾病大多有胸痛而羊水栓塞则无胸痛。其他如脑血管意外、各种类型的休克等急症亦有某些症状类似羊水栓塞，但根据病史、发病时间、主要症状、体征和辅助检查等特点不难鉴别。

五、治疗

一旦怀疑羊水栓塞应立即给予紧急处理：包括抗过敏、纠正呼吸循环功能衰竭、改善低氧血症、抗休克、防止 DIC 和肾衰竭发生，待病情稳定后可辨证论治。

（一）西医治疗

1. 抗过敏，解除肺动脉高压，改善低氧血症。

（1）供氧：保持呼吸道通畅，立即面罩给氧，必要时行气管插管正压给氧，如症状严重，应行气管切开。保证供氧以改善肺泡毛细血管缺氧状况，预防及减轻肺水肿；缓解心、脑、肾等重要脏器的缺氧状况。

（2）抗过敏：尽快给予大剂量肾上腺糖皮质激素抗过敏、解痉，稳定溶酶体，保护细胞。首选药物为氢化可的松，100～200mg 加入 5%～10% 葡萄糖注射液 50～100ml

笔记

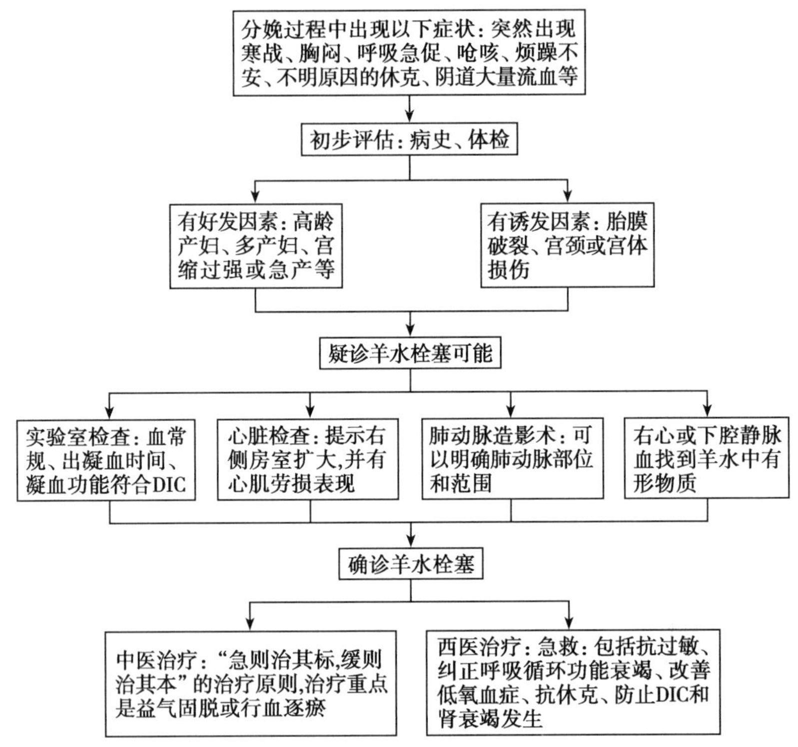

图 11-20　羊水栓塞诊疗思路图

快速静脉滴注，再用 300~800mg 加入 5%葡萄糖注射液 250~500ml 静脉滴注，日用量可达 500~1 000mg。

（3）解除肺动脉高压：解痉药物能缓解肺动脉高压及改善肺血流灌注，预防右心衰竭所致的呼吸循环衰竭。

1）前列地尔：1μg/ml 静脉泵入，10ml/小时。

2）盐酸罂粟碱：30~90mg 加入 10%~25%葡萄糖注射液 20ml 缓慢静脉推注，日量不超过 300mg。

3）阿托品：1mg 加入 10%~25%葡萄糖注射液 10ml 推注，每 15~30 分钟静脉推注 1 次，直至面色潮红、症状缓解为止。阿托品可阻断迷走神经反射引起的肺血管痉挛及支气管痉挛。

4）氨茶碱：250mg 加入 25%葡萄糖注射液 20ml 缓慢推注。可扩张肺血管、冠状动脉，松弛支气管平滑肌。

2. 抗休克

（1）补充血容量：不管任何原因引起的休克都存在有效血容量不足问题，尽快补充新鲜血和血浆。抢救过程中应测定中心静脉压，了解心脏负荷状况、指导输液量及速度，并可抽取血液检查羊水有形成分。

（2）升压药物：休克症状急剧而严重，或血容量已补足而血压仍不稳定者。多巴胺 20~40mg 加入 10%葡萄糖液 250ml 静脉滴注。间羟胺（阿拉明）升压作用较持久，可增加脑及冠状动脉血流量，20~80mg 加入 5%葡萄糖注射液静脉滴注，根据血压调整速度。

（3）纠正酸中毒：患者在缺氧情况下常合并有酸中毒，应及时做动脉血气分析及血清电解质测定。发现有酸中毒时，用5%碳酸氢钠250ml静脉滴注，并及时纠正电解质紊乱。

（4）纠正心衰：羊水栓塞发病初期因肺动脉高压，使静脉回心血量减少，心排出量下降，心肌收缩力减弱。为保护心肌，常用毛花苷丙0.2~0.4mg加入10%葡萄糖液20ml静脉缓注；或毒毛花苷K 0.125~0.25mg同法静脉缓注，必要时4~6小时重复用药。

3. 防治DIC　在羊水栓塞早期应尽快使用抗凝剂，能控制DIC发展，DIC后期继发纤溶亢进时，则以补充凝血因子，改善微循环，纠正休克及抗纤溶药物治疗为主。

（1）肝素钠：羊水栓塞发生10分钟内，DIC高凝阶段应用肝素效果佳，能阻止血小板的聚集和破坏。在应用肝素时以试管法测定凝血时间控制在15分钟左右。肝素过量有出血倾向时，可用鱼精蛋白对抗，1mg鱼精蛋白对抗肝素100U。

（2）补充凝血因子：应及时输新鲜血、血浆、冷沉淀、纤维蛋白原等。

（3）抗纤溶药物：羊水栓塞由高凝状态向纤溶亢进发展时，可在肝素化的基础上使用抗纤溶药物。可用氨甲环酸（0.5~1.0g）、氨甲苯酸（0.1~0.3g）加入0.9%氯化钠注射液或5%葡萄糖注射液100ml静脉滴注。补充纤维蛋白原2~4g/次，使血纤维蛋白原浓度达1.5g/L为好。

4. 预防肾衰竭　羊水栓塞发展至第三阶段为肾衰竭阶段。如休克期后血压已回升、循环血容量已补足，仍出现少尿，应选用利尿剂：呋塞米（速尿）20~40mg静脉注射，或20%甘露醇250ml快速静脉滴注（10ml/min），使每小时尿量不少于30ml为宜。同时应定时检测血电解质。用药后尿量仍不增加，表示肾功能不全或衰竭，按肾衰原则处理。

5. 预防感染　在抢救羊水栓塞过程中，应选用肾毒性小、剂量大的广谱抗生素预防感染。

6. 产科处理　原则上应在产妇呼吸、循环功能得到明显改善，并纠正凝血功能障碍后进行。①第一产程发病：抑制子宫收缩，推迟产程进展，待病情好转后应行剖宫产终止妊娠。②第二产程发病：宫口已开全，可经阴道产钳助产，否则行剖宫产。③第三产程发病：若发生产后大出血，经积极处理仍不能止血者，应行子宫切除术。

（二）中医治疗

中医应本着“急则治其标，缓则治其本”的治疗原则，治疗重点是益气固脱或行血逐瘀。

1. 辨证论治

（1）血虚气脱证

主要证候：产时或产后失血过多，突然头晕目眩，面色苍白，冷汗淋漓，心悸愦闷，重则昏不知人，眼闭口开，手撒肢冷；舌质淡，少苔，脉微欲绝或浮大而虚。

治疗法则：益气固脱。

方药举例：独参汤（《十药神书》）。

人参

（2）瘀阻气闭证

主要证候：新产后恶露不下或下之甚少，小腹疼痛拒按，胸闷喘促，痰涌气急，恶心呕吐，神昏口噤，不省人事，两手握拳，牙关紧闭，面色青紫；唇舌紫暗，脉涩有力。

治疗法则：行血逐瘀。

方药举例：夺命散（《妇人大全良方》）加当归、川芎。

没药　血竭末

2. 针灸治疗　针刺印堂、水沟（人中）、涌泉穴，强刺激；虚者灸百会穴，以开窍宁神，回阳救逆。

六、预后

羊水栓塞起病急，病势凶险，多于发病后短时间死亡，避免诱发因素，及时诊断，尽早组织抢救、治疗，是抢救存活的关键。

第六节　子宫破裂

子宫破裂是指在妊娠晚期或分娩期子宫体部或子宫下段发生破裂。若未及时诊治可导致胎儿及产妇死亡，是产科严重的并发症。国外报道其发生率为 0.005%～0.08%，随着我国孕期保健及产科质量的提高，其发病率已有显著下降。中医学对此无相应论述。

一、病因

1. 子宫手术史（瘢痕子宫）　较常见的原因。既往剖宫产、穿过或达到子宫内膜的肌瘤挖出术、输卵管间质部及宫角切除术、子宫成形术，于妊娠晚期或分娩期压力增高，子宫肌纤维过度牵拉，可使瘢痕破裂。若瘢痕愈合不良，更易发生子宫破裂。

2. 胎先露下降受阻　骨盆狭窄、头盆不称、软产道阻塞（如阴道横隔、宫颈瘢痕等）、胎位异常、胎儿异常（如脑积水、联体儿）等，均可导致子宫收缩过强，胎先露下降受阻，使子宫下段过度伸展变薄而发生子宫破裂。

3. 缩宫素使用不当　缩宫素使用指征及剂量掌握不当，或者子宫对缩宫素过于敏感，均可导致子宫收缩过强，造成子宫破裂。

4. 产科手术损伤　若宫口未开全行产钳术、胎头吸引术、臀牵引术或臀助产术，极可能造成宫颈撕裂，严重时甚至发生子宫下段破裂。内转胎位术操作不慎或植入胎盘强行剥离也可造成子宫破裂。有时行毁胎术、穿颅术，器械损伤子宫也可导致破裂。

二、临床表现

子宫破裂多发生于分娩期，产妇首先表现为胎先露下降受阻，强有力的宫缩使子宫体部肌层越来越厚，子宫下段被动扩张，越来越薄，此过程可分为先兆子宫破裂和子宫破裂两个阶段。典型的临床表现为病理性缩复环、子宫压痛及血尿，腹腔游离液体。

（一）先兆子宫破裂

常见于产程长、有梗阻性难产因素的产妇，其临床表现如下：

1. 因胎先露部下降受阻，子宫收缩过强，子宫体部肌肉增厚变短，子宫下段肌肉

笔记

变薄拉长，上下段间形成环状凹陷，称为病理缩复环，表现为宫缩时该环逐渐上升达脐平或脐上，压痛明显（图 11-21）。

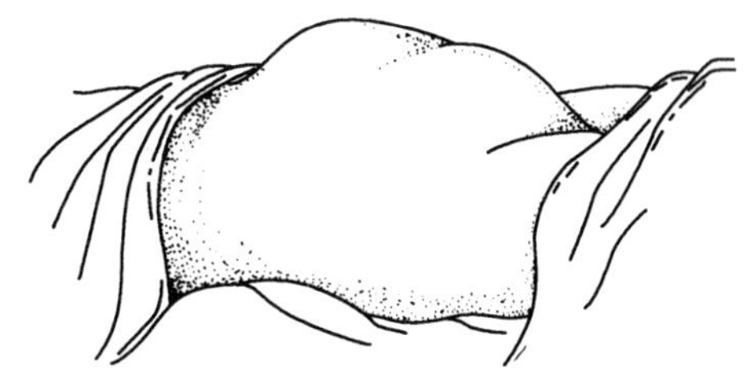

图 11-21　先兆子宫破裂时腹部外观

2. 子宫呈强直性或痉挛性收缩过强，产妇烦躁不安，呼吸、心率加快，下腹持续剧痛。

3. 膀胱受压后充血，出现排尿困难和血尿。

4. 宫缩过频、过强，胎儿供血受阻，胎心率改变或听不清。

（二）子宫破裂

1. 完全性子宫破裂　子宫肌壁全层破裂，宫腔与腹腔相通，胎儿、羊水及其附属物排入腹腔称为完全性子宫破裂。先兆子宫破裂症状出现后，未及时处理，产妇突感下腹撕裂样剧痛，子宫收缩停止。腹痛稍有缓解后，继而又出现全腹持续性疼痛，伴面色苍白、呼吸急促、脉搏细数、血压下降等休克征象。体检：全腹有压痛和反跳痛，腹壁下可清楚扪及胎体，子宫位于侧方，胎心胎动消失。阴道检查：鲜血流出，胎先露部升高，原先扩张的宫颈口缩小。子宫体部瘢痕破裂多为完全性子宫破裂，多无先兆破裂典型症状。

2. 不完全性子宫破裂　子宫肌层部分或全部破裂，但浆膜层尚完整，宫腔与腹腔不相通，胎儿及其附属物仍在宫腔内，称为不完全性子宫破裂。多见于子宫下段剖宫产切口瘢痕破裂，常缺乏先兆破裂症状，仅在瘢痕破裂处有明显压痛、腹痛等症状，体征也不明显。若破裂口累及两侧子宫血管可导致急性大出血或形成阔韧带内血肿，查体在子宫一侧可扪及逐渐增大且有压痛的包块，多伴有胎心率异常。

三、诊断与鉴别诊断

（一）辨病要点

根据病史、症状、体征典型子宫破裂容易诊断。子宫切口瘢痕破裂的症状体征不明显，诊断有一定困难。根据前次剖宫产手术史、子宫下段压痛、胎心改变、阴道流血，检查胎先露部上升，宫颈口缩小，或触及子宫下段破口等均可确诊。B 超检查能协助确定破口部位及胎儿与子宫的关系。

（二）诊疗思路

子宫破裂诊疗思路见图 11-22。

（三）鉴别诊断

1. 重型胎盘早剥　多伴有妊娠期高血压疾病或外伤史，剧烈腹痛，阴道流血量与贫血程度不成正比，子宫有压痛，B 超检查发现胎盘后血肿，胎儿在宫腔内。

2. 难产并发腹腔感染　该疾病有多次阴道检查操作史，且产程延长，全腹压痛及反跳痛。阴道检查胎先露部无上升、宫颈口无回缩；查体及 B 超检查发现胎儿位于宫腔内、子宫无缩小；辅助检查提示体温升高和外周血白细胞计数增多，C 反应蛋白升高等。

笔记

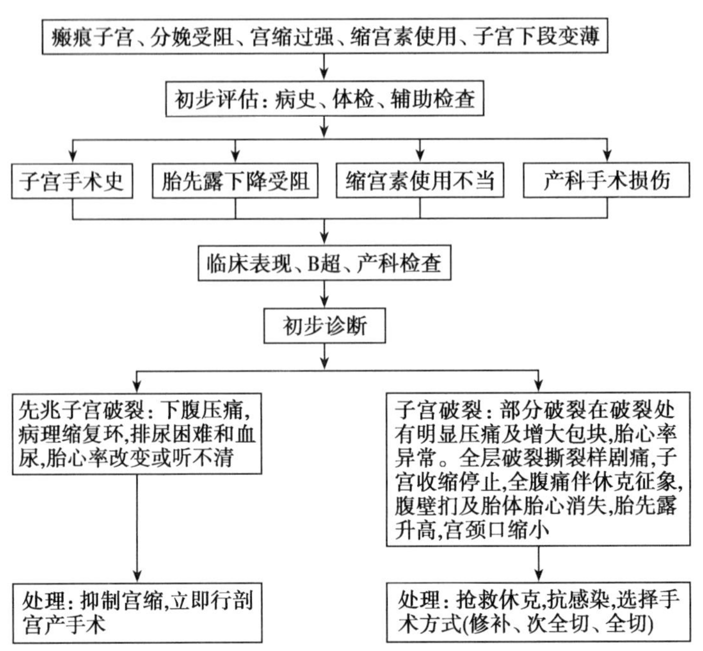

图 11-22　子宫破裂诊疗思路图

四、治疗

1. 先兆子宫破裂　发现先兆子宫破裂应立即抑制子宫收缩，可给予吸入或静脉全身麻醉，肌内注射哌替啶 100mg。并给产妇吸氧，立即备血的同时，尽快行剖宫产术，防止子宫破裂。

2. 子宫破裂　一旦确诊，无论胎儿是否存活，在输液、输血、吸氧和抢救休克的同时，均应尽快手术治疗，根据子宫破裂不同的程度制订相应的处理方案。①子宫破口整齐、无明显感染者，可行破口修补术。子宫破口大、不整齐、有明显感染者，应行子宫次全切除术。破口大、撕伤超过宫颈者，应行子宫全切除术。术中应仔细检查宫颈、阴道，在直视下钳夹出血的血管，避免盲目钳夹而损伤邻近的脏器（如输尿管、膀胱），若有损伤应做相应修补手术。也可行双侧髂内动脉结扎法或动脉造影栓塞法来控制出血。②手术前后给予大量广谱抗生素控制感染。严重休克者应尽可能就地抢救，若必须转院，应输血、输液、抗休克、包扎腹部后方可转送。

五、预后

子宫破裂经及时诊断和有效治疗，可明显降低产妇的死亡率。瘢痕子宫破裂产妇死亡率低，但膀胱损伤较多见。

第七节　胎儿窘迫

胎儿窘迫是指胎儿在子宫内因急性或慢性缺氧，危及其健康和生命的综合症状，发病率为 2.7%~38.5%。根据胎儿窘迫发生的速度可有急性和慢性之分。急性胎儿窘迫多发生在分娩期；慢性胎儿窘迫常发生在妊娠晚期，在临产后可加重而表现为急

笔记

性胎儿窘迫。中医学对此无相应论述。

一、病因病理

（一）病因

与母体血液含氧量不足、母胎间血氧运输及交换障碍、胎儿自身因素异常等原因密切相关。

1. 胎儿急性缺氧　子宫胎盘血液循环障碍、气体交换受阻或脐带血循环障碍所致。常见因素有：①前置胎盘、胎盘早剥；②药物：缩宫素使用不当、麻醉及镇静剂过量；③脐带异常，如脐带脱垂、真结、扭转等；④母体严重血液循环障碍。

2. 胎儿慢性缺氧　①母体血液含氧量不足；②子宫胎盘血管病变、细胞变性、坏死，造成血液灌注不足，如妊娠期高血压疾病、糖尿病、过期妊娠等；③胎儿患有严重心血管畸形，各种原因所致的溶血性贫血等疾病致胎儿运输及利用氧能力降低等。

（二）病理

胎儿对宫内缺氧有一定的代偿能力，轻、中度缺氧及一过性缺氧，一般不产生严重的代谢障碍及器官损害，重度缺氧可引起严重的并发症。

1. 血气变化　胎盘功能低下引起脐静脉血含氧量减少，胎儿缺氧，无氧酵解占优势，导致丙酮酸、乳酸等有机酸增加，形成代谢性酸中毒；同时胎盘功能障碍，二氧化碳通过胎盘弥散减少，导致碳酸堆积。因此，胎盘功能低下使胎儿较早出现代谢性及呼吸性酸中毒。

2. 心血管系统的变化　因胎盘功能不良引起的胎儿缺氧，通过自主神经反射，兴奋交感神经，出现血压升高，血液重新分布。心、脑、肾上腺血管扩张，血流量增加，其他器官血管收缩，血流量减少。血压变化取决于两个相反因素，一是胎盘血管阻力增高及儿茶酚胺分泌增加致血压增高，二是酸中毒时，心肌收缩力减弱使心排出量减少，使血压下降。胎儿心率可加快（儿茶酚胺浓度增高）或减慢（心肌细胞缺氧，局部氢离子浓度增高时）。

3. 泌尿系统变化　缺氧使肾血流量减少，肾小球滤过率降低，胎儿尿形成减少，使羊水量减少。

4. 消化系统变化　缺氧使胃肠道血管收缩，肠蠕动亢进，肛门括约肌松弛，胎粪排出。

5. 呼吸系统变化　初期呼吸运动加强，使粪染的羊水吸入呼吸道深处，继则呼吸暂停甚至消失。

6. 中枢神经系统变化　长期严重缺氧、酸中毒使心排出量减少、血压下降，引起脑灌流量不足，致脑出血及脑水肿；若长期缺氧可致脑细胞变性坏死，产生神经系统损伤后遗症。

二、临床表现

（一）急性胎儿窘迫

1. 胎心率异常（图 11-23）　缺氧早期，胎心率于无宫缩时加快，>160bpm；缺氧加重时胎心率<110bpm。CST/OCT 的评估为Ⅲ类，提示胎儿缺氧，出现频繁晚期减速、

笔记

重度变异减速；若胎心率<100bpm，基线变异≤5bpm，伴频繁晚期减速提示胎儿缺氧严重，可随时胎死宫内。

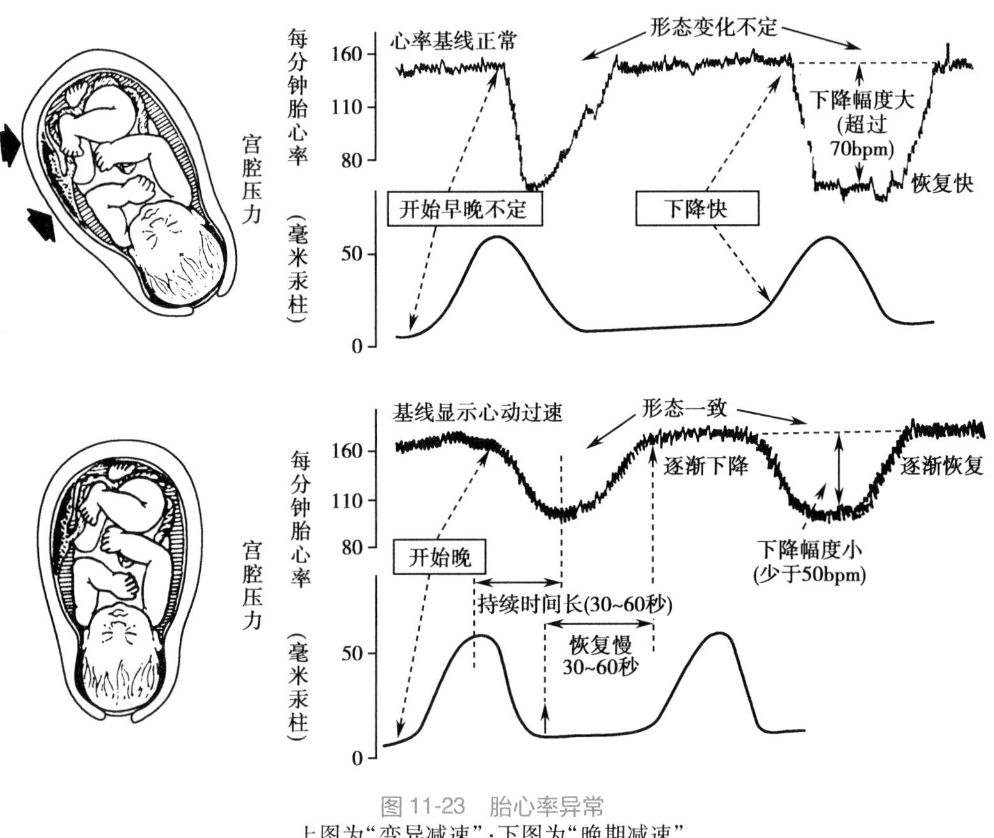

图 11-23 胎心率异常
上图为“变异减速”；下图为“晚期减速”

2. 羊水胎粪污染 羊水污染分 3 度：Ⅰ度浅绿色；Ⅱ度黄绿色、混浊；Ⅲ度稠厚、呈棕黄色。若未破膜可经羊膜镜窥视，透过胎膜了解羊水的性状。破膜后羊水流出，可直接观察羊水的性状。当胎先露部固定，胎心率<110bpm，而前羊水仍清时，应在无菌条件下，在宫缩间歇期轻轻上推胎儿先露部，观察后羊水性状。注意勿用力上推先露部，以免发生脐带脱垂。

3. 胎动异常 缺氧初期为胎动频繁，继而减弱及次数减少，进而消失。

4. 酸中毒 出生后脐动脉血血气分析能充分证明是代谢性酸中毒（pH 值<7.10 和碱剩余>12mmol/L）。

（二）慢性胎儿窘迫

主要发生在妊娠晚期，常延续至临产并加重。多因妊娠期高血压疾病、慢性肾炎、糖尿病、严重贫血、妊娠期肝内胆汁淤积症及过期妊娠等所致。

1. 胎动减少或消失 胎动<10 次/12h 为胎动减少，为胎儿缺氧的重要表现之一，临床常见胎动消失 24 小时后胎心消失，应予警惕以免延误抢救时机。胎动过频或胎动减少均为胎儿缺氧征象，每日监测胎动可预测胎儿安危。

2. 胎儿生物物理评分低 10~8 分无急、慢性缺氧，8~6 分可能有急性或慢性缺氧，6~4 分有急性或慢性缺氧，4 分以下有急性伴慢性缺氧。

笔记

3. 胎儿生长受限　持续慢性胎儿缺氧，使胎儿宫内生长受限，各器官体积减小，胎儿体重低。

4. 胎儿脉搏血氧定量异常　其原理是通过测定胎儿血氧饱和度了解血氧分压情况。该检查方法主要优点为：①无创伤连续监护；②预测缺氧较敏感，当氧分压无明显变化，pH 值下降或二氧化碳分压增高，血氧饱和度已明显下降。

5. 胎儿电子监护异常　当 CST/OCT 的评估为Ⅱ类时应该综合考虑临床情况，持续胎儿监护，结合采取其他评估方法来判定胎儿有无缺氧，可能需要宫内复苏来改善胎儿状况。当 CST/OCT 的评估为Ⅲ类，提示胎儿缺氧，应立即采取相应措施纠正胎儿缺氧，包括改变孕妇体位、给孕妇吸氧、停止缩宫素使用、抑制宫缩、纠正孕妇低血压等措施，如果这些措施均不奏效，应该紧急终止妊娠。

三、诊断

（一）辨病要点

可根据发病时间、胎动次数和胎儿监护的异常表现，结合各项辅助检查，可确诊为胎儿窘迫。

（二）诊疗思路

胎儿窘迫诊疗思路见图 11-24。

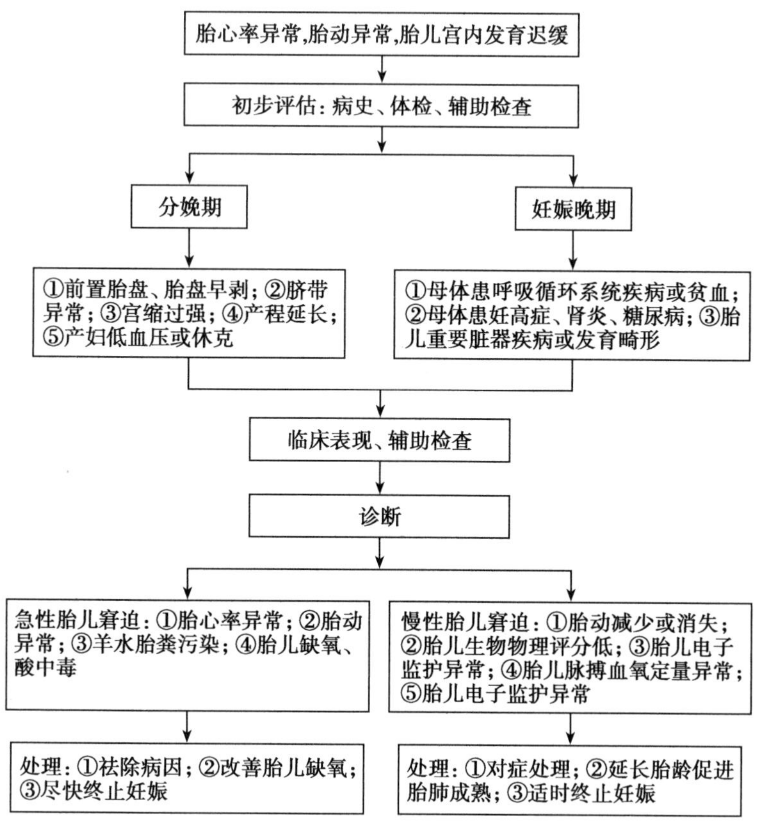

图 11-24　胎儿窘迫诊疗思路图

笔记

四、治疗

（一）急性胎儿窘迫

急性胎儿窘迫应采取果断措施，改善胎儿缺氧状态。

1. 积极寻找原因并予以治疗　仰卧位低血压综合征者，应立即让患者取左侧卧位；纠正水、酸中毒及电解质紊乱；缩宫素使用不当引起的强直性子宫收缩，应停用缩宫素，并给予宫缩抑制剂；羊水过少，有脐带受压征象，可经腹羊膜腔输液。

2. 吸氧　面罩或鼻导管持续给氧，每分钟流量10L，提高母血含氧量，提升胎儿血氧分压。

3. 尽快终止妊娠　根据产程进展，决定分娩方式。无论剖宫产或阴道分娩，均需做好新生儿抢救准备。

（1）宫口未开全：应立即行剖宫产，指征有：①胎心率<110bpm或>180bpm；②胎儿电子临护CST/OCT评估为Ⅲ类，提示胎儿缺氧，采取纠正措施无效，应立即剖宫产。

（2）宫口开全：骨盆各径线正常，胎头双顶径已达坐骨棘平面以下，一旦诊断胎儿窘迫，应尽快经阴道助娩。

（二）慢性胎儿窘迫

慢性胎儿窘迫应针对病因，根据孕周、胎儿成熟度及胎儿窘迫的严重程度决定处理。

1. 一般处理　左侧卧位。定时低流量吸氧，每日2~3次，每次30分钟。积极治疗妊娠合并症及并发症，改善胎盘血供，延长妊娠周数。

2. 终止妊娠：妊娠近足月，胎动减少，或胎儿电子临护CST/OCT评估为Ⅲ类，或胎儿生物物理评分≤4分时，均应行剖宫产术终止妊娠。

3. 期待疗法：孕周小，估计胎儿娩出后存活可能性小，尽量保守治疗以期延长胎龄，同时促胎肺成熟，争取胎儿成熟后终止妊娠。期待过程中，胎儿可能随时死于宫内，胎盘功能低下可影响胎儿发育，预后不佳。

（三）胎儿脐动脉血血气分析异常

胎儿脐动脉血血气分析证明是代谢性酸中毒时（pH<7.10和碱剩余>12mmol/L），应及时转诊，并告知预后。

第八节　脐带异常

足月妊娠正常脐带长度在30~100cm，平均55cm。脐带异常是分娩期常见的并发症，包括脐带长度异常、脐带先露与脐带脱垂、脐带缠绕、脐带打结、脐带扭转、脐带附着异常等。脐带异常可导致胎儿缺氧、胎儿宫内窘迫甚至胎死宫内，亦增加孕产妇剖宫产手术率。中医学对此无论述。

一、脐带长度异常

（一）脐带过短

脐带的安全长度必须超过从胎盘附着处达母体外阴的距离。脐带短于30cm称为脐带过短。妊娠期间脐带过短常无临床征象，临产后因胎先露部下降，脐带被牵拉

笔记

过紧，使胎儿血循环受阻，胎儿缺氧，严重者可致胎盘早剥。脐带过短还可使胎先露下降受阻，引起产程延长，尤其是第二产程。若临产后胎心率异常，疑有脐带过短，经吸氧、改变体位，胎心率仍无改善者，应尽快行剖宫产术分娩。

（二）脐带过长

脐带长度超过100cm者，称为脐带过长。过长的脐带易造成脐带绕颈、打结、扭转等，导致胎儿宫内缺氧、生长受限等；分娩时影响产程，易发生脐带脱垂，导致死胎、死产等。

二、脐带先露与脐带脱垂

脐带先露指胎膜未破时脐带位于胎先露前方或一侧。若胎膜破裂，脐带脱出于宫颈口外，下降至阴道内甚至显露于外阴部称为脐带脱垂(图11-25)。

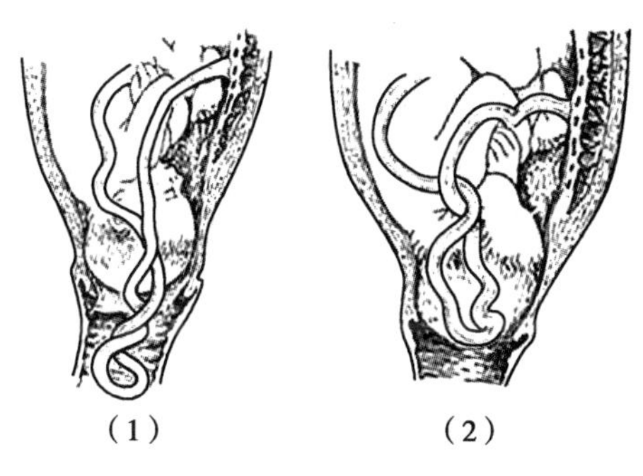

图11-25　脐带先露与脐带脱垂
(1)脐带脱垂；(2)脐带先露

（一）病因

通常发生在胎先露部尚未衔接时，如：①胎位异常：因胎先露部与骨盆入口之间有间隙使脐带滑落，多见于足先露或如肩先露；②胎头高浮或头盆不称，使胎头与骨盆入口间存大间隙；③胎儿过小或双胎妊娠分娩第二胎儿时；④羊水过多、羊膜腔内压力过高，破膜时脐带随羊水流出；⑤球拍状胎盘、低置胎盘；⑥脐带过长。

（二）对母儿的影响

1. 对母体影响　增加剖宫产率及手术助产率。

2. 对胎儿影响　若发生在胎先露部尚未衔接、胎膜未破时的脐带先露，可导致胎心率异常。若胎先露部已衔接、胎膜已破者，脐带受压于胎先露部与骨盆之间，引起胎儿宫内缺氧，以头先露最严重。若脐带血循环阻断超过7分钟，可胎死宫内。以头先露最严重，足先露、肩先露较轻。

（三）诊断

若有脐带脱垂的危险因素存在，须警惕其发生。胎膜未破，当胎动、宫缩后胎心率突然变慢，改变体位、上推胎先露部及抬高臀部后迅速恢复者，应考虑有脐带先露的可能，可行胎心监护，超声及彩色多普勒超声检查有助于明确诊断。胎膜已破出现胎心率异常，或胎心监护出现胎心基线慢、平直等，应立即行阴道检查，在胎先露部旁或其前方以及阴道内触及脐带者，或脐带脱出于外阴者，即可确诊。

（四）治疗

1. 脐带先露　经产妇、头先露、胎膜未破、宫缩良好者，可取头低臀高位，密切观察胎心率，等待胎头衔接，若宫口逐渐扩张，胎心持续良好者，可经阴道分娩；初产妇，足先露或肩先露者，应行剖宫产术。

2. 脐带脱垂　发现脐带脱垂，胎心尚好，胎儿存活者，应争取尽快娩出胎儿。若宫口开全，胎先露在+2及以下者，行产钳术，臀先露行臀牵引术。若宫口未开全，产妇立即取头低臀高位，将胎先露部上推，应用抑制子宫收缩的药物，严密监测胎心，立即行剖宫产术。

三、脐带缠绕

脐带围绕胎儿颈部、四肢或躯干者,称为脐带缠绕。约 90% 为脐带绕颈,绕颈 1 周者居多,占分娩总数的 20% 左右。发生原因与脐带过长、胎儿过小、羊水过多及胎动频繁等有关。脐带绕颈对胎儿影响与脐带缠绕松紧、缠绕周数及脐带长短有关。

其临床特点为:①胎先露部下降受阻,产程延长或停滞。②胎儿窘迫:缠绕周数过多过紧使脐带受牵拉挤压,导致胎儿血循环受阻,胎儿缺氧。③胎心监护:出现频繁的变异减速。④脐带血流异常:彩色多普勒超声检查在胎儿颈部周围显示环形脐带血流信号。⑤胎儿皮肤压迹:超声检查可见脐带缠绕处皮肤有压迹,脐带缠绕 1 周呈 U 形压迹,其上方有短条样的脐血管横断面回声,其中可见小短光条。脐带缠绕 2 周呈 W 形压迹,其上方有等号样的脐血管横断面回声。脐带缠绕 3 周或 3 周以上皮肤压迹呈锯齿形,其上为一条衰减带状回声。脐带绕颈胎心监护出现频繁的变异减速,经吸氧、改变体位不能缓解时,应及时终止妊娠。临产前超声诊断为脐带缠绕,在分娩过程中应加强监护,一旦出现胎儿窘迫,及时处理。

四、脐带打结

脐带打结有假结和真结两种。脐带假结是指因脐血管较脐带长,血管卷曲似结,或因脐静脉较脐动脉长形成迂曲似结,一般对胎儿无大危害。脐带真结较少见,脐带真结未拉紧则无症状,拉紧后胎儿血循环受阻,可引起胎儿宫内生长受限,过紧可致胎死宫内,多数在分娩后确诊。

五、脐带扭转

脐带扭转少见。胎儿活动可使脐带顺其纵轴扭转呈螺旋状,生理性扭转可达 6~11 周。脐带过度扭转在近胎儿脐轮部变细呈索状坏死,引起血管闭塞或伴血栓形成,胎儿可因血运中断而致死亡。

六、脐带附着异常

脐带附着异常包括球拍状胎盘和脐带帆状附着。脐带附着于胎盘边缘者,称为球拍状胎盘,分娩过程中对母儿无大影响。脐带附着于胎膜上,脐带血管通过羊膜与绒毛膜间进入胎盘者,称为脐带帆状附着,当胎膜上的血管跨过宫颈内口位于胎先露部前方,称为前置血管。当胎膜破裂时,伴前置血管破裂出血达 200~300ml 可导致胎儿死亡。若前置血管受胎先露部压迫,可导致脐血循环受阻,胎儿窘迫或死亡。临床表现为胎膜破裂时发生无痛性阴道流血,伴胎心率异常或消失,取流出的血液涂片检查,查到有核红细胞或幼红细胞并有胎儿血红蛋白,即可确诊。脐带帆状附着常伴有单脐动脉。产前超声检查应注意脐带附着在胎盘的部位。

七、单脐动脉

正常脐带有两条脐动脉,一条脐静脉。如只有一条脐动脉,称为单脐动脉。单脐

笔记

动脉不伴有其他结构异常，胎儿预后良好。但单脐动脉的胎儿发生非整倍体及其他先天畸形的风险增高，如心血管畸形、中枢神经系统缺陷或泌尿生殖系统发育畸形等，产前诊断需排除。

八、脐带异常的诊疗思路

脐带异常的诊疗思路见图 11-26。

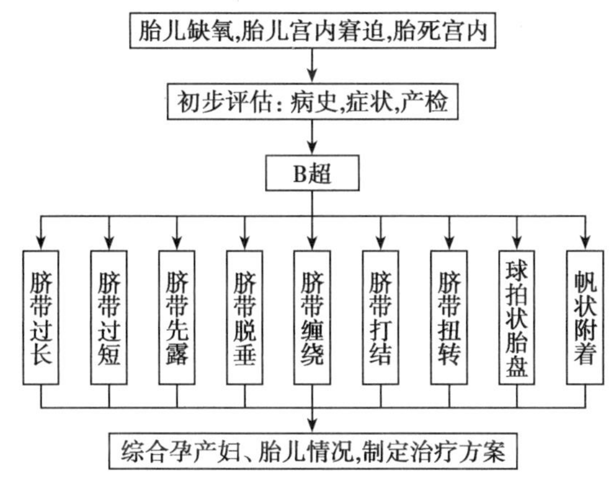

图 11-26　脐带异常诊疗思路图

学习小结

1. 学习内容

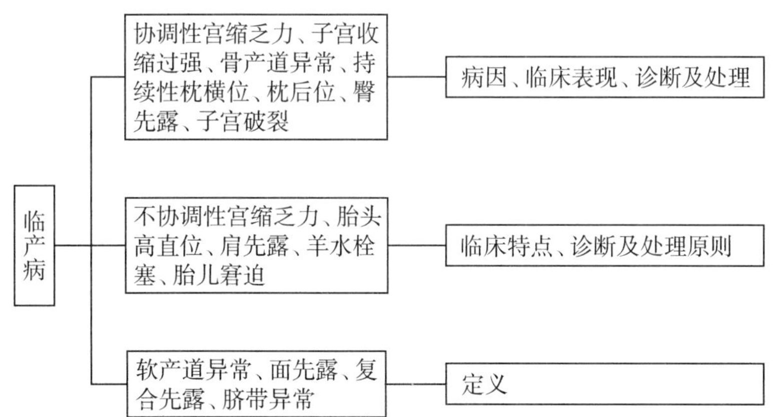

2. 学习方法

学习产力异常应以宫缩乏力、宫缩过强为引线，以协调性、不协调性宫缩异常作对比，展开对宫缩异常的学习，并理解产程进展异常的各种表现；复习正常骨盆的解剖，理解骨盆异常的诊断；结合枕先露的分娩机制，学会骨盆异常及胎位异常的处理原则。在复习妊娠生理、妊娠病、临产病的相关章节内容的基础上学习羊水栓塞、子宫破裂的发生原因、诊断及相应的处理。

（毛惠　游卉）

复习思考题

1. 典型羊水栓塞的临床表现有哪些?
2. 羊水栓塞的中医治疗原则及治疗重点是什么?
3. 急性胎儿窘迫的处理有哪些?

第十二章

产 后 病

学习目的

通过学习产后病的病因病机、病因病理、诊断及处理，学会促进产褥期女性身体尽快康复的方法，掌握产后病的诊断与治疗。

学习要点

产后发热、产后出血、产后恶露不绝的中医病因病机、诊断及中西医处理；产后身痛、产后缺乳的诊断及中医处理，产后抑郁的诊断及治疗。

产妇在产褥期内发生与分娩或产褥有关的疾病，称为“产后病”。产妇分娩后，身体逐渐恢复至孕前状态，约需 6 周，称为“产褥期”。产后一周称为“新产后”，产后一个月称为“小满月”，产后百日称为“大满月”。

常见的产后病有产后出血、产后发热、恶露不绝、产后身痛、缺乳、产后抑郁等。上述诸病多数发生在“新产后”。历代医家对新产疾病颇为重视，在古籍中不但论述了亡血伤津的情况下产生的“新产三病”，如《金匮要略》所云“新产妇人有三病，一者病痉，二者病郁冒，三者大便难”；而且指出了急重症“三冲”“三急”的危害性，如《张氏医通》所论的“三冲”，即冲心、冲肺、冲胃，其临床表现：冲心者，心中烦躁，卧起不安，甚则神志不清，语言颠倒；冲肺者，气急，喘满，汗出，甚则咳血；冲胃者，腹满胀痛，呕吐，烦乱。张氏还指出：“大抵冲心者，十难救一；冲胃者，五死五生；冲肺者，十全一二”。该书又提出产后“三急”，曰：“产后诸病，惟呕吐、盗汗、泄泻为急，三者并见必危”。

产后病的发病机理可以概括为三个方面：一是亡血伤津。由于分娩用力、出汗、产后失血等，使阴血暴亡，虚阳浮散，或血虚火动，易致产后血晕、产后痉证、产后发热、产后大便难等；二是瘀血内阻。产后余血浊液易致瘀滞，气机不利，血行不畅，或气机逆乱，可致产后血晕、产后腹痛、产后发热、产后身痛、恶露不绝等；三是外感六淫或饮食、房劳所伤。产后脏腑伤动，百节空虚，腠理不实，卫表不固，摄生稍有不慎便可发生各种产后疾病，如导致产后腹痛、产后痉证、产后发热、产后身痛、恶露不绝等。

产后疾病的诊断：根据新产特点，还须注意“三审”，即先审小腹痛与不痛，以辨有无恶露的停滞；次审大便通与不通，以验津液之盛衰；三审乳汁的行与不行及饮食之多少，以察胃气的强弱。同时，参以脉症及产妇体质，产前、产时、产后情况，运用八纲进

笔记

行综合分析,做出正确的诊断。

产后病的治疗:应根据亡血伤津、元气受损、瘀血内阻、多虚多瘀的特点,本着"勿拘于产后,亦勿忘于产后"的原则,当随证随人,辨其虚实,以常法治疗,不得概行大补,以致助邪。即产后多虚应以大补气血为主,但其用药须防滞邪、助邪之弊;产后多瘀,当以活血行瘀之法,然产后之活血化瘀,又须佐以养血,使祛邪而不伤正,化瘀而不伤血。开郁勿过于耗散,消导必兼扶脾,祛寒勿过用温燥,清热勿过用苦寒,解表无过于发汗,攻里勿过用削伐。同时,应掌握产后用药"三禁",即禁大汗,以防亡阳;禁峻下,以防亡阴;禁通利小便,以防亡津液。另外,对于产后病中的危急重症,如产后痉病、产后血晕、产后发热等,临证时详察四诊情况及辅助检查,及时做出诊断,必要时应中西医结合救治,以免延误病情。

第一节 产后出血

产后出血指胎儿娩出后24小时内失血量超过500ml,剖宫产时超过1 000ml,也称早期产后出血。是分娩期严重并发症,居我国目前孕产妇死亡原因的首位,其发生率占分娩总数的2%~3%。根据本病临床表现属于中医的"产后血崩""产后血晕"范畴。

一、病因病机

(一)中医病因病机

本病常因气虚、血瘀、产伤所致,病机主要有气虚血失统摄;瘀血留滞,新血不得归经;或产伤脉络受损。

1. 气虚　产妇素体虚弱,因产程过长,疲劳过度,损伤元气,以致气虚冲任不固,血失统摄,而成血崩甚至晕厥。

2. 血瘀　产后血室正开,感受风寒,寒邪乘虚而入胞中,血为寒凝,或情志不畅,气血瘀滞,瘀阻冲任,新血不得归经,而致血崩不止。

3. 产伤　助产不当,或产程过快,或胎儿过大,造成产道损伤,胞脉胞络破损,以致流血不止,而成血崩。

(二)西医病因病理

产后出血的四大原因依次为子宫收缩乏力、胎盘因素、软产道裂伤及凝血功能障碍。这些原因可互为因果或相互影响。

1. 子宫收缩乏力　胎儿娩出后,子宫肌收缩和缩复对肌束间的血管能起到有效的压迫作用,使血流淤滞,血栓形成,能迅速减少血流量。影响子宫肌收缩和缩复功能的因素,均可引起子宫收缩乏力。常见因素有:

(1)全身因素:产妇精神和体力消耗过度,如精神紧张,饮食和睡眠不佳;平素体质虚弱或合并慢性全身性疾病等。

(2)产科因素:前置胎盘附着于子宫下段,血窦开放不易关闭;胎盘早剥、胎盘后血肿、蜕膜坏死出血、妊娠期高血压疾病、严重贫血、宫腔感染等均可引起子宫肌水肿或渗血,引起子宫收缩乏力。

(3)子宫因素:多胎妊娠、羊水过多、巨大胎儿等使子宫肌纤维伸展过度;剖宫产史、肌瘤剔除术后、子宫穿孔史、产次过频等使子宫肌纤维受损和结缔组织增多；子宫肌瘤、单角子宫、双子宫、子宫肌纤维变性等影响子宫正常收缩。

（4）药物因素：产程中过多使用镇静剂、麻醉剂或子宫平滑肌松弛剂。

2. 胎盘因素

（1）胎盘滞留：正常分娩时，胎盘多在胎儿娩出后 15 分钟内娩出体外，若胎盘自然剥离时间延长，虽未达 30 分钟但阴道有活跃出血，或超过 30 分钟胎盘仍未排出，胎盘剥离面血窦不能关闭而引起产后出血。常见原因有膀胱充盈、胎盘嵌顿、胎盘剥离不全。

（2）胎盘粘连或胎盘植入：多次刮宫或子宫内膜炎症或蜕膜发育不良等，使局部子宫内膜生长不良而发生部分胎盘粘连或植入，致胎盘剥离面血窦不能关闭。主要引起产时出血、产后出血、子宫破裂、感染等并发症。

（3）胎盘胎膜残留：部分胎盘小叶或副胎盘或胎膜残留于宫腔，影响子宫收缩而致出血。

3. 软产道裂伤　会阴、阴道、子宫颈裂伤或子宫破裂都可以引起产后出血。常见因素包括软产道组织弹性和伸展性差，如先天发育不良、外阴阴道炎症等；急产、产力过强、巨大儿；阴道手术助产操作不规范等。

4. 凝血功能障碍　因凝血功能障碍引起产后切口、全身皮肤黏膜及子宫大量出血，特征为血液不凝固。多见于产科并发症，如羊水栓塞、妊娠急性脂肪肝、妊娠期高血压疾病、胎盘早剥、死胎、严重感染等并发 DIC；或血小板减少症、白血病、再生障碍性贫血，以及重症肝炎等。

二、临床表现

产后出血的主要临床表现是胎儿娩出后阴道多量流血或伴有烦躁、皮肤黏膜苍白、脉搏细数、脉压缩小等失血性休克症状。根据病因不同，其临床表现特征各异。

（一）子宫收缩乏力

胎盘娩出后阴道流血较多，呈间歇性，子宫体软呈水袋状，宫底升高，体积增大，按压子宫底时有大量血液冲出，血色暗红，有血凝块，经按摩子宫或应用缩宫剂后，子宫变硬，阴道流血减少。

（二）胎盘因素

胎盘在胎儿娩出 10 分钟后仍未娩出，并有宫底上升、脐带不下移及大量阴道流血症状。若胎盘堵塞于宫颈口者为胎盘嵌顿之特征，胎盘在宫腔并能徒手剥离者为胎盘粘连之征象，若不能剥离可能为胎盘植入。胎盘、胎膜残留的临床特征是娩出的胎盘、胎膜不完整。有副胎盘残留时，胎盘胎儿面有断裂血管。

（三）软产道裂伤

有巨大儿、急产、手术助产等病史，在胎儿娩出后立即发生阴道流血，色鲜红，持续性，可凝固，妇科检查发现有软产道裂伤和活动性出血。若形成阴道壁血肿，呈隐性失血，可有严重会阴疼痛及突然出现张力大、有波动感，并可触及大小不同的肿物，烦躁不安，甚至休克。

笔记

知识拓展

会阴、阴道裂伤按损伤分度

阴道、会阴裂伤按损伤程度分为4度：Ⅰ度裂伤指会阴部皮肤及阴道入口黏膜撕裂，出血不多；Ⅱ度裂伤指裂伤已达会阴体筋膜及肌层，累及阴道后壁黏膜，向阴道后壁两侧沟延伸并向上撕裂，解剖结构不易辨认，出血较多；Ⅲ度裂伤指裂伤向会阴体深部扩展，肛门外括约肌已断裂，直肠黏膜尚完整；Ⅳ度裂伤指肛门、直肠和阴道完全贯通，直肠肠腔外露，组织损伤严重，出血量可不多。

（四）凝血功能障碍

阴道持续性流血经久不凝，有时还伴全身多部位出血，身体瘀斑。实验室检查血小板计数减少、纤维蛋白原降低、凝血酶原时间延长等。

三、实验室及其他检查

（一）失血量的测定与估计

1. 称重法　失血量（ml）=［胎儿娩出后接血敷料湿重（g）-接血前敷料干重（g）］/1.05（血液比重 g/ml）。

2. 容积法　用产后接血容器收集血液后，放入量杯测量失血量。

3. 面积法　可按接血纱布血湿面积粗略估计失血量。

4. 休克指数法（shock index，SI）　休克指数=脉率/收缩压（mmHg），SI=0.5 为血容量正常；SI=1.0 时，失血量为 10%~30%（500~1 500ml）；SI=1.5 时，失血量为 30%~50%（1 500~2 500ml）；SI=2.0 时，失血量为 50%~70%（2 500~3 500ml）。

（二）血红蛋白测定

血红蛋白每下降 10g/L，提示失血 400~500ml。

四、诊断与鉴别诊断

（一）辨病要点

有巨大儿、急产等病史，根据失血量及相应不同临床表现，确定引起产后出血的原因，即可明确诊断。

（二）辨证要点

本病需根据产时全身症状分辨虚实。若产妇素体虚弱，因产时疲劳过度，面色苍白，心悸气短，肢冷汗出，舌淡，脉微欲绝为气虚；若产妇大量出血夹有血块，少腹疼痛拒按，面色紫暗，唇舌均紫，脉涩为血瘀；而产后出血量多不止伴软产道损伤者为产伤所致。

（三）诊疗思路

产后出血诊疗思路见图 12-1。

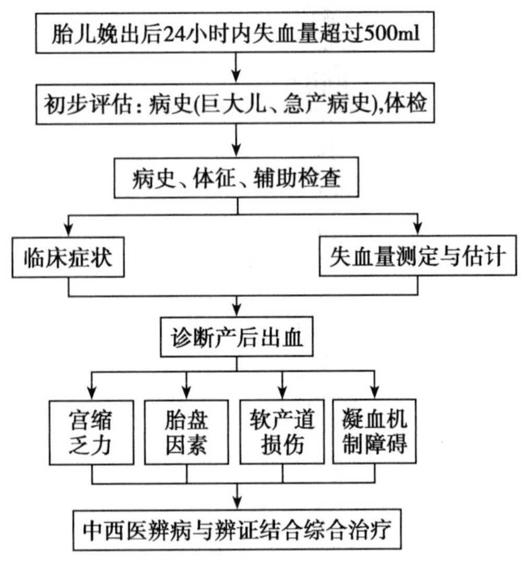

图 12-1　产后出血诊疗思路图

五、治疗

产后出血常在短时间内失血过多而出现休克状态，应针对出血原因迅速止血；补充血容量，必要时应手术治疗，纠正失血性休克；防止感染。

（一）中医治疗

1. 辨证论治

（1）气虚证

主要证候：新产后突然阴道出血，量多色鲜红，晕眩眼花，面色苍白，心悸怔忡，气短懒言，冷汗淋漓，手撒肢冷；舌淡无苔，脉微欲绝或浮大而虚。

治疗法则：益气固冲，摄血止崩。

方药举例：参附汤（《正体类要》）。

人参　附子

（2）血瘀证

主要证候：产后阴道突然大量出血，夹有血块，少腹阵痛拒按，血块下后腹痛减轻，牙关紧闭，面色紫暗；唇舌紫暗，脉涩。

治疗法则：行血逐瘀，理血归经。

方药举例：夺命散（《妇人大全良方》）合生化汤（《傅青主女科》）。

没药　血竭末

当归　川芎　桃仁　炮姜　炙甘草

（3）产伤证

主要证候：新产后阴道突然出血，量多色鲜红，持续不止，软产道有裂伤，面色苍白；舌淡，苔薄，脉细数。

治疗法则：益气养血，生肌固经。

方药列举：牡蛎散（《证治准绳》）

煅牡蛎　川芎　熟地黄　白茯苓　龙骨　续断　当归　炒艾叶　人参　五味子　地榆　甘草

2. 针灸治疗

取穴：眉心、人中、内关、三阴交、中极、涌泉。

刺法：用较强刺激手法，留针 5 分钟，以促速醒。

（二）西医治疗

1. 子宫收缩乏力　去除引起宫缩乏力的原因，如改善全身状态，若为膀胱过度充盈者立即导尿等。加强宫缩是最迅速有效的止血方法，具体方法有：

（1）按摩子宫：腹部子宫按压：术者一手放在子宫底部，拇指在前壁，其余四指在后壁，在下腹部均匀有节律的按摩宫底，挤出宫腔内积血，直至子宫收缩正常。腹部-阴道子宫按压（图 12-2）：一手戴无菌手套握拳伸入阴道前穹

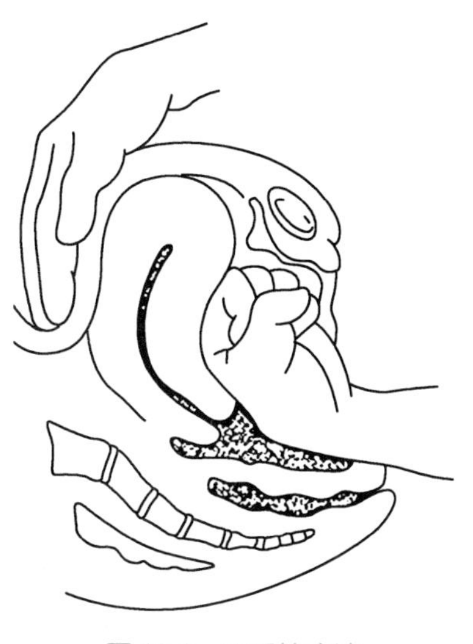

图 12-2　双手按摩法

笔记

窿顶住子宫前壁，另一只手在腹部按压子宫体后壁使宫体前屈，子宫在两手之间均匀有节律地压迫按摩，直至宫缩恢复正常。

（2）应用宫缩剂：①缩宫素：20U 加于 0.9%氯化钠注射液 500ml 中静脉滴注。必要时 10U 肌内注射或宫体注射。②麦角新碱：作用强，持续时间长。0.2~0.4mg 肌内注射或静脉快速滴注，或加用 25%葡萄糖注射液 20ml 中缓慢静脉推注，可与缩宫素同时用。合并心脏病、高血压者慎用。③前列腺素类药物：缩宫素无效时可采用米索前列醇 200~600μg 舌下含化；或卡前列甲酯 1mg 置于阴道后穹窿；或地诺前列酮 0.25mg 肌内注射，也可直接注射于子宫壁，需要时每 15~90 分钟可重复用药，总量不超过 2mg。

（3）宫腔纱条填塞法：助手在腹部固定子宫，术者用卵圆钳将无菌脱脂棉纱布条经子宫颈口送入宫底，按次序紧密填塞宫腔，不留空隙，压迫止血。24 小时后取出纱布条。

（4）子宫压迫缝合术：常用 B-Lynch 缝合法。适用于子宫乏力性产后出血，在剖宫产时使用更方便。将子宫从腹壁切口托出，用两手托住并挤压子宫体，观察出血情况，判断缝合成功的概率。加压后出血明显减少或停止，成功可能性大。按照图（12-3）进行缝合。

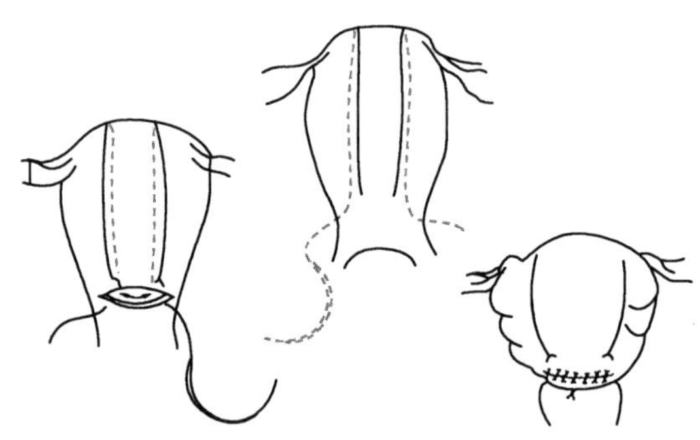

图 12-3 子宫压迫缝合法

（5）结扎盆腔血管：经上述积极处理，出血仍不止，可经阴道结扎子宫动脉下行支，减少子宫下段的出血；若无效可经腹做子宫动脉上行支或子宫动脉结扎；必要时行髂内动脉结扎及卵巢动脉子宫支结扎术。

（6）髂内动脉或子宫动脉栓塞：行股动脉穿刺插入导管至髂内动脉或子宫动脉，注入直径 1~3mm 的明胶海绵颗粒，先栓塞一侧动脉，如不能止血可同法栓塞另一侧。栓塞剂可于 2~3 周后吸收，血管复通。适用于产妇生命体征稳定时进行。

（7）切除子宫：若各种止血措施无明显效果，在输血、抗休克的同时，即行子宫次全或全子宫切除术，不失时机地抢救产妇生命。

2. 胎盘因素　疑有胎盘滞留时应立即作阴道及宫腔检查，胎盘已剥离但未排出，边按摩子宫，边轻轻牵拉脐带娩出胎盘；胎盘剥离不全、胎盘粘连者，可一手按压子宫体，另一手手指并拢轻轻伸入宫腔，触到胎盘后，从边缘部位，用手尺侧伸入其与宫壁之间，轻轻剥离胎盘；若剥离困难疑有胎盘植入，切忌强行剥离，以手术切除子宫为宜。胎盘和胎膜残留可行钳刮术或刮宫术。

3. 软产道裂伤 宫颈裂伤小于 1cm 且无活动性出血不需缝合，若裂伤大于 1cm 且有活动性出血应缝合。若裂伤累及子宫下段，缝合时应避免损伤膀胱和输尿管，必要时可经腹修补。修补阴道和会阴裂伤时应注意解剖层次的对合，不能留有死腔，并且避免缝线穿过直肠黏膜。软产道血肿应切开血肿，清除积血，彻底止血及缝合，必要时可置橡皮引流。

4. 凝血机制障碍 血小板减少可输血小板，再生障碍性贫血可输新鲜血等；如发生弥散性血管内凝血可参照相应章节处理。

5. 失血性休克处理 尽快建立有效静脉通道，行中心静脉压监测，首先补充平衡液、右旋糖酐、血液代用品等，待配血后尽快输新鲜红细胞、冷冻血浆等抗休克；同时给氧，纠正酸中毒，应用升压药物及肾上腺皮质激素改善心、肾功能；并用广谱抗生素预防感染。

六、预后

产后出血重在预防。本病是分娩期严重并发症，产后严密观察，尽快发现出血原因，及时治疗，大多可治愈。其中凝血机制障碍引起的出血尤为难症重症，需多学科协作抢救。

第二节 产 后 发 热

产褥期内，高热寒战或发热持续不退，并伴有其他症状者，称为“产后发热”。如产后 1~2 日以内，由于阴血骤虚，阳气外浮，而出现为轻微发热，而无其他症状，为营卫暂时失于调和，一般可自行消退，属正常生理现象。

本病的感染邪毒型发热，相当于西医学产褥感染，为重症，可危及产妇的生命，本节将予重点介绍。

一、病因病机

（一）中医病因病机

产后感染邪毒，正邪交争；外邪袭表，营卫不和；阴血骤虚，阳气外散；败血停滞，营卫不通。

1. 感染邪毒 产后胞脉空虚，血室正开，若产时接生不慎，或护理不洁，或不禁房事，致使邪毒乘虚而入，稽留于冲任、胞脉，正邪交争，因而发热；若邪毒炽盛，与血相搏，则传变迅速，热入营血，甚则逆传心包，出现危急重证。

2. 外感 产后百脉空虚，腠理不密，卫阳不固，以致风寒之邪乘虚而入，营卫不和，因而发热；或正值暑天，卒中暑邪，而致发热。

3. 血虚 产时产后失血过多，阴血暴虚，阳无所附，以致虚阳浮于外而发热。

4. 血瘀 产后恶露不下，败血停滞，瘀阻冲任，阻碍气机，营卫不通，而致发热。

（二）西医病因病理

1. 病因 孕晚期性生活、胎膜早破、产程延长、孕期生殖道感染、严重贫血、产科手术操作、产后出血等是感染的诱因。

笔记

2. 病原体　导致产褥感染的病原体种类比较多，一是外源性：以性传播疾病的病原体为主，如支原体、衣原体、淋病奈瑟菌等；二是内源性：孕期及产褥期生殖道内寄生大量需氧菌、厌氧菌、假丝酵母菌及支原体等。

3. 感染部位及病理　依感染发生部位分为急性外阴、阴道、宫颈炎，子宫感染，急性盆腔结缔组织炎和急性附件炎、急性盆腔腹膜炎及弥漫性腹膜炎，血栓静脉炎，脓毒血症及败血症等。

二、临床表现

1. 症状　产褥期内，发热、疼痛、异常恶露为产褥感染三大主要症状。产褥早期发热的最常见原因是脱水，但在2~3日低热后突然出现高热，应考虑感染可能。由于感染部位、程度、扩散范围不同，其临床表现也不同。其中发热表现为持续发热，或突然寒战高热，或发热恶寒，或乍寒乍热，或低热缠绵等。其疼痛主要表现为小腹疼痛。其首发症状多为恶露异常。

2. 体征　产后24小时后至10天内出现体温≥38℃；恶露呈脓性；局部伤口红肿、发硬、伤口裂开、压痛明显；子宫、附件压痛，甚至整个下腹压痛、反跳痛、肌紧张明显。

三、实验室及其他检查

1. 血常规可见白细胞总数及中性粒细胞升高，C反应蛋白>8mg/L。

2. 宫腔分泌物或血培养可找到致病菌。

3. B超、彩色多普勒超声、CT、磁共振等能对炎性包块、脓肿及静脉血栓做出定位及定性诊断。

四、诊断与鉴别诊断

（一）辨病要点及鉴别诊断

产褥期内，高热寒战或发热持续不退，并伴有其他症状者。应与蒸乳发热、乳痈发热、产后小便淋痛鉴别。

1. 蒸乳发热　产后3~4天泌乳期见低热，可自然消失，俗称“蒸乳”，不属病理范畴。

2. 乳痈发热　乳痈发热表现为乳房胀硬、红肿、热痛，甚则溃腐化脓。发热并伴有乳房局部症状是其特点，而产后发热不伴有乳房局部症状。可资鉴别。

3. 产后小便淋痛　产后小便淋痛，发热恶寒的同时，必伴有尿频、尿急、淋沥涩痛、尿黄或赤，尿常规检查可见红细胞、白细胞，尿培养可见致病菌。

（二）辨证要点

产后发热有虚有实，若高热寒战，持续不退，恶露紫暗秽臭，小腹疼痛拒按，心烦口渴，舌红，苔黄，脉数有力，多属感染邪毒；若恶寒发热，头痛身痛，苔薄白，脉浮，为外感发热；寒热时作，恶露量少，色暗有块，小腹疼痛拒按，舌紫暗，脉弦涩，属血瘀发热。以上三型属实证。若低热不退，恶露量少，色淡，腹痛绵绵，头晕心悸，舌淡，苔薄白，脉细数，乃血虚发热。

笔记

（三）诊疗思路

产后发热诊疗思路见图 12-4。

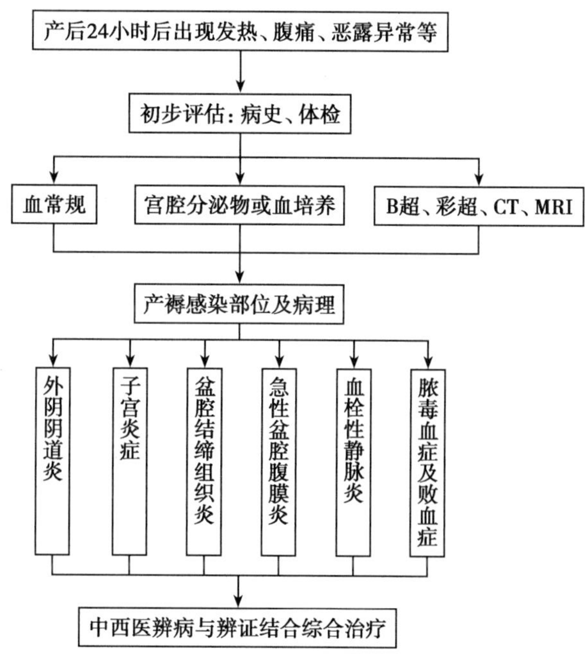

图 12-4 产后发热诊疗思路图

五、治疗

（一）中医治疗

在注意多虚多瘀的基础上，治疗应以调气血、和营卫为主。感染邪毒者，其证危笃，变化多端，为产科危急重症，应采用中西医结合方法积极救治。

1. 感染邪毒证

主要证候：产后发热恶寒，或高热寒战。小腹疼痛拒按，恶露初时量多，继则量少，色紫暗，或如败脓，其气臭秽，心烦口渴，小便短赤，大便燥结，舌红，苔黄而干，脉数有力。

治疗法则：清热解毒，凉血化瘀。

方药举例：解毒活血汤（《医林改错》）加金银花、黄芩。

连翘 葛根 柴胡 枳壳 当归 赤芍 生地黄 红花 桃仁 甘草

2. 外感证

主要证候：产后恶寒发热，头痛身疼，鼻塞流涕，无汗，舌苔薄白，脉浮紧。

治疗法则：养血祛风，散寒解表。

方药举例：荆防四物汤（《医宗金鉴》）加苏叶。

荆芥 防风 川芎 当归 白芍 熟地黄

3. 血虚证

主要证候：产后失血过多，低热不退，小腹绵绵作痛，喜按，恶露或多或少，色淡质稀，自汗，头晕眼花，心悸少寐，舌淡红，苔薄白，脉细弱。

笔记

治疗法则:补血益气,和营退热。

方药举例:八珍汤(《证体类要》)加黄芪、地骨皮。

当归　川芎　白芍　熟地黄　人参　茯苓　炙甘草　白术

4. 血瘀证

主要证候:产后乍寒乍热,恶露不下,或下亦甚少,色紫暗有块,小腹疼痛拒按,舌紫暗,或有瘀点瘀斑,脉弦涩有力。

治疗法则:活血祛瘀,和营退热。

方药举例:生化汤(《傅青主女科》)加牡丹皮、益母草。

当归　川芎　桃仁　炮姜　炙甘草

（二）西医治疗

1. 支持疗法　加强营养,增强全身抵抗力,纠正水、电解质失衡。病情严重或有严重贫血者,可多次少量输新鲜血或血浆。宜半卧位,利于引流。

2. 清除宫腔残留物　宫腔有胎盘、胎膜残留者应在使用抗生素同时行清宫术。

3. 清创引流　脓肿切开引流,若会阴伤口或腹部切口感染,则行清创引流术。

4. 抗生素的应用　首选广谱抗菌素,待细菌培养和药敏试验结果再做调整,注意需氧菌、厌氧菌及耐药菌株问题。中毒症状严重者,短期加用肾上腺皮质激素,提高机体应激能力。

5. 血栓静脉炎　在应用大量抗生素的同时,可加用肝素,即150U/(kg·d)肝素加入5%葡萄糖液500ml中静脉滴注,每6小时一次,体温下降后改为每日2次,连用4~7日;尿激酶40万U加入0.9%氯化钠液或5%葡萄糖液500ml中静脉滴注10日,用药期间监测凝血功能。口服双香豆素、阿司匹林等,也可用活血化瘀中药治疗。

6. 手术治疗　子宫严重感染出现不能控制的败血症、DIC时,应及时行子宫切除术。

六、预后

本病经及时治疗,大多可治愈。感染邪毒发热是急危重症,经及时抢救和合理治疗,预后尚可;若失治误治,病情传变,以至邪毒内传,热入营血,逆传心包,甚至热深厥脱,危及生命,或留下多器官功能损伤。

第三节　恶 露 不 绝

产后血性恶露持续10天以上,仍淋漓不尽者,称为“恶露不绝”,又称“恶露不尽”“恶露不止”。

西医学子宫复旧不全、晚期产后出血等疾病,均可参照本病辨证治疗。

一、病因病机

（一）中医病因病机

常见的有气虚冲任不固,血失统摄或血热损伤冲任,迫血妄行或瘀阻冲任,血不归经,而导致恶露不绝。

1. 气虚 素体虚弱，复因产时失血耗气，或产后操劳过早，损伤脾气，中气下陷，冲任失固，血失统摄，以致恶露不绝。

2. 血热 产妇素体阴虚，复因产时伤血耗津，营阴更亏，阴虚则内热，或产后过食辛辣温燥之品，或肝气郁滞，久而化热，热扰冲任，迫血妄行，而致恶露不绝。

3. 血瘀 产后胞宫、胞脉空虚，寒邪乘虚而入，血为寒凝，结而成瘀，或七情内伤，气滞而血瘀，或因产时留瘀，瘀阻冲任，新血难安，以致恶露不绝。

（二）西医的病因病理

1. 胎盘、胎膜、蜕膜残留 多发生于产后 10 日左右，黏附在宫腔内的残留胎盘组织、胎膜、蜕膜发生变性、坏死、机化，当坏死组织脱落时，暴露基底部血管，引起大量出血。

2. 子宫胎盘附着面感染或复旧不全 若胎盘附着面不能按期修复，感染、复旧不全则引起出血，多发生在产后 2 周左右。

3. 剖宫产术后子宫伤口裂开 多见于子宫下段剖宫产横切口两侧端，多发生在术后 2~3 周，出现大量阴道流血，甚至引起休克。

4. 感染炎症 引起子宫收缩不良或胎盘附着面复旧不全，引起大量出血。

5. 其他 产后妊娠滋养细胞肿瘤、子宫黏膜下肌瘤等均可引起晚期产后出血。

二、临床表现

1. 症状 表现为产后反复阴道流血或突然大出血，常常发生在产后 1~2 周，剖宫产术后子宫伤口裂开致阴道流血多发生在术后 2~3 周。若有感染，可表现为腹痛和发热；失血过多，可继发贫血，严重的可出现失血性休克甚至危及生命。

2. 体征 子宫复旧不良妇检可扪及子宫大而软，宫口松弛，有时可触及残留组织和血块，伴有感染者，子宫有压痛；若恶露量多，色鲜红时，应仔细检查有无软产道损伤并应了解子宫下段切口愈合情况。

三、实验室及其他检查

1. 血常规 了解贫血和感染情况。
2. 超声检查 了解子宫大小、宫腔有无残留物及切口愈合情况。
3. 病原菌和药敏试验 针对有感染征象的患者。
4. 病理检查 宫腔的刮出物或切下的子宫标本应送病理检查。
5. 查血 HCG 排除滋养细胞肿瘤。

四、诊断与鉴别诊断

（一）辨病要点

产后血性恶露持续 10 天以上，仍淋漓不尽，或突然出现阴道大量流血。

（二）辨证要点

辨证应以恶露的量、色、质、气味及全身症状，辨其寒、热、虚、实。如恶露量多，色淡，质稀，无臭气者，多为气虚；色红或深红，黏稠而臭秽者，多为血热；色暗有块者，多为血瘀。

（三）诊疗思路

恶露不绝的诊疗思路见图 12-5。

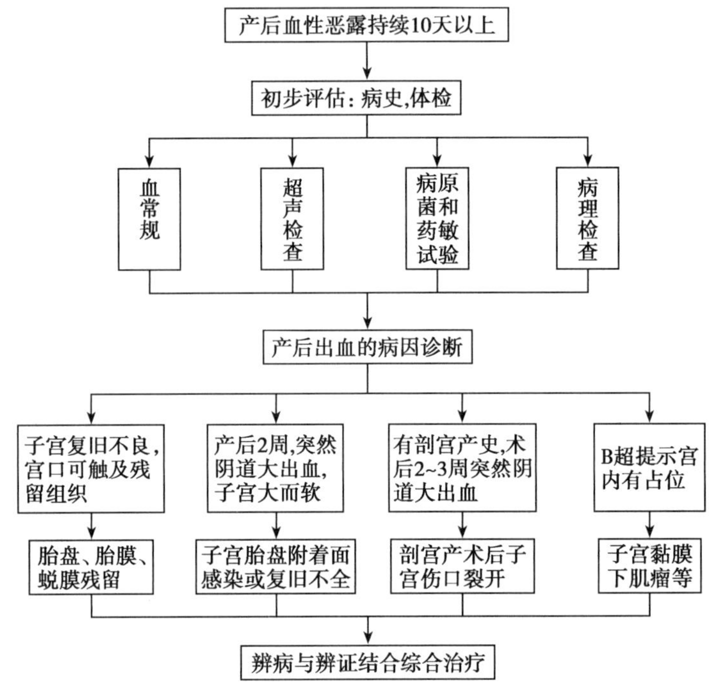

图 12-5　恶露不绝诊疗思路图

五、治疗

（一）中医治疗

治疗应遵循虚者补之、瘀者攻之、热者清之的原则，并随证选加止血药，标本同治，但不可过用固涩之剂，以致助邪，变生他病。

1. 气虚证

主要证候：恶露过期不止，量多，色淡红，质稀，无臭味，神疲懒言，四肢无力，小腹空坠，面色少华，舌淡，苔薄白，脉缓弱。

治疗法则：益气摄血。

方药举例：补中益气汤（《脾胃论》）加阿胶、艾叶、益母草。

人参　黄芪　白术　当归　橘皮　甘草　柴胡　升麻

2. 血热证

主要证候：产后恶露过期不止，量较多，色深红，质稠黏，有臭味，口燥咽干，面色潮红，舌红，苔少，脉细数。

治疗法则：养阴清热，凉血止血。

方药举例：保阴煎（方见第十章第二节胎漏与胎动不安）加贯众、煅牡蛎、炒地榆。

3. 血瘀证

主要证候：产后恶露过期不止，量时多时少，色暗有块，小腹疼痛拒按，块下痛减，舌紫暗，或有瘀点，脉沉涩。

笔记

治疗法则:活血化瘀止血。

方药举例:生化汤(方见第十二章第二节产后发热)加益母草、茜草、三七。

(二) 西医治疗

1. 少量或中等量阴道流血应给予广谱抗生素、子宫收缩剂及支持治疗。

2. 疑有胎盘、胎膜、蜕膜残留或胎盘附着部位复旧不全者,应在建立静脉通路、备血,做好术前准备的条件下进行刮宫,操作应轻柔。刮出物应送病理检查,以明确诊断。术后继续给予抗生素及子宫收缩剂。

3. 疑有剖宫产术子宫切口裂开,仅少量阴道流血也应住院,给予广谱抗生素及支持疗法,密切观察病情变化;若出血量多,可行剖腹探查。若切口周围组织坏死范围小,炎症反应轻微,可做清创缝合及髂内动脉、子宫动脉结扎止血或行髂内动脉栓塞术。若组织坏死范围大,酌情作低位子宫次全切除术或子宫全切除术。

4. 若为肿瘤引起,应做相应处理。

六、预后

本病若能及时治疗,大多可愈。若迁延日久,或突然大量出血,可变生他症。产后恶露淋漓日久不愈,应考虑有妊娠滋养细胞肿瘤的可能,需进一步检查,明确诊断。

第四节　产　后　身　痛

女性在产褥期内,肢体、关节酸痛、麻木、重着者,称为“产后身痛”,亦称“产后遍身疼痛”“产后关节痛”“产后痹证”“产后痛风”,俗称“产后风”。

西医学产褥期中因风湿、类风湿引起的关节痛、产后坐骨神经痛、多发性肌炎、产后血栓性静脉炎出现类似症状者,可参照本病辨证论治。

一、病因病机

(一) 中医病因病机

本病的发生与产后营血亏虚,经脉失养或风寒湿邪稽留关节、经络有关。常见的病因有血虚、外感、血瘀、肾虚。

1. 血虚　素体血虚,产后失血过多,或产后虚损未复,阴血亏虚,四肢百骸、经脉关节失养,则肢体麻木、酸痛。

2. 外感　产后百节空虚,卫表不固,腠理不密,若起居不慎,风寒湿邪乘虚而入,稽留于经络则肢体关节麻木、酸痛、重着。

3. 血瘀　产后余血未净,瘀血留滞于经络、筋骨之间,或因难产手术,伤气动血,瘀阻经络,故使身痛。

4. 肾虚　素体肾虚,复因产伤动肾气,耗伤精血,肾之精气血亏虚,失于濡养,而致腰膝疼痛、腿脚乏力或足跟痛。

(二) 西医病因病理

妊娠后期,由于松弛素的分泌,使骨盆关节、韧带松弛、耻骨联合及骶髂关节轻度分离等,可使产后肢体关节疼痛;或因缺钙引起肢体骨骼疼痛;或因产后不注意调理,

笔记

过早持久的活动或端坐,使松弛的关节韧带不能恢复,造成劳损,或增加骶髂关节囊的损伤机会而出现疼痛。

二、临床表现

1. 症状　产褥期间出现肢体关节酸楚、疼痛、麻木、重着、畏寒,甚至关节肿胀不能行走。本病多突发,常见于冬春严寒季节分娩者。

2. 体征　关节活动不利,或关节肿胀。病久不愈者可见肌肉萎缩、关节变形。

三、实验室及其他检查

血沉、抗"O"均正常。必要时可查血钙、X 线摄片、类风湿因子等。

四、诊断与鉴别诊断

(一)辨病要点

产妇在产褥期内,出现肢体、关节酸痛、麻木、重着等症状。注意与痹证、痿证鉴别。

(二)辨证要点

本病辨证以疼痛的部位、性质为主要依据,结合兼证与舌脉综合分析,以辨寒热虚实。若肢体关节酸楚疼痛,麻木,伴面色萎黄,头晕心悸,舌淡,脉细弱,属血虚;若肢体关节肿胀,麻木,重着,疼痛剧烈,宛如针刺,屈伸不利或痛无定处,或遇热则舒,伴恶寒畏风,舌苔薄白腻,脉濡细,属外感风寒湿邪;若疼痛较重,痛有定处,按之甚,伴恶露量少,舌暗苔白,脉弦涩,属血瘀;若产后腰酸,足跟疼痛,伴头晕耳鸣,舌淡暗,脉沉细弦,属肾虚。

(三)鉴别诊断

产褥期内,出现肢体、关节酸痛、麻木等症状,首先应检查关节、肌肉的情况,并进一步查血沉、抗"O"、类风湿因子。注意鉴别风湿病、类风湿关节炎、血栓性静脉炎等。

五、治疗

本病主要以中药养血活血,通络止痛为主;养血之中,应佐以理气通络之品以标本同治;祛邪之时,又当配养血补虚之药以助祛邪而不伤正。

1. 血虚证

主要证候:产褥期内遍身关节酸楚、肢体麻木,甚则疼痛;面色萎黄,头晕心悸;舌淡苔薄,脉细弱。

治疗法则:养血益气,温经通络。

方药举例:黄芪桂枝五物汤(《金匮要略》)加当归、秦艽、丹参、鸡血藤。

黄芪　芍药　桂枝　生姜　大枣

2. 外感证

主要证候:产后肢体关节疼痛,屈伸不利,或痛无定处,或冷痛剧烈,宛如针刺,得热则舒,或关节肿胀、麻木、重着,伴恶寒畏风,舌苔薄白腻,脉濡细。

治疗法则:养血祛风,散寒除湿。

方药举例:独活寄生汤(《备急千金要方》)。

笔记

独活　桑寄生　秦艽　防风　细辛　当归　川芎　干地黄　杜仲　牛膝　人参　茯苓　甘草　桂心　芍药

3. 血瘀证

主要证候：产后身痛，尤以下肢为甚，疼痛、麻木、发硬、重着、肿胀明显，关节屈伸不利，按之痛甚；恶露量少、色紫暗夹血块，小腹疼痛，拒按；舌暗，苔白，脉弦涩。

治疗法则：养血活血，化瘀祛湿。

方药举例：身痛逐瘀汤(《医林改错》)加忍冬藤、毛冬青、益母草、木瓜。

秦艽　川芎　桃仁　红花　甘草　羌活　没药　当归　五灵脂　香附　牛膝　地龙

4. 肾虚证

主要证候：产后腰膝关节或足跟疼痛，头晕耳鸣，夜尿多，舌淡暗，苔薄白，脉沉细。

治疗法则：补肾养血，强腰壮骨。

方药举例：养荣壮肾汤(《叶氏女科证治》)加秦艽、熟地黄。

当归　川芎　独活　肉桂　杜仲　川断　桑寄生　防风　生姜

六、预后

本病若及时治疗，多预后良好、若失治误治，日久不愈，关节肿胀，屈伸不利，甚则僵硬变形，转为“痹症”，不易治愈。

第五节　缺　　乳

哺乳期间，产妇乳汁甚少或无乳可下，称为“缺乳”，亦称“乳汁不行”或“乳汁不足”。常发生在产后1周内，也可发生在整个哺乳期。

一、病因病机

(一)中医病因病机

缺乳的主要病机有二，一为化源不足，二为乳络不畅。常见辨证分型有气血虚弱、肝郁气滞、痰湿阻滞。

1. 气血虚弱　素体气血虚弱，复因产时失血耗气，气血亏虚，或脾胃虚弱，气血生化不足，以致气血虚弱无以化乳，则产后乳汁甚少或无乳可下。

2. 肝郁气滞　素性抑郁，或产后情志不畅，肝失条达，气机不畅，以致经脉涩滞，阻碍乳汁运行，因而缺乳。

3. 痰湿阻滞　素体肥胖，痰湿内盛或产后多食肥甘厚腻之品，脾失健运，致痰湿内生，阻滞乳络，则缺乳。

(二)西医病因病理

乳汁的分泌量不仅与乳腺的发育、婴儿的按时吸吮、乳房的排空，营养状态、饮食量等有关，还与产妇的精神因素、有否贫血、劳累疼痛、年龄过大等有关。产妇在抑郁、焦虑状态下可造成乳汁分泌减少，而婴儿的啼哭可以使母亲的催乳素分泌增加。

笔记

二、临床表现

（一）症状

产后开始哺乳时感乳房不胀，乳汁稀少或乳汁全无；或哺乳过程中，乳汁骤然减少，不足以喂养婴儿。

（二）体征

乳头无皲裂，乳房柔软或胀硬，乳汁清稀或浓稠。

三、诊断与鉴别诊断

（一）辨病要点

产妇在哺乳期内，出现乳汁少甚或无乳。

（二）辨证要点

本病应根据乳汁的稀稠等证候分虚实二证。一般乳房柔软、乳汁清稀者，多为虚证；乳房胀硬而痛，乳汁浓稠者，多为实证。

（三）鉴别诊断

乳痈　乳痈是由热毒入侵乳房而引起的急性化脓性疾病，相当于西医的急性化脓性乳腺炎。常发生于产后哺乳妇女，初起恶寒发热，乳房红肿热痛，继之化脓破溃；血常规检查可有白细胞总数及中性粒细胞比例增高，深部脓肿可行B超检查，脓液细菌培养及药敏试验有助于确定致病菌种类，指导选择抗生素。

四、治疗

虚者补气养血，实者疏肝解郁或健脾化痰，均宜佐以通乳之品。

1. 气血虚弱证

主要证候：产后乳少，甚或全无，乳汁清稀，乳房柔软无胀感；神倦食少，面色少华，舌淡，苔薄白，脉细弱。

治疗法则：补气养血，佐以通乳。

方药举例：通乳丹（《傅青主女科》）。

人参　生黄芪　当归　麦冬　木通　桔梗　七孔猪蹄

2. 肝郁气滞证

主要证候：产后乳汁涩少，浓稠，或乳汁全无，乳房胀硬疼痛，频频嗳气或叹息，胸胁胀闷，食欲不振，舌质正常，苔薄黄，脉弦或弦滑。

治疗法则：疏肝解郁，活络通乳。

方药举例：下乳涌泉散（《清太医院配方》）。

当归　川芎　白芍　生地黄　天花粉　柴胡　漏芦　桔梗　麦芽　通草　白芷　穿山甲　王不留行　甘草

3. 痰浊阻滞证

主要证候：乳汁甚少或无乳可下，乳房硕大或下垂不胀满，乳汁不稠；形体肥胖，胸闷痰多，纳少便溏，或食多乳少；舌淡胖，苔腻，脉沉细。

治疗法则：健脾化痰，通乳。

笔记

方药举例：苍附导痰丸(《叶天士女科诊治秘方》)合漏芦散(《太平惠民和剂局方》)。

茯苓 法半夏 陈皮 甘草 苍术 香附 胆南星 枳壳 生姜 神曲 漏芦 蛇蜕 瓜蒌

五、预后

本病若能及时治疗，脾胃功能、气血津液恢复正常，则乳汁可下；若身体虚弱，虽经治疗，乳汁无明显增加，则预后较差。

附：回 乳

若产妇因疾不能哺乳，或乳母体质虚弱不宜授乳，或已到断乳之时，可予回乳。若不回乳，任其自退，往往可致回乳不全，月经失调，甚至数年后仍有溢乳或继发不孕，故务必用药尽快退乳。回乳时应注意防止乳痈的发生。回乳以消食导滞，活血通经为法。常用方如下：

1. 麦芽 200g，蝉蜕 5g，水煎服。

2. 免怀散(《济阴纲目》)：红花、当归尾、赤芍、川牛膝水煎服，连服 7 剂。可加麦芽、青皮、蒲公英、远志。

3. 芒硝 120g 装于布袋内，排空乳汁后，敷于乳部(暴露乳头)，扎紧，待湿后更换。

第六节 产 后 抑 郁

产后抑郁是以产后出现情绪低落、精神抑郁为主要症状的病证。西医学称之为“产褥期抑郁症”。本病一般在产后 2 周内发病，产后 4~6 周症状明显，平均持续 6~8 周，甚则可长达数年，应予重视，尽早治疗。

本病当属中医“产后情志异常”“产后脏躁”范畴。

一、病因病机

(一)中医病因病机

产后多虚，血不养心，心神失养，或过度忧愁思虑，损伤心脾；产后多瘀，瘀血停滞，上攻于心；或情志所伤，肝气郁结，肝血不足，魂失潜藏。

1. 心脾两虚 产后思虑太过，所思不遂，心血暗耗，脾气受损，气血生化不足，气虚血弱，血不养心，心神失养，故致产后抑郁。

2. 瘀血内阻 产后元气亏虚，复因劳倦耗气，气虚无力运血，血滞成瘀，或产后胞宫瘀血停滞，败血上攻，闭于心窍，神明失常致产后抑郁。

3. 肝郁气结 素性忧郁，胆怯心虚，产后复因情志所伤或突受惊恐，魂不守舍而致产后抑郁。

(二)西医病因病理

病因不明，可能与遗传因素、心理因素、妊娠因素、分娩因素及社会因素等有关。有不良生育史、多产、不易怀孕、青少年产妇、早产孕妇、有妊娠合并症、婴儿住院中的产妇、家庭关系不和睦、新生儿性别与期望不符合等情况更易发生该病。

笔记

二、临床表现

产后1周开始出现症状，产后2周发病，在产后4~6周症状逐渐明显。症状主要有情绪低落、精神抑郁、伤心落泪、悲观厌世、失眠多梦、疲乏无力；或对家庭、生活失去信心；或伴有头晕、头痛、心率加快、呼吸增加、便秘等症状；或内疚、焦虑、易怒，或默默不语。严重者不能照料婴儿，甚至有伤婴者。

三、实验室检查

血常规检查正常或有血红蛋白低于正常。

四、诊断与鉴别诊断

（一）辨病要点

产妇主要表现是精神抑郁，多在产后2周内发病，产后4~6周症状明显。多表现为心情压抑、沮丧、感情淡漠、不愿与人交流，甚至与丈夫也会产生隔阂。

（二）辨证要点

产后情绪低落，忧郁焦虑，悲伤欲哭，不能自制，心神不安，失眠多梦，气短懒言，舌淡，脉细者，多属虚。产后忧郁寡欢，默默不语，失眠多梦，神志恍惚，舌暗有瘀斑，苔薄，脉弦或涩，多属实。

（三）鉴别诊断

1. 产后抑郁综合征　产后抑郁综合征是指产妇在分娩后7天内出现抑郁、悲伤、沮丧、哭泣等症状。多病情轻、病程短，多数患者仅1~3天便可缓解。

2. 产后抑郁性精神病　产后抑郁性精神病属于躁狂抑郁性精神病范畴，即情感性精神病。一类以情感障碍为主要表现的精神障碍，又称躁狂抑郁症，简称燥郁症。基本症状为情绪高涨，伴联想加速、言语增多、意志活动增强（躁狂发作或躁狂症），以及情绪低落、思维迟钝，对周围的一切不感兴趣，行动缓慢（抑郁发作或抑郁症），这两种状态可以单独反复发作。

五、治疗

（一）中医治疗

本病的治疗以调和气血、安神定志为主，临证须分清虚实，同时配合心理治疗。

1. 心脾两虚证

主要证候：产后焦虑、忧郁，心神不宁，常情绪低落，悲伤欲哭，失眠多梦，健忘，精神萎靡；伴神疲乏力，面色萎黄，纳少便溏，脘闷腹胀；舌淡，苔薄白，脉细弱。

治疗法则：健脾益气，养心安神。

方药举例：归脾汤（《校注妇人良方》）。

白术　茯神　黄芪　龙眼肉　酸枣仁　人参　木香　当归　远志　甘草　生姜　大枣

2. 瘀血内阻证

主要证候：产后抑郁寡欢，默默不语，失眠多梦，神思恍惚；恶露淋漓日久，色紫暗有块，面色晦暗；舌暗有瘀斑，苔白，脉弦或涩。

笔记

治疗法则：活血逐瘀，镇静安神。

方药举例：调经散（《太平惠民和剂局方》）。

当归　肉桂　没药　琥珀　赤芍细辛　麝香

3. 肝气郁结证

主要证候：产后心情抑郁，心神不安，夜不入寐，或噩梦纷纭，惊恐易醒；恶露量或多或少，色紫暗有块；胸闷纳呆，善太息；苔薄，脉弦。

治疗法则：疏肝解郁，镇静安神。

方药举例：逍遥散（《太平惠民和剂局方》）加夜交藤、合欢皮、磁石、柏子仁。

柴胡　当归　白芍　白术　茯苓　甘草　煨姜　薄荷

（二）西医治疗

主要应用抗抑郁的药物，尽量选用不进入乳汁的药物。

（1）5-羟色胺再摄取抑制剂：①帕罗西汀：从20mg/d的剂量开始服，逐渐增至50mg/d；②氟西汀：从20mg/d的剂量开始服，逐渐增至80mg/d；③舍曲林：从50mg/d的剂量开始服，逐渐增至100mg/d。

（2）三环类抗抑郁药：阿米替林从50mg/d的剂量开始服，逐渐增至150~300mg/d。

（三）心理治疗

通过心理咨询，了解患者的心理状态和个性特征，及时解除其致病的心理因素（如产后角色不适应、婚姻关系紧张、家庭矛盾突出等）。并给产妇无微不至的关怀和照顾，营造和谐的家庭氛围，提高产妇的信心和勇气。

（四）预防

1. 重视孕期及产后的心理保健和心理护理，产前检查时应了解产妇的性格情况，有无精神病家族史和抑郁症表现等。

2. 重视具有发生抑郁症高危因素的产妇，帮助其调解家庭的婆媳、夫妻关系，缓解孕妇对分娩的恐惧心理及选择生男生女的心理负担，减轻产后的应激压力。

3. 产后保证充足的睡眠和休息，避免过劳和过重的心理负担，调畅情志，减少产后不良刺激。

六、预后

本病初起，经过药物及心理治疗，预后良好，但再次妊娠约有20%复发率。若治疗不及时，产妇可出现自杀倾向或伤害婴儿，应予以重视。

学习小结

1. 学习内容

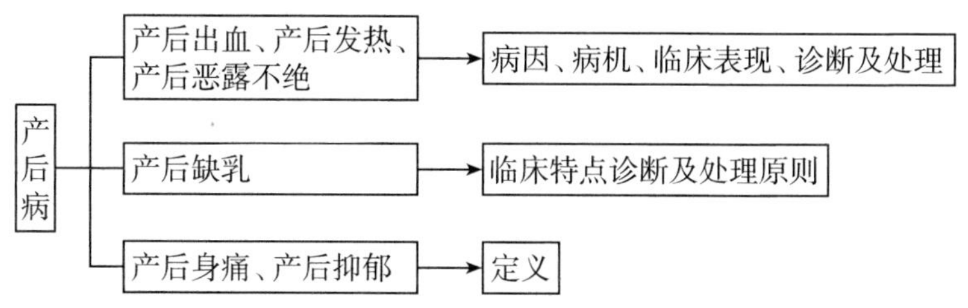

笔记

2. 学习方法

通过对产后多虚、多瘀病因病机的学习，熟悉产后出血、产后发热、恶露不绝、产后缺乳、产后身痛、产后抑郁等内容，从中体会产后病病因病机的共性及辨证施治的特点。

（吴冬梅　王艳萍）

复习思考题

1. 产后出血出现血虚气脱如何证治？
2. 感染邪毒证的产后发热如何证治？

第十三章

妇科杂病

学习目的

妇科杂病涵盖了妇科常见病、多发病，通过本章的学习，学会女性生殖器炎症、不孕症的病因、临床表现、诊断及中西医结合治疗，为诊治妇科杂病做准备。

学习要点

1. 前庭大腺炎、阴道炎性疾病、盆腔炎性疾病的临床表现及治疗原则。
2. 盆腔炎性疾病后遗症的中医病因病机及辨证论治。
3. 不孕症的检查步骤和诊断。
4. 盆腔淤血综合征的诊疗方法。

妇科杂病是指一类与女性生殖系统解剖和生理病理特点有密切关系，但又不属于经、带、胎、产疾病范畴的一类疾病。

妇科杂病范围广、病症各异，故病因病机较复杂。病因包括：感受外邪、情志内伤、房劳多产、禀赋薄弱等。其病机往往是脏腑功能失调，气血失和，直接或间接损伤冲任、胞宫、胞脉、胞络，或脏阴不足等，从而导致疾病发生。

杂病的诊断主要依据病史、症状、舌脉，并结合必要的检查。

杂病的治疗重在调补脏腑，特别是肾、肝、脾的功能，以及调理气血和冲任、胞宫，并注意祛邪。局部病变者重在外治，或内外合治。而病程缠绵，兼有月经、带下异常者，则需分清主次，注意坚持用药、攻补得当、整体调治。另外，因情志内伤者，用药同时可配合心理疏导。

第一节　外阴上皮内非瘤样病变

外阴上皮内非瘤样病变是指女性外阴皮肤和黏膜组织发生变性及色素改变的一组慢性疾病。外阴上皮内非瘤样病变分为外阴慢性单纯性苔藓、外阴硬化性苔藓及其他外阴皮肤病。由于外阴慢性单纯性苔藓及外阴硬化性苔藓患者的外阴皮肤黏膜多呈白色，故也称为外阴白色病变。如患者外阴同时有两种疾病存在，则应将两者同时列为诊断。该病中医归属于“阴痒、阴疮”范畴。本节主要介绍外阴慢性单纯性苔藓、外阴硬化性苔藓。

一、病因病机

（一）中医病因病机

本病的诱因常为虫毒侵蚀、劳累过度、房事不节、外阴局部过度刺激等因素。中医认为其发生与肝、脾、肾三脏有关。

1. 肝经湿热　肝气郁结，素体抑郁，郁怒伤肝，郁久化热，湿热之邪流注下焦，浸渍外阴而致。

2. 肝肾阴虚　肝肾不足，年老体弱，久病不愈，房劳过度，肾精受损，精血两伤，润肤不能导致外阴干枯。

3. 脾肾阳虚　久病伤阳，肾阳虚弱，阳虚生内寒，冲任虚寒，阴部失于温煦，阴寒凝滞阴部肌表，气血受阻，皮肤变色、外阴萎缩。

4. 血虚化燥　脾虚不足，久病不愈，耗伤气血，冲任血虚，不能滋养肌肤，外阴皮肤干燥而致病。

（二）西医病因病理

外阴慢性单纯性苔藓和硬化性苔藓病因不明。外阴慢性单纯性苔藓可能由慢性损伤、过敏、局部营养失调或代谢紊乱所致。其诱因可能与外阴局部潮湿、阴道排出物刺激及对外来刺激反应过度有关。局部主要病理变化为表皮层角化过度和角化不全，棘细胞层不规则增厚，上皮脚向下延伸，末端钝圆或较尖。上皮细胞层次排列整齐，保持极性，细胞大小和核形态、染色均正常。

外阴硬化性苔藓可能与自身免疫性疾病有关。睾酮不足也为发病原因之一，但本病基底层性激素受体缺乏，可能是应用性激素不能完全治愈本病的原因所在。另外，发病与基因遗传有关。典型病理特征为表皮萎缩，表层角化过度和毛囊角质栓塞，棘层变薄伴基底细胞液化，变性，黑素细胞减少，上皮脚变钝或消失。病变早期真皮乳头层水肿，晚期出现均质化，均质带下有淋巴细胞和浆细胞浸润。表皮过度角化及黑素细胞减少使皮肤外观呈白色。

二、临床表现

（一）外阴慢性单纯性苔藓

以外阴瘙痒为主要症状、病因不明的鳞状上皮细胞良性增生为主的外阴疾病。多见于30~60岁女性，恶变率2%~5%。

1. 症状　外阴瘙痒，重者寝食不安，影响生活质量。搔抓使皮损加重从而使瘙痒更加严重。

2. 体征　外阴局部呈局灶性、对称性或多发性改变，累及范围包括大阴唇、阴唇间沟、阴蒂包皮、阴唇后联合等处，轻者皮肤颜色暗红或粉红，角化过度部位则呈现白色。重者表皮抓破、皲裂、溃疡、皮肤增厚、色素增加、皮肤纹理明显，出现苔藓样变，粗糙隆起。若溃疡长期不愈，局部癌变的可能性加大，应及早进行活检确诊。

（二）外阴硬化性苔藓

是一种以外阴及肛周皮肤萎缩变薄、色素减退变白为主要特征的疾病，可能与自身免疫性疾病有关。

1. 症状　轻者无明显临床症状，大多数为外阴瘙痒，程度较外阴慢性单纯性苔藓患者轻。

笔记

2. 体征　病变部位包括大阴唇、小阴唇、阴蒂包皮、阴唇后联合及肛周，而且为对称性。早期皮肤发红肿胀，出现粉红、象牙白色或有光泽的多角形小丘疹，丘疹融合成片后呈紫癜状，进一步发展，皮肤和黏膜变白、变薄，弹性消失，干燥皲裂。晚期外阴萎缩，大、小阴唇变小变薄，皮肤颜色变白、皱缩、弹性差，阴道挛缩狭窄，出现性交困难。少女患者临床症状多不明显，可能仅感外阴及肛周不适。检查时在外阴及肛周区见白色病损环，至青春期多数患者的病变可自行消失。硬化性苔藓极少发展为浸润癌。

（三）外阴硬化性苔藓合并慢性单纯性苔藓

外阴硬化性苔藓合并慢性单纯性苔藓以往称为外阴混合性营养不良，是指这两种病变同时存在。其原因为硬化性苔藓患者长期瘙痒和搔抓，导致在原有硬化性苔藓基础上出现鳞状上皮增生，因容易合并不典型增生，所以应特别重视局部病理检查。

（四）其他外阴皮肤病

包括继发性外阴色素减退疾病、外阴白化病、外阴白癜风。除继发性外阴色素减退疾病，需对原发疾病进行治疗，并注意起居卫生外，其他疾病均无需治疗。

三、诊断与鉴别诊断

询问患者是否有外阴慢性刺激、损伤，是否有过敏或自身免疫性疾病史，以及家族中是否有类似疾病史。

1. 辨病要点　根据临床症状和局部体征，可做出初步诊断。确诊依靠病理组织学检查，以排除不典型增生或原位癌。

2. 辨证要点　本病有虚实两证，以虚证为主。虚证常表现为外阴灰色，薄脆，干燥或粗糙，外阴皮肤弹性下降，或溃疡久治不愈；实证常表现为，外阴粗糙增厚、局部红肿、溃疡流水，或带下黄而量多，臭秽者。肝郁型多见于增生肥厚型，肝肾不足多见于硬化苔藓型，气血两虚型往往两者均存在。

3. 诊疗思路

外阴非上皮内瘤变诊疗思路见图 13-1。

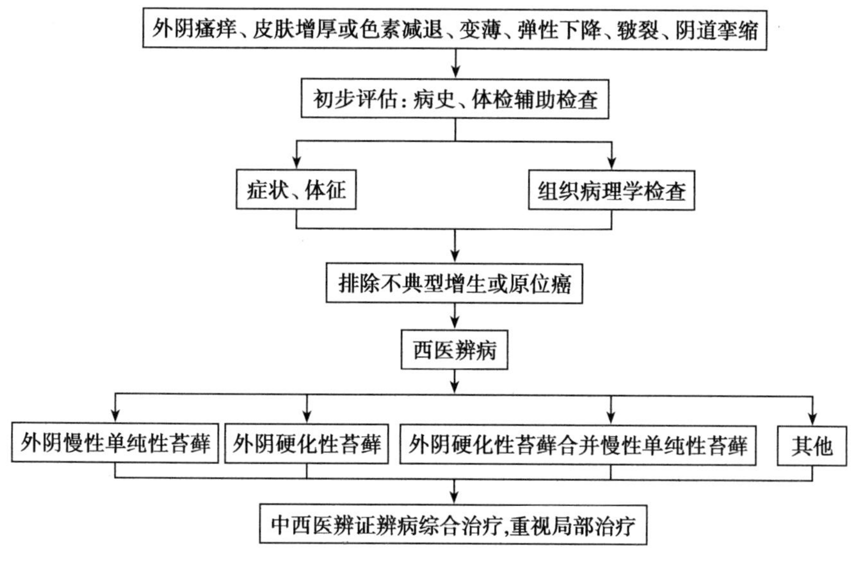

图 13-1　外阴非上皮内瘤变诊疗思路图

4. 鉴别诊断

（1）外阴白癜风：该病无任何自觉症状，其外阴皮肤出现界限分明的发白区，表面光滑润泽，质地完全正常。镜下观除色素脱失外，上皮与真皮均为正常。

（2）外阴炎：如果患者外阴皮肤增厚，发白或发红，伴有痛痒且阴道分泌物增多者，应首先排除假丝酵母菌、滴虫、细菌等感染所致的阴道炎和外阴炎，阴道分泌物病原体检测可鉴别。

（3）老年生理性萎缩：见于老年女性，患者无自觉症状，其外阴部皮肤无明显变化，仅表现为外阴皮肤各层组织及皮下脂肪层均萎缩，大、小阴唇均变平退化。

四、治疗

（一）中医治疗

本病以益肝养肾、活血祛瘀、祛风止痒、清热利湿为主。

1. 辨证论治

（1）肝经湿热证

主要证候：胸闷烦躁，口苦舌干，溲赤便秘；外阴瘙痒，灼热疼痛，破损溃疡，黄水渗流，白带增多，色黄气秽，患处皮肤黏膜粗糙肥厚，变薄变脆；舌边尖红，苔黄腻，脉弦数。

治疗法则：清热利湿，消斑止痒。

方药举例：龙胆泻肝汤（《医方集解》）加减。

龙胆　栀子　黄芩　车前子　泽泻　生地黄　当归　甘草　柴胡

（2）血虚化燥证

主要证候：头晕眼花，心悸怔忡，面色萎黄，气短乏力；外阴瘙痒，变薄变白，干燥脱屑，皲裂，舌淡，苔薄，脉细。

治疗法则：益气养血，润燥止痒。

方药举例：人参养荣汤（《太平惠民和剂局方》）。

人参　黄芪　煨白术　茯苓　远志　陈皮　五味子　当归　白芍　熟地黄　桂心　炙甘草

（3）脾肾阳虚证

主要证候：腰背酸楚，尿频尿多，四肢欠温，畏寒畏冷，面浮肢肿，纳差便溏；外阴瘙痒，皮肤黏膜薄脆，变白萎缩，弹性减弱，或可增厚粗糙；舌淡胖，苔薄白或薄润，脉沉细无力。

治疗法则：温脾补肾，祛风止痒。

方药举例：右归丸（《景岳全书》）加减。

熟地黄　山药　山茱萸　枸杞子　鹿角胶　菟丝子　杜仲　当归　肉桂　制附子

（4）肝肾阴虚证

主要证候：头昏目眩，双目干涩，腰膝酸楚，耳鸣乏力；外阴鳞状上皮增生者外阴瘙痒，变白，弹性减弱，皮肤、黏膜薄脆；外阴硬化性苔藓者外阴瘙痒萎缩，干燥平坦，变白或粉红，病损处干燥，薄脆，阴道口缩小；舌红，苔黄，脉细或细数。

治疗法则：补肝益肾，养荣润燥。

方药举例：左归丸（《景岳全书》）合二至丸（《医方集解》）。

熟地黄　山药　山茱萸　枸杞子　牛膝　菟丝子　鹿角胶　龟板胶　女贞子　墨旱莲

2. 外治法

（1）熏洗盆浴：蛇床子 30g、百部 30g、苦参 30g、徐长卿 15g、黄柏 20g、荆芥（或薄荷）（后下）20g，水煎熏洗、坐浴。

（2）阴蚀生疮方（《千金药方》）雄黄、矾石、麝香共研细末，搽于患处。

（3）紫金锭：醋调，敷于肌肤破溃处；金黄散：香油调敷，适用于外阴皮肤红肿未溃者。

（二）西医治疗

1. 一般治疗　避免过敏和辛辣食物，少饮酒；保持外阴皮肤黏膜清洁、干燥；忌用肥皂、清洁剂冲洗外阴；外阴瘙痒时，可选用止痒剂对症处理；瘙痒严重者，可用镇静剂和抗过敏药物。

2. 药物治疗　外阴慢性单纯性苔藓可用糖皮质激素局部治疗，0.025%氟轻松软膏，0.01%曲安奈德软膏或 1%~2%氢化可的松软膏或霜剂等每日涂擦局部 3~4 次，用以缓解瘙痒症状。外阴硬化性苔藓临床用 2%丙酸睾酮油膏涂擦患部，擦后稍予按揉，每日 3~4 次，用药达 1 个月左右始出现疗效，症状缓解后改为每日 1~2 次；若出现男性化副反应或疗效不佳时，可局部涂擦 3%黄体酮油膏或 0.05%氯倍他索软膏局部治疗。

3. 物理治疗　具有一定效果，但有复发可能。常用方法有：①CO_2 激光治疗；②冷冻治疗；③聚焦超声治疗。

4. 手术治疗　病灶局限者，可考虑行单纯病灶切除；病变范围较广，多需行单纯外阴切除。

五、预后

本病经积极治疗，保持外阴清洁卫生，多可治愈。少数患者可迁延日久不愈，致使阴部长期失于滋养而转为外阴癌。

第二节　前庭大腺炎

病原体侵入前庭大腺引起炎症，称为前庭大腺炎，好发于育龄女性，特别是在分娩或性交等容易导致外阴部污染情况时发病。幼女及绝经后女性较少见。中医根据阴户肿胀、结块疼痛、溃烂等特点，归属于"阴疮""阴肿""阴痛"等病的范畴。

一、病因病机

（一）中医病因病机

本病主要病机为湿热蕴结，多为热毒侵袭外阴肌肤，导致阴亏，内伤七情，劳伤房欲，热盛肉腐，肉腐为脓，外阴脓肿。若为寒湿所伤，则气血失和，久病不化，而成阴肿。

1. 热毒蕴结　经行产后，感染邪毒，湿热蕴于下焦，伏于肝经，滞于冲任，血气相搏，郁结阴肿。

笔记

2. 寒湿瘀滞 久居阴寒湿冷之所，寒湿侵袭，凝滞气血，瘀积于内，邪气不排，内陷肌肉；或平素阳虚，气血失畅，痰湿凝结，阴肿成块。

（二）西医病因病理

病原菌最常见有淋病奈瑟菌、沙眼衣原体，其他病原菌还有葡萄球菌、大肠埃希菌、链球菌、肠球菌等细菌。炎症多发生于单侧，急性发作时，引起前庭大腺导管炎，腺管黏膜发生充血肿胀，并分泌大量的脓性液体，积聚形成前庭大腺脓肿。若分泌物中脓细胞被吸收，变为透明液体，则为前庭大腺囊肿。

二、临床表现

1. 症状 多为一侧，发病初期时局部肿胀、疼痛、灼热感，行走不便，有时会出现大小便困难。

2. 体征 局部见皮肤红肿、发热、压痛明显，患侧前庭大腺开口处可见白色小点。当脓肿形成时，疼痛加剧，脓肿直径可达 3~6cm，可触及波动感。严重者可出现发热，腹股沟淋巴结增大。当脓肿内压力增大时，脓肿可自行破溃而自行引流，炎症消退而痊愈；若引流不畅，则炎症持续发展，并可反复急性发作。形成囊肿，可触及肿块。

三、诊断与鉴别诊断

1. 辨病要点 多有外阴不洁、或感受寒湿等病史，结合发病部位、肿胀情况及病原体检查结果，不难诊断。

2. 辨证要点 湿热者起病急、肿痛明显，久则化脓；寒湿者病程长，肿胀结块，日久不消。

3. 鉴别诊断

（1）外阴恶性肿瘤：主要为久治不愈的外阴瘙痒和结节状、菜花状、溃疡状肿物，晚期可伴溃破、出血、感染。多发生于绝经后女性，病理组织学检查可明确诊断。

（2）梅毒：一期梅毒可见外阴部硬下疳，由红斑或丘疹形成硬结，1~2cm 大小，类圆形，无痛，边界清楚，边缘高出皮面，表面破溃形成溃疡。阴道、宫颈、肛门、口唇等处也可见。

四、治疗

（一）中医治疗

1. 热毒蕴结证

主要证候：外阴一侧红肿疼痛，灼热结块，拒按难忍，破溃溢脓，浓水淋漓，色黄臭秽，恶寒发热，口舌咽干，心烦易怒，便秘尿黄；舌红，苔黄腻，脉弦滑数。

治疗法则：清热解毒，消肿散结。

方药举例：仙方活命饮（《校注妇人良方》）。

金银花 赤芍 乳香 没药 当归尾 天花粉 甘草 穿山甲 陈皮 防风 贝母 皂角刺白芷

2. 寒凝瘀滞证

主要证候：外阴一侧肿胀结块，经久不消，疼痛缠绵，皮色不变；舌质胖，苔薄，脉细缓。

笔记

治疗法则:温经散寒,化湿涤痰,和营散结。

方药举例:阳和汤(《外科证治全生集》)。

熟地黄　鹿角胶　炮姜炭　肉桂　麻黄　甘草　白芥子

（二）西医治疗

前庭大腺炎症急性发作时,需卧床休息,取前庭大腺开口处分泌物进行细菌培养,确定病原体,并根据药敏试验选用抗生素。在获得培养结果之前,可选用广谱抗生素。一旦脓肿形成后需及时行切开引流及行造口术,脓肿自行破溃者也应充分引流,注意要保留腺体功能。若形成囊肿较大并反复急性发作可行囊肿造口术。

五、预后

本病早期及时处理,多预后良好。前庭大腺炎如未得到及时治疗,造成急性化脓性炎症,则成为前庭大腺脓肿。

第三节　阴　道　炎

由于阴道局部潮湿,解剖部位与尿道和肛门毗邻;而且是性生活、分娩、宫腔操作的必经之道,容易引起炎症;绝经后妇女及婴幼儿雌激素水平低,导致局部抵抗力下降,也可以导致炎症;正常阴道内存在着多种微生物,但阴道与这些微生物之间形成了生态平衡,在维持阴道生态平衡中,乳酸杆菌、雌激素及阴道 pH 值起到重要作用,而这种生态平衡一旦被打破或外来病原体的侵入都可以导致炎症。阴道正常为酸性环境(pH 值≤4.5,多为 3.8~4.4)。根据不同的病原体和发病机制,会导致不同类型的阴道炎,并伴有相应的临床表现。阴道炎在各年龄段的女性均可发生,是妇科生殖器炎症中最常见的疾病。中医学因临床以带下增多,阴部瘙痒为主症,故归属“带下病”“阴痒”之范畴。

一、病因病机

（一）中医病因病机

本病属湿邪为病,病机是任脉不固,带脉失约。湿邪又有内外之别。外湿指外感湿邪,如经期产后涉水淋雨,感受寒湿;或经期产后摄生不节,湿邪侵袭;或虫蚀为患;内湿与脏腑功能失调有关,肝经湿热,或肝郁侮脾,肝火夹脾湿下注;脾虚运化失司,水湿内生;肾阳虚衰,气化失常,水湿内停;另外,素体阴虚,感受湿热,亦伤及任带。

（二）西医病因病理

1. 滴虫性阴道炎　阴道毛滴虫适宜在 25~40℃、pH 值 5.2~6.6 的潮湿环境中生长。一般通过性交直接传染或通过间接形式传染。滴虫通过阻碍乳酸生成促使阴道 pH 值升高,引起炎症发作。

2. 外阴阴道假丝酵母菌病　大部分病原体为白假丝酵母菌,少量为光滑假丝酵母菌等。其阴道 pH 值为 4~4.7,通常<4.5。白假丝酵母菌为条件致病菌,有酵母相和菌丝相,前者寄居在阴道内无症状,并起到传播作用;后者在芽生孢子的基础上形成假菌丝,具有侵袭组织的能力。糖尿病患者、妊娠、月经期前后以及长期应用抗生素或免疫抑制剂致全身免疫力低下者等女性,在阴道局部环境改变时,酵母相假丝酵母菌

笔记

才大量繁殖并转变为菌丝相，出现临床症状。本病主要是内源性传染，也可通过性交直接传播，间接传染者极少。阴道假丝酵母菌亦可感染肠道、口腔，这三个部位可以互相传染。

3. 细菌性阴道病　因正常寄生于阴道内菌群失调所致的一种混合感染，常因性生活不洁、过度的阴道灌洗等使阴道碱化，导致以厌氧菌为主的细菌及人型支原体在阴道内大量繁殖，从而使在阴道内产生过氧化氢的乳酸杆菌减少，但临床及病理特征无炎症改变。

4. 萎缩性阴道炎　绝经后或双侧卵巢切除的女性，因卵巢功能衰退，雌激素水平下降，阴道壁萎缩，黏膜变薄，上皮细胞内糖原减少，导致阴道内 pH 值增高，使乳杆菌不再为优势菌群，阴道局部抵抗力降低，引起其他致病菌过度繁殖或容易入侵引起炎症所致。

二、临床表现

（一）滴虫性阴道炎

1. 症状　可有一定的潜伏期，为 4~28 日。主要症状是外阴瘙痒及阴道分泌物增多，伴有灼热、疼痛、性交痛等。可有尿频、尿痛和血尿。

2. 体征　阴道检查可见阴道黏膜充血，严重者有散在出血点，甚者宫颈有出血斑点，称"草莓样"宫颈。分泌物特点为稀薄脓性、黄白色或黄绿色、泡沫状、伴有臭味。

（二）外阴阴道假丝酵母菌病

1. 症状　外阴奇痒，休息时尤甚。并伴有灼痛、性交痛以及尿痛。部分患者阴道分泌物增多，典型的白带呈白色凝乳样或豆腐渣样。

2. 体征　妇科检查示外阴可见红斑、水肿，伴有抓痕，严重者可见皮肤皲裂、表皮脱落，阴道黏膜红肿；小阴唇内侧及阴道黏膜附有白色块状物，去除后可见红肿黏膜面；急性期还可见到糜烂及浅表溃疡。根据流行情况、临床表现、微生物学、宿主情况本病可分为单纯性和复杂性外阴阴道假丝酵母菌病。

（三）细菌性阴道病

1. 症状　主要表现为阴道分泌物增多，伴有鱼腥臭味，性交后尤其严重，可伴有轻度外阴瘙痒或烧灼感。近一半的患者无任何临床症状，体检时才发现。

2. 体征　阴道检查见匀质、稀薄、白色阴道分泌物，常黏附于阴道壁，但较容易将分泌物从阴道壁擦去。

（四）萎缩性阴道炎

1. 症状　外阴灼热不适、瘙痒及阴道分泌物增多。阴道分泌物稀薄，呈淡黄色，感染严重者呈脓血性白带。可伴有性交痛。

2. 体征　妇科检查见阴道呈萎缩性改变，阴道黏膜充血、变薄，可见浅表溃疡，导致阴道狭窄甚至闭锁，并可形成阴道积脓或宫腔积脓。

三、实验室及其他检查

1. 阴道分泌物检查　显微镜检查查找阴道毛滴虫、假丝酵母菌的芽生孢子和假菌丝、线索细胞、胺实验、白细胞、基底层细胞等。

2. 阴道 pH 值　滴虫性阴道炎者 pH 值为 5.0~7.5；外阴阴道假丝酵母菌病的 pH

笔记

值为 4.0~4.7；细菌性阴道病者的 pH 值>4.5；萎缩性阴道炎者的 pH 值多为 5.0~7.0。

3. 其他 细菌性阴道病胺试验阳性，显微镜下见线索细胞>20%；萎缩性阴道炎镜下可见大量基底层细胞及白细胞。

四、诊断与鉴别诊断

（一）辨病要点

1. 有不洁性交史，或有滴虫污染源的接触史，根据典型临床表现，分泌物检查找到阴道毛滴虫，可确诊为滴虫性阴道炎。

2. 有糖尿病、大量使用免疫抑制剂或抗生素史、月经前后或妊娠状态女性，根据典型临床表现，及在阴道分泌物中找到假丝酵母菌的芽生孢子和假菌丝，可确诊为外阴阴道假丝酵母菌病。

3. 有频繁性交史、或流产以及妇产科手术后感染史以及阴道灌洗使阴道碱化情况。根据典型的临床表现，实验室检查线索细胞>20%、胺试验阳性，阴道 pH 值>4.5，可明确诊断为细菌性阴道病。

4. 根据患者有自然绝经及卵巢去势、卵巢手术、盆腔放射治疗史或药物性闭经、产后闭经史；及临床表现和实验室检查，可确诊为萎缩性阴道炎。

（二）辨证要点

带下量多色白或淡黄，质清稀者属脾虚湿盛；带下色白质清稀，有冷感者属肾虚湿阻；带下色黄或赤白相兼，量不多且质稠，或伴臭气者属阴虚夹湿；带下量多色黄，质黏稠，伴臭秽，或如泡沫状，或色白如豆渣状者，为湿热下注；带下量多，色黄绿如脓，或浑浊如米泔，质稠，臭秽者属湿热重证。

（三）诊疗思路

阴道炎症诊疗思路见图 13-2。

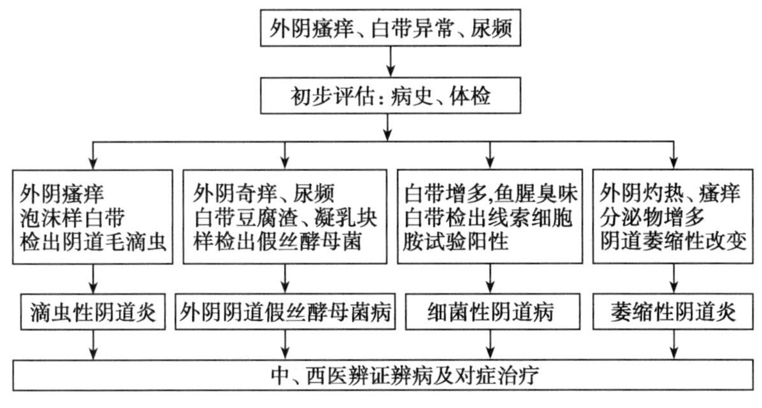

图 13-2 阴道炎症诊疗思路图

（四）鉴别诊断

1. 对于血性白带和阴道壁肉芽组织及溃疡患者，应与生殖道恶性肿瘤相鉴别，需做宫颈刮片和分段诊刮术或行局部活组织检查。

2. 常见阴道炎鉴别诊断要点见表 13-1。

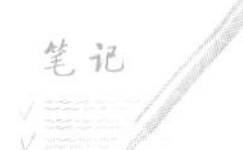

表 13-1 常见阴道炎鉴别诊断要点

	萎缩性阴道炎	细菌性阴道病	外阴阴道假丝酵母菌病	滴虫性阴道炎
症状	分泌物增多,阴痒、灼烧感	分泌物增多,无或轻度瘙痒	重度瘙痒、灼烧感	分泌物增多,轻度瘙痒
分泌物特点	稀薄、淡黄或脓血性	白色、匀质,腥臭味	白色,豆渣样	稀薄、脓性,泡沫状
阴道黏膜	充血、小出血点、浅表溃疡	正常	水肿、红斑	散在出血点
阴道 pH 值	增高近中性	>4.5	<4.5	>5.0
胺试验	阴性	阳性	阴性	阴性
显微镜检查	大量基底层细胞及白细胞	线索细胞,极少白细胞	芽生孢子及假菌丝,少量白细胞	阴道毛滴虫,大量白细胞

五、治疗

（一）中医治疗

阴道炎症属于中医“带下病”的范畴,其中医治疗详见第九章“带下病”。

（二）西医治疗

1. 滴虫性阴道炎

（1）药物治疗:滴虫性阴道炎可同时感染尿道、尿道旁腺、前庭大腺,故需全身用药。选用甲硝唑或替硝唑 2g,顿服;或甲硝唑 400mg,每日 2 次,连服 7 日。首治无效者,可重复前治疗方案;或替硝唑 2g,单次口服。若仍无效,继予甲硝唑或替硝唑 2g,每日 1 次,连服 5 日。服药后偶见消化道反应,应停药。哺乳期用药不宜哺乳,服药及停药期间 1~3 天内不能饮酒。

（2）其他:配偶应同时治疗,治疗期间禁止无保护性交;孕妇治疗前需征得患者及其家属知情同意。为避免反复感染,建议浴巾和内裤煮沸 5~10 分钟以消灭阴道毛滴虫。

2. 外阴阴道假丝酵母菌病

（1）消除诱因:停用广谱抗生素、积极治疗糖尿病等。

（2）一般药物治疗:

1）局部用药:①克霉唑栓剂 150mg,每晚 1 次,连用 7 日;或每日早、晚 1 次,连用 3 日;或 500mg,单次用药。②咪康唑栓剂 200mg,每晚 1 次,连用 7 日;或 400mg,每晚 1 次,连用 3 日;或 1 200mg,单次用药。③制霉菌素栓剂 10 万 U,每晚 1 次,连用 10~14 日。

2）全身用药:口服,适用于未婚女性及不接受或不耐受局部用药者。①氟康唑 150mg,顿服。②伊曲康唑 200mg,每日 1 次,连用 3~5 日;或 400mg 一日内分 2 次口服。

3）其他:孕妇禁用口服唑类药物,可行 7 日局部治疗。配偶可预防性治疗。

（3）复杂性外阴阴道假丝酵母菌感染的治疗:

笔记

1）复发性外阴阴道假丝酵母菌病（1年内确诊为外阴阴道假丝酵母菌病发作4次以上）：①初始治疗：可延长治疗时间1～2周；口服氟康唑150mg，在第4、第7日各加服一次；或咪康唑栓剂1 200mg，第1、4、7日应用；②维持治疗：氟康唑150mg，每周1次，持续6个月；克霉唑栓剂500mg，每周1次，持续6个月；其他唑类药物局部间断使用；治疗前应做真菌培养确诊，治疗期间定期复查了解药效和副作用，如出现副作用应立即停药。

2）严重性外阴阴道假丝酵母菌病：需要延长治疗时间。口服氟康唑150mg，72小时后加服一次。局部用药，延长为7～14日。

3. 细菌性阴道病

（1）有症状者、妇科和产科手术前无症状孕妇治疗如下：①首选方案：甲硝唑400mg，口服，每日2次，共7日；或甲硝唑阴道栓剂（片）200mg，每晚1次，共5～7日；或2%克林霉素膏5g，阴道上药，每晚1次，共7日。②替换方案：克林霉素300mg，口服，每日2次，共7日；或替硝唑2g，口服，每日1次，连服3日。③可选用恢复阴道正常菌群的制剂。

（2）其他：妊娠期首选甲硝唑0.4g，口服，每日2次，共7日，需让患者知情同意；或选用克林霉素0.3g，口服，每日2次，共7日。哺乳期选择局部用药。

4. 萎缩性阴道炎

（1）补充雌激素：①全身用药：口服替勃龙片2.5mg，每日1次，症状缓解后减量并逐渐停药；尼尔雌醇，首次4mg，以后每2～4周1次，每次2mg，维持2～3个月；对同时需要性激素治疗的患者，可给予戊酸雌二醇-雌二醇环丙孕酮片；或妊马雌酮0.625mg和甲羟孕酮2mg。②局部用药：结合雌激素软膏局部涂抹，每日1～2次，连用14日。乳腺增生、乳腺癌或子宫内膜增生、子宫内膜癌患者，慎用雌激素制剂，用药期间应定期检查子宫内膜及乳腺。

（2）抗生素：阴道局部应用抗生素如甲硝唑0.2g或诺氟沙星0.1g，每日1次，7～10日为一疗程。对阴道局部干涩明显者，可应用润滑剂。也可选用中药栓剂。

六、预后

本病经过积极治疗，保持外阴部清洁卫生，多可治愈。但阴道炎容易反复，妇女应注意个人卫生，保持外阴清洁。

第四节 子宫颈炎症

子宫颈炎症包括子宫颈阴道部及子宫颈管黏膜炎症，若子宫颈管黏膜炎症未及时彻底治疗，可引起上生殖道炎症。中医因其以带下增多，色质、气味异常改变为临床主要症状，故属“带下病”范畴。

一、病因病机

（一）中医病因病机　急性者为湿热或热毒偏盛；慢性者则表现为湿热邪势不盛，子门气血壅滞。湿阻气滞血瘀则见宫颈肥大；血络瘀滞，邪毒致腐则见宫颈柱状上皮异位；瘀积结聚则见宫颈息肉；湿阻痰凝则见囊肿等病变。

笔记

（二）西医病因病理

1. 病原体感染　急性子宫颈炎症感染的病原体主要分为两大类。

（1）内源性病原体：部分宫颈炎的病原体与细菌性阴道病、生殖支原体感染有关。但部分患者的病原体不清楚。

（2）性传播疾病病原体：淋病奈瑟菌及沙眼衣原体，主要侵犯宫颈管柱状上皮，使宫颈管黏膜质脆、外翻、出血；另外，淋病奈瑟菌还可侵犯尿道、尿道旁腺及前庭大腺，导致尿道口、阴道口黏膜充血、水肿并伴有脓性分泌物。

2. 机械性刺激或损伤　分娩、流产、手术、不洁性交等导致宫颈损伤。

3. 物理、化学物质刺激及子宫颈异物伴发感染。

4. 慢性子宫颈炎症可以因急性子宫颈炎症迁延而来，也可为病原体持续感染所致。

二、临床表现

1. 症状　急、慢性宫颈炎大部分无症状。急性宫颈炎主要表现为阴道分泌物呈黏液脓性，明显增多。外阴呈瘙痒及灼热感。还可出现性交后出血、经间期出血等症状。慢性宫颈炎可有阴道分泌物增多，淡黄色或脓性，性交后出血，经间期出血。

2. 体征　急性宫颈炎妇检可见宫颈及阴道充血、水肿，宫颈管和阴道可见黏液脓性分泌物流出。慢性宫颈炎妇检可发现子宫颈呈糜烂样改变，或表现为慢性子宫颈管黏膜炎，也可表现为子宫颈息肉或子宫颈肥大。目前已明确“宫颈糜烂”只是一个临床征象，既可为生理性改变，也可为病理性改变。因此，“宫颈糜烂”作为慢性子宫颈炎症的诊断术语已不再恰当，称为子宫颈柱状上皮异位。

三、实验室及其他检查

1. 宫颈管脓性分泌物涂片做革兰氏染色，中性粒细胞>30/高倍视野。

2. 阴道分泌物涂片检查，白细胞>10/高倍视野。

四、诊断

辨病要点：根据患者既往有不洁性交史、外伤史，以及在宫颈管或宫颈管棉拭子标本上，肉眼见到脓性或黏液脓性分泌物，或用棉拭子擦拭宫颈管时，容易诱发宫颈管内出血，可明确诊断。应做衣原体、淋病奈瑟菌以及有无细菌性阴道病或滴虫性阴道炎的检测。

五、治疗

1. 中医治疗　宫颈炎属于中医“带下病”的范畴，其中医治疗详见第九章“带下病”。

2. 西医治疗

（1）急性宫颈炎

1）抗生素治疗为主：有性传播疾病高危因素的患者，即使未获得病原体检测结果也可给予治疗。①阿奇霉素 1g 单次顿服；或多西环素 0.1g，每日 2 次，连服 7 日。②对于明确病原体者，应选择合适抗生素治疗。

2）沙眼衣原体感染的治疗：①四环素类，多西环素 100mg，每日 2 次，连服 7 日；

笔记

②红霉素类，阿奇霉素 1g 单次顿服；红霉素 500mg，每日 4 次，连服 7 日；③喹诺酮类，氧氟沙星 300mg，每日 2 次，连服 7 日；莫西沙星 400mg，每日 1 次，连服 7 日。

3）单纯急性淋病奈瑟菌性宫颈炎：①头孢曲松钠 250mg，单次肌注；②头孢克肟 400mg，单次口服；③氨基糖苷类的大观霉素 4g，单次肌内注射；④头孢唑肟 500mg，肌内注射。因为淋菌性宫颈炎常伴有衣原体感染，治疗时应同时应用抗衣原体感染和抗淋病奈瑟菌药物。

4）合并细菌性阴道病：应同时治疗细菌性阴道病。

5）持续性宫颈炎症：要求患者随诊，了解有无再次感染性传播疾病，询问性伴侣是否已接受治疗，确定阴道菌群失调是否持续存在。

（2）慢性宫颈炎：不同病变采用不同的治疗方法。对表现为糜烂样改变者，若为无症状的生理性柱状上皮异位无需处理。对糜烂样改变伴有分泌物增多、乳头状增生或接触性出血，可给予局部物理治疗、包括激光、冷冻、微波等方法，也可给予中药保妇康栓治疗或其作为物理治疗前后的辅助治疗。治疗前必须经筛查除外子宫颈上皮内瘤变和子宫颈癌。

子宫颈息肉行息肉摘除术，术后送病检；子宫颈肥大一般无需治疗。

子宫颈炎症诊疗思路见图 13-3。

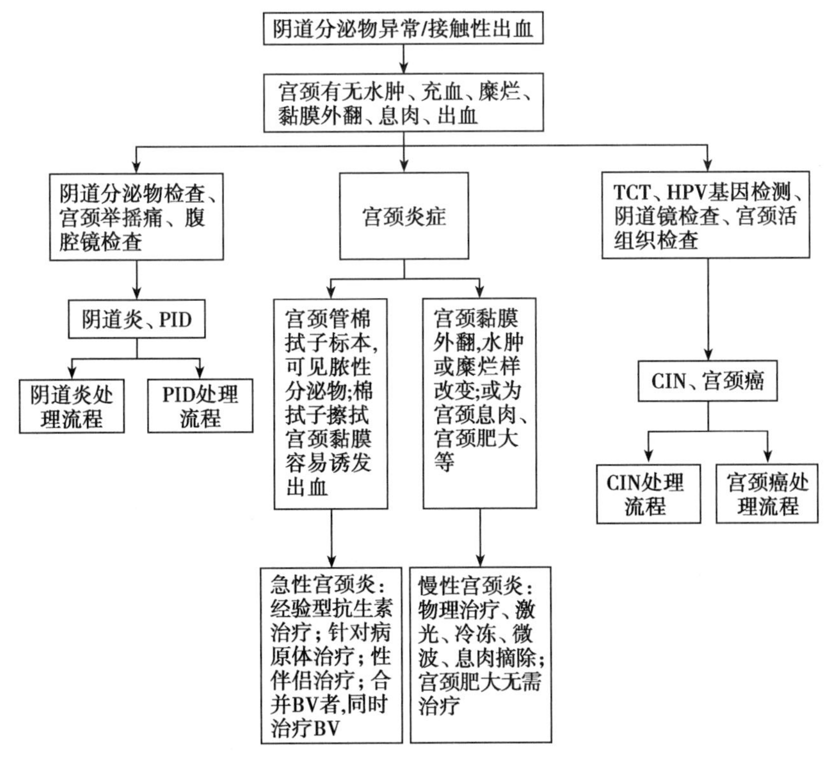

图 13-3　子宫颈炎症诊疗思路图

六、预后

本病经系统治疗，多预后良好。

第五节 盆腔炎性疾病及生殖器结核

一、盆腔炎性疾病

盆腔炎性疾病包括子宫内膜炎、输卵管炎、输卵管卵巢脓肿、盆腔腹膜炎等。是指女性上生殖道的一组感染性疾病，炎症可局限于一个部位，也可同时累及几个部位，以输卵管炎、输卵管卵巢炎最常见。盆腔炎性疾病多发生在育龄期的女性，特别是性活跃期女性；初潮前、绝经后或未婚女性很少发生盆腔炎性疾病；但邻近器官炎症的扩散可导致盆腔炎性疾病的发生。盆腔炎性疾病若未能及时、彻底治疗，可发生盆腔炎性疾病后遗症，导致不孕、异位妊娠、慢性盆腔痛等情况，对女性的生殖健康产生严重影响。

（一）病因病机

1. 中医病因病机　盆腔炎性疾病多发生在产后、流产后、宫腔内手术后，或经期卫生保健不当之际，邪毒乘虚侵袭，稽留于冲任及胞宫脉络，与气血相搏结，邪正交争，发热疼痛，邪毒炽盛则腐肉酿脓，泛发为急性腹膜炎，甚至导致感染性休克。

（1）湿热瘀结：经行产后，余血未净，湿热内侵，与余血相搏，脉络阻滞，瘀结不畅，湿热内结，滞于少腹，瘀血腹痛，带下日久，缠绵难愈。

（2）热毒炽盛：经行产后、流产手术后，体弱胞虚，气血不足，房事不节，邪毒内侵，直中胞宫，滞于冲任，化热酿毒，高热腹痛。

2. 西医病因病理

（1）内源性病原体：主要是寄居于阴道内的菌群，包括需氧菌及兼性厌氧菌，有金黄色葡萄球菌、溶血性链球菌、大肠埃希菌；厌氧菌有脆弱类杆菌、消化球菌、消化链球菌等。

（2）外源性病原体：临床上盆腔炎性疾病的主要病原体是沙眼衣原体及淋病奈瑟菌。其他有支原体，包括人型支原体、生殖支原体以及解脲支原体。两种来源的病原体通常为混合感染，也可单独存在。衣原体或淋病奈瑟菌感染造成输卵管损伤后，容易继发需氧菌及厌氧菌感染。

（3）易感因素：①下生殖道感染：淋病奈瑟菌性及衣原体性宫颈炎、细菌性阴道病等。②宫腔内手术操作：如人工流产术、诊刮术、宫腔镜检查、子宫输卵管通液术、造影术等。③邻近器官炎症：如阑尾炎、腹膜炎等。④性活动：初次性交年龄小的女性，性活跃期女性，特别是有多个性伴侣、性交过频以及性伴侣有性传播疾病的女性，往往容易发生盆腔炎性疾病。⑤性卫生不良：低收入群体，不洁月经垫的使用、经期性交，不当的阴道冲洗者盆腔炎性疾病的发生率高。⑥青少年：盆腔炎性疾病的好发年龄为15~25岁。青少年容易发生盆腔炎性疾病可能与性活动频繁、宫颈黏液防御功能较差有关。⑦盆腔炎性疾病复发：盆腔炎性疾病会使盆腔广泛粘连、输卵管损伤、输卵管防御能力下降，容易造成再次感染或急性发作。

（4）感染途径：①直接蔓延：腹腔其他脏器感染后直接蔓延至内生殖器。②沿生殖道黏膜蔓延：在非妊娠期、非产褥期，盆腔炎性疾病的主要感染途径是病原体侵入下

笔记

生殖道后，沿生殖道黏膜蔓延至子宫内膜、输卵管黏膜、卵巢及腹腔。③经血循环传播：病原体经血循环感染生殖器系统。④经淋巴系统蔓延：是产褥感染、流产后感染及放置宫内节育器后感染的主要感染途径。

（5）病理：根据不同病原体的传播途径以及病情的严重程度可出现不同的病理特点。

①子宫内膜炎及子宫肌炎：子宫内膜有炎性渗出物、充血、水肿、坏死、脱落形成溃疡。炎症向深部侵入形成子宫肌炎。

②输卵管炎、输卵管积脓、输卵管卵巢脓肿。

③盆腔腹膜炎：感染严重时，蔓延到盆腔腹膜，腹膜充血、水肿、渗出。

④盆腔结缔组织炎：急性炎症时，病原体经淋巴管进入盆腔结缔组织而引起组织充血、水肿。以宫旁结缔组织炎最常见。

⑤败血症及脓毒血症：多见于严重的产褥感染、感染性流产及播散性淋病。

⑥Fitz-Hugh-Curtis 综合征：是指肝包膜炎症而无肝实质损害的肝周围炎。淋病奈瑟菌及衣原体感染均可引起。

（二）临床表现

1. 症状　常见症状为下腹痛、发热、阴道分泌物增多。下腹痛为持续性，活动或性交后加重。病情严重者可有寒战、高热、头痛、饮食不振。月经期发病可出现经量增多、经期延长。如出现恶心、呕吐、腹胀、腹泻等应考虑有腹膜炎的情况。如有脓肿形成，可有下腹包块及局部压迫刺激症状；如膀胱刺激症状：尿急、尿频；直肠刺激症状：腹泻、里急后重感和排便困难。如同时伴有右上腹疼痛者，应怀疑有肝周围炎。

2. 体征　妇科检查阴道有脓性臭味分泌物；宫颈充血、水肿、举痛，或有脓性分泌物从宫颈口流出；宫体稍大、压痛，活动受限；附件区压痛明显，或可触及包块；穹窿触痛明显，若盆腔脓肿较低，则后穹窿饱满，有波动感。严重者呈急性病容，体温升高，心率加快，下腹部出现腹膜刺激征，肠鸣音减弱或消失，叩诊呈鼓音。

（三）实验室及其他检查

1. 宫颈管分泌物及后穹窿穿刺液的涂片、培养及核酸扩增检测病原体，可明确病原体。

2. 做革兰氏染色涂片，除可查找淋病奈瑟菌外，还可以为临床选用抗生素及时提供线索。

3. 分泌物培养阳性率高，并可做药敏试验，有助于临床治疗。

4. 腹腔镜诊断准确率高，并能直接采取感染部位的分泌物做细菌培养，可进一步明确病原体。

（四）诊断与鉴别诊断

1. 辨病要点　根据患者既往手术史、不洁性生活史、其他生殖道炎症等病史，以及症状、体征、实验室检查可做出初步诊断。考虑到盆腔炎性疾病的临床表现、体征差异很大，临床诊断准确性不高。而且目前尚无既敏感又特异的检查方法。

目前推荐盆腔炎性疾病的诊断标准（2006 年美国 CDC 诊断标准）见表 13-2。

笔记

表 13-2 盆腔炎性疾病的诊断标准（2006 年美国 CDC 诊断标准）

盆腔炎性疾病的诊断标准（2006 年美国 CDC 诊断标准）
1. 最低标准
宫颈举痛或子宫压痛或附件区压痛
2. 附加标准
体温超过 38.3°C；
宫颈或阴道异常黏液脓性分泌物
阴道分泌物 0.9%氧化钠溶液涂片见到大量白细胞
红细胞沉降率升高
血 C 反应蛋白升高
实验室证实的宫颈淋病奈瑟菌或衣原体阳性
3. 特异标准
子宫内膜活检组织学证实子宫内膜炎
阴道超声或磁共振检查显示输卵管增粗、输卵管积液，伴或不伴有盆腔积液、输卵管卵巢肿块或腹腔镜检查发现 PID 征象

妇科检查符合最低诊断标准，即可给予经验性抗生素治疗。下腹痛同时伴有下生殖道感染征象时，诊断 PID 的可能性增加。

附加标准：若宫颈分泌物正常并且镜检见不到白细胞，PID 的诊断需慎重，需要考虑有无其他原因引起的下腹疼痛。

特异标准：适用于一些有选择的病例。腹腔镜有一定局限性，对单独存在的子宫内膜炎无诊断价值。腹腔镜诊断 PID 标准包括：①输卵管表面明显充血；②输卵管壁水肿；③输卵管伞端或浆膜面有脓性渗出物。并非所有怀疑 PID 的患者均能接受这一检查，对轻度输卵管炎的诊断准确性降低。

诊断确立后，需明确病原体。宫颈管分泌物及后穹窿穿刺液的涂片、培养及核酸扩增检测病原体。革兰氏染色涂片可根据细菌形态为选用抗生素及时提供线索；为选择敏感抗生素，需做细菌培养及药物敏感试验。

2. 辨证要点　本病为感染湿热、湿毒之邪所致，多为实证。急性期以热毒壅盛为多见，高热寒战，带下量多，色黄脓样；疾病后期以湿热下注，带下色黄，质稠臭秽，瘀热互结为多见。

3. 鉴别诊断

（1）异位妊娠：输卵管妊娠多有停经史，突然撕裂样剧痛，自下腹一侧开始向全腹扩散，可有少量暗红色阴道出血及蜕膜管型排出。妇科检查可有宫颈举痛、直肠子宫陷凹肿块，阴道后穹窿可抽出不凝血液。血 β-HCG 升高，B 超可见一侧附件低回声，包块内可见妊娠囊。

（2）卵巢囊肿蒂扭转：一般无停经史，下腹一侧突发性疼痛，无阴道流血，妇科检查示宫颈举痛，卵巢肿块边缘清晰，蒂部触痛明显。B 超见一侧附件低回声区，边缘清晰，有条索状蒂。

笔记

(3) 急性阑尾炎：无停经及阴道出血史，持续性疼痛自上腹部开始，经脐周转至下腹部，查体麦氏点压痛、反跳痛。白细胞明显升高，妇科检查及盆腔 B 超未见异常。

（五）治疗

1. 中医治疗

(1) 湿热瘀结证

主要证候：腹部拒按，疼痛胀满，热势起伏，寒热往来，带下量多，黄稠臭秽，经量增多，经期延长，淋漓不止，大便稀溏或燥结，小便短赤；舌红有斑点，苔黄厚，脉弦滑。

治疗法则：清热利湿，活血消痛。

方药举例：仙方活命饮(《校注妇人良方》)。

金银花　甘草　赤芍　当归尾　乳香　没药　天花粉　陈皮　防风　贝母　白芷　穿山甲　皂角刺

(2) 热毒壅盛证

主要证候：口干口苦，精神不振，恶心纳少，高热恶寒，寒战头痛，下腹疼痛，大便秘结，小便黄赤，带下量多，色黄秽臭；舌红，苔黄糙或黄腻，脉洪数或滑数。

治疗法则：清热解毒，化瘀止痛。

方药举例：五味消毒饮合大黄牡丹皮汤(《金匮要略》)加味。

金银花　野菊花　蒲公英　紫花地丁　紫背天葵

薏苡仁　栀子　败酱草　桃仁　延胡索　大黄　牡丹皮　桃仁　冬瓜仁　芒硝

(3) 中药外敷

1) 四黄散(《女病外治良方妙法》)大黄、黄芩、黄柏、黄连等量研成细末。治疗时取药末 40~60g，热开水加适量蜂蜜调至糊状，趁热敷下腹部，每日 1 次，7 次为 1 个疗程。适用于盆腔炎急性发作各证型。

2) 鲜蒲公英，捣烂如泥，加白酒调匀，外敷下腹部。适用于盆腔炎急性发作各证型。

(4) 中药灌肠

1) 金银花 30g，蒲公英 20g，紫花地丁 20g，红藤 30g，败酱草 20g，连翘 20g，三棱 15g，莪术 15g，丹参 20g，赤芍 20g(《中西医临床妇科学》)。浓煎至 100ml，药温 39~40℃，每日 1 次，保留灌肠。

2) 复方红藤汤(《新编妇科秘方大全》)：红藤、败酱草、蒲公英、丹参各 30g，金银花、连翘、鸭趾草各 20g，紫花地丁 25g。将上方水煎浓缩 200ml 左右，药温 38~40℃，分 2 次灌肠，每日 1 次。以 14 天(非经期连续用药)为 1 个疗程，一个月用 1 个疗程，治疗 2 个疗程，经期停用。

2. 西医治疗

(1) 门诊治疗：症状轻、一般状况好、有随访条件者，可在门诊给予口服或肌内注射抗生素治疗。治疗方案如下：

1) 头孢曲松钠 0.25g，单次肌内注射；或头孢西丁钠 2g，单次肌内注射，单次肌内给药后改为其他二代或三代头孢菌素类药物，如头孢唑肟、头孢噻肟等，口服给药，共 14 日；若选用药物不覆盖厌氧菌，加用硝基咪唑类药物，如甲硝唑 0.4g，1 次/12h，口服 14 日；为覆盖沙眼衣原体或支原体，可加用多西环素 0.1g，1 次/12h，口服；或米诺环素 0.1g，1 次/12h，口服；或阿奇霉素 0.5g，每日 1 次，口服，1~2 日后改为 0.25g，每日 1 次，口服，连用 5~7 日。

2）氧氟沙星 400mg 口服，每日 2 次；或左氧氟沙星 0.5g 口服，每日 1 次，连用 14 日；同时加用甲硝唑 0.4g，每日 2~3 次，口服，连用 14 日。

（2）住院治疗：有盆腔腹膜炎的患者；患者一般情况差，病情严重并伴有发热、恶心、呕吐；输卵管卵巢脓肿；门诊治疗无效的患者；诊断不明确等必须住院给予以抗生素静脉治疗为主的综合治疗。

1）支持疗法：卧床休息，半卧位有利于脓液积聚于直肠子宫陷凹而使炎症局限；给予高热量、高蛋白、高维生素流食或半流食；补充液体，注意纠正电解质平衡紊乱及酸碱失衡；高热时采用物理降温；尽量避免不必要的妇科检查以免引起炎症扩散；有腹胀应行胃肠减压。

2）抗生素治疗：盆腔炎性疾病主要用抗生素治疗，抗生素的治疗原则为经验性、广谱、及时、个体化。根据药敏试验选用抗生素较合理而且重要，但未获得实验室结果前应该根据经验选择抗生素治疗。

由于盆腔炎性疾病的病原体多为淋病奈瑟菌、衣原体以及需氧菌、厌氧菌的混合感染，需氧菌和厌氧菌又分为革兰氏阴性及革兰氏阳性，故抗生素的选择应以广谱抗生素以及联合用药为主。及时用药将明显降低盆腔炎性疾病后遗症的发生率。静脉滴注疗效快，常用的配伍方案为：

①头霉素或头孢霉素类药物：头孢西丁钠 2g，静脉滴注，1 次/6h；或头孢替坦二钠 2g，静脉滴注，1 次/12h；或头孢曲松 1g，静脉滴注，1 次/24h；根据如下情况，酌情增加其他抗生素：a. 厌氧菌感染，加用硝基咪唑类药物：甲硝唑 0.5g，静脉滴注，1 次/12h；b. 沙眼衣原体或支原体感染，加用多西环素 0.1g，1 次/12h，口服 14 日；或米诺环素 0.1g，1 次/12h，口服 14 日；或阿奇霉素 0.5g，每日 1 次，静脉滴注或口服 1~2 日后改为 0.25g，每日 1 次，口服 5~7 日。

②喹诺酮类药物与甲硝唑联合方案：氧氟沙星 0.4g，1 次/12h，静脉滴注；或左氧氟沙星 0.5g，每日 1 次，静脉滴注；加用硝基咪唑类药物，如甲硝唑 0.5g，1 次/12h，静脉滴注。

③青霉素类与四环素类联合方案：氨苄西林钠舒巴坦钠 3g，1 次/6h，静脉滴注；或阿莫西林克拉维酸钾 1.2g，1 次/6~8h，静脉滴注；加用抗沙眼衣原体药物多西环素 0.1g，1 次/12h，口服 14 日；或米诺环素 0.1g，1 次/12h，口服 14 日；或阿奇霉素 0.5g，每日 1 次，静脉滴注或口服 1~2 日后改为 0.25g，每日 1 次，口服 5~7 日；加用硝基咪唑类药物，如甲硝唑 0.5g，1 次/12h，静脉滴注。

④克林霉素与氨基糖苷类联合方案：克林霉素 0.9g，1 次/8h，静脉滴注，临床症状、体征改善后继续静脉应用 24~48h，改为口服 0.45g，每日 4 次，连用 14 日；或林可霉素 0.9g，1 次/8 小时，静脉滴注；加用硫酸庆大霉素，首次负荷剂量为 2mg/kg，1 次/8 小时静脉滴注或肌内注射，维持剂量 1.5mg/kg，1 次/8h。

2010 年美国 CDC 指南根据耐喹诺酮类药物淋病奈瑟菌株出现的情况，不再推荐该类药物治疗 PID。除非头孢菌素不能应用（对头孢菌素类药物过敏）时，可考虑应用喹诺酮类药物，但事先必须进行淋病奈瑟菌的培养。

（3）手术治疗

1）手术指征：①脓肿破裂：腹痛突然加剧，寒战、高热、恶心、呕吐、腹胀，腹部检

笔记

查拒按或有中毒性休克表现;②药物治疗无效:盆腔炎或盆腔脓肿经药物治疗 48~72 小时,体温持续不降,患者中毒症状加重或包块增大者;③脓肿持续存在:病情经药物治疗有好转,继续控制炎症数日(2~3 周),包块仍未消失但已局限化。

2）手术类型:可选择经腹手术或腹腔镜手术。

3）手术范围:原则以切除病灶为主。但应根据病变范围、患者年龄、整体状态等全面考虑。年轻女性应尽量保留卵巢功能及生育功能;年龄大已生育或无生育要求者、双侧附件受累或附件脓肿经常急性发作者,行全子宫及双附件切除术;对极度衰弱危重患者的手术范围须按具体情况决定;B 超提示盆腔脓肿位置低,可经阴道后穹窿切开排脓,同时注入抗生素治疗。亦有对抗生素治疗 72 小时无效的输卵管卵巢脓肿,在超声或 CT 引导下行经皮引流技术。

（六）预后

本病若经过及时、有效的治疗,多预后良好。若失治、误治,可发展为败血症、感染性休克。若病情迁延,多转为盆腔炎性疾病后遗症。

二、盆腔炎性疾病后遗症

若盆腔炎性疾病未得到及时正确的治疗,可能会发生后遗症,称盆腔炎性疾病后遗症。

（一）病因病机

1. 中医病因病机　经行产后,胞门未闭,感染湿邪,与冲任气血相搏结,蕴结于胞宫,反复进退,耗伤气血,虚实夹杂,缠绵日久不愈。

（1）气虚血瘀:素体虚弱,正气内伤,外邪侵袭,注于冲任,血行不畅,瘀血停聚;久病不愈,瘀血内结,日久耗伤,正气亏乏,气虚血瘀。

（2）气滞血瘀:七情内伤,脏气不宣,肝气郁结,外邪湿热,余毒未清,滞留胞宫,气机不畅,瘀血内停,脉络不通。

（3）湿热瘀结:湿热内侵,余邪未尽,正气未复,气血阻滞,湿热瘀结,缠绵不愈。

（4）寒湿凝滞:素体阳虚,下焦失煦,水湿不化,寒湿内结,寒湿侵袭,凝结瘀滞。

2. 西医病因病理　盆腔炎性疾病未得到及时正确的治疗,是导致盆腔炎性疾病后遗症的主要原因,其病理改变为组织破坏、广泛粘连、增生及瘢痕形成:

（1）输卵管增粗、输卵管阻塞。

（2）输卵管卵巢粘连形成输卵管卵巢肿块。

（3）若输卵管伞端闭锁、浆液性渗出物聚积,形成输卵管积水。

（4）输卵管积脓或输卵管卵巢脓肿的脓液吸收,被浆液性渗出物代替形成输卵管积水或输卵管卵巢囊肿(图 13-4)。

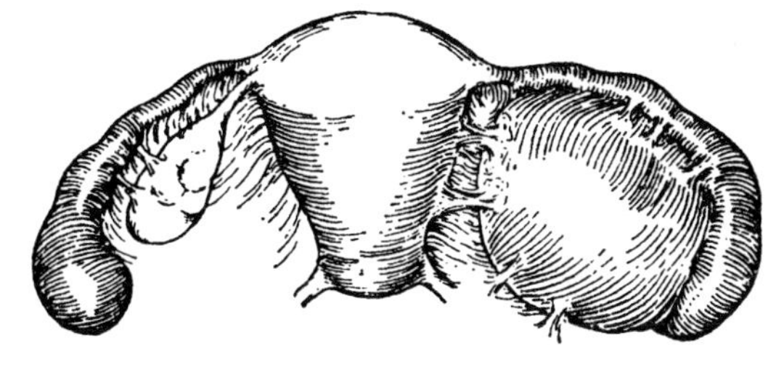

图 13-4　输卵管积水（左）、输卵管卵巢囊肿（右）

（5）盆腔结缔组织广泛炎性增生、骶韧带增生、变厚,可使子宫固定。

（二）临床表现

1. 异位妊娠　其发生率约为

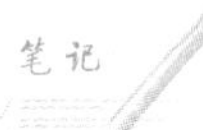

正常女性的10倍。

2. 下腹疼痛　一部分患者会出现下腹部坠胀、疼痛及腰骶部酸痛，在月经前后、性交及劳累后加剧，临床上称之为慢性盆腔痛。盆腔炎性疾病急性发作后的1~2个月，如果迁延不愈，就会因炎症导致广泛粘连、瘢痕以及盆腔充血，出现慢性盆腔痛。

3. 不孕　其不孕发生率为20%~30%。

4. 盆腔炎性疾病再次发作　约1/4的患者会出现再次发作。主要因为治疗不及时，又处于同样的高危因素环境，可造成盆腔炎的再次感染，导致反复发作。

5. 妇科检查

（1）在子宫一侧或两侧触到呈条索状增粗输卵管，并有轻度压痛，可诊断为输卵管病变。

（2）在盆腔一侧或两侧触及囊性肿物，而活动受限者，可能为输卵管积水或输卵管卵巢囊肿。

（3）子宫活动受限或粘连固定，呈后倾后屈状，子宫一侧或两侧压痛明显，触诊有片状增厚感，子宫骶韧带可变硬、增粗，有触痛感，可诊断为盆腔结缔组织病变。

（三）实验室及其他检查

B超提示盆腔有炎性包块；或子宫输卵管造影示输卵管部分或完全堵塞；或腹腔镜检有明显炎症、粘连等。

（四）诊断与鉴别诊断

1. 辨病要点　患者多具有盆腔炎病史，或慢性腹痛以及不孕等病史，结合临床症状及妇科检查体征、实验室检查，即可确诊。

2. 辨证要点　本病临床常见寒热错杂、虚实夹杂之证。虚证表现为下腹疼痛，痛连腰骶，疲乏无力、苔白，脉弦无力。实证表现为腹痛拒按，带下量多稠黄、苔黄腻，脉弦数。

3. 鉴别诊断

（1）子宫内膜异位症：痛经呈继发性、进行性加重，若能触及典型触痛结节则有助于诊断；另外，B超、CA125、抗子宫内膜抗体检查有助于诊断；腹腔镜检查可明确诊断并治疗。

（2）卵巢癌：其包块多为实性或囊实性，生长迅速，一般不易推动。需与周围粘连之附件炎性包块相鉴别，B超及腹腔镜检查以及肿瘤标记物CA125、HE4、影像学检查可助诊断。

（五）治疗

1. 中医治疗

（1）气滞血瘀证

主要证候：少腹胀痛，带下增多，经行腹痛加重，量多夹块，瘀块排出后疼痛骤减，经前乳胀，情志抑郁，带下量多，婚久不育；舌暗滞，有瘀点或瘀斑，苔薄，脉弦弱。

治疗法则：理气活血，消瘀散结。

方药举例：膈下逐瘀汤（《医林改错》）。

当归　川芎　白芍　赤芍　桃仁　枳壳　延胡索　五灵脂　牡丹皮　乌药　香附　甘草

（2）湿热瘀结证

主要证候：低热起伏，少腹隐痛，腹痛拒按，带下增多，色黄黏稠，秽臭无比，胸闷纳

笔记

呆，尿赤便秘，口干欲饮；舌暗滞，苔黄腻，脉弦数。

治疗法则：清热利湿，祛瘀散结。

方药举例：银甲丸（《王渭川妇科经验选》）。

金银花　鳖甲　连翘　蒲公英　红藤　升麻　茵陈　大青叶　生蒲黄　桔梗　琥珀末　紫花地丁

（3）寒湿凝滞证

主要证候：少腹冷痛或坠痛，经行加重，得温则舒，月经后期，量少有块，白带淋漓，神疲乏力，腰骶冷痛，小便频数；舌略胖，色暗红，苔白腻，脉沉迟。

治疗法则：温经散寒，活血化瘀。

方药举例：少腹逐瘀汤（《医林改错》）。

小茴香　干姜　延胡索　没药　当归　川芎　肉桂　赤芍　蒲黄　五灵脂

（4）气虚血瘀证

主要证候：下腹部疼痛，缠绵日久，痛连腰骶，或胞中有块，经行加重，经血量多，带下量多，精神不振，疲乏无力，食少纳呆；舌体暗红瘀点瘀斑，苔白，脉弦涩无力。

治疗法则：益气健脾，化瘀散结。

方药举例：理冲汤（《医学衷中参西录》）。

生黄芪　党参　白术　山药　天花粉　知母　三棱　生鸡内金　莪术

2. 西医治疗　对慢性盆腔痛，西医尚无有效的治疗方法，大多对症处理或理疗等综合治疗。不孕患者多需要腹腔镜疏通输卵管或辅助生育技术协助受孕。对盆腔炎性疾病反复发作者，在抗生素药物治疗的基础上可选择手术治疗。输卵管积水者需行手术治疗。

（六）预后

盆腔炎性疾病后遗症经积极、有效的治疗，大多可好转或治愈。本病可导致不孕症或异位妊娠，对患者生殖健康和生活质量有较大影响。

三、生殖器结核

生殖器结核是由结核杆菌引起的女性生殖器官炎症，也称结核性盆腔炎。原发病灶多见于肺结核，多发生于肺结核痊愈多年以后。其潜伏期很长，多见于20~40岁女性，也可见于绝经后的老年女性。近年因耐多药结核、艾滋病的增加等情况，生殖器结核发病率有上升趋势。中医无此病名，一般归属于“闭经”“月经过少”“不孕”范畴。

（一）病因病机

1. 中医病因病机　一为内伤体虚，阴血亏损；二是痨虫感染，邪客冲任。内外因素可以互为因果，但阴虚为本病的病机特点，正虚是发病的关键。

2. 西医病因病理

（1）病理分类

1）宫颈结核：较少见，病变表现为乳头状增生或溃疡，易与宫颈癌混淆。

2）输卵管结核：几乎所有的生殖器结核均累及到输卵管，双侧性居多；输卵管增粗肥大，特有表现为伞端外翻如烟斗嘴状，或并发腹水型结核性腹膜炎。输卵管常与其邻近器官如卵巢、子宫、肠曲广泛粘连。在输卵管管腔内见到干酪样物质，有助于同非结核性炎症相鉴别。

笔记

3）子宫内膜结核：常由输卵管结核蔓延而来；子宫内膜受到不同程度结核病变破坏后，代以瘢痕组织，宫腔粘连变形、缩小。

4）卵巢结核：由输卵管结核蔓延而来，常仅有卵巢周围炎，较少侵犯卵巢深层。

5）盆腔腹膜结核：多合并输卵管结核。根据病变特征不同分渗出型及粘连型。渗出型以渗出为主，特点为腹膜及盆腔脏器浆膜面散在大小不等的灰黄色结节，渗出物为浆液性草黄色澄清液体，积聚于盆腔，或因粘连形成包裹性囊肿；粘连型以粘连为主，特点为与邻近脏器紧密粘连，且腹膜增厚，粘连组织可发生干酪样坏死，易形成瘘管。

（2）传染途径

1）血行传播：为最主要的传播途径。肺结核患者大约1年内可感染至内生殖器，结核杆菌首先侵犯输卵管，然后依次扩散到子宫内膜、卵巢，很少侵犯宫颈、阴道、外阴者。

2）淋巴传播：较少见。消化道结核可通过淋巴管传播感染内生殖器。

3）直接蔓延：腹膜结核、肠结核等情况可直接蔓延到内生殖器。

4）性交传播：此种方式为极罕见。

（二）临床表现

1. 症状

（1）下腹坠痛：可有不同程度的下腹坠痛，经期加重症状，这是由于盆腔炎性疾病和粘连所致。

（2）月经失调：早期因子宫内膜充血及溃疡，可有经量过多；晚期因子宫内膜遭不同程度破坏而表现为月经稀少或闭经。

（3）不孕：多数生殖器结核患者因不孕而就诊。生殖器结核常使输卵管腔阻塞、粘连、僵硬、蠕动受限，丧失运输功能；子宫内膜结核还会妨碍受精卵的着床与发育。

（4）全身症状：若为结核病活动期，可出现全身症状，如发热、盗汗、乏力、食欲缺乏、体重减轻等，症状重者可有高热等中毒症状，轻者则全身症状不明显，有时仅有经期发热。

2. 体征全身检查：患者常常无明显体征和其他自觉症状，因不孕行诊断性刮宫、子宫输卵管造影及腹腔镜检查才发现患有盆腔结核。伴有腹膜结核时检查腹部有柔韧感或腹水征；妇科检查：子宫及附件活动受限，在子宫两侧可触及条索状的形状不规则的肿块，质硬、表面不平、呈结节状突起或结节。

（三）实验室及其他检查

1. 子宫内膜病理检查　是诊断子宫内膜结核最可靠的依据。应选择在经前1周或月经来潮6小时内行刮宫术。刮宫时应注意刮取子宫角部内膜，并将刮出物送病理检查，在病理切片上找到典型结核结节，诊断即可成立。但阴性结果并不能排除结核的可能。若宫颈可疑结核，应做活组织检查确诊。为预防刮宫术引起结核病灶扩散，术前3日及术后4日应每日肌注链霉素0.75g及口服异烟肼0.3g。

2. X线检查　胸部X线摄片、盆腔X线摄片检查。

3. 子宫输卵管造影　宫腔狭窄或变形，边缘呈锯齿状；输卵管管腔有多个狭窄部分，呈典型串珠状或显示管腔细小而僵直；造影前后应行抗结核预防治疗。

4. 腹腔镜检查　直接观察子宫、输卵管浆膜面有无粟粒结节，并可取腹腔液行结

笔记

核菌培养，或在病变处做活组织检查。

5. 结核菌素试验　结核菌素试验阳性说明体内曾有结核分枝杆菌感染；若为强阳性，说明目前仍有活动性病灶，但不能说明病灶部位；若为阴性一般情况下表示未有过结核分枝杆菌感染。

6. 血常规检查　白细胞计数不高，分类中淋巴细胞增多；活动期红细胞沉降率增快，但只能作为诊断参考。

（四）诊断与鉴别诊断

1. 辨病要点　根据患者既往结核病接触史或本人曾患肺结核、胸膜炎、肠结核病史，或慢性咳嗽伴低热盗汗史；结合临床症状及体征、辅助检查等，一般可做出初步诊断。但多数患者缺乏明显临床症状，阳性体征不多，易被忽略。

2. 辨证要点　经少或闭经，潮热心烦，咽干口燥，多属阴虚血燥；咯血、唾血，闭经，皮肤干燥，多属阴虚肺燥。

3. 鉴别诊断　可与盆腔炎性疾病后遗症、子宫内膜异位症、卵巢囊肿，尤其是卵巢癌鉴别。

（五）治疗

1. 中医治疗

（1）阴虚血燥证

主要证候：潮热心烦，咽干口燥，月经量少，闭经不孕，盗汗骨蒸，形体消瘦；舌质红，少苔，脉细数。

治疗法则：滋阴清热，养血调经。

方药举例：两地汤(《傅青主女科》)加味。

生地黄　玄参　白芍　麦冬　阿胶　地骨皮　青蒿　鳖甲

（2）阴虚肺燥证

主要证候：月经多少不一，经期延长，初潮较迟，经量减少，闭经不孕，皮肤干燥，咳血、咳痰，气短不爽，喘促不安；舌红，少苔，脉细数。

治疗法则：养阴清热，润肺止咳调经。

方药举例：百合固金汤(《慎斋遗书》)。

生地黄　熟地黄　麦冬　百合　桔梗　贝母　玄参　当归　白芍　甘草

2. 西医治疗

（1）抗结核药物治疗：应遵循早期、联合、规律、适量、全程的原则。2010 年 WHO 结核病诊疗指南：生殖器结核的抗结核药物的选择、用法、疗程参考肺结核病。采用异烟肼(H)、利福平(R)、乙胺丁醇(E)及吡嗪酰胺(Z)等抗结核药物联合治疗 6~9 个月。推荐两阶段短疗程药物治疗方案，前 2~3 个月为强化期，后 4~6 个月为巩固期或继续期。

常用的治疗方案：

1）(用于初次治疗的患者)强化期 2 个月，每日异烟肼、利福平、吡嗪酰胺及乙胺丁醇四种药物联合应用，后 4 个月巩固期每日连续应用异烟肼、利福平(简称 2HRZE/4HR)；或巩固期每周 3 次间歇应用异烟肼、利福平(2HRZE/4 H_3R_3)。

2）(用于治疗失败或复发的患者)强化期每日异烟肼、利福平、吡嗪酰胺、乙胺丁醇四种药物联合应用 2 个月，巩固期每日应用异烟肼、利福平、乙胺丁醇 4 个月

笔记

(2HRZE/4HRE);或巩固期每周 3 次应用异烟肼、利福平、乙胺丁醇连续 4 个月($2HRZE/4H_3R_3E_3$)。

(2) 支持疗法:急性患者至少应休息 3 个月,慢性患者要注意劳逸结合,加强营养,适当参加体育锻炼,增强体质。

(3) 手术治疗:手术适应证:①盆腔包块经药物治疗后缩小,但不能完全消退;②治疗无效或反复发作者;③盆腔结核形成较大的包块或包裹性积液者;④子宫内膜破坏广泛药物治疗无效者。

手术范围以全子宫及双侧附件切除术为宜。年轻患者应尽量保留卵巢功能;对迫切希望生育者,尽量保留卵巢及子宫。

虽然生殖器结核经药物治疗取得良好疗效,但治疗后的妊娠成功率极低,可行辅助生育技术助孕。

盆腔炎性疾病及生殖器结核的诊疗思路图见图 13-5。

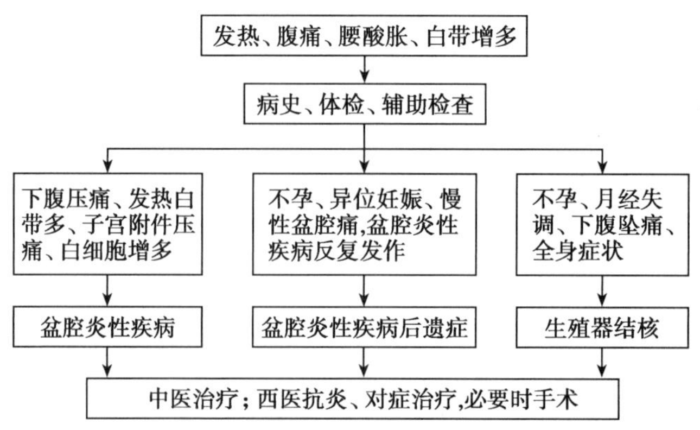

图 13-5　盆腔炎性疾病及生殖器结核诊疗思路图

(六) 预后

本病经系统药物治疗可取得良好疗效,但易导致不孕症,需借助行辅助生育技术助孕。

第六节　不　孕　症

女子与配偶同居,性生活正常,未避孕未孕 1 年以上;或曾孕育,而未避孕未再孕 1 年以上者,称为不孕症。前者称为"原发性不孕症",古称"全不产";后者称为"继发性不孕症",古称"断绪"。夫妇一方有先天或后天生殖器官解剖生理方面的缺陷或损伤,无法纠正而不能妊娠者,称绝对性不孕;夫妇一方因某些因素阻碍受孕,一旦纠正仍能受孕者,称为相对性不孕。

"不孕"之名首载于《周易》:"女三岁不孕"。《素问・上古天真论》首先提出了"女子七岁,肾气盛……二七而天癸至,任脉通,太冲脉盛,月事以时下,故有子"的受孕机理。明代万全著《广嗣纪要》针对女性先天生理缺陷和畸形造成的不孕总结了"五不女",即螺、纹、鼓、角、脉。随着医学的发展,部分问题已得到解决。

人群中育龄女性每个月经周期受孕率为 20% 左右。不孕症的总发病率为 8%~

笔记

15%。影响受孕的因素可在女方、男方或男女双方,据统计,女方因素占 40%~55%,男方因素占 25%~40%,男女双方因素占 20%~30%,不明原因不孕约占 10%。

本节重点讨论女性不孕症的诊断及治疗。但临床应坚持“夫妇同治”的原则,初诊首先排除男方因素导致的不孕症,以提高妊娠率。

一、病因病机

(一)中医病因病机

男女双方在肾气盛,天癸至,任脉通冲脉盛的条件下,女子月事以时下,男子精气溢泻,两性相合,便可媾成胎孕,可见不孕主要与肾气不足,冲任气血失调有关。临床常见有肾虚、肝郁、痰湿、血瘀等类型。

不孕症的病因病机复杂多变,临床上某种致病因素可单一出现,也可多元复合出现,且其发病往往是一个慢性的过程;病性多属虚实夹杂;病位主要在冲任、胞宫以及肾、肝、脾。

(二)西医病因病理

1. 女方不孕因素 输卵管因素和排卵障碍是两个主要因素,各约占 40%左右,其他因素包括子宫因素、宫颈因素、免疫因素等不常见因素约占 10%,不明原因约占 10%。

(1)输卵管因素:输卵管具有运送精子、“拾卵”以及将受精卵运送至宫腔中的作用,当输卵管管腔不通或功能受损时,可引起不孕症。输卵管的炎症、输卵管手术、输卵管的周围病变、输卵管发育不良、子宫内膜异位症、盆腔手术等均影响输卵管的功能。近年来,输卵管因素导致的不孕症呈增加趋势,可能与人工流产、性病如淋球菌、沙眼衣原体、支原体的感染和生殖道感染、子宫内膜异位症等增加有关。

(2)卵巢功能障碍

1)排卵障碍:①中枢性无排卵:强烈的精神刺激可导致无排卵;②下丘脑性无排卵:促性腺激素释放激素(GnRH)脉冲式分泌功能失调可导致功能性下丘脑性无排卵;③垂体性无排卵:垂体肿瘤、空蝶鞍综合征、希恩综合征可引起器质性垂体性无排卵;功能性的高催乳素血症是常见的功能性垂体性无排卵的原因;④卵巢性无排卵:如多囊卵巢综合征(PCOS)、卵巢早衰、卵巢促性腺激素不敏感综合征等;⑤卵泡未破裂黄素化综合征:排卵期 LH 峰出现后卵泡不能破裂释放卵子;⑥其他:性腺轴以外的其他内分泌系统如甲状腺、肾上腺皮质功能失调和一些全身性疾病如重度营养不良可影响卵巢功能的调节而导致排卵障碍。

2)黄体功能不足:由于黄体功能低下,子宫内膜与胚胎的发育不能同步,不利于胚胎的植入而导致不孕,或孕后易发生早期自然流产。

(3)子宫内膜异位症:子宫内膜异位症患者不孕率高达 40%。病灶可造成盆腔腹膜、子宫、输卵管、卵巢的损伤和粘连,影响卵子的排出、捡拾以及精子和受精卵的运行而导致不孕。此外,还可能与子宫内膜异位症患者的黄体功能不足、卵泡未破裂黄素化综合征以及患者的细胞或体液免疫功能异常有关。

(4)子宫、宫颈、阴道因素:①子宫发育不良以及畸形、子宫内膜的炎症特别是子宫内膜结核可导致内膜破坏、宫腔粘连而引起不孕;②宫颈的炎症、肿瘤、发育异常均可导致不孕;③外阴、处女膜、阴道发育异常或创伤后形成的瘢痕狭窄导致性交不能而

笔记

致不孕，另外，严重的阴道炎亦可影响受孕。

（5）免疫因素：包括女方体液及子宫内膜局部细胞免疫异常，使精、卵不能结合或受精卵不能着床而致不孕。

2. 男方不育因素　主要有精子生成障碍、精子运送受阻以及精子异常有关。

3. 男女双方因素　夫妇双方性生活障碍、缺乏性知识以及精神高度紧张，也可导致不孕。

4. 原因不明不孕　指经过临床系统检查，依靠现今检查方法尚未发现明确病因的不孕症。

二、临床表现

（一）症状

不同原因引起的不孕伴有不同的症状。如排卵障碍者可伴有月经异常。生殖器官病变者，又因病变部位不同而症状不一：输卵管炎者，常伴有下腹痛、白带增多等；子宫内膜异位症者，常伴有痛经、月经改变等病史；免疫性不孕症患者可无症状。

（二）体征

因致病原因不同，体征各异。如输卵管炎症，妇科检查可见附件区增厚、压痛；子宫内膜异位症者，双合诊检查后穹窿可触及触痛结节；多囊卵巢综合征者常伴有痤疮、多毛、肥胖，或扪及增大的卵巢等；闭经泌乳综合征者可见患者肥胖、溢乳；促性腺激素不足者可见阴毛和腋毛缺如；特纳综合征者表现为身材矮小，第二性征发育不良，蹼项、盾胸、后发际低、肘外翻等。

三、实验室及其他检查

首先应做全身检查以了解营养及第二性征发育情况，排除导致不孕的非妇科因素，然后进行有关女性不孕的特殊检查。

1. 体格检查　包括一般检查和妇科检查。一般检查需要观察患者的身高、体重（体重指数）、腰围、臀围、第二性征发育情况、体毛分布及乳房有无溢乳等。妇科检查需了解生殖道包括外阴、处女膜、阴道、宫颈、子宫及盆腔有无器质性疾病，如畸形、炎症、肿瘤等。

2. 卵巢功能检查　常用方法有基础体温测定、女性激素水平测定、B 超监测卵泡发育、宫颈黏液检查、经前子宫内膜活检等，了解有无排卵及黄体功能。

3. 输卵管通畅试验　方法有输卵管通液术、子宫输卵管造影术（包括子宫输卵管碘水造影、子宫输卵管碘油造影、子宫输卵管超声造影、MRI 下子宫输卵管造影术）等。其中子宫输卵管碘水造影是目前应用最广、诊断价值最高的方法。

4. 性交后精子穿透力试验　检测精子穿过宫颈黏液的能力和精子活动力。

5. 超声影像学检查　超声检查是诊断不孕症的常用手段，能够发现盆腔肿瘤、子宫病变，监测卵泡发育及排卵，观察子宫内膜反应情况等。

6. 生殖免疫功能检查　抗精子抗体、抗透明带抗体、抗子宫内膜抗体等测定。

7. 宫腔镜检查　了解宫腔内情况，诊断宫腔粘连、黏膜下肌瘤、内膜息肉、子宫畸形等与不孕相关的宫腔病变。

8. 腹腔镜检查　直接观察子宫、卵巢、输卵管有无病变或粘连，发现子宫内膜异

笔记

位症病灶，并可直视下行输卵管通液，确定输卵管是否通畅。

9. CT、MRI 检查　对诊断垂体病变引起的不孕有帮助。

10. 夫妇双方染色体核型分析。

四、诊断

（一）辨病要点

育龄女性，夫妇同居 1 年，未避孕未孕者，可诊断为不孕症。从未妊娠者为原发性不孕；曾有过妊娠，但近 1 年未再受孕者为继发性不孕。

（二）辨证要点

审脏腑、冲任、胞宫之病位；察气血、寒热、虚实之变化；辨痰湿与瘀血之病理因素等。

（三）诊疗思路

不孕症诊疗思路见图 13-6。

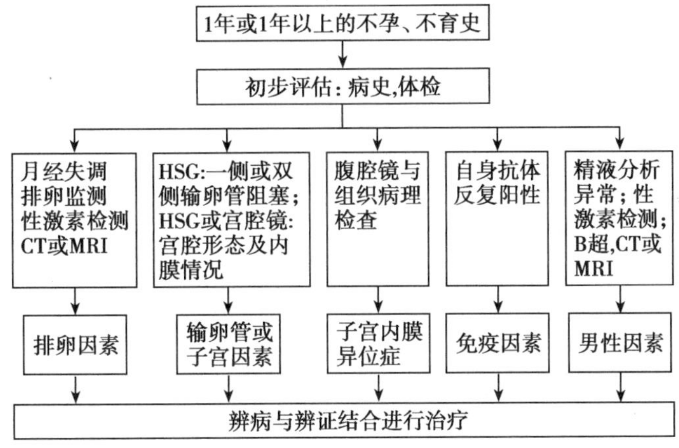

图 13-6　不孕症诊疗思路图

五、治疗

（一）中医治疗

治疗重点是温养肾气，调理气血，使经调病除，则胎孕可成。此外，还须情志舒畅，房事有节，择“的候”而合阴阳，以利于受孕。

1. 肾虚证

（1）肾气虚证

主要证候：婚久不孕，月经不调，经量或多或少，头晕耳鸣，腰酸腿软，精神疲倦，小便清长，舌淡，苔薄，脉沉细，两尺尤甚。

治疗法则：补肾益气，填精益髓。

方药举例：毓麟珠（《景岳全书》）。

人参　白术　茯苓　芍药（酒炒）　川芎　炙甘草　当归　熟地黄　菟丝子（制）　鹿角霜　杜仲（酒炒）　花椒　共为末，炼蜜为丸

（2）肾阳虚证

主要证候：婚久不孕，月经后期，量少色淡，甚则闭经，平时白带量多，腰痛如折，腹冷肢寒，性欲淡漠，小便频数或失禁，面色晦暗，舌淡，苔白滑，脉沉细而迟或沉迟无力。

治疗法则：温肾助阳，化湿固精。

方药举例：温胞饮（《傅青主女科》）。

巴戟天　补骨脂　菟丝子　肉桂　附子　杜仲　白术　山药　芡实　人参

（3）肾阴虚证

主要证候：婚久不孕，月经错后，量少色淡，头晕耳鸣，腰酸腿软，眼花心悸，皮肤不润，面色萎黄，舌淡，苔少，脉沉细。

治疗法则：滋肾养血，调补冲任。

方药举例：养精种玉汤（《傅青主女科》）。

大熟地黄（酒蒸）　当归（酒洗）　白芍（酒炒）　山萸肉（蒸熟）

2. 肝郁证

主要证候：多年不孕，月经愆期，量多少不定，经前乳房胀痛，胸胁不舒，小腹胀痛，精神抑郁，或烦躁易怒，舌红，苔薄，脉弦。

治疗法则：疏肝解郁，理血调经。

方药举例：开郁种玉汤（《傅青主女科》）。

当归　白芍　白术　茯苓　天花粉　牡丹皮　香附

3. 痰湿证

主要证候：婚久不孕，形体肥胖，经行延后，甚或闭经，带下量多，色白质黏无臭，头晕心悸，胸闷泛恶，面色㿠白，苔白腻，脉滑。

治疗法则：燥湿化痰，理气调经。

方药举例：启宫丸《医方集解》。

制半夏　苍术　香附（童便浸炒）　茯苓　神曲（炒）　陈皮　川芎　炙甘草

共为细末，蒸饼为丸

4. 血瘀证

主要证候：多年不孕，月经后期，量少或多，色紫黑，有血块，经行不畅，甚或漏下不止，少腹疼痛拒按，经前痛剧，舌紫暗，或舌边有瘀点，脉弦涩。

治疗法则：活血化瘀，温经通络。

方药举例：少腹逐瘀汤（《医林改错》）。

小茴香　干姜　延胡索　没药　当归　川芎　肉桂　赤芍　蒲黄　五灵脂

（二）西医治疗

年龄是影响女性受孕的重要因素，选择治疗方案时应充分评估患者的卵巢功能。尽量选取合理而自然的治疗方案。在查明不孕的原因之后，对症治疗，根据不同的原因选择不同的治疗方法。

1. 排卵障碍　采用诱发排卵和黄体支持治疗

（1）氯米芬（clomiphene）+人绒毛膜促性腺激素（HCG）疗法：氯米芬能够与垂体雌激素受体结合而产生低雌激素效应，负反馈于下丘脑而刺激促性腺激素的分泌，促使卵泡生长。于月经或撤退性出血第5天开始，50mg/天（最大剂量150mg/天），共5天，3个周期为1疗程。当卵泡≥18mm时，注射HCG 5 000~10 000IU，通常在注射HCG后36~48小时发生排卵，排卵后给予黄体支持疗法。氯米芬为最广泛的、临床首

笔记

选促排卵药物。

（2）尿促性腺激素（HMG）/卵泡刺激素（FSH）+HCG疗法：于月经或撤退性出血后第5天，每日或者隔日HMG 75~150U肌注，用药期间阴道超声和血清激素监测卵泡发育情况，当卵泡直径达18~20mm时，注射HCG，排卵后进行黄体支持。

（3）黄体支持疗法：常用药物有黄体酮和HCG。黄体酮肌注20~40mg/日；黄体酮胶囊（丸），口服50~200mg/日；阴道用黄体酮50~100mg/日。HCG可1 000IU或2 000IU，隔日一次。黄体支持需14天，如果受孕成功，则继续应用。

2. 输卵管因素

（1）宫腔镜：宫腔镜下联合输卵管插管疏通术，可疏通阻塞、分离粘连。

（2）腹腔镜：分解盆腔粘连，处理子宫内膜异位症病灶，宫腔插管在直视下行输卵管通液，还可矫治生殖器官畸形等。

（3）输卵管导管扩通术：对于输卵管近端阻塞的患者，在X线透视下，选择性输卵管插管，进行输卵管扩通与造影。

（4）体外受精-胚胎移植（IVF-ET）等辅助生殖技术：是治疗输卵管性不孕的有效措施。

3. 子宫内膜异位症　目前认为腹腔镜确诊、手术+药物治疗是子宫内膜异位症诊断和治疗的金标准。对于卵巢功能低下的患者应慎重手术。对于年轻、轻度子宫内膜异位症患者可行期待治疗或促排卵指导受孕。药物及手术治疗参见相关章节。经常规药物或手术治疗无效者，可行体外受精-胚胎移植等辅助生殖技术治疗。

4. 免疫因素　目前缺乏有效的治疗方法及疗效指标，可能有益的治疗方法有：

（1）避免抗原刺激：性生活时使用避孕套可避免精子抗原对女方的进一步刺激。期待通过自身免疫调节，而使抗精子抗体逐渐消失。

（2）免疫抑制治疗：宫颈黏液中存在抗精子抗体的患者采用局部疗法，可用氢化可的松栓剂置于阴道内；血清抗精子抗体阳性的患者及少精症患者采用低剂量法，泼尼松每日5mg，连用3~12个月。

（3）人工授精：通过非性交方式将精液放入女性生殖道内。

（4）中医药治疗：辨证论治，常选用滋阴降火中药。

六、预后

不孕症患者的预后与患者不孕的原因以及年龄具有密切关系，通常患者年龄偏小、卵巢功能良好，病因单一者疗效较好。年龄较大，病因复杂者预后较差。

第七节　辅助生殖技术

辅助生殖技术（assisted reproductive techniques，ART）包括人工授精（artificial insemination，AI）、体外受精-胚胎移植（in vitro fertilization and embryo transfer，IVF-ET）及其衍生技术等。

一、人工授精

人工授精是指通过非性交的方式将精子置入女性生殖道内使其受孕的一种方

笔记

法。按照精液来源，AI 可分为来自丈夫精液人工授精（artificial insemination with husband sperm，AIH）和供精者精液人工授精（artificial insemination by donor，AID）。按照国家法规，目前 AID 精子来源一律由国家卫生健康委员会认定的人类精子库提供和管理。

目前临床上常用的人工授精方法为宫腔内人工授精，其操作大致为：将精液洗涤处理后去除精浆，取 0.3~0.5ml 精子悬液，在女方排卵期间，以导管将精液经过宫颈管注入宫腔内，助其受孕。另外还有阴道内、宫颈管内人工授精方式。

二、体外受精-胚胎移植及其衍生技术

体外受精-胚胎移植技术是指从女方卵巢内取出卵子，在体外与精子受精后，培养 2~5 天，再将发育到一定程度的胚胎（囊胚）移植到宫腔内，使其着床发育成胎儿的过程，俗称“试管婴儿”技术。

（一）常规体外受精-胚胎移植

IVF-ET 的主要步骤为：药物促排、监测卵泡、性激素至发育成熟，经阴道超声介导下取卵，将卵母细胞和精子在培养液中受精，受精卵在体外培养 2~5 日，形成卵裂期或囊胚期胚胎，继而进行宫腔内胚胎移植，并同时使用黄体酮行黄体支持。该技术的适应证为输卵管性不孕、子宫内膜异位症、排卵异常、免疫因素、原因不明的不孕症及男方因素等。

（二）卵细胞质内单精子注射技术

卵细胞质内单精子注射（intracytoplasmic sperm injection，ICSI）是指将精子直接注射到卵胞浆内使精卵结合的一种方法。该项技术主要用于治疗男性不育。

（三）植入前胚胎遗传学诊断

PGD（preimplantation genetic diagnosis，PGD）是在 IVF-ET 基础上，对植入前胚胎进行活检，基于分子生物学方法进行检测，移植正常或者遗传表型正常的胚胎。这种方法的适应证为染色体异常、单基因疾病、多基因疾病等。

三、辅助生殖技术的常见并发症

1. 多胎妊娠　促排卵药物的应用或多个胚胎移植可以导致多胎妊娠的发生。多胎妊娠对母儿都不利，可增加流产、早产及母体孕产期各种并发症的发生率，围生儿死亡率也增高。因此，若发生多胎妊娠，应行选择性胚胎减灭术。为减少多胎妊娠的发生，应严格促排卵药物的适应证，并控制辅助生育技术中胚胎移植的数目。

2. 卵巢过度刺激综合征　是一种医源性疾病，发病机制尚不完全清楚。高表达的血管内皮生长因子、一些炎症介质及细胞因子、高水平的雌孕激素可能与之有关。轻症表现为腹部胀满、少量腹水、卵巢增大。重症表现为腹胀、腹痛、腹水、胸腔积液、呼吸困难、全身水肿、血液浓缩、重要脏器血栓形成、低蛋白血症、肝肾功能损害、电解质紊乱等。

3. 辅助生殖技术手术副损伤　辅助生殖技术的手术操作为经阴道超声引导下穿刺取卵术，可能引起阴道壁、卵巢或其他盆腔血管的出血、盆腔感染及相关盆腔组织损伤，如肠管与尿道。

辅助生殖技术因涉及大量伦理、法规和法律问题，需要严格管理和规范。

笔记

第八节 子宫脱垂及阴道前后壁膨出

子宫从正常位置沿阴道下降，宫颈外口达坐骨棘水平以下，甚至子宫全部脱出于阴道口外，称子宫脱垂（图 13-7）。阴道前壁脱出为阴道前壁膨出，阴道后壁膨出又称直肠膨出。子宫切除术后若阴道顶段支持结构发生缺损，可导致阴道穹窿脱垂。子宫脱垂及阴道前、后壁膨出常联合发生。中医将其统称为“阴挺”“阴脱”“阴痔”“阴菌”等。因其常发生在产后，又被称为“产肠不收”。

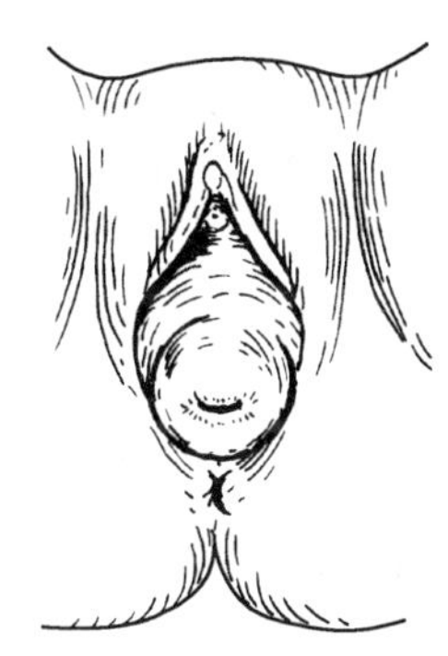

图 13-7 子宫脱垂

一、病因病机

（一）中医病因病机

或产程过长，或产时损伤，或产后过早操劳持重，中气下陷；或先天不足，或房劳多产，或年高体衰，肾元不固，导致胞络损伤，不能提摄所致。若调摄不慎，邪气入侵，可继发湿热。

（二）西医病因病理

1. 分娩损伤　多产、滞产、难产、第二产程延长，产后未恢复正常即过早重体力劳动等导致盆腔筋膜、韧带和肌肉的支撑力量被削弱或影响到盆底组织张力恢复而发生器官脱垂。

2. 盆底组织发育不良或退行性变　先天性盆底组织发育不良，或老年女性盆底支持结构萎缩、退化均在盆底松弛所致器官脱垂的发生发展中具有重要作用。

3. 长期腹压增加　慢性咳嗽、长期便秘、超重负荷、腹部巨大肿瘤、大量腹水等均使腹腔内压力增加，迫使盆腔器官向下移位。

4. 医源性原因　如未充分纠正手术时所致盆腔支持结构缺损。

二、临床表现

1. 症状　轻度患者一般无不适。中度及以上患者常表现为不同程度腰骶部酸痛或下坠感，久站、劳累或腹压增加时症状加重，卧床休息后减轻。严重者，常有排尿、排便困难，或尿后余沥及压力性尿失禁，易并发尿路感染。轻者脱出肿物经卧床休息后能自行回缩；重者需推送才能还纳至阴道，甚至难以回纳。长期摩擦可导致脱出子宫颈、阴道壁发生溃疡出血，继发感染。

2. 体征　可见阴道前、后壁或子宫颈及宫体脱出阴道口外。脱出的阴道前后壁黏膜多增厚角化、皱襞消失，或有溃疡及出血。年轻的子宫脱垂常伴有宫颈肥大并延长。

3. 临床分度　我国沿用的传统分度方法是根据患者平卧用力向下屏气时子宫下降的程度，将子宫脱垂分为 3 度（图 13-8）。Ⅰ度：轻型者宫颈外口距处女膜缘<4cm，但未达处女膜缘；重型者宫颈外口已达处女膜缘，但未超出该缘，在阴道口可见到宫颈。Ⅱ度：轻型者宫颈已脱出阴道口，但宫体仍在阴道内；重型者宫颈及部分宫体已脱出于阴道口。Ⅲ度：宫颈及宫体全部脱出至阴道口外。阴道前壁膨出分度：Ⅰ度：阴道前壁形成球状物，向下突出，达处女膜缘，但仍在阴道内。Ⅱ度：阴道壁展平或消失，部

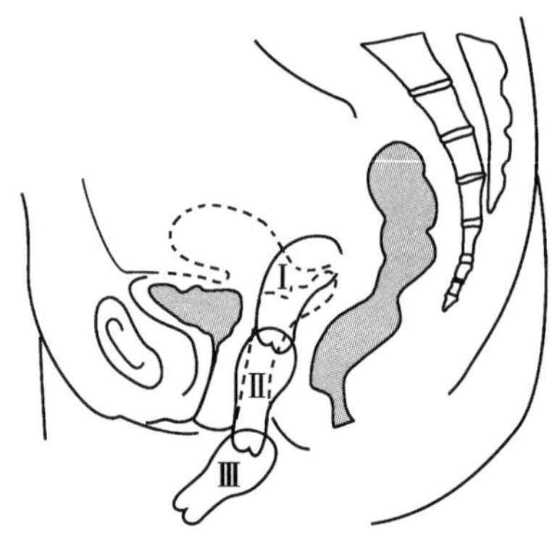

图 13-8 子宫脱垂分度

分阴道前壁突出于阴道口外。Ⅲ度:阴道前壁全部脱出阴道口外。阴道后壁膨出分度:Ⅰ度:阴道后壁达处女膜缘,但仍在阴道内。Ⅱ度:阴道后壁部分突出于阴道口外。Ⅲ度:阴道后壁全部脱出阴道口外。

目前国外多采用 Bump 提出的盆腔器官脱垂定量分度法(POP-Q)(表 13-3、表 13-4)。该方法是分别利用阴道前壁、阴道顶端、阴道后壁上的各 2 个解剖指示点(前壁两点 Aa、Ba,后壁两点 Ap、Bp,顶部两点 C、D)与处女膜的关系界定盆腔器官的脱垂程度。与处女膜平行以 0 表示,以六点相对于处女膜的位置变化为尺度(指示点位于处女膜缘以上记为负数,位于处女膜缘以下记为正数)。同时记录阴道总长度(TVL),阴裂(gh)的长度、会阴体(pb)的长度。测量值均为厘米表示。阴裂的长度(gh)为尿道外口中线到处女膜后缘的中线距离;会阴体的长度(pb)为阴裂的后端边缘到肛门中点距离;阴道总长度(TVL)为总阴道长度。

表 13-3 盆腔器官脱垂评估指示点(POP-Q)

指示点	内容描述	范围
Aa	阴道前壁中线距离处女膜缘 3cm 处,相当于尿道膀胱沟处	-3~+3cm 之间
Ba	阴道顶端或前穹窿到 Aa 点之间阴道前壁上段中的最远点	在无阴道脱垂时,此点位于-3cm,在子宫切除术后阴道完全外翻时,此点将为+TVL
C	宫颈或子宫切除后阴道顶端所处的最远端	-TVL~+TVL 之间
D	有宫颈时的后穹窿的位置,它提示了子宫骶骨韧带附着到近端宫颈后壁水平	-TVL~+TVL 之间或空缺(子宫切除后)
Ap	阴道后壁中线距处女膜 3cm 处,Ap 与 Aa 点相对应	3~+3cm 之间
Bp	阴道顶端或后穹窿到 Ap 点之间阴道后壁上段中的最远点,Bp 与 Ap 点相对应	在无阴道脱垂时,此点位于-3cm,在子宫切除术后阴道完全外翻时,此点将为+TVL

注:POP-Q 分度应为向下用力屏气时,以脱垂最大限度出现时的最远端部位距离处女膜的正负值计算

表 13-4 盆腔器官脱垂分度(POP-Q 分类法)

分度	内 容
0	无脱垂:Aa、Ap、Ba、Bp 均在-3cm 处,CD 两点在阴道总长度和阴道总长度-2cm 之间,即 C 或 D 点量化值<(TVL-2cm)
Ⅰ	脱垂最远端在处女膜平面上>1cm,即量化值<-1cm
Ⅱ	脱垂最远端在处女膜平面上<1cm,即量化值>-1cm,但<+1cm
Ⅲ	脱垂最远端超过处女膜平面上>1cm,但<阴道总长度-2cm,即量化值>+1cm,但<(TVL-2cm)
Ⅳ	下生殖道呈全长外翻,脱垂最远端即宫颈或阴道残端超过阴道总长度-2cm,即量化值>(TVL-2cm)

三、实验室及其他检查

1. 子宫颈细胞学检查 特别是宫颈糜烂或溃疡患者,应除外恶性病变。

2. 压力性尿失禁检查 指压试验:嘱患者膀胱充盈时取膀胱截石位,令其咳嗽或向下屏气,观察有无尿液溢出。如有尿液溢出,检查者用食、中两指放入阴道前壁的尿道两侧,指尖位于膀胱与尿道交接处,向前上抬高膀胱颈,再嘱患者咳嗽,若不见尿液溢出,为试验阳性。

四、诊断与鉴别诊断

(一)辨病要点

通过妇科检查判断子宫脱垂程度,同时了解有无阴道前、后壁膨出、会阴撕裂及其程度,还应注意有无压力性尿失禁。

(二)辨证要点

子宫脱垂多为虚证。伴有小腹下坠,四肢无力,神疲气馁,属中气下陷;伴腰酸膝软,腹坠,小便频数,属肾元不固;若脱垂的子宫颈表面溃烂,带下淋漓者,为兼加湿热。

(三)诊疗思路

子宫脱垂及阴道前后壁膨出诊疗思路见图 13-9。

(四)鉴别诊断

1. 阴道壁肿物 肿物位于阴道壁内,界限清楚,位置固定,不能移动。膀胱膨出时可见阴道前壁有半球形柔软块状物膨出,但可于肿物上方触及宫颈和宫体。

2. 子宫黏膜下肌瘤或宫颈肌瘤 患者有月经过多病史,可见红色、质硬之肿块,表面看不到宫颈口,但在其周围或一侧可扪及被扩张变薄的宫颈边缘。

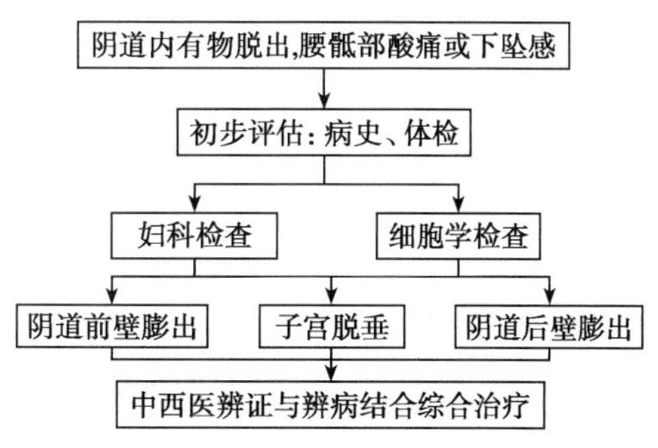

图 13-9 子宫脱垂及阴道前后壁膨出诊疗思路图

3. 宫颈延长 阴道内宫颈虽长,但宫体在盆腔内,向下屏气并不移位。用子宫探针探测宫颈外口至宫颈内口的距离即可确诊。

4. 慢性子宫内翻 阴道内见翻出的球状宫体,被覆暗红色绒样子宫内膜,细查可见两侧输卵管开口,根部可触及宫颈,呈环形围绕肿物,三合诊检查时盆腔内扪不到正常宫体。

五、治疗

无症状的 POP-Q Ⅱ度以内的患者无需治疗。重度伴有症状者需手术治疗。中医药治疗、盆底肌肉锻炼和子宫托放置等非手术疗法适用于所有程度患者。

(一)中医治疗

根据“虚者补之,陷者举之,脱者固之”的原则,以益气升提,补肾固脱为主。虚中

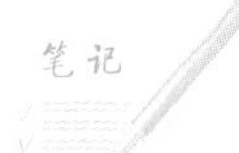

夹湿热者，先清利湿热治标，继则升提固脱治本。

1. 中气下陷证

证候：阴道中有肿物脱出，劳则加剧，平卧时可回纳，小腹下坠，神疲乏力，少气懒言，或面色无华；舌淡，苔薄，脉虚细。

治法：补益中气，升阳举陷。

方药：补中益气汤（《脾胃论》）加续断、金樱子、杜仲。

人参　黄芪　白术　甘草　当归　陈皮　升麻　柴胡

2. 肾元不固证

证候：阴中有物下脱或脱出于阴道口外，久脱不复，腰酸腿软，小便频数，夜间尤甚，小腹下坠，头晕耳鸣；舌淡，苔薄，脉沉弱。

治法：补肾固脱，益气升提。

方药：大补元煎（《景岳全书》）加黄芪。

人参　山药　熟地黄　杜仲　当归　山茱萸　枸杞子　炙甘草

3. 湿热下注证

证候：阴中有物下脱，局部红肿溃烂出血，或黄水淋漓，有臭气，口渴，舌红，苔黄腻，脉濡数。

治法：清热除湿，佐以升提。

方药：龙胆泻肝汤（《医方集解》）合五味消毒饮《医宗金鉴》加减。

龙胆　黄芩　柴胡　栀子　车前子　木通　泽泻　生地黄　当归　甘草

金银花　野菊花　蒲公英　紫花地丁　紫背天葵

（二）西医治疗

1. 保守治疗　子宫托是一种支持子宫和阴道壁并使其维持在阴道内而不脱出的工具。若患者全身状况不适宜手术、妊娠期和产后尤其适用子宫托治疗。手术前放置可促进膨出面溃疡的愈合。局部辅以应用雌激素可增加佩戴成功率。子宫托应间断性取出，清洗后重新放置。若久置不取，可发生嵌顿，严重者引起尿瘘或粪瘘。使用后每 3 个月复查 1 次。

盆底肌肉锻炼适用于所有程度子宫脱垂者。嘱患者用力收缩盆底肌肉 3 秒以上后放松，每次 10~15 分钟，每日 2~3 次。同时可辅助生物反馈治疗。

2. 手术疗法　阴道前后壁修补术适用于Ⅰ、Ⅱ度阴道前、后壁膨出者。阴道前后壁修补、主韧带缩短及宫颈部分切除术（Manchester 手术）适用于年龄较轻、宫颈延长、希望保留子宫的Ⅱ度子宫脱垂伴阴道前、后壁脱垂患者。经阴道子宫全切除及阴道前后壁修补术适用于年龄较大，无生育要求的患者。阴道封闭术适用于年老体弱不能耐受较大手术，不需保留性交功能的患者。此外，子宫悬吊术适用于轻度子宫脱垂、年轻需保留生育功能者。经闭孔无张力尿道中段悬吊带术（TVT-O）适用于压力性尿失禁伴随阴道前、后壁膨出，全盆底悬吊术从三个平面对子宫主韧带、骶韧带、阴道前后壁、膀胱宫颈韧带等全盆底悬吊，既保持了盆底完整性，又恢复了生理解剖位置，也属微创手术，术后感染概率低，对高龄女性、伴内科并发症，且有生育要求者，不失为一种理想选择，是值得推广的一项新技术。

笔记

六、预后

轻度子宫脱垂者，经中医药治疗，病情可好转，重度脱垂伴有症状者应行手术治疗。

第九节　脏　　躁

女性精神忧郁，烦躁不宁；无故悲泣，哭笑无常；呵欠频作，不能自控者，称脏躁。《金匮要略·妇人杂病脉证并治》篇“妇人脏躁，喜悲伤欲哭，象如神灵所作，数欠伸，甘麦大枣汤主之”首次提出了本病的主要症状及治疗方药。

一、病因病机

脏躁，乃因脏阴不足，致干燥躁动之象。是五脏失养导致的情志异常。本病的发生与体质因素密切相关，多见于性格内向之人。患者素多抑郁，忧愁思虑，积久伤心，劳倦伤脾，心脾受伤化源不足，脏阴亏损；或因经孕产乳数伤于血，病后伤阴，使精血内亏，五脏失于濡养，五志之火内动，上扰心神，发为脏躁。

脏躁可参见西医学癔症。

二、诊断及鉴别诊断

（一）诊断

1. 病史　患者多有精神抑郁、情志内伤或数伤于血等病史。

2. 临床表现　精神抑郁，呵欠频作，悲伤欲哭，哭后恢复如常，或哭笑无常，语无伦次，情绪不稳，时时发作。

3. 实验室及其他检查　多无异常发现。

（二）鉴别诊断

癫狂　癫狂属严重的神志异常疾病，发病时意识错乱，打人毁物，不避亲疏。与脏躁患者，常自悲哭，情绪低落，但意识清楚，发作后复如常人，迥然不同。

三、治疗

本病病位在心脾肾，属内伤虚证，故虽有火而不宜清降，有痰而不宜温化，当以甘润滋养为法。

1. 心气不足证

证候：情绪易于波动，心中烦乱，睡眠不安，悲伤欲哭，心悸气短，神疲乏力，不思饮食，舌淡，苔薄，脉细弱。

治法：养心安神，甘润健脾。

方药：甘麦大枣汤（《金匮要略》）。

小麦　甘草　大枣

2. 心肾不交证

证候：哭笑无常，呵欠频作，或神志恍惚，心悸少寐，头晕耳鸣，腰膝酸软，手足心

笔记

热，舌红，少苔，脉细数。

治法：滋阴清热，养心安神。

方药：天王补心丹（《摄生秘剖》）去朱砂。

人参　玄参　当归　天冬　麦冬　丹参　茯苓　五味子　远志　桔梗　酸枣仁　生地黄　朱砂　柏子仁

脏躁之发生与素体脏虚、阴液不足有关，平素宜服滋阴润燥之品，忌服辛苦酸辣之物，以免灼伤阴液，导致阴虚火旺，热扰心神；生活要有规律，要注意摄生，避免紧张和情绪过激，保证充足的睡眠，心情开朗、愉悦；药物治疗过程中可配合精神心理疗法。

四、预后

本病初起，经过药物及心理治疗，预后良好。

第十节　女性生殖器官发育异常

女性生殖器官在发生学上，胚胎时期两侧副中肾管的头段各自发育成两条输卵管，中部和尾段互相融合形成子宫及阴道上段，原始的泌尿生殖窦形成阴道的中下段。人类外生殖器向雌性分化是胚胎发育的自然规律，而向雄性分化则必须有雄激素及其受体的作用。

女性生殖器官在胚胎期发育形成过程中，若受到某些内在或外来因素的干扰，均可出现发育异常，且常合并泌尿系统畸形。常见的生殖器官发育异常有：①正常管道形成受阻所致异常，包括处女膜闭锁、阴道闭锁、阴道横隔、阴道纵隔和宫颈闭锁；②副中肾管衍生物发育不全所致异常，包括无阴道、无子宫、始基子宫、子宫发育不良、单角子宫、输卵管发育异常；③副中肾管衍生物融合障碍所致异常，包括双子宫、双角子宫、鞍状子宫和纵隔子宫等。

女性生殖器官发育异常很少在青春期前发现。患者常在青春期因原发性闭经、腹痛或婚后因性生活困难、流产或早产就医时而被确诊。以下根据不同解剖部位的异常依次予以介绍。

一、处女膜闭锁

处女膜闭锁又称无孔处女膜，临床较为常见，为发育过程中，阴道末端的泌尿生殖窦组织未腔化所致。

处女膜闭锁在青春期初潮前无明显症状。偶有幼女因大量黏液潴留在阴道内可导致处女膜向外膨出。由于处女膜闭锁，经血无法排出，逐渐积聚，造成子宫、输卵管积血，甚至腹腔内积血。绝大多数患者表现为青春期后进行性加剧的周期性下腹痛，但无月经来潮，严重者伴便秘、肛门坠胀、尿频或尿潴留等症状。

检查时可见处女膜表面呈紫蓝色，向外膨隆，无阴道开口。经直肠指诊可扪及阴道内有球状包块突向直肠前壁；行直肠-腹部诊可在下腹部扪及位于阴道包块上方的另一较小包块（为经血潴留的子宫），压痛明显；用手往下按压此包块时，可见处女膜向外膨隆更明显。盆腔B超检查可发现子宫及阴道内有积液。确诊后应立即进行手术治疗。

二、阴道发育异常

1. 先天性无阴道　先天性无阴道是双侧副中肾管发育不全的结果，患者几乎均合并先天性无子宫或仅有始基子宫，卵巢一般均正常。

患者多系青春期后一直无月经来潮或婚后性交困难而就诊。检查可见外阴和第二性征发育正常，但无阴道口或仅在阴道外口处见一浅凹陷，有时可见到由尿生殖窦内陷所形成的约 2cm 短浅阴道盲端。直肠-腹部诊和盆腔 B 超检查无子宫，约 15%患者合并泌尿道畸形。极个别患者仍有发育正常的子宫，青春期时因宫腔积血出现周期性腹痛。直肠-腹部诊可扪及增大而有压痛的子宫。对准备有性生活的先天性无阴道患者，有短浅阴道者可行机械扩张法以逐渐加深阴道长度直至满足性生活要求为止；不适宜机械扩张或机械扩张无效者，可于性生活开始前行阴道成形术。

2. 阴道闭锁　为尿生殖窦未参与形成阴道下段所致。闭锁位于阴道下段，长约 2~3cm，其上多为正常阴道。

症状与处女膜闭锁相似，检查时亦无阴道开口，但闭锁处黏膜表面色泽正常，亦不向外膨隆，经直肠指诊扪及向直肠凸出的阴道积血包块，其位置较处女膜闭锁高。应尽早手术治疗。

3. 阴道横隔　为两侧副中肾管会合后的尾端与尿生殖窦相接处未贯通或部分贯通所致。

横隔可位于阴道内任何部位，但以上、中段交界处为多见，其厚度约为 1cm，完全性横隔较少见，多数是隔的中央或侧方有一小孔，月经血可自小孔排出。横隔位于上段者不影响性生活，常系妇科检查时发现。位置较低者少见，多因性生活不满意而就医。治疗一般应将横隔切开，术后需短期放置模型防止瘢痕挛缩。若分娩时发现横隔影响胎先露部下降，横隔薄者，当胎先露部撑得横隔极薄时，将其切开后即能经阴道娩出；横隔厚者应行剖宫产。

4. 阴道纵隔和双阴道　阴道纵隔，为双侧副中肾管会合后，其中隔未消失或未完全消失所致。

纵隔多位于正中，也可偏于一侧，有完全纵隔和不完全纵隔两种。如果两阴道腔间纵隔为完整的阴道壁组织，称为双阴道，常合并双宫颈、双子宫和纵隔子宫等畸形。如阴道一侧下端闭锁则成为斜隔，导致该侧阴道完全闭锁，可出现经血潴留所形成的阴道侧方包块。绝大多数阴道纵隔无症状，有些是婚后性交困难才被发现。阴道纵隔影响性生活和阴道分娩时应将纵隔切断，创面缝合以防粘连。若晚至阴道分娩时才发现阴道纵隔，可于先露部下降压迫纵隔时先行切断其中部，待胎儿娩出后再切除纵隔。

三、宫颈发育异常

因副中肾管尾端发育不全或发育停滞导致的宫颈发育异常，主要包括宫颈缺如、宫颈闭锁、先天性宫颈管狭窄、宫颈角度异常、先天性宫颈延长症伴宫颈管狭窄、双宫颈等。先天性宫颈发育异常临床上罕见。

若患者子宫内膜有功能，青春期后可因宫腔积血而出现周期性腹痛，经血还可经输卵管逆流入腹腔，引起盆腔子宫内膜异位症。治疗可手术穿通宫颈，建立人工子宫阴道通道或行子宫切除术。

笔记

四、子宫发育异常

若形成子宫段的副中肾管发育及融合异常可导致子宫发育异常。

1. 子宫未发育或发育不良(图 13-10)

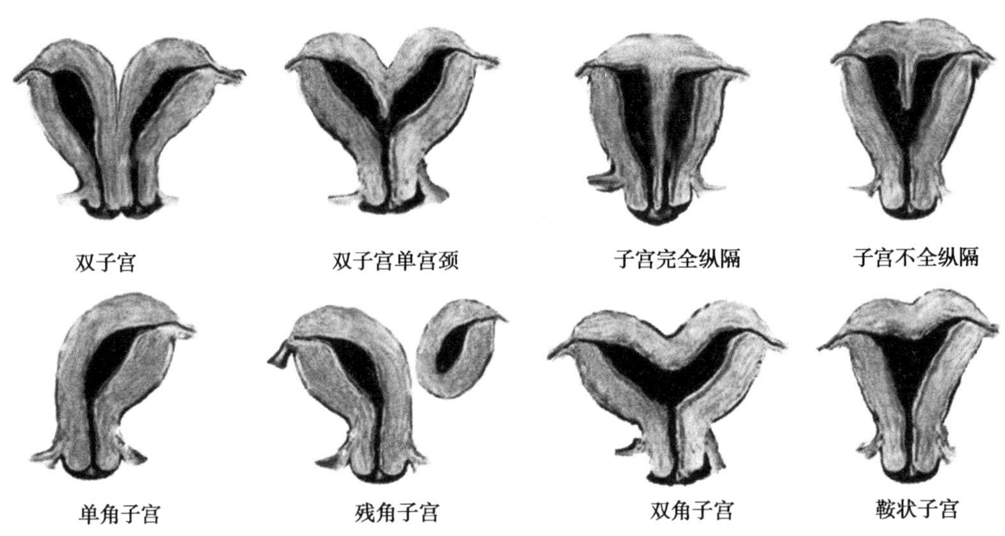

图 13-10　常见子宫发育畸形

(1) 先天性无子宫:系两侧副中肾管中段及尾段未发育和会合所致,常合并无阴道,但卵巢发育正常。第二性征不受影响。直肠-腹部诊扪不到子宫。

(2) 始基子宫:又称痕迹子宫,系两侧副中肾管会合后不久即停止发育所致,子宫极小,通常无宫腔或为一实体肌性子宫,无宫腔内膜,卵巢发育可正常。

(3) 幼稚子宫:系副中肾管会合形成子宫后停止发育所致。子宫较正常小,宫颈相对较长,可有宫腔及内膜,卵巢发育正常。若伴有宫颈发育不良或无阴道可导致经血潴留或逆流引起周期性腹痛。患者的月经量极少,一般婚后无生育。直肠-腹部诊可扪及小而活动的子宫。治疗方法宜雌激素加孕激素序贯周期性治疗。

2. 双子宫　两侧副中肾管完全未融合,各自发育形成两个子宫和两个宫颈。

两个宫颈可分开或相连,宫颈之间可有交通管;也可为一侧子宫颈发育不良、缺如,常有一小通道与对侧阴道相通。双子宫可伴有阴道纵隔或斜隔。患者多无自觉症状,一般是在人工流产、产前检查甚至分娩时偶然发现。伴有阴道纵隔时可有性生活不适。双子宫一般不予处理。早期人工流产时可能误刮未孕侧子宫,以致漏刮胚胎,子宫继续增大,术前应先行 B 超检查明确妊娠子宫。妊娠晚期胎位异常率增加,分娩时未孕侧子宫可能阻碍胎先露部下降,子宫收缩乏力亦较多见,故剖宫产率增加。

3. 双角子宫和鞍状子宫　因宫底部融合不全而呈双角称双角子宫;轻度者仅宫底部稍下陷而呈鞍状称鞍状子宫。超声检查、磁共振显像、子宫输卵管碘油造影可协助诊断。

4. 纵隔子宫　两侧副中肾管融合后,纵隔吸收受阻可形成纵隔子宫。

从宫底至宫颈内口将宫腔完全隔为两部分者为完全纵隔子宫;仅部分隔开者为不全纵隔子宫。纵隔子宫易发生流产、早产和胎位异常;若胎盘粘连在隔上,可出现产后胎盘滞留。纵隔子宫外形正常，可通过经阴道超声检查、子宫输卵管碘油造影、宫腔镜检查或宫腔镜联合腹腔镜检查确诊；其中宫腹腔镜联合是标准诊断方法。对有反复流产的纵隔子宫患者，可在腹腔镜监视下通过宫腔镜切除纵隔，或经腹手术切除。

5. 单角子宫　仅一侧副中肾管发育而成为单角子宫，另侧副中肾管完全未发育或未形成管道。未发育侧的卵巢、输卵管、肾亦往往同时缺如。妊娠可发生在单角子宫，但流产、早产较多见。

6. 残角子宫　一侧副中肾管发育正常，另一侧发育不全形成残角子宫，可伴有该侧泌尿道发育畸形。检查时易将残角子宫误诊为卵巢。多数残角子宫与对侧正常宫腔不相通，仅有纤维带相连；偶亦有两者间有狭窄管道相通者。若残角子宫内膜无功能，一般无症状；若内膜有功能且与正常宫腔不相通时，往往因宫腔积血而出现痛经，甚至并发子宫内膜异位症。若妊娠发生在残角子宫内，人工流产时无法刮到，至妊娠16~20周时往往破裂而出现典型的输卵管妊娠破裂症状，若不及时手术切除破裂的残角子宫，患者可因大量内出血而死亡。

五、输卵管、卵巢发育异常

1. 输卵管发育异常　临床较少见，多为手术中偶然发现。可见以下几种异常：①单侧缺失：为该侧副中肾管未发育所致；常伴同侧输尿管和肾脏发育异常；②双侧缺失：未见单独双侧输卵管缺失者，多伴发其他严重内脏畸形，胎儿不能存活；③单侧(偶双侧)副输卵管：为输卵管分支，具有伞部，内腔与输卵管相通或不通；④输卵管发育不全、闭塞或中段缺失：类似结扎术后的输卵管。

2. 卵巢发育异常　可见以下几种表现：①卵巢未发育或发育不良。单侧或双侧卵巢未发育者极罕见。一般为卵巢发育不全，卵巢外观细长而薄，色白质硬，甚至仅为条状痕迹，多见于45,XO特纳综合征患者。可表现为原发性闭经或初潮延迟、月经稀少、第二性征发育不良，常伴有内生殖器或泌尿器官异常。②异位卵巢。卵巢形成后未下降至盆腔内，仍位于原生殖嵴部位。③副卵巢。一般远离正常卵巢部位，可在腹膜后。无临床症状，罕见。

六、女性性发育异常

目前倾向于根据染色体核型将女性性发育异常分为46,XX型、46,XY型及染色体异常型女性性发育异常。

1. 46,XX性发育异常

(1) 46,XX单纯性性腺发育不全：染色体核型为46,XX，两侧性腺呈条索状。因其合成雌激素的能力低下，患者主要表现为第二性征发育不全和原发性闭经。体格检查可见子宫发育不良。血清FSH、LH增高，E_2低下。应用雌、孕激素可使月经来潮。

(2) 肾上腺皮质增生症：是一种常染色体隐性遗传病。由于存在皮质激素合成酶的缺陷，导致皮质醇生物合成发生障碍，通过反馈作用，使促肾上腺皮质激素(ACTH)分泌增高，刺激肾上腺增生，导致肾上腺分泌大量雄激素，使女性外生殖器男性化，阴蒂增大，甚至接近阴茎，大阴唇融合似阴囊，小阴唇萎缩，早期出现男性第二性征。经补充皮质醇治疗后，绝大多数患者可恢复正常排卵，且能正常受孕。女性肾上

笔记

腺皮质增生症患者需终身服药,妊娠期间仍需用药。外生殖器异常者可手术纠正。

(3) 其他来源雄激素:孕妇在妊娠早期接受具有雄激素作用的药物,可使女胎外生殖器男性化,但程度较轻。

2. 46,XY 性发育异常

(1) 46,XY 单纯性腺发育不全:染色体核型为 46,XY,又称为 Swyer 综合征,分为完全型和部分型。由于原始性腺未能分化为睾丸,不能产生副中肾管抑制因子和雄激素,导致副中肾管虽不退化,但发育不良。患者主要表现为第二性征发育不全、原发性闭经。妇科检查可见发育不良的子宫、输卵管;性腺为条索状或发育不良的睾丸。血清 FSH、LH 增高,雌激素、雄激素均低下。条索状性腺应尽早切除,以防止其发生肿瘤。外阴模糊者可整形使其成为女性外阴,术后应用雌、孕激素替代治疗。

(2) 雄激素不敏感综合征:由于外周组织雄激素受体基因突变,胚胎组织对雄激素不敏感,尿生殖窦发育成女性外阴,有大、小阴唇和阴道。完全性雄激素不敏感综合征患者表现为原发闭经、女性体态、青春期有乳房发育,但乳头发育不成熟,无阴毛,腋毛或稀少,女性外阴、阴道呈盲端,无宫颈和子宫等,多以原发闭经就诊。性腺可位于大阴唇、腹股沟或腹腔内。不完全型患者,临床表现差异很大,可伴有尿道下裂、小阴茎、小睾丸,男性第二性征发育不完善。

3. 染色体异常型性发育异常

(1) 特纳综合征:染色体核型可为 45,XO、45,XO 的嵌合型、X 短臂和长臂缺失、47,XXX 等。主要病变为卵巢不发育伴体格发育异常。主要表现为:身材矮小(不足 150cm)、蹼颈、盾状胸、肘外翻,面容呆板、两眼间距宽、第二性征不发育、子宫发育不良及原发性闭经。促性腺激素增高,E_2 低下。治疗以促进身高、刺激乳房与生殖器官发育及预防骨质疏松为主。

(2) 卵睾型性发育异常:卵巢组织与睾丸组织并存于同一机体,睾丸可为隐睾或位于盆腔。外生殖器显示多由占优势的性腺决定,可近似女性或近似男性,也可性别模棱两可。其染色体核型半数以上为 46,XX,其次 46,XY 及 46,XX/46,XY 嵌合体,能生育者极少见。

第十一节 盆腔淤血综合征

盆腔淤血综合征,也称卵巢静脉综合征。多见于 30~50 岁经产女性,是引起女性慢性盆腔疼痛的重要原因之一。中医学暂无此病名,据其临床表现和体征,可归属于“腹痛”“痛经”“带下”等疾病范畴。

一、病因病机

(一)中医病因病机

多因情志所伤、肝气郁结,气滞血瘀;或房劳多产,肝肾亏损,经脉失养;或起居不慎,寒湿留滞冲任胞宫、胞脉、胞络,导致冲任瘀阻,气血运行不畅,脉络不通而为病。

(二)西医病因病理

凡能引起盆腔静脉血液循环不畅或受阻的因素均能导致盆腔静脉淤血。

笔记

1. 女性盆腔内静脉数量增多，且有较多静脉丛和吻合支，血流缓慢；同时盆腔静脉壁薄，缺乏外鞘，弹性较差，容易引起盆腔静脉淤血。

2. 子宫内膜异位症、子宫肌瘤、慢性盆腔炎、哺乳期闭经、中重度宫颈糜烂者，引起盆腔静脉淤血。

3. 输卵管结扎术，损伤输卵管系膜静脉，使血供平衡关系受到了破坏，使系膜内血管网血液循环受阻，造成静脉血管曲张。

4. 卵巢内分泌紊功能紊乱造成外周循环反应性改变，使雌孕激素水平对盆腔血管的扩张与收缩失去调节作用。

二、临床表现

1. 症状　下腹部坠胀痛，腰骶疼痛，性交痛，对性生活厌烦；月经量多，经期延长，痛经、乳房胀痛；白带过多；极度疲劳，常感到心悸，胸闷、气短，心烦，容易激动，多梦。

2. 体征　病情严重者妇科检查可见大阴唇静脉异常充盈甚至扩张，阴道壁和宫颈后唇可见充盈曲张的小静脉。宫颈呈紫蓝色，三合诊或肛诊可以扪及如阔韧带肿物同样柔软的静脉曲张团。

三、实验室及其他检查

1. 盆腔血流图　测定两侧盆腔血流图形（即耻骨旁、尾骨导连），与正常图形比较，有统计学上的显著性差异，可作为诊断参考指标。

2. 盆腔静脉造影　在无盆腔静脉淤血时造影剂廓清时间在 20 秒以内，卵巢静脉直径在 9. 03～10. 0mm，淤血时超过 20 秒，卵巢静脉直径大于 10mm，卵巢静脉丛充血扩张具有诊断价值。但慢性盆腔炎、子宫肌瘤等也可有造影剂潴留，因此不能把盆腔静脉造影作为确诊盆腔淤血综合征的唯一指标。

3. 腹腔镜检查　盆腔静脉增粗、迂回、曲张、卷曲，或见阔韧带裂伤，无明显盆腔炎症及子宫内膜异位病灶。

四、诊断与鉴别诊断

（一）辨病要点

育龄女性具有多产史、产伤史、绝育手术史，根据临床症状和体征，特别是辅助检查，可明确诊断。

（二）辨证要点

小腹胀痛、拒按，经前加剧，性交疼痛，月经量少色紫暗有块，腰骶胀痛，心情抑郁，胸闷乳胀，舌暗有瘀斑，脉弦涩者多为气滞血瘀；如小腹冷痛，得热则减，按之痛甚，经行加剧，经期延后，量少，色暗有血块，白带量多清稀，性交不快，畏寒肢冷，脉沉紧者多为寒湿凝滞；如少腹隐痛，阴道肛门坠痛，性交痛，带下绵绵，色白清稀，头晕乏力，面色萎黄，舌边有齿印瘀点，脉细涩者多为气虚血瘀；如小腹绵绵坠痛，性欲减退，月经量时多时少，腰骶疼痛，五心烦热，头晕耳鸣，舌红少津，脉细数者多为肝肾亏损。

（三）诊疗思路

盆腔淤血综合征诊疗思路见图 13-11。

笔记

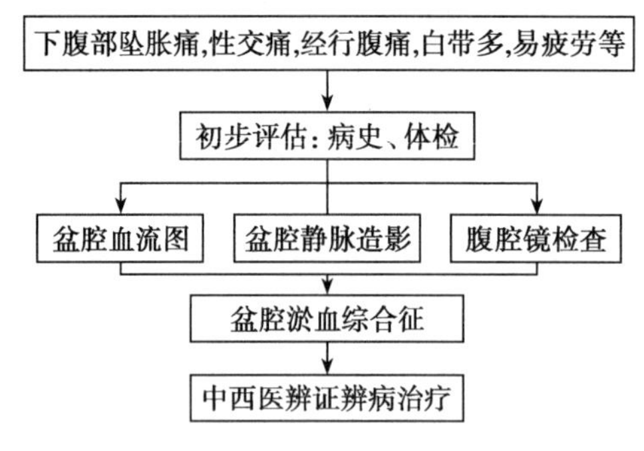

图 13-11 盆腔淤血综合征诊疗思路图

（四）鉴别诊断

1. 子宫内膜异位症 主要表现为进行性加重的经行腹痛，妇科检查宫颈后上方或骶骨韧带处扪及 1 个或数个质硬、触痛明显的结节，腹腔镜检查可直接看到异位病灶。

2. 盆腔炎性疾病后遗症 有急性盆腔炎史及慢性盆腔炎反复发作史。下腹痛与月经周期有一定关系。妇科检查双侧附件明显增厚、增粗、压痛，子宫活动差，甚至盆腔出现冰冻样改变。盆腔内明显粘连，或有具体肿块，不易变形，有明显界限。盆腔淤血综合征无盆腔感染史，肿块无固定粘连感，下腹痛与体位有一定关系。

3. 排卵障碍性异常子宫出血 与本病都有月经过多、周期延长等表现，但排卵障碍性异常子宫出血患者无明显的盆腔阳性体征，一般可通过各种测定卵巢功能的方法相鉴别。

4. 严重的子宫后屈后倾 可有腰骶下腹坠痛不适，双合诊除子宫后屈后倾外，并无其他明显异常。

五、治疗

（一）中医治疗

1. 气滞血瘀证

证候：小腹胀痛，拒按，经前加剧，性交疼痛，经行涩滞不畅，色紫暗，有块，腰骶胀痛，情绪不宁，胸闷不适，乳房胀痛，舌暗有瘀斑，苔薄白，脉弦涩。

治法：理气活血，化瘀止痛。

方药：膈下逐瘀汤（《医林改错》）加郁金、皂角刺。

当归 川芎 赤芍 桃仁 红花 枳壳 延胡索 五灵脂 牡丹皮 乌药 制香附 甘草

2. 寒湿凝滞证

证候：小腹冷痛，得热则减，按之痛甚，经行加剧，经期延后，量少，色暗有血块，白带量多，清冷质稀，性交不快，畏寒肢冷，腰酸背痛，舌淡，苔白，脉沉紧。

治法：散寒除湿，理气止痛。

方药：少腹逐瘀汤（《医林改错》）加苍术、茯苓。

小茴香 干姜 延胡索 没药 当归 川芎 肉桂 赤芍 蒲黄 五灵脂

3. 气虚血瘀证

证候：少腹隐隐作痛，外阴肿胀，阴道肛门坠痛不已，性交痛，行经前痛重，月经量少，夹有小块，带下绵绵，色白清稀，腰骶坠痛，头晕目眩，神疲乏力，面色萎黄，大便稀溏，小便清长，舌体胖大，边有齿印瘀点，脉细涩。

治法：益气活血，化瘀止痛。

方药：理冲汤加减（《医学衷中参西录》）加减。

生黄芪　党参　白术　生山药　天花粉　知母　三棱　莪术　生鸡内金

4. 肝肾亏损证

证候：小腹绵绵作痛，空坠不温，性欲减退，月经不调，量时多时少，腰骶酸痛，五心烦热，头晕耳鸣，神疲乏力，小便灼热，舌红少津，脉细数。

治法：补益肝肾，调经止痛。

方药：调肝汤（《傅青主女科》）。

山药　阿胶　当归　白芍　山茱萸　巴戟天　甘草

（二）西医治疗

1. 药物疗法

（1）镇痛剂：吲哚美辛，口服，每次 25mg，每日 2~4 次，痛止停药。

（2）阿司匹林：口服，每次 0.3g，每日 2~4 次，痛止停药。

（3）甲氯芬那酸：口服，每次 250mg，每日 2~4 次，痛止停药。

2. 手术治疗　症状严重，保守治疗无效，可行以下手术治疗。

（1）子宫切除术：适用于 35 岁以上，合并月经过多或近围绝经期者，切除子宫及双侧附件，术后雌激素替代治疗。

（2）圆韧带悬吊术及骶韧带缩短术：适用于子宫肥大后位，较年轻患者，且不宜做子宫及附件切除者。

（3）阔韧带筋膜修补术：主要用于较年轻的患者，如无生育要求，而有严重的阔韧带裂伤者，同时行输卵管结扎术。

六、预后

本病以止痛为主，若症状严重，保守治疗无效，可行下手术治疗。

学习小结

1. 学习内容

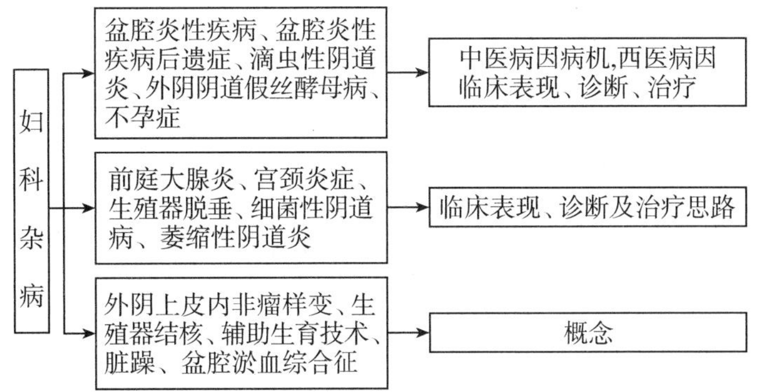

2. 学习方法

通过复习女性生殖器解剖，运用比较、对比方法，抓住各类炎症病原体特点学会其诊断及治疗。女性性腺轴及生殖器各部位病变均可引起不孕，应用排除法找出不孕的原因并针对病因治疗。对中医优势突出的盆腔炎性疾病后遗症、盆腔淤血综合征、脏

笔记

躁应按中医分型学会辨证论治。生殖器官脱垂应理解以何部位为参照物进行脱垂的分度及相应的治疗。

（王艳萍 王浩 连方 肖新春）

复习思考题

1. 简述前庭大腺炎的西医治疗。
2. 不孕症的诊疗思路是什么？
3. 简述脏躁的病因病机及治疗注意事项。
4. 简述常见的女性生殖器官发育异常。

笔记

第十四章

女性生殖器官肿瘤

学习目的

通过本章的学习，了解女性常见生殖器官肿瘤的类型，学会辨别妇科良恶性肿瘤的临床特征和诊断要点，明确治疗原则，为诊治女性生殖器官肿瘤奠定基础。

学习要点

女性常见生殖器官肿瘤的诊断与鉴别诊断，诊疗思路、治疗原则和中医辨证论治。

女性生殖器官肿瘤属中医“癥瘕”范畴，妇人下腹结块，伴或胀、或痛、或满、或异常出血、或带下异常者，称为癥瘕。癥者有形可征，固定不移，痛有定处；瘕者瘕聚成形，聚散无常，推之可移，痛无定处。一般以癥属血病，瘕属气病，但临床常难截然分开，故并称癥瘕。

常见的妇科良性肿瘤有子宫肌瘤、卵巢囊肿；常见的妇科恶性肿瘤主要是子宫颈癌、子宫内膜癌和卵巢癌，其次为外阴癌及阴道癌，输卵管癌最少见。中医辨治重在辨气病、血病以及虚实、善恶。一般包块坚实硬结者属癥，多为血病；聚散无常者属瘕，多为气病。病之初期，肿块胀痛明显，多以邪实为主；中期包块增大，质地较硬，隐隐作痛，月经异常，面色欠润者，多为邪实正虚；后期胀痛加重，肿块坚硬如石，全身羸弱者，则以正虚为主。癥瘕发展缓慢，按之柔软活动，精神如常，面色有泽者多为善证；若癥瘕日益增大，按之坚硬如石，疼痛甚剧，或崩或漏，或五色带下，形瘦面暗者，多为恶证。

癥瘕的治则是扶正攻邪。根据患者体质强弱，病程长短，酌用攻补，遵循“衰其大半而止”的原则，一味猛攻，以免损伤元气。新病体质较强者可行攻破；久病体质较弱者，可攻补兼施，或先攻后补，或先补后攻，随证施治。如确诊为恶性肿瘤，或肿瘤较大、增长迅速者，应考虑手术、放疗、化疗等综合治疗。

第一节　外阴、阴道肿瘤

一、外阴肿瘤

外阴良性肿瘤一般少见，主要有纤维瘤、乳头状瘤、平滑肌瘤和脂肪瘤等。治疗原则为手术切除肿瘤。

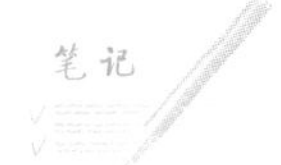

（一）外阴鳞状上皮内瘤（病）变

外阴鳞状上皮内病变是局限于外阴表皮内，未发生间质浸润的癌前病变。多见于45岁左右的妇女。2014年WHO女性生殖器官肿瘤分类将外阴鳞状上皮内病变分为低级别鳞状上皮内病变（LSIL）、高级别鳞状上皮内病变（HSIL）和分化型外阴上皮内瘤变。

1. 临床表现　症状无特异性，多表现为外阴瘙痒，皮肤破损、溃疡、烧灼感等。部分患者无明显症状。病变可发生于外阴任何部位，最常见外阴病变为外阴丘疹或斑点、斑块或乳头状疣，单个或多个，融合或分散，灰白或粉红色；少数为略高出皮肤的色素沉着，严重者可弥漫覆盖整个外阴。

2. 诊断

（1）确诊需依靠活组织病理学检查。对任何可疑病灶应做多点活组织病理学检查。为排除浸润癌，取材时应根据病灶情况决定取材深度。为了提高活检阳性率，可采用局部涂抹3%～5%醋酸或1%甲苯胺蓝，阴道镜下观察外阴、会阴及肛周皮肤组织的血管情况，在血管不典型处取材。有条件者，应行阴道内HPV检测协助诊断。注意与外阴湿疹、外阴白色病变、痣、棘皮瘤等鉴别。

（2）病理学分级：①低级别鳞状上皮内病变（LSIL）：既往称普通型VINⅠ、轻度不典型增生、扁平湿疣、不典型挖空细胞等。与低危型和高危型HPV感染均相关。多见于年轻女性，病变进展为浸润癌的风险极低。超过30%的患者合并下生殖道其他部位上皮内病变（以宫颈部位最常见）；②高级别鳞状上皮内病变（HSIL）：曾被称为VINⅡ、VINⅢ，中度不典型增生、重度不典型增生、原位癌、鲍文病、鲍文样不典型增生等。绝大多数与感染HPV16有关。多发生于绝经前女性，若不治疗则复发或进展为浸润癌的风险增加；③分化型外阴上皮内瘤变：曾用名为分化型VIN、单纯性原位癌。与感染HPV无关。主要见于老年女性，常伴有硬化性苔藓、扁平苔藓，有时伴有角化型鳞癌。该型病损表现为外阴鳞状上皮内异常的成熟性分化和底层细胞不典型，常常伴随鳞癌出现。一旦发生进展，常在半年内发展为浸润癌。

3. 治疗　治疗的目的在于消除病灶，缓解症状，预防SIL恶变。应综合考虑患者的年龄、症状、一般状况、手术并发症及随诊情况；病灶的病理类型、大小、数量、位置、发生浸润的风险、病变是否侵犯黏膜及阴毛生长区；治疗方式对患者的影响等制订个体化治疗方案。

（1）低级别鳞状上皮内病变若无明显症状可定期随访。若有症状可选择5%氟尿嘧啶软膏、咪喹莫特软膏、1%西多福韦局部外阴病灶涂抹。激光治疗能保留外阴外观，疗效较好

（2）病灶局限的高级别鳞状上皮内病变可采用病灶局部表浅切除，切缘旁开病灶0.5～1cm。较大融合型病灶或多灶型，尤其是阴道镜检查已疑及早期浸润癌可能时可行外阴皮肤切除。病变累及阴蒂周围或肛周可采用CO_2激光消融术。

（3）分化型外阴上皮内瘤变可采用单纯外阴切除，适用于老年、病灶广泛的患者。若出现浸润或合并汗腺癌时，需做外阴根治术加双侧腹股沟淋巴结清扫术。

（二）外阴恶性肿瘤

外阴恶性肿瘤占女性生殖道恶性肿瘤3%～5%，以鳞状细胞癌最常见。外阴癌患者常并发外阴上皮内瘤变，可与宫颈癌、阴道癌合并存在。治疗以手术为主，辅以放

笔记

射、化学治疗。预后与病灶部位、大小、有无淋巴结转移、浸润深度、尿道、阴道是否累及和手术范围有关。

1. 常见外阴癌

（1）外阴鳞状细胞癌：发病年龄呈 45～50 岁、70～75 岁双峰状。与感染 HPV（HPV16、18、31 等较多见）、单纯疱疹病毒Ⅱ型、巨细胞病毒有关。

1）症状：主要为难治性的外阴瘙痒和各种不同形态的肿物，若合并感染或癌症晚期可出现疼痛、渗液和出血。

2）体征：大阴唇最多见，早期局部丘疹、结节或小溃疡，晚期见不规则肿块，破溃或呈乳头样肿瘤。若癌灶转移可扪及一侧或双侧腹股沟淋巴结增大、质硬而固定。

3）转移：以直接浸润、淋巴结转移为多见，血行播散常发生在晚期。

（2）外阴恶性黑色素瘤：较少见，多发生于 65～75 岁女性，预后差。多见于小阴唇、阴蒂，表现为外阴瘙痒、出血、色素沉着范围增大。外阴黑痣有潜在恶变风险，应及早切除。

（3）外阴基底细胞癌：罕见，发病平均年龄 70 岁。临床表现为大阴唇肿块，发展缓慢，很少转移。症状不典型，须与慢性毛囊炎破裂、前庭大腺囊肿等相鉴别。治疗原则是较广泛的局部病灶切除，不需做外阴根治术及腹股沟淋巴结清扫术。

2. 临床分期　目前采用国际妇产科联盟（FIGO 2009）分期法（表 14-1）。

表 14-1　外阴癌 FIGO 分期（2009 年）

FIGO	癌肿累及范围
Ⅰ期	肿瘤局限于外阴和/或会阴，淋巴结未转移
ⅠA 期	肿瘤最大直径≤2cm，间质浸润≤1.0mm*
ⅠB 期	肿瘤最大直径>2cm 或间质浸润>1.0mm*
Ⅱ期	肿瘤侵犯下列任何部位：下 1/3 尿道、下 1/3 阴道、肛门，淋巴结未转移
Ⅲ期	肿瘤有或（无）侵犯下列任何部位：下 1/3 尿道、下 1/3 阴道、肛门，有腹股沟-股淋巴结转移
ⅢA 期	1 个淋巴结转移（≥5mm），或 1～2 个淋巴结转移（<5mm）
ⅢB 期	≥2 个淋巴结转移（≥5mm），或≥3 个淋巴结转移（<5mm）
ⅢC 期	淋巴结阳性伴囊外扩散
Ⅳ期	肿瘤侵犯其他区域（上 2/3 尿道、上 2/3 阴道）或远处转移
ⅣA 期	肿瘤侵犯下列任何部位：上尿道和/或阴道黏膜、膀胱黏膜、直肠黏膜、或固定在骨盆壁，或腹股沟-股淋巴结出现固定或溃疡形成
ⅣB 期	任何部位（包括盆腔淋巴结）的远处转移

注：* 浸润深度指肿瘤从接近最表皮乳头上皮-间质连接处至最深浸润点的距离

3. 诊断　根据不易治愈的临床特点，若有可疑（菜花灶、溃疡灶、结节灶、白色病灶）应及时做活组织检查，诊断不难。

4. 手术治疗

ⅠA 期：外阴扩大局部切除术。

ⅠB 期：外阴根治性局部切除术及病灶同侧或双侧腹股沟淋巴结清扫术。

Ⅱ期：外阴根治性局部切除术及双侧腹股沟淋巴结清扫和/或盆腔淋巴结清扫术。

Ⅲ期：同Ⅱ期或并做部分下尿道、阴道与肛门皮肤切除。

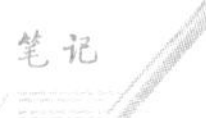

Ⅳ期：除外阴广泛切除、双侧腹股沟及盆腔淋巴结清扫术外，分别根据膀胱、上尿道或直肠受累情况选做相应切除术。

5. 放射治疗

（1）手术风险大或切除困难者。

（2）癌灶范围大配合术前局部照射，缩小癌灶再手术。

（3）外阴广泛切除术后行盆腔淋巴结照射。

（4）术后局部残存癌灶或复发癌治疗。

6. 化学治疗　多用于晚期癌或复发癌综合治疗，配合手术及放疗，可缩小手术范围或提高放射治疗效果。常用药物：铂类、博来霉素、氟尿嘧啶、阿霉素等。常采用静脉注射或局部动脉灌注。

二、阴道肿瘤

（一）阴道良性肿瘤

阴道良性肿瘤少见，主要有阴道平滑肌瘤、纤维瘤，乳头状瘤、血管瘤、神经纤维瘤、阴道腺病等。肿瘤较小时临床可无症状，外表光滑，固定，或触之有囊性感；随着肿瘤逐渐长大，可出现白带增多，阴道下坠或异物感，性交困难，甚至会有膀胱、直肠压迫症状如尿频、尿急和大小便困难。诊断上应注意与阴道恶性肿瘤和膀胱、直肠膨出鉴别。治疗采用手术切除。术后的组织病理学检查是确诊的依据。

（二）阴道鳞状上皮细胞癌

阴道原发性恶性肿瘤很少见，约占妇科恶性肿瘤的1%～2%。其中以鳞状细胞癌最多见（占85%），发病年龄多在45～75岁，高峰在65岁。发病原因可能与人乳头瘤病毒感染（HPV）、盆腔放射治疗史、长期刺激和损伤等有关。

1. 症状　早期无明显症状或仅有白带增多和接触性阴道出血。晚期肿瘤侵犯膀胱或直肠时，可出现尿频或里急后重感。

2. 体征　妇科检查可见阴道壁肿物，可伴有感染出血；或有部分阴道壁变硬，呈结节、糜烂、溃疡、出血。

3. 诊断　应先作阴道涂片进行细胞学检查，然后再行阴道镜定位活检病理确诊。

4. 鉴别诊断　多数阴道恶性肿瘤是由宫颈癌、外阴癌或子宫内膜癌、绒癌等转移到阴道，诊断时应仔细鉴别。

5. 分期　目前主要采用FIGO分期（表14-2）。

表14-2　阴道癌FIGO分期

FIGO分期	范　围
Ⅰ期	瘤局限于阴道壁
Ⅱ期	癌瘤侵及阴道旁组织，但未达盆侧壁
Ⅲ期	癌瘤扩散达盆侧壁
Ⅳ期	癌瘤范围超过真骨盆腔，或侵犯膀胱或直肠黏膜，但黏膜泡样水肿不列入此期
ⅣA期	癌瘤侵入膀胱和/或直肠黏膜和/或超出真骨盆
ⅣB期	癌瘤转移到远处器官

笔记

6. 转移途径　以直接蔓延和淋巴转移为主，晚期可有血行播散。

7. 治疗　常采用放射和手术治疗。阴道癌的治疗强调个体化，应根据分期、病灶大小、部位及与膀胱、尿道、直肠的关系制订治疗方案。

第二节　宫 颈 肿 瘤

一、宫颈上皮内病变

宫颈上皮内病变包括低级别鳞状上皮内病变（LSIL）、高级别鳞状上皮内病变（HSIL）和原位癌（AIS）。LSIL包括CINⅠ、轻度不典型增生、扁平湿疣等，大部分可自然消退。HSIL包括CINⅡ、CINⅢ、中度不典型增生、重度不典型增生、原位癌。HSIL具有恶性转化风险。原位腺癌包括中、重度腺上皮内瘤变，有很高进展风险。上皮内病变常发生于25~35岁女性。

（一）病因病机

1. 中医病因病机　本病的发生多因肝郁化火、湿热下注、脾虚湿盛，损伤任带及五脏而发病。

2. 西医病因　HPV感染为宫颈上皮内病变的主要致病因素，慢性感染、性传播疾病、吸烟等为协同因素。

（1）低级别鳞状上皮内病变（LSIL）：LSIL中HPV通常为非整合状态，宿主基因组相对稳定。HPV感染易被机体清除。

（2）高级别鳞状上皮内病变（HSIL）：为感染高危型HPV导致，多为HPV16和HPV18合并感染。慢性感染、性传播疾病、吸烟等损伤因子可能导致宿主DNA损伤，基因组不稳定，HPV DNA容易与宿主基因组整合，最终导致局部鳞状细胞单克隆性过度增生，形成局部上皮内病变。

（3）原位腺癌（AIS）：多由高危型HPV（尤其是HPV18和HPV16）感染所致。

（二）临床表现

1. 病史　应详细询问有无性生活过早（<16岁）、HPV感染及性传播疾病史，有无吸烟、口服避孕药等。

2. 症状　偶有阴道排液增多，也可有接触性出血。

3. 体征　妇科检查宫颈可光滑，或仅见局部红斑、白色上皮，或宫颈糜烂样表现。

（三）实验室及其他检查

1. 宫颈细胞学检查　为宫颈上皮内病变及早期宫颈癌筛查的基本方法，可发现早期病变，但有一定的漏诊率及误诊率。婚后或有性生活女性应常规做宫颈细胞学检查。若发现异常细胞应做阴道镜检查以进一步明确诊断。

2. HPV检测　敏感性较高。可与细胞学联合用于筛查宫颈癌。高危型HPV检查和分型试验可用于宫颈细胞学检查异常分流、宫颈病变治疗后病灶残留、复发判定、疗效评估。

3. 阴道镜检查　若细胞学检查为ASC-US，且高危型HPV检测阳性或LSIL及以上者应作阴道镜检查。

4. 宫颈活组织检查　为确诊宫颈上皮内病变的最可靠方法。任何肉眼可见病灶

笔记

均应做单点或多点活检。若无明显病变,可选择在碘试验(又称为 Schiller 试验)不染色区取材,或在阴道镜下取材以提高确诊率。

（四）治疗

1. 中医治疗

(1) 肝郁化火证

证候:白带偏多,阴道流血夹有瘀块,胸胁胀痛,心烦易怒,口苦咽干,舌暗,苔白或微黄,脉弦。

治法:疏肝理气,解毒散结。

方药:丹栀逍遥散(《女科撮要》)。

牡丹皮　栀子　当归　白芍　柴胡　白术　茯苓　炙甘草　煨姜　薄荷

(2) 湿热下注证

证候:带下量多,色白或黄,偶有小腹疼痛,口干口苦,心烦失眠,舌红,苔黄腻,脉弦数或滑数。

治法:清热解毒,利湿止带。

方药:龙胆泻肝汤(《医方集解》)。

龙胆　黄芩　栀子　泽泻　木通　车前子　当归　柴胡　甘草　生地黄黄

(3) 脾虚湿盛证

证候:白带量多、清稀,绵绵不绝,或阴道出血,神疲乏力,纳少便溏,小腹坠胀,舌胖,苔白腻,脉细弱。

治法:健脾助运,燥湿止带。

方药:完带汤(《傅青主女科》)。

人参　白术　白芍　山药　苍术　陈皮　柴胡　荆芥穗　车前子　甘草

2. 西医治疗

(1) 高危型 HPV 感染、宫颈细胞学阴性的处理:①半年后复查细胞学、1 年后复查细胞学和高危型 HPV,期间可用中成药阴道栓剂(保妇康栓)治疗。②高危型 HPV 分型检测,若为 16 型或 18 型阳性均应做阴道镜检查。

(2) ASC-US、ASC-H 及 AGC 的处理:进一步做阴道镜及宫颈活组织检查,≥35 岁的 AGC 患者需行子宫内膜活组织检查。若阴道镜和病理学检查排除其他病变,可在半年或 1 年后复查。

(3) LSIL 的处理:因 60%的 LSIL 会自然消退,可随访观察。

1) 先前细胞学结果为 ASC-US、ASC-H 或 LSIL 以下者,可每 12 个月检测 HPV DNA 或 6~12 个月复查宫颈细胞学。

2) 先前细胞学为 HSIL 但组织学诊断为 LSIL 者,若阴道镜检查结果满意且宫颈管取材阴性者,可每隔 6 个月行阴道镜检查和细胞学检查。

若 LSIL 持续 2 年及以上者,可继续随访或选择治疗。阴道镜检查满意者可采用局部切除或消融疗法,阴道镜检查不满意者行宫颈诊断性锥切术。

(4) HSIL 的处理:阴道镜检查满意、组织学诊断为 HSIL 者可采用物理治疗或宫颈锥形切除术。复发的 HSIL 者建议行诊断性锥形切除术。

阴道镜检查不满意者采用宫颈环形电切除术(LEEP)或冷刀锥形切除术。经宫颈锥切确诊、年龄较大、无生育要求的合并有其他手术指征的妇科良性疾病的 HSIL

患者，可行全子宫切除术。

妊娠期 HSIL 者应采用定期的细胞学和阴道镜检查进行观察。

二、子宫颈癌

子宫颈癌最常见的妇科恶性肿瘤。宫颈癌发病与性生活年龄过早、多个性伴侣、性传播疾病史、多产及慢性宫颈炎等因素相关。其中，尤其是高危型 HPV 的持续感染被认为是引发宫颈癌的最重要原因。80%为鳞状细胞癌，而腺癌约占 20%。

中医早在《黄帝内经》中即有“任脉为病……女子带下瘕聚”类似宫颈癌的有关描述。以后许多医籍中都有类似描述散见于“崩漏”“带下”“五色带”“癥瘕”等疾病之中。如唐代孙思邈在《备急千金要方·妇人方》中的记载“崩中漏下，赤白青黑，腐臭不可近，令人面黑无颜色，皮骨相连，月经失度”较详细地描述了晚期宫颈癌的临床表现。

（一）病因病机

1. 中医病因病机　本病的形成与冲任损伤有关。若冲任虚损，督脉失司，带脉失约；若风寒湿热、毒邪凝聚、阻塞胞络；或肝气郁结，疏泄失调，气滞血瘀；或脾虚生湿，湿蕴化热，热毒下注，都将导致崩漏带下；湿热毒瘀互结日久，聚而成癥。本病以正虚冲任失调为本，湿热瘀毒凝聚为标，正虚邪实。

2. 西医病因病理

（1）病因：性活跃和初次性生活<16 岁、早年分娩、多产、性生活紊乱及慢性宫颈炎等因素，均与宫颈癌发生密切相关；HPV 及生殖道疱疹Ⅱ型病毒（HSV-Ⅱ）、人类巨细胞病毒（CMV）感染，可能为宫颈癌的特异性致病因素。另外，长期服用避孕药物者（≥8 年），有吸烟史者，长期免疫力低下者、与有阴茎癌、前列腺癌或其性伴侣曾患宫颈癌的高危男子性接触的女性，也易患宫颈癌。

（2）宫颈组织学特性：宫颈上皮由宫颈阴道部鳞状上皮和宫颈管柱状上皮组成。宫颈鳞状上皮与柱状上皮交接部称为鳞-柱状交接部。原始鳞-柱状交接部和生理鳞-柱状交接部之间的区域称移行带区，又称转化区。宫颈转化区为宫颈癌好发部位。在转化区形成过程中，未成熟的化生鳞状上皮代谢活跃，在一些物质如精子、精液组蛋白及 HPV 等的刺激下，发生细胞分化不良、排列紊乱、细胞核异常、有丝分裂增加，最后形成宫颈上皮内病变。继续发展，宫颈上皮内病变突破上皮下基底膜，浸润间质形成宫颈浸润癌。

（3）病理

1）宫颈鳞状细胞浸润癌：占宫颈癌的 80%～85%。巨检：外生型最常见，癌灶呈乳头状或菜花样向外生长，常累及阴道；组织脆，触之易出血；内生型癌灶向宫颈深部组织浸润，宫颈表面光滑或仅有柱状上皮异位，宫颈肥大变硬，常累及宫旁组织；溃疡型癌组织继续发展合并感染坏死，脱落后形成溃疡或空洞，似火山口状；颈管型癌灶发生于宫颈管内，常侵入宫颈管及子宫峡部供血层及转移至盆腔淋巴结。

显微镜检（图 14-1）：①镜下早期浸润癌：指在原位癌基础上镜检发现小滴状、锯齿状癌细胞团突破基膜，浸润间质。②宫颈浸润癌：指癌灶浸润间质范围超出微小浸润癌，多呈网状或团块状浸润间质。根据癌细胞分化程度可分为三级。

Ⅰ级：为高分化鳞癌（角化性大细胞型），大细胞，有明显角化珠形成，可见细胞间桥，细胞异型性较轻，无核分裂或核分裂<2/高倍视野。

Ⅱ级：为中分化鳞癌（非角化性大细胞型），大细胞，少或无角化珠，细胞间桥不明显，细胞异型性明显，核分裂象 2～4/高倍视野。

笔记

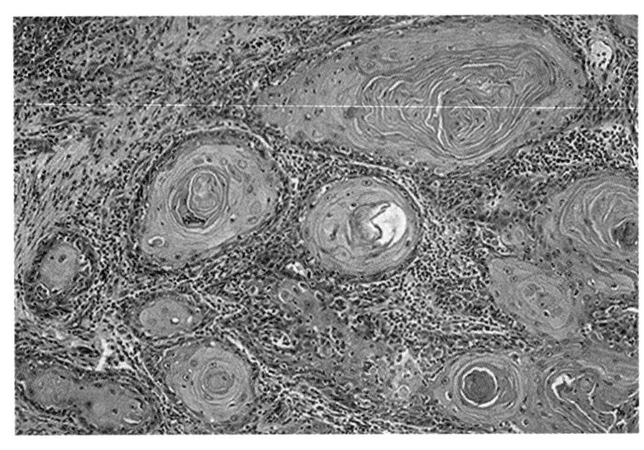

图 14-1　宫颈鳞状细胞浸润癌镜检

Ⅲ级：为低分化鳞癌（小细胞型），多为未分化小细胞，无角化珠及细胞间桥，细胞异型性明显，核分裂象>4/高倍视野。

2）宫颈腺癌：占宫颈癌 15%～20%。巨检：来自宫颈管内，浸润管壁；或自宫颈管内向宫颈外口突出生长；常可侵犯宫旁组织；病灶向宫颈管内生长时，宫颈外观可正常，但因宫颈管膨大，形如桶状。

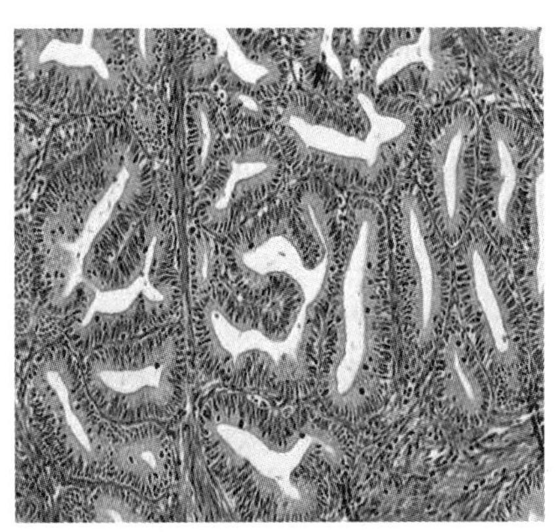

图 14-2　宫颈腺癌镜检

显微镜检（图 14-2）：主要组织学类型有 2 种。①黏液腺癌：最常见，来源于宫颈管柱状黏液细胞，镜下见腺体结构，腺上皮细胞增生呈多层，异型性明显，见核分裂象，癌细胞呈乳突状突入腺腔。可分为高、中、低分化腺癌。②宫颈恶性腺瘤：又称微偏腺癌（MDC），属高分化宫颈管黏膜腺癌。癌性腺体多，大小不一，形态多变，呈点状突起伸入宫颈间质深层，腺上皮细胞无异型性，常有淋巴结转移。

3）宫颈腺鳞癌：占子宫颈癌的 3%～5%。是由储备细胞同时向腺细胞和鳞状细胞分化发展而形成。癌组织中含有腺癌和鳞癌两种成分。

4）其他类型：如神经内分泌癌、未分化癌、混合性上皮/间叶肿瘤、间叶肿瘤、黑色素瘤、淋巴瘤等，较少见。

3. 转移途径　主要为直接蔓延及淋巴转移，血行转移极少。

4. 分期（表 14-3，图 14-3）

表 14-3　宫颈癌的国际妇产科联盟（FIGO）分期（2009）

分期	范　围
Ⅰ期	肿瘤严格局限于宫颈（扩展至宫体可以被忽略）
ⅠA 期	镜下浸润癌，间质浸润深度≤5mm，水平浸润范围≤7mm
ⅠA1 期	间质浸润深度≤3.0mm，水平浸润范围≤7.0mm
ⅠA2 期	间质浸润深度>3.0mm，但不超过 5.0mm，水平浸润范围≤7.0mm
ⅠB 期	临床肉眼可见病灶局限于宫颈，或是临床前病灶>ⅠA 期
ⅠB1 期	临床肉眼可见病灶最大直径≤4.0cm

续表

分期	范围
ⅠB2 期	临床肉眼可见病灶最大直径>4.0cm
Ⅱ期	肿瘤已经超出宫颈，但未达骨盆壁，或未达阴道下 1/3
ⅡA 期	无宫旁组织浸润
ⅡA1 期	临床肉眼可见病灶最大直径≤4.0cm
ⅡA2 期	临床肉眼可见病灶最大直径>4.0cm
ⅡB 期	有明显宫旁组织浸润
Ⅲ期	肿瘤侵及盆壁和/或侵及阴道下 1/3 和/或导致肾盂积水或无功能肾
ⅢA 期	肿瘤侵及阴道下 1/3，未侵及盆壁
ⅢB 期	肿瘤侵及盆壁和/或导致肾盂积水或无功能肾
Ⅳ期	肿瘤超出真骨盆或(活检证实)侵及膀胱或直肠黏膜。泡状水肿不能分为Ⅳ期
ⅣA 期	肿瘤侵及邻近器官
ⅣB 期	肿瘤侵及远处器官

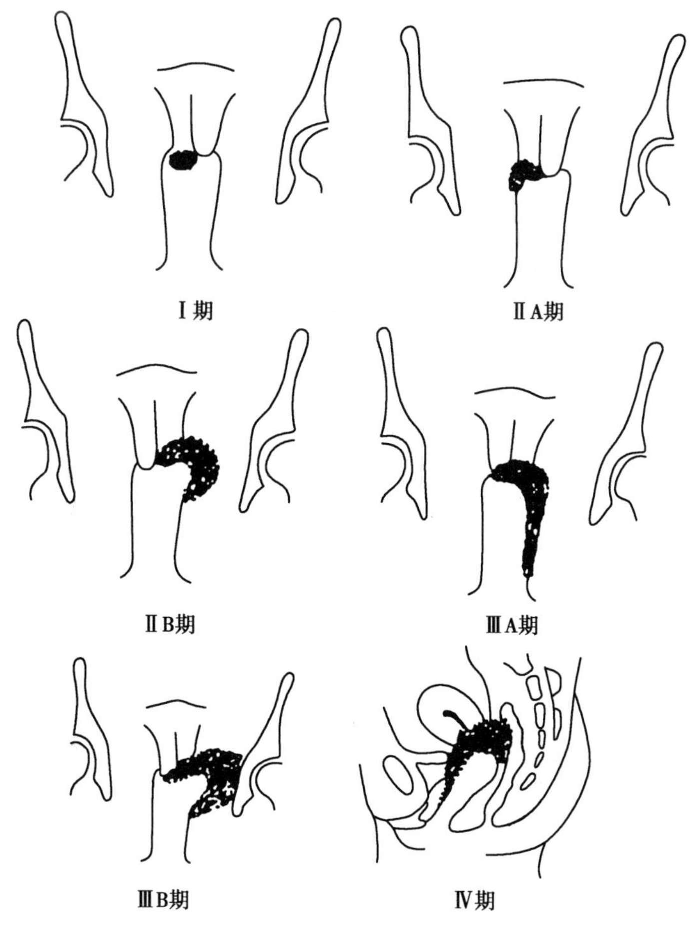

图 14-3　宫颈癌临床分期

（二）临床表现

1. 症状　早期无明显症状及体征，易误诊为慢性宫颈炎，尤其是癌灶位于宫颈管内者，宫颈阴道部外观正常，易被漏诊。一旦出现症状主要表现为：

（1）阴道流血：年轻患者常有接触性出血，因病灶大小和病变部位等不同，出血量可多可少。绝经后阴道不规则流血，要引起高度重视。

（2）阴道排液：白带量多，呈水样，黄色或白色，有腥臭味。晚期则出血甚多，合并感染，白带呈脓血样，恶臭。

（3）晚期症状

1）疼痛：由于盆腔内神经受压或并发宫旁组织炎症引起下腹痛和腰腿痛如闭孔神经受到压迫，则疼痛可放射到大腿内侧，输尿管受到浸润或压迫可引起输尿管绞痛。癌肿后期，疼痛加重。

2）泌尿系统症状：宫颈癌常伴有感染，可循尿道扩散至膀胱或癌肿侵犯膀胱，则可有尿频、尿急、尿痛、脓尿或血尿等症状；输尿管受压或被浸润时可致输尿管阻塞，引起肾盂积水或肾盂肾炎。

3）全身症状：出现下肢水肿、消瘦、贫血、发热、全身衰竭等恶病质表现。

2. 体征

（1）糜烂型：宫颈表面有较硬的颗粒状糜烂，触之易出血。

（2）外生型：病灶如菜花状、息肉状或乳头状隆起；质脆，常伴坏死及继发感染。

（3）内生型：病灶向宫颈深部生长浸润，使宫颈扩张，宫颈肥大而硬，但外观光滑。

（4）空洞型：癌灶进一步发展，癌组织坏死脱落，可形成凹陷型溃疡或空洞。

（三）实验室及其他检查

1. 宫颈细胞学检查　普遍用于筛查宫颈癌。

2. HPV 检测　目前国内外已将检测 HPV 感染作为宫颈癌的一种筛查手段。具有高危因素和己烯雌酚暴露史或细胞学结果≥ASC-US 的年轻妇女应进行 HPV-DNA 检测。

3. 碘试验　正常宫颈阴道部鳞状上皮因富含糖原，遇碘溶液染呈棕色或褐色，如未被染色，说明该处上皮缺乏糖原，由此确定活检取材部位可提高检出率。

4. 阴道镜检查　宫颈细胞学巴氏检查Ⅱ级以上，TBS 分类上皮细胞异常，高危型 HPV-DNA 检测持续阳性，均应行阴道镜检查。观察宫颈表面有无异型上皮或早期癌变，选择病变区域活检，可提高诊断准确率。

5. 宫颈活组织检查　是确诊宫颈癌最可靠方法。任何肉眼可见病灶均应做单点或多点活检。如无明显病灶，可选宫颈移行带区 3、6、9、12 点处活检，或在碘试验不染色区取材，或在阴道镜下取材。宫颈管处病灶，应刮取宫颈管内组织（ECC）或用宫颈管刷取材，送病理检查。

6. 宫颈锥切术　宫颈刮片多次阳性，而宫颈活检阴性；或活检为浸润癌需确认者，均应行宫颈锥切术并送病检。宫颈标本组织应做连续病理切片（24～36 张）以确诊。

（四）诊断与鉴别诊断

1. 病史　有早婚、早产、多产、性活跃或性生活过早史。

笔记

2. 辨病要点　根据病史、临床症状，尤其是组织病理学的检查结果，一般多可以明确诊断。

3. 辨证要点　带下量多，色白无臭属虚；带下量多，色、质异常而有臭气为实。白带属脾虚、肾虚；黄带、赤带属阴虚或阴虚夹湿。赤白带或少量出血属湿热；杂色带或出血量多属湿毒；带下稀如水属虚寒。

4. 诊疗思路

宫颈肿瘤诊疗思路见图 14-4。

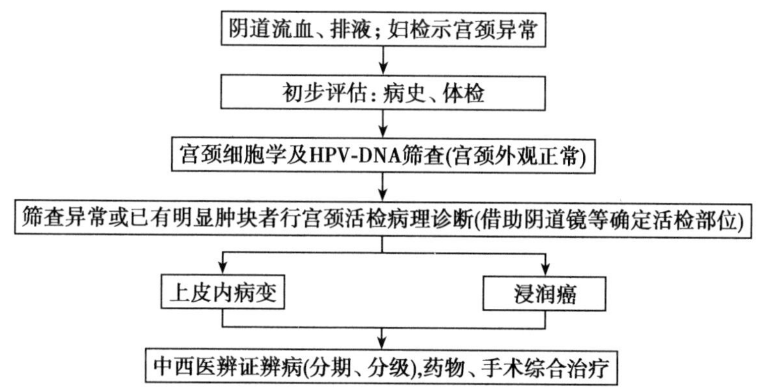

图 14-4　宫颈肿瘤诊疗思路图

5. 鉴别诊断

（1）宫颈糜烂或宫颈息肉：均可有接触性出血。

（2）宫颈子宫内膜异位症和宫颈结核：偶表现为白带增多或息肉样病变。

（3）宫颈良性肿瘤：宫颈黏膜下肌瘤、宫颈管肌瘤、宫颈乳头瘤等。

（4）子宫内膜癌转移至宫颈：须与原发性宫颈腺癌相鉴别。

（五）治疗

1. 中医治疗

（1）肝郁脾湿证

证候：带下量多色黄，阴道时有流血，心烦乳胀，纳少便溏，舌质暗红苔白腻，脉弦。

治法：疏肝健脾，祛湿止带。

方药：逍遥散（《太平惠民和剂局方》）合参苓白术散（《太平惠民和剂局方》）。

柴胡　当归　白芍　白术　茯苓　甘草　煨姜　薄荷

人参　茯苓　白术　山药　白扁豆　莲子肉　桔梗　薏苡仁　砂仁　甘草

（2）肝肾阴虚证

证候：阴道不规则流血，量少色红，或赤白带下，伴头晕耳鸣，腰酸膝软，手足心热，口干心烦，便结尿赤，舌质红，苔少或苔剥，脉弦细。

治法：滋补肝肾，清热解毒。

方药：知柏地黄丸（《医宗金鉴》）合二至丸（《医方集解》）。

熟地黄　山茱萸　山药　泽泻　牡丹皮　茯苓　知母　黄柏

墨旱莲　女贞子

（3）湿聚毒盛证

笔记

证候：带下量多，或黄绿如脓，或赤白相兼，小腹疼痛，口苦咽干，胸闷心烦，舌红，苔黄腻，脉弦数或滑数。

治法：清热解毒，利湿止带。

方药：银甲丸（《王渭川妇科经验选》）。

金银花　鳖甲　连翘　升麻　红藤　蒲公英　紫花地丁　生蒲黄　椿根白皮　大青叶　茵陈　桔梗　琥珀末

（4）脾肾阳虚证

证候：白带清稀，绵绵不绝，或阴道流血，神疲乏力，腰膝酸冷，纳少便溏，小腹坠胀，舌胖，苔白腻，脉细弱。

治法：健脾温肾，燥湿止带。

方药：真武汤（《伤寒论》）合完带汤（《傅青主女科》）加减。

炮附子　白术　茯苓　芍药　生姜

人参　白术　白芍　山药　苍术　陈皮　柴胡　荆芥穗　车前子　甘草

2. 西医治疗

（1）手术治疗

1）ⅠA1期：无淋巴血管腔隙浸润者，可选择筋膜外子宫切除术，有生育要求者，可行宫颈锥切，切缘阴性者术后随访观察；有淋巴血管腔隙浸润者。可选择次广泛子宫切除+盆腔淋巴结切除术，有生育要求者行宫颈切除术。

2）ⅠA2期：共3种。①广泛子宫切除+盆腔淋巴结切除±主动脉旁淋巴结取样；②放疗；③有生育要求者，可采用宫颈广泛切除术+盆腔淋巴结切除±主动脉旁淋巴结取样。

3）ⅠB1、ⅡA1期：共3种。①广泛子宫切除+盆腔淋巴结切除+主动脉旁淋巴结取样；②放疗；③有生育要求的ⅠB1期患者，可行宫颈广泛切除术+盆腔淋巴结切除±主动脉旁淋巴结取样。45岁以下且未绝经的早期鳞癌患者可保留卵巢。

4）ⅠB2和ⅡA2期：共3种：①放疗、化疗；②广泛子宫切除+盆腔淋巴结切除+主动脉旁淋巴结取样；③放疗、化疗结束后行辅助性子宫切除术。

5）ⅡB期、ⅢA期、ⅢB期、ⅣA期：可选择先进行影像学评估或先进行手术分期。以放疗、化疗为主结合淋巴结切除术、全身治疗。

（2）放疗：ⅠA2~Ⅳ期患者和不能耐受手术的患者。

（3）手术及放射综合治疗

1）宫颈大块病灶的术前放疗。

2）术后证实淋巴结阳性，手术切缘阳性和/或宫旁组织阳性的患者，放疗作为术后的补充治疗。

（4）化疗

1）用于晚期或复发转移的患者。

2）近年也用于手术或放疗的辅助治疗，以缩小肿瘤病灶及控制亚临床转移，也用于放疗增效。

3）常采用以铂类为基础的联合化疗方案，如治疗鳞癌的有BVP方案（博来霉素、长春新碱与顺铂）；治疗腺癌的有PM方案（顺铂与丝裂霉素）。可采用静脉或动脉灌注化疗。

笔记

（5）随访

1）随访时间：出院后 1 个月随访 1 次，以后每隔 2~3 个月复查 1 次。出院后第 2 年每 3~6 个月复查 1 次。出院后 3~5 年每半年复查 1 次。第 6 年每年 1 次。

2）随访内容：包括盆腔检查、阴道刮片细胞学检查、胸部 X 线摄片、血常规及肝肾功能等。

（六）预后

本病早期发现并及时手术治疗，或配合放疗、化疗及中医治疗，有较好疗效。但晚期或体质较差者预后不良。

第三节　子宫肌瘤

子宫肌瘤是女性生殖器官中最常见的良性肿瘤，由单克隆平滑肌细胞增殖而成，多发性子宫肌瘤是由不同克隆细胞形成的。子宫肌瘤细胞中雌激素受体和组织中雌二醇含量较正常子宫肌组织高，雌激素可促进子宫肌瘤增大，故子宫肌瘤多发生于生育年龄女性，孕激素可刺激子宫肌瘤细胞核分裂，促进肌瘤生长。绝经后如肌瘤增大迅速，应警惕恶变可能。

子宫肌瘤多长于子宫体部（90%），少数长于子宫颈部（10%）。其中肌壁间肌瘤占 60%~70%；浆膜下子宫肌瘤占 20%；黏膜下肌瘤占 10%~15%（图 14-5）。

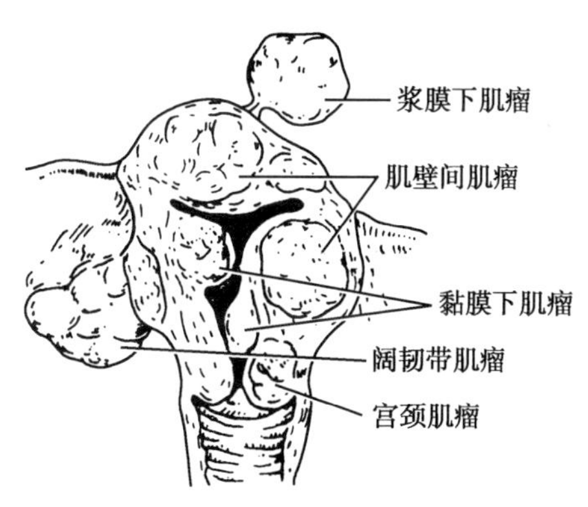

图 14-5　子宫肌瘤分类示意图

一、病因病机

（一）中医病因病机

多因经行、新产之时，脏腑气血冲任虚弱，外邪内侵；或情志所伤，肝之疏泄失司；或饮食不慎，脏腑功能失调，以致气机不畅，气血不和，因而形成瘀血、痰饮、湿浊等有形之邪，胶结阻滞于胞宫、胞脉、胞络，日积月累则为癥瘕。

（二）西医病因病理

1. 病因　确切病因尚未明了。因肌瘤好发于生育年龄，青春期前少见，绝经后萎缩或消退，提示其发生可能与雌、孕激素相关。目前认为，肌瘤的形成可能是因单平滑肌细胞的突变，如染色体 12 号和 14 号易位、7 号染色体部分缺失等，从而导致肌瘤中促生长的细胞因子增多，如 TGF-β、EGF、IGF-1、IGF-2 等；雌激素受体（ER）和孕激素受体（PR）高表达。

此外，与种族及遗传可能相关。

2. 病理

（1）巨检：肌瘤为实质性球形肿块，表面光滑，与周围肌组织有明显界限（假包膜）。肌瘤切面呈灰白色，可见旋涡状或编织状结构。

（2）镜检：肌瘤由皱纹状排列的平滑肌纤维相互交叉组成，旋涡状或栅状，其间掺有不等量的纤维结缔组织;细胞大小均匀,核为杆状,染色较深。极少情况下尚有一些特殊的组织学类型。

(3) 肌瘤变性:肌瘤变性是肌瘤失去了原有的典型结构。常见的变性有如下几种:

1) 玻璃样变:又称透明变性,最常见。肌瘤剖面旋涡状结构消失为均匀透明样物质取代。镜下见病变区肌细胞消失,为均匀透明无结构区。

2) 囊性变:子宫肌瘤玻璃样变继续发展,肌细胞坏死、液化形成多个囊腔也可融合成一个大囊腔。镜下见囊腔为玻璃样变的肌瘤组织构成,内壁无上皮覆盖。

3) 红色样变:多见于妊娠期或产褥期,为肌瘤的一种特殊类型坏死,发生机制不清,可能与肌瘤内小血管退行性变引起血栓及溶血,血红蛋白渗入肌瘤内有关。患者主诉剧烈腹痛伴恶心呕吐、发热,检查发现肌瘤迅速增大、压痛等。肌瘤剖面呈暗红色(如半熟的牛肉)、腥臭、质软,旋涡状结构消失。

4) 肉瘤样变:肌瘤恶变为肉瘤极为少见,仅为 0.4%~0.8%,多见于绝经后伴疼痛和出血的患者,瘤组织变软而且脆,切面灰黄色,似生鱼肉状,与周围组织界限不清。镜下见平滑肌细胞增生,排列紊乱,旋涡状结构消失,细胞有异型性。

5) 钙化:多见于蒂部细小、血供不足的浆膜下肌瘤以及绝经后女性的肌瘤。常在脂肪变性后进一步分解成甘油三酯再与钙盐结合,沉积在肌瘤内。X 线摄片可清楚看到钙化阴影。镜下可见钙化区为层状沉积,呈圆形,有深蓝色微细颗粒。

二、临床表现

1. 症状 症状与肌瘤部位、有无变性相关,而与肌瘤大小、数目关系不大。

(1) 多数患者无明显症状:仅于妇科检查或 B 超检查时偶被发现。

(2) 阴道流血:黏膜下肌瘤表现月经量增多、经期延长或经期缩短,少数病例表现为不规则阴道流血。

(3) 下腹肿块:下腹可扪及实质性肿块,可活动、无压痛、生长缓慢,特别是在膀胱充盈时下腹肿块更为明显。

(4) 白带增多:肌壁间肌瘤可有白带增多,黏膜下肌瘤感染时更为明显,当其有溃烂、坏死、出血时可产生血性或脓血性排液,伴有臭味。

(5) 压迫症状:子宫体下段及宫颈肌瘤,压迫膀胱则产生尿频、尿急,甚至尿潴留;压迫直肠产生排便困难。阔韧带肌瘤或宫颈巨型肌瘤向侧方发展嵌入盆腔内压迫输尿管产生输尿管扩张甚至发生肾盂积水。

(6) 腰酸腹痛:浆膜下肌瘤蒂扭转时可出现急腹病。肌瘤红色变性时,腹痛剧烈且伴发热。

(7) 其他症状:患者可伴不孕、继发性贫血等。

2. 体征

体征与肌瘤部位、有无变性、肌瘤大小、数目相关。

(1) 肌瘤超过 3 个月妊娠子宫大小时,可在下腹正中扪及肿块。

(2) 妇科检查:肌壁间肌瘤或浆膜下肌瘤可扪及子宫增大、质硬;肌瘤多发时,子宫呈不规则增大,表面凹凸不平,结节感或不规则突出,质硬。黏膜下肌瘤若脱出宫颈外口,可见宫颈口处有肿物,粉红色,表面光滑,宫颈四周边缘清楚,蒂的基底部在宫腔内无法触及。

三、实验室及其他检查

1. 超声检查　B 超能较准确地显示肌瘤的数目、大小及部位。

2. 诊断性刮宫　探测宫腔大小、宫腔形态及不规则突起。并将刮取所得的子宫内膜送病理检查,以除外并存的子宫内膜病变。

3. 宫腔镜检查　可直接窥视宫腔形态,明确诊断同时指导治疗。

四、诊断与鉴别诊断

(一)辨病要点

1. 根据病史、症状和体征,诊断多无困难。

2. 对症状不明显或囊性变的小肌瘤有时诊断困难。可借助 B 超、宫腔镜、腹腔镜、子宫输卵管造影等协助确诊。

(二)辨证要点

一般包块坚实硬结者属癥,多为血病;聚散无常者属瘕,多为气病。

(三)诊疗思路

子宫肌瘤诊疗思路见图 14-6。

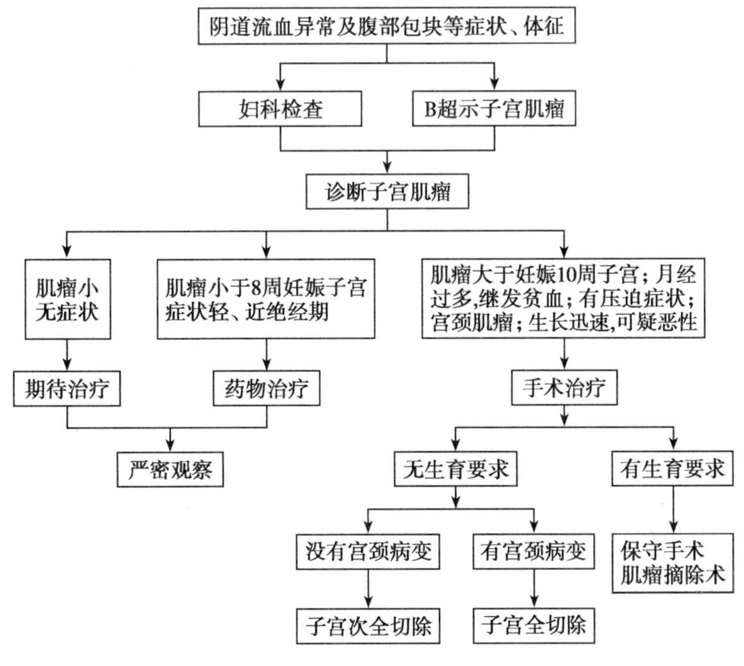

图 14-6　子宫肌瘤诊疗思路图

(四)鉴别诊断

对于盆腔的包块,要结合病史并参考影像学检查进行鉴别。如子宫增大,要首先排除妊娠(表 14-4)。

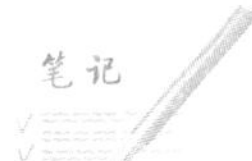

表 14-4　常见盆腔包块的鉴别

	子宫肌瘤	卵巢肿瘤	子宫内膜异位症	盆腔炎性包块	妊娠子宫
症状	月经失调，带下量多，不孕，流产，或尿频、便秘等压迫症状	无特殊病史，常偶然发现	继发性进行性加重的痛经，不孕，性交痛，排便痛	有慢性盆腔炎史，急性发作时有发热、腹痛	早孕反应
月经	多见月经量多，经期延长	一般无变化	月经周期缩短、经量增多或经期延长	月经失调，量多，经期延长，痛经	有停经史
妇检肿块性质	多为实质性宫体增大，质硬，或表面不规则，活动性好	囊性或实质性，附件一侧或双侧可触及增大包块，活动可，一般无压痛	囊性或实质性，子宫呈球形增大，多为后位子宫，粘连固定。后穹窿及宫骶韧带可触及痛性小结节。附件区触及肿块，可有压痛，活动性差	囊性或实质性、脓性白带，宫颈举痛，宫体压痛，宫旁组织增厚，附件可触及包块，有压痛，活动性差	子宫随停经月份增大，子宫规则，质地较软，附件可正常，活动性好
B超	实质性肿块	卵巢囊性或实性包块	囊性肿块，边界清晰或不清。囊肿内可见颗粒状细小回声，或表现为混合性肿块	附件炎性包块	宫内见孕囊或胚胎
理化检查	可有贫血	一般无异常	CA125 水平可升高。子宫内膜抗体可呈阳性	白细胞明显增高	尿或血 HCG 阳性

五、治疗

（一）中医治疗

治疗大法以破血逐瘀、散结消癥为主，佐以理气或养阴，根据患者体质强弱，病程长短，兼以扶正，遵循“衰其大半而止”的原则，不可一味猛攻，以免损伤元气。

1. 气滞血瘀证

主要证候：下腹部结块，小腹胀满，月经先后不定，经血量多有块，经色暗；精神抑郁，胸闷不舒，面色晦暗；舌质紫暗，或有瘀斑，脉沉弦涩。

治疗法则：行气活血，化瘀消癥。

方药举例：大黄䗪虫丸（《金匮要略》）。

大黄　黄芩　桃仁　杏仁　干地黄　芍药　甘草　干漆　水蛭　蛴螬　虻虫　䗪虫

2. 痰湿瘀结证

主要证候：下腹结块，胀满，时或作痛，触及或软或硬；带下量多、色白、质黏；胸脘痞闷，或呕恶痰多；或水肿，形体肥胖；舌体胖大，紫暗，有瘀斑、瘀点，苔白厚腻，脉沉涩。

治疗法则：化痰除湿，活血消癥。

方药举例：苍附导痰丸（《叶天士女科诊治秘方》）合桂枝茯苓丸（《金匮要略》）。

苍术　胆南星　香附　枳壳　法半夏　陈皮　茯苓　甘草　生姜　神曲

茯苓　桂枝　牡丹皮　赤芍　桃仁

3. 气虚血瘀证

主要证候：下腹部肿块，经行腹痛，量或多或少，色暗淡、质稀或夹血块，肛门坠胀不适；面色无华，神疲乏力，纳差便溏；舌淡胖，有瘀点，苔白，脉细涩。

治疗法则：补气活血，化瘀消癥。

方药举例：举元煎（《景岳全书》）合失笑散（《太平惠民和剂局方》）。

人参　黄芪　白术　升麻　炙甘草

蒲黄　五灵脂

4. 肾虚血瘀证

主要证候：下腹部结块，触痛；月经量多或少，经行腹痛较剧，经色紫暗有块，婚久不孕或曾反复流产；腰酸膝软，头晕耳鸣；舌暗，脉弦细。

治疗法则：补肾活血，消癥散结。

方药举例：补肾祛瘀方（李祥云经验方）。

淫羊藿　仙茅　熟地黄　怀山药　香附　鸡血藤　三棱　莪术　丹参

5. 寒凝血瘀证

主要证候：下腹部包块，胀硬疼痛，月经量少或停闭，经色暗或淡，身冷畏寒，少腹冷痛拒按，得热则减，舌质紫暗，或有瘀斑，脉沉涩有力。

治疗法则：温经活血，化瘀消癥。

方药举例：桂枝茯苓丸（《金匮要略》）。

桂枝　茯苓　芍药　牡丹皮　桃仁

（二）西医治疗

1. 随访　无症状的患者一般不需治疗，每 3~6 个月随访 1 次。若肌瘤明显增大或出现症状可考虑相应的处理。

2. 手术治疗

（1）手术指征：肌瘤大于妊娠 10 周子宫；月经过多，继发贫血；压迫症状明显；生长迅速，肌瘤变性。

（2）手术方式

1）肌瘤切除术：适用于希望保留生育功能的患者，有条件者可在腹腔镜下切除肌瘤。黏膜下肌瘤可在宫腔镜下行肌瘤切除术，黏膜下肌瘤突出宫颈口或阴道内者，可经阴道切除肌瘤。

2）子宫切除术：凡肌瘤较大、症状明显、经药物治疗无效、不需保留生育功能，或疑有恶变者，可行次全子宫或全子宫全切术。50 岁以下双侧卵巢正常者应考虑保留。

3. 药物治疗

（1）促性腺激素释放激素类似物（GnRHa）：采用大剂量连续或长期非脉冲式给药，用药期间肌瘤明显缩小，症状改善，但停药后肌瘤又可逐渐增大到原来大小，而且可产生绝经期综合征，骨质疏松等副作用。

笔记

（2）米非司酮：米非司酮可作为术前用药或提前绝经使用，但不宜长期使用。

（3）雄激素：作用于子宫平滑肌增强收缩减少出血，每月总量不超过300mg。

4. 妊娠合并子宫肌瘤的处理

（1）孕期无症状者，定期产前检查，严密观察，不需特殊处理。

（2）妊娠36周后，根据肌瘤生长部位是否会发生产道梗阻及产妇和胎儿的具体情况决定分娩方式。若肌瘤位于子宫下段、易发生产道阻塞、胎头高浮不能入盆者，应选择性行剖宫产手术。

（3）剖宫产时除基底部较小的浆膜下肌瘤之外，子宫肌壁间肌瘤及多发或肌瘤较大者应慎行肌瘤切除术。

六、预后

子宫肌瘤患者应谨慎应用性激素制剂；绝经后肌瘤继续增大者应警惕发生恶变的可能，并应当积极治疗。由于子宫肌瘤属于良性肿瘤，一般来说，行子宫切除术预后良好；行肌瘤切除术，或介入治疗，或药物治疗均有复发的可能，应当引起注意。

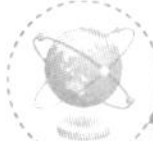

知识链接

子 宫 肉 瘤

子宫肉瘤是一种较为罕见而恶性程度很高的女性生殖器官肿瘤，约占子宫恶性肿瘤的2%~4%。多见于绝经前后的女性。子宫平滑肌肉瘤占子宫肉瘤的50%~60%，发病年龄平均50岁。子宫混合性中胚层肉瘤占子宫肉瘤的30%~40%。临床表现以阴道不易治愈性不规则流血及腹痛为主，晚期可出现消瘦、发热、贫血等全身衰竭症状。治疗方法为手术治疗为主，辅助放疗、化疗。

第四节　子宫内膜癌

子宫内膜癌指发生于子宫内膜的一组上皮性恶性肿瘤。属女性生殖器官三大恶性肿瘤之一，占女性全身恶性肿瘤7%，占女性生殖器官恶性肿瘤20%~30%。根据子宫内膜癌的主要临床表现，归属中医的“癥瘕”“五色带”“崩漏”等范畴。

一、病因病机

（一）中医病因病机

本病的形成有虚实之分。虚证多因气虚血瘀及肾虚血瘀；实证多因湿热毒邪，入侵胞宫，与血相搏；情志郁结，气滞血瘀。总之，本病病机为瘀血阻于胞宫，冲任失固，血不循经。

（二）西医病因病理

1. 病因　病因尚未明确。目前认为子宫内膜癌可能有两种发病机制。

（1）Ⅰ型为雌激素依赖型：其发生可能是在无孕激素拮抗的雌激素长期作用下，发生子宫内膜增生症（单纯型或复杂型，伴或不伴不典型增生），继而癌变。该类型占子宫内膜癌的大多数，均为内膜样腺癌，肿瘤分化较好，雌孕激素受体阳性率高，预后

笔记

好。患者较年轻,常伴有肥胖、高血压、糖尿病、不孕或不育及绝经延迟。约 20%内膜癌患者有家族史。大于 50%的病例有 *PTEN* 基因突变或失活。

（2）Ⅱ型为非雌激素依赖型:发病与雌激素无明确关系,与基因突变有关,如抑癌基因 *P53* 突变,抑癌基因 *P16* 失活、*E-cadherin* 失活及 *Her2/neu* 基因过度表达等。这类子宫内膜癌的病理形态属少见类型,如子宫内膜浆液性腺癌、透明细胞癌、黏液腺癌等。多见于老年体瘦妇女,在癌灶周围可以是萎缩的子宫内膜,肿瘤恶性度高,分化差,雌孕激素受体多呈阴性,预后不良。

2. 病理

（1）巨检

1）弥散型:子宫内膜大部分或全部为癌组织侵犯,并突向宫腔,常伴有出血,坏死,较少有肌层浸润。晚期癌灶可侵及深肌层或宫颈,若阻塞宫颈管可引起宫腔积脓。

2）局灶型:癌组织多局限于宫底部或宫角部,癌灶小,呈息肉或菜花状,易浸润肌层。

（2）镜检及病理类型

1）内膜样腺癌:占 80%~90%,内膜腺体高度异常增生,上皮复层,并形成筛孔状结构。癌细胞异型明显,核分裂活跃,分化差的腺癌腺体少,腺结构消失,成实性癌块。按腺癌分化程度分为Ⅰ级(高分化 G1)、Ⅱ级(中分化 G2)、Ⅲ级(低分化 G3)。分级愈高,恶性程度愈高。

2）黏液性腺癌:占 1%~9%。有大量黏液分泌,腺体密集,间质少,腺上皮复层。癌细胞异型明显,有间质浸润,大多为宫颈黏液细胞分化。

3）浆液性腺癌:占 1%~9%。癌细胞异型性明显,多为不规则复层排列,呈乳头状或簇状生长,1/3 可伴砂粒体。恶性程度高,有深肌层浸润和腹腔、淋巴及远处转移,预后极差。无明显肌层浸润时,也可能发生腹腔播散。

4）透明细胞癌:多呈实性片状、腺管样或乳头状排列,癌细胞胞质丰富、透亮,核呈异型性,或靴钉状,恶性程度高,易早期转移。

5）其他病理类型:包括神经内分泌癌、混合细胞腺癌、未分化癌等。

（3）转移途径:主要转移途径为直接蔓延、淋巴转移,晚期可有血行转移。

（4）手术病理分期:子宫内膜癌的分期,现采用国际妇产科联盟(FIGO)制定的手术-病理分期(表 14-5)。

二、临床表现

1. 症状

（1）阴道流血:主要表现为绝经后阴道流血,量一般不多。未绝经者可表现为月经增多、经期延长或月经紊乱。

（2）阴道排液:多为血性液体或浆液性分泌物,合并感染则有脓血性排液,恶臭。

（3）下腹疼痛及其他:若癌肿累及宫颈内口,可引起宫腔积脓,出现下腹胀痛及痉挛样疼痛。晚期浸润周围组织或压迫神经可引起下腹及腰骶部疼痛。晚期可出现贫血、消瘦及恶病质等相应症状。

2. 体征　早期患者妇科检查可无异常发现。晚期可有子宫明显增大,合并宫腔积脓时可有明显触痛;偶可见宫颈管内有癌组织脱出,触之易出血。癌灶浸润周围组织时,子宫固定或在宫旁扪及不规则结节状物。

笔记

表 14-5 子宫内膜癌手术-病理分期（FIGO 分期，2014 年）

Ⅰ期[a]	肿瘤局限于子宫体
ⅠA[a]	无或<1/2 肌层浸润
ⅠB[a]	≥1/2 肌层浸润
Ⅱ期[a]	癌瘤累及子宫颈间质，但未扩散至宫外[b]
Ⅲ期[a]	局部和/或区域扩散
ⅢA[a]	癌瘤累及子宫体浆膜层和/或附件[c]
ⅢB[a]	阴道和/或宫旁受累[c]
ⅢC[a]	癌瘤转移至盆腔和/或腹主动脉旁淋巴结[c]
ⅢC1[a]	癌瘤转移至盆腔淋巴结
ⅢC2[a]	癌瘤转移至腹主动脉旁淋巴结，有/无盆腔淋巴结转移
Ⅳ期[a]	癌瘤累及膀胱和/或肠黏膜，或远处转移
ⅣA[a]	癌瘤累及膀胱和/或肠道黏膜
ⅣB[a]	远处转移，包括腹腔转移和/或腹股沟淋巴转移

[a] 可以是 G1、G2、G3

[b] 宫颈管腺体累及为Ⅰ期，不再认为是Ⅱ期

[c] 腹水细胞学阳性应当单独报告，但不改变分期

三、实验室及其他检查

1. 细胞学检查 宫颈刮片、阴道后穹窿涂片及宫颈管吸片取材做细胞学检查，但其阳性率低故临床价值不高。

2. B 超检查 绝经后子宫内膜厚度多<5mm，若>5mm 应进一步检查排除子宫内膜病变；宫腔内见实质性的回声区，边缘不规则；子宫可呈萎缩或正常大小，中晚期子宫增大；彩色多普勒显示混杂的斑点状或棒状血流信号，流速高、方向不定。呈低阻抗血流频谱。

3. 宫腔镜 可直接观察宫腔及宫颈管内有无癌灶，癌灶大小及部位，并可在直视下取材活检，以减少对早期子宫内膜癌的漏诊。但是否有可能促进癌细胞的扩散存在争议。

4. 病理组织学检查

（1）分段诊刮：是最常用、最有价值的方法，能辨别是子宫内膜癌还是宫颈管腺癌，也可明确子宫内膜癌是否累及宫颈管。

（2）子宫内膜活检：若 B 超确定宫腔内有明显病变，可做宫腔内活检以明确诊断。目前已有行子宫内膜活检的吸管或一次性刮匙，无需麻醉及扩张宫颈。但由于需要专用器械，国内尚未广泛开展。

5. 其他 MRI、CT、PET-CT 等检查及血清 CA125 测定，可协助诊断和了解病变范围；子宫外癌肿播散者，血清 CA125 值可升高。

四、诊断与鉴别诊断

（一）病史

对于绝经后阴道流血、绝经过渡期月经紊乱均应排除内膜癌后再按良性疾病处理。有下述情况的女性应密切随诊：①有子宫内膜癌发病高危因素者，如肥胖、不育、绝经延迟等；②多囊卵巢综合征，有长期应用雌激素、他莫昔芬或雌激素增高疾病史

笔记

者；③有乳腺癌、子宫内膜癌家族史者。

（二）辨病要点

除根据病史、症状和体征外，最后确诊需根据病理组织学检查结果。

（三）辨证要点

本病以不规则阴道流血，特别是绝经后阴道流血为主症。伴眩晕耳鸣，五心烦热，舌红少苔，脉细数者，为肝肾阴虚；伴带下色黄如脓，口干、口苦，舌红苔黄腻，脉滑数者，为湿热瘀毒；伴带下量多、质稀，形体肥胖，舌略胖，脉濡滑者，为痰湿结聚；伴形寒畏冷，腰膝酸软，倦怠乏力，舌胖，脉沉细无力者，为脾肾阳虚。

（四）诊疗思路

子宫内膜癌诊疗思路见图 14-7。

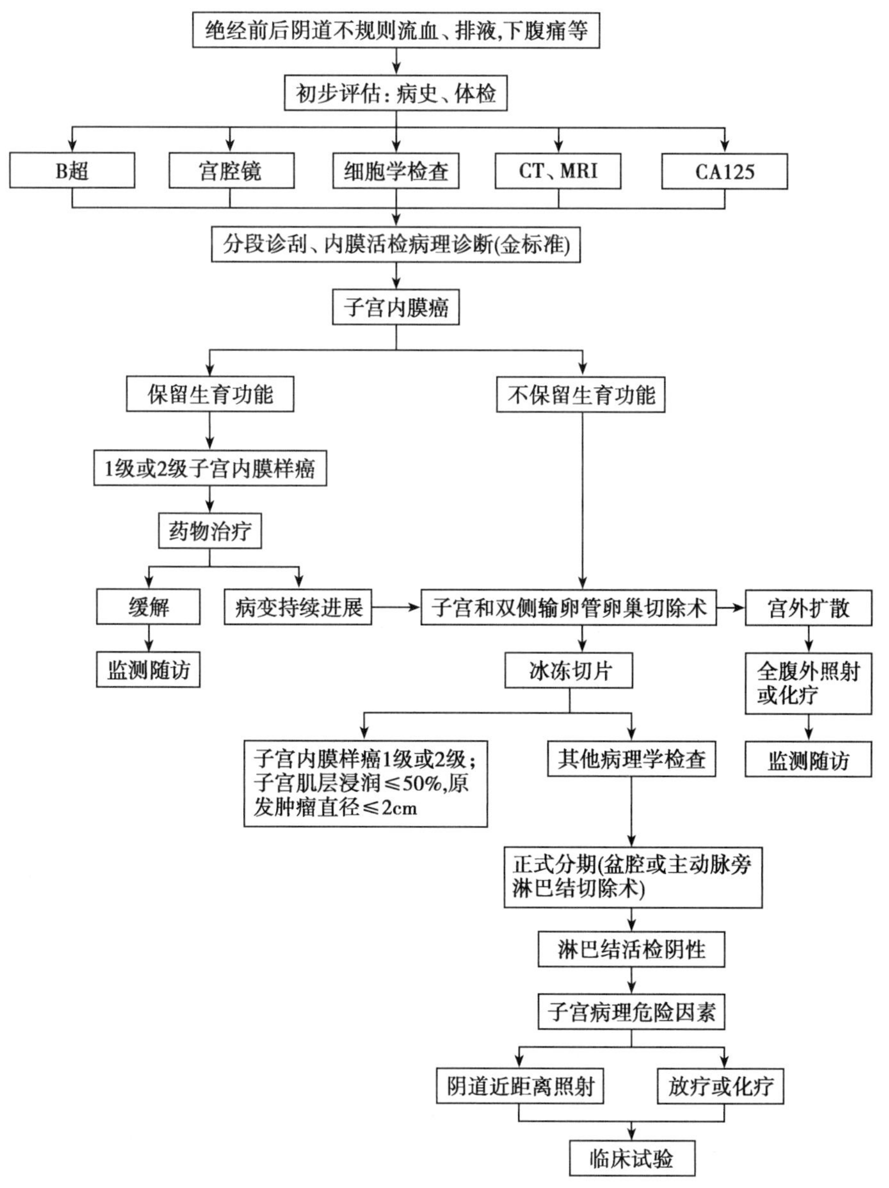

图 14-7　子宫内膜癌诊疗思路图

（五）鉴别诊断

1. 绝经过渡期异常子宫出血　以月经紊乱（经量增多、经期延长及不规则阴道流血）为主要表现。妇科检查无异常发现，病理组织学检查是鉴别诊断的主要依据。

2. 老年性阴道炎　主要表现为血性白带。检查时可见阴道黏膜变薄、充血或有出血点、分泌物增多等表现。治疗后可好转，必要时可先进行抗感染治疗后再做诊断性刮宫排除子宫内膜癌。

3. 子宫黏膜下肌瘤或内膜息肉　有月经过多或经期延长症状，可行 B 超检查、宫腔镜检查及分段诊刮明确诊断。

4. 宫颈管癌、子宫肉瘤及输卵管癌　均可有阴道排液增多或不规则流血。宫颈活检、诊断性刮宫及影像学检查可协助鉴别诊断。

五、治疗

（一）中医治疗

1. 湿热瘀毒证

主要证候：阴道流血，色紫黑质稠，带下不断且量多，色黄如脓，或赤白相间，并伴恶臭，胸闷腹痛，腰酸疼痛，口干咽苦，烦热纳呆，便秘或溏泄，小便赤或涩痛不利；舌质红，苔黄腻，脉滑数或弦数。

治疗法则：清热解毒，活血化瘀。

方药举例：黄连解毒汤（《外台秘要》）。

黄连　黄芩　黄柏　栀子

2. 痰湿结聚证

主要证候：阴道流血，淋漓不尽，色暗红，质黏，带下量多，或黄白相间，质黏，形体肥胖，嗜睡乏力，纳呆便溏；舌略胖，苔薄白，脉濡滑。

治疗法则：化痰涤痰，软坚散结。

方药举例：苍附导痰丸（《叶天士女科诊治秘方》。

苍术　胆南星　香附　枳壳　法半夏　陈皮　茯苓　甘草　生姜　神曲

3. 肝肾阴虚证

主要证候：阴道流血，淋漓不尽，色红或紫暗，赤白带下伴恶臭，眩晕耳鸣，颧红咽干，五心烦热，腰酸腿软；舌质红，少苔，脉细数或弦细。

治疗法则：滋阴降火，清热解毒。

方药举例：知柏地黄丸（《医宗金鉴》）。

熟地黄　山药　山茱萸　茯苓　泽泻　牡丹皮　黄柏　知母。

4. 脾肾阳虚证

主要证候：阴道流血，淋漓不尽，带下量多，质稀秽臭不甚，腰膝酸软，头晕目眩，倦怠乏力，形寒畏冷，小便清长，纳呆，便溏；舌胖，边有齿印，苔薄，脉沉细无力。

治疗法则：温肾健脾，益气化瘀。

方药举例：固冲汤（《医学衷中参西录》）合肾气丸（《金匮要略》）。

黄芪　白术　煅龙骨　煅牡蛎　山茱萸　白芍　海螵蛸　茜草根　棕榈炭　五倍子

熟地黄　山药　山萸肉　茯苓　泽泻　牡丹皮　附子　桂枝

（二）西医治疗

1. 手术治疗　可进行手术-病理分期，确定病变范围及与预后相关因素，同时切除癌变的子宫及其他可能存在的转移病灶，是子宫内膜癌的主要治疗方法。手术程序：腹部正中直切口，打开腹腔后将腹水或腹腔冲洗液送病理做细胞学检查并单独报告，然后仔细检查整个腹腔内脏器。大网膜、肝脏、腹膜、直肠子宫陷凹和附件表面均需检查。触摸任何可能存在的转移病灶，仔细触摸主动脉旁和盆腔内可疑或增大的淋巴结。切除子宫及双附件，根据术中发现及冷冻结果，判断有无肌层浸润。有高危因素者，切除腹主动脉旁淋巴结。手术切除的标本应常规进行病理学检查，癌组织还应行雌、孕激素受体检测，作为术后选用辅助治疗的依据。

Ⅰ期患者应行筋膜外全子宫切除及双侧附件切除术。有下述情况之一者，行盆腔及腹主动脉旁淋巴结切除或取样：①可疑的腹主动脉旁及髂总淋巴结及增大的盆腔淋巴结；②特殊病理类型，如乳头状浆液性腺癌、透明细胞癌、鳞状细胞癌、癌肉瘤、未分化癌等；③子宫内膜样腺癌 G3；④肌层浸润深度≥1/2；⑤癌灶累及宫腔面积超过 50%。

Ⅱ期应行改良根治性子宫切除及双侧附件切除术、腹腔细胞学检查及盆腹腔淋巴结切除术。Ⅲ期和Ⅳ期的手术范围与卵巢癌相同，进行肿瘤细胞减灭手术。

2. 放疗　分腔内照射及体外照射两种。腔内照射多用后装腔内照射，高能放射源为^{60}Co 或^{137}Cs。体外照射常用^{60}Co 或直线加速器。

（1）单纯放疗：仅用于有手术禁忌证或无法手术切除的晚期患者。对Ⅰ期 G1、不能接受手术治疗者，可选用单纯腔内照射外，其他各期均应采用腔内腔外照射联合治疗。

（2）术前放疗：主要是为控制、缩小癌灶创造手术机会或缩小手术范围。

（3）术后放疗：是对手术-病理分期后具有复发高危因素患者重要的辅助治疗，或作为手术范围不足的补充治疗。

3. 化疗　为晚期或复发子宫内膜癌综合治疗措施之一。也有用于术后有复发高危因素患者的治疗，以期减少盆腔外的远处转移。常用化疗药物有顺铂、阿霉素、紫杉醇、卡铂、环磷酰胺，氟尿嘧啶等，多为联合应用。子宫内膜浆液性腺癌术后应给予化疗，方案同卵巢上皮癌。

4. 激素治疗

（1）孕激素治疗：仅用于晚期或复发患者。孕激素以高效、大剂量、长期应用为宜，至少应用 12 周以上方可评定疗效。可延长患者的疾病无进展生存期，对生存率无影响。常用药物：口服醋酸甲羟孕酮 200～400mg/d；己酸孕酮 500mg，肌注，每周 2 次。

（2）抗雌激素制剂治疗：适应证与孕激素相同。他莫昔芬常用剂量为每日 20～40mg，可先用他莫昔芬 2 周使孕激素受体含量上升后再用孕激素治疗，或两者同时应用。

（3）近年来亦有采用芳香化酶抑制剂或选择性雌激素受体调节剂（SERM）行激素治疗的报道，如雷洛昔芬。

5. 保留生育功能治疗　病例选择尚无统一标准，可按以下标准进行：年龄<40 岁；渴望保留生育功能要求，同意承担治疗风险；病灶局限在内膜、高分化；孕激素受体（+）；血清 CA125<35kU/L。保留生育功能治疗风险大，目前仍处于探索阶段。治疗

笔记

前应充分告知患者保留生育功能治疗的利弊,3 个月进行一次诊断性刮宫,判断疗效以决定后续治疗。

6. 随访

(1) 随访时间:治疗后应定期随访,75%~95%复发在术后 2~3 年内。一般术后 2~3 年内每 3 个月 1 次,3 年后每 6 个月 1 次,5 年后每年 1 次。

(2) 随访内容:详细病史(包括新的症状)、盆腔检查(三合诊)、阴道细胞学涂片、X 线胸片、血清 CA125 检测等,必要时可作 CT 及 MRI 检查。

六、预后

子宫内膜癌属于预后较好的恶性肿瘤。其预后与年龄、临床分期、病理组织学类型、组织分化程度、淋巴转移、肌层浸润、脉管浸润、腹腔细胞学、激素受体状况等有关。

第五节 卵巢肿瘤

一、卵巢良性肿瘤

卵巢良性肿瘤占卵巢肿瘤的 75%,多呈囊性,常见类型有浆液性囊腺瘤,黏液性囊腺瘤,成熟畸胎瘤等。临床特点为病程长、逐渐增大;表面光滑、包膜完整、活动好、一般无腹水;以单侧为多。可发生于任何年龄,最常见于 30~50 岁。卵巢囊肿的发病原因至今不甚明了。本病预后一般良好。若短时间内囊肿增大明显、疑有恶性病变或囊肿扭转时,则应及时手术治疗。

(一)临床表现

1. 症状

(1) 早期可无症状,多在妇科检查时偶然发现。肿瘤增至中等大时,感腹胀或腹部扪及肿块,边界清楚。若肿瘤长大充满盆、腹腔即出现压迫症状,如尿频、便秘、气急、心悸等。

(2) 并发症:如有蒂扭转(最多见)、破裂、感染和恶变,则可出现腹痛。

(3) 恶性变:多发生于年龄较大尤其绝经后患者,肿瘤在短期内迅速增大,可有腹胀,食欲不振;肿瘤明显增大,固定,多有腹水。

2. 体征

(1) 腹部检查肿瘤较大时,腹部隆起,肿块活动度差,叩诊呈实音,无移动性浊音。

(2) 妇科检查,子宫的一侧或双侧可触及球形肿块,多为囊性,边界清楚、表面光滑、活动与子宫无粘连。

(二)实验室及其他检查

1. B 超　显示为液性暗区、边缘清楚;可明确肿瘤的大小、形态、囊实性、部位及与周围脏器的关系。X 线检查:卵巢畸胎瘤的腹部平片可见牙齿及骨质,囊壁为密度增高的钙化层,囊腔呈放射透明阴影。

2. 血清肿瘤标记物检查　CA125、CA19-9、CEA、HCG 等单克隆抗体多在正常范围。若为恶性,则血清 CA125、CA19-9 等可明显升高。

笔记

3. CT 及 MRI 检查　CT 可清晰显示肿块形态，良性肿瘤多呈均匀性吸收，囊壁薄，光滑。MRI 具有较高的软组织分辨度，对于判断子宫病变的性质、评估肿瘤局部浸润的程度、周围脏器的浸润、有无淋巴转移、有无肝脾转移和确定手术方式有重要参考价值。

（三）诊断与鉴别诊断

1. 辨病要点　病理学是诊断卵巢肿瘤的标准。临床表现和相关的辅助检查有助于诊断。

2. 鉴别诊断

（1）卵巢瘤样病变：滤泡囊肿和黄体囊肿最常见。多为单侧，直径小于 5cm，壁薄，暂行观察或口服避孕药，2~3 个月内自行消失，若持续存在或长大，应考虑为卵巢肿瘤。

（2）子宫肌瘤：卵巢实体瘤或囊肿易与肌瘤囊性变或浆膜下肌瘤混淆。肌瘤常为多发性，与子宫相连，检查时肿瘤随宫体及宫颈移动。B 超检查可协助鉴别。

（3）输卵管卵巢囊肿：为炎性囊性积液，常有不孕或盆腔感染史，两侧附件区条形囊性肿块，边界较清，活动受限。

（4）妊娠子宫：妊娠早期或中期时，子宫增大变软，峡部更软，三合诊时宫体与宫颈似不相连，易将宫体误认为卵巢肿瘤。但妊娠妇女有停经史，做 HCG 测定或超声检查即可鉴别。

（5）腹水：大量腹水应与巨大卵巢囊肿鉴别，腹水常有肝病、心脏病史，平卧时腹部两侧突出如蛙腹，叩诊腹部中间鼓音，两侧浊音，移动性浊音阳性；超声检查见不规则液性暗区，液平面随体位改变，其间有肠曲光团浮动，无占位性病变。巨大囊肿平卧时腹部中间隆起，叩诊浊音，腹部两侧鼓音，无移动性浊音，边界清楚；超声检查见圆球形液性暗区，边界整齐光滑，液平面不随体位移动。

（四）治疗

1. 囊肿切除　囊肿直径小于 5cm 者，可观察 3~6 个月，如继续增大，或肿瘤直径虽小于 5cm，但为实性肿瘤，均应手术切除。切除的肿瘤应立即剖开探查，必要时做冰冻切片检查。

2. 如为双侧卵巢良性肿瘤者，宜行卵巢肿瘤剥除术，尽可能保留部分卵巢组织，以维持月经及生育功能。对绝经前后并双侧卵巢肿瘤者则多行子宫双侧附件切除。

二、卵巢恶性肿瘤

卵巢恶性肿瘤是女性生殖器官三大恶性肿瘤之一，其死亡率占女性生殖器官恶性肿瘤的第一位。由于卵巢恶性肿瘤早期一般无症状，发现时 75%已属晚期，治愈率低。卵巢恶性肿瘤可发生于任何年龄，以绝经后多见，30%发生在 70 岁以后，随着人口的老龄化，卵巢癌的发生率有增加的趋势。卵巢恶性肿瘤的发病原因尚不确切，但与工业发展、环境影响等综合致病因素不无关系。

（一）病因病机

1. 中医病因病机　在各种内外致病因素的长期作用下，机体正气不足以抗邪，邪浊长期停滞于体内，形成了气滞、血瘀、痰凝、湿聚、郁热，邪毒肆虐，正气日亏，发为本病。为此，卵巢癌的根本病机就是正虚邪实。

笔记

2. 西医病因病理 卵巢肿瘤的分类方法很多,以组织发生来源分类有以下4种类型:

(1) 上皮性肿瘤:占原发性卵巢肿瘤的50%~70%,其恶性类型占卵巢恶性肿瘤的85%~90%。生发上皮为覆盖在卵巢表面的上皮,具有分化为各种米勒管上皮的潜能。若向输卵管上皮分化,形成浆液性肿瘤;向宫颈黏膜分化,形成黏液性肿瘤;向子宫内膜分化,形成子宫内膜样肿瘤。

(2) 生殖细胞肿瘤:占卵巢肿瘤的20%~40%。生殖细胞来源于生殖腺以外的内胚叶组织,在其发生、移行及发育过程中,均可发生变异,形成肿瘤。生殖细胞有发生多种组织的功能。未分化者为无性细胞瘤,胚胎多能者为胚胎癌,向胚胎结构分化为畸胎瘤,向胚外结构分化为内胚窦瘤、绒毛膜癌。

(3) 性索间质肿瘤:约占卵巢肿瘤的5%。性索间质来源于原始体腔的间叶组织,可向男女两性分化。性索向上皮分化形成颗粒细胞瘤或支持细胞瘤;向间质分化形成卵泡膜细胞瘤或间质细胞瘤。此类肿瘤常有内分泌功能,故又称功能性卵巢肿瘤。

(4) 继发性肿瘤:占卵巢肿瘤的5%~10%,其原发部位多为胃肠道、乳腺和生殖器官。

(二)临床表现

1. 病史 应了解有无盆腔肿块史及肿块增长情况。40岁以上女性有消化道症状而原因不明者,应行妇科检查。

2. 症状 早期常无症状,可在妇科检查中发现。主要症状为腹胀、腹部肿块及腹水,症状的轻重决定于:①肿瘤的大小、位置、侵犯邻近器官的程度;②肿瘤的组织学类型;③有无并发症。肿瘤若向周围组织浸润或压迫神经,可引起腹痛、腰痛或下肢疼痛;若压迫盆腔静脉,出现下肢水肿;若为功能性肿瘤,产生相应的雌激素或雄激素过多症状。晚期可表现消瘦、严重贫血等恶病质征象。

3. 体征 三合诊检查在阴道后穹窿触及盆腔内硬结节,肿块多为双侧,实性或半实性,表面凹凸不平,不活动,常伴有腹水。有时在腹股沟、腋下或锁骨上可触及肿大淋巴结。

(三)实验室及其他检查

1. 影像学检查 B超、CT、MRI检查可了解盆腔肿块的大小、囊实性、良恶性及有无腹水、盆腹腔淋巴结转移等情况。

2. 细胞学检查 腹水或腹腔冲洗液找癌细胞对Ⅰ期患者进一步确定分期及选择治疗方法有意义,若有胸水应做细胞学检查确定有无胸腔转移。

3. 血清肿瘤标记物检查 现可组合的标志物有:CA125、HE4、CA19-9、CEA、AFP、HCG等单克隆抗体。人附睾蛋白4(HE4)是一种新的卵巢癌肿瘤标志物。88%的卵巢癌患者都会出现HE4升高的现象。与CA125相比,HE4的敏感度更高、特异性更强,尤其是在疾病初期无症状表现的阶段。HE4与CA125两者联合应用,诊断卵巢癌的敏感性可增加到92%,并将假阴性结果减少30%,大大增加了卵巢癌诊断的准确性。癌胚抗原(CEA)在卵巢上皮性癌尤其是黏液性癌中升高明显,有参考价值。甲胎蛋白(AFP)升高有助于卵巢内胚窦瘤的诊断。卵巢上皮性癌的单克隆抗体及多克隆抗体如CA125应用,有助于早期诊断。

4. 腹腔镜探查　可直接观察肿块状况，对盆腔、腹腔及横膈部位进行窥视，并在可疑部位进行多点活检，抽吸腹腔液行细胞学检查。

5. 临床分期　见表14-6。

表14-6　卵巢癌、输卵管癌、腹膜癌的手术-病理分期（FIGO，2013年）

期别	癌肿累及范围
Ⅰ期	病变局限于卵巢或输卵管
ⅠA	肿瘤局限于一侧卵巢（包膜完整）或输卵管，卵巢和输卵管表面无肿瘤；腹水或腹腔冲洗液未找到癌细胞
ⅠB	肿瘤局限于双侧卵巢（包膜完整）或输卵管，卵巢和输卵管表面无肿瘤；腹水或腹腔冲洗液未找到癌细胞
ⅠC	肿瘤局限于单侧或双侧卵巢或输卵管，并伴有如下任何一项
ⅠC1	手术导致肿瘤破裂
ⅠC2	手术前肿瘤包膜已破裂或卵巢、输卵管表面有肿瘤
ⅠC3	腹水或腹腔冲洗液发现癌细胞
Ⅱ期	肿瘤累及一侧或双侧卵巢或输卵管并有盆腔内扩散（在骨盆入口平面以下）或原发性腹膜癌
ⅡA	肿瘤蔓延或种植到子宫和/或输卵管和/或卵巢
ⅡB	肿瘤蔓延至其他盆腔内组织
Ⅲ期	肿瘤累及单侧或双侧卵巢、输卵管或原发性腹膜癌，伴有细胞学或组织学证实的盆腔外腹膜转移或证实存在腹膜后淋巴结转移
ⅢA1	仅有腹膜后淋巴结阳性（细胞学或组织学证实）
ⅢA1（i）	淋巴结转移最大直径≤10mm
ⅢA1（ii）	淋巴结转移最大直径>10mm
ⅢA2	显微镜下盆腔外腹膜受累，伴或不伴腹膜后阳性淋巴结
ⅢB	肉眼盆腔外腹膜转移，病灶最大直径≤2cm，伴或不伴腹膜后阳性淋巴结
ⅢC	肉眼盆腔外腹膜转移，病灶最大直径>2cm，伴或不伴腹膜后阳性淋巴结（包括肿瘤蔓延至肝包膜和脾，但未转移到脏器实质）
Ⅳ期	超出腹腔外的远处转移
ⅣA	胸水中发现癌细胞
ⅣB	腹腔外器官实质转移（包括肝实质转移和腹股沟淋巴结和腹腔外淋巴结转移）

（四）诊断与鉴别诊断

1. 辨病要点　病理学是诊断卵巢肿瘤的标准。临床表现和相关的辅助检查有助于诊断。

2. 辨证要点　从中医的整体观来看，卵巢癌是一个全身属虚，局部属实的疾病。初期：一般无明显的自觉症状，饮食、起居均属正常，腹部包块不明显，舌象、脉象大多正常。此期多属正气不足，邪实形成阶段。中期：腹部包块增大，精气耗损，饮食减少，倦怠乏力，形体日见消瘦。此期多属正虚邪实阶段。晚期：肿瘤已有远处转移，积块坚满如石，面色萎黄，形体瘦弱，恶病质症状显露。此期多属正虚邪盛阶段。总之，随着卵巢癌的发生、发展和变化过程，卵巢癌初期的临床表现以实证为主，而中、晚期患者，

笔记

尤其是经过手术或化疗后的患者,主要表现为虚证。

3. 鉴别诊断

（1）子宫内膜异位症:子宫内膜异位症形成的粘连性肿块及子宫直肠陷凹结节与卵巢恶性肿瘤很难鉴别。前者常有进行性痛经、月经量多、经前不规则阴道流血等。超声检查、腹腔镜检查是很有效的辅助诊断方法,必要时应剖腹探查确诊。

（2）结核性腹膜炎:常合并腹水,盆腹腔内形成粘连性肿块。但多发生于年轻、不孕妇女,伴月经稀少或闭经。多有肺结核史;有消瘦、乏力、低热、盗汗、食欲缺乏等全身症状。妇科检查肿块位置较高,形状不规则,界限不清,不活动。叩诊时鼓音和浊音分界不清。X 线胸片检查、结核菌素试验等可协助诊断,必要时行剖腹探查取材行活体组织检查确诊。

（3）生殖道以外的肿瘤:需与腹膜后肿瘤、直肠癌、乙状结肠癌等鉴别。腹膜后肿瘤固定不动,位置低者使子宫、直肠或输尿管移位。直肠癌和乙状结肠癌多有相应的消化道症状,超声检查、钡剂灌肠、乙状结肠镜检等有助于鉴别。

（4）转移性卵巢肿瘤:与卵巢原发恶性肿瘤不易鉴别。对于双侧性、中等大、肾形、活动的实性肿块,应疑为转移性卵巢肿瘤,有消化道癌、乳腺癌病史者,更要考虑转移性卵巢肿瘤诊断。若患者有消化道症状应做胃镜检查,此外要排除其他可能的原发肿瘤。如未发现原发性肿瘤病灶,应做剖腹探查。

（5）慢性盆腔炎:有流产或产褥感染病史,有发热、下腹痛,妇科检查附件区有肿块及组织增厚、压痛、片状块物达盆壁。用抗生素治疗症状缓解,块物缩小。若治疗后症状、体征无改善,或块物增大,应考虑为盆腔或卵巢恶性肿瘤可能。超声检查有助于鉴别。

（五）治疗

1. 中医治疗　卵巢癌总的病机属于正虚邪实、虚实夹杂,治疗以扶正祛邪贯穿始终。但在临床不同阶段虚实病机的消长各不相同,未行手术、放疗和化疗的卵巢癌患者多属因实致虚,治疗当祛邪为主辅以扶正;而手术、放疗、化疗后则以虚为主,或为气阴两伤、脾胃功能失调;或为气血不足、肝肾亏虚。因此,在围手术放疗、化疗期和缓解期的不同阶段,应根据邪正盛衰的不同,分期分阶段治疗。

（1）气滞血瘀证

主要证候:腹部结块,推之不移,胀痛不适,面色暗黑,脘腹胀满,食欲不振,或腹部窜痛,或乳房胀痛,舌紫暗或边有瘀斑,苔薄白,脉细弦或涩。

治疗法则:理气活血,化瘀消癥。

方药举例:血府逐瘀汤(《医林改错》)。

川芎　当归　生地黄　赤芍　桃仁　红花　枳壳　柴胡　甘草　桔梗　牛膝

（2）痰湿阻滞证

主要证候:下腹包块时或作痛,按之柔软,带下色黄,胸闷纳呆,神疲倦怠,小便不多,舌质暗紫,舌体胖大或有齿痕,舌苔白腻,脉细濡或沉滑。

治疗法则:健脾化痰,软坚消癥。

方药举例:香砂六君子汤(《古今名医方论》)合苍附导痰丸(《叶天士女科诊治秘方》)。

广木香　砂仁　陈皮　姜半夏　党参　白术　茯苓　炙甘草

苍术　南星　香附　枳壳　半夏　陈皮　茯苓　甘草　生姜　神曲

笔记

（3）气虚血瘀证

主要证候：腹部胀痛较轻或按之舒适，面色萎黄，胸闷心慌，懒于行动，恶心呕吐，纳食不馨，大便溏薄，面浮肢肿，自汗，舌质胖或有锯齿，苔薄或白腻，脉细涩。

治疗法则：益气活血，化瘀消癥。

方药举例：温经汤（《金匮要略》）。

桂枝　吴茱萸　当归　白芍　川芎　人参　生姜　麦冬　半夏　牡丹皮　阿胶　炙甘草

（4）气阴两虚证

主要证候：腹部隐痛，头晕失眠，食欲不佳，周身酸痛，心烦口渴，咽喉疼痛，小便色赤，苔薄或剥，舌质红或绛，脉细弱无力。

治疗法则：益气养阴，扶正固本。

方药举例：益气养阴煎（经验方）。

党参　生黄芪　白术　白芍　天冬　麦冬　牡丹皮　鹿角霜　生地黄　天花粉　枸杞子　五味子　广木香　佛手片

2. 西医治疗

（1）手术治疗：是治疗卵巢恶性肿瘤的主要手段，根据术中探查及冰冻病理检查结果决定手术范围，初次手术的彻底性与预后密切相关。早期卵巢肿瘤应行全面确定分期的手术，包括：探查腹盆腔，对可疑病灶及易发生转移部位多处取材做组织学检查；将腹腔液或腹腔冲洗液送做细胞学检查；全子宫和双侧附件切除术；盆腔及腹主动脉旁淋巴结清扫；大网膜和阑尾切除术。肿瘤包膜完整、恶性度低、腹腔液中未发现癌细胞的ⅠA期年轻患者可仅作患侧附件切除术，术后严密随访。晚期卵巢癌应行肿瘤细胞减灭术，术式与全面确定分期的手术相同，尽可能将盆腔、腹腔内直径在2cm以上的转移瘤全部切除。必要时可切除受累脏器，如部分肠道、膀胱等。手术困难的患者可在确诊后，先行化疗待肿瘤缩小后再次手术。

（2）化疗：卵巢癌对化疗比较敏感，目前首选药物为紫杉醇、顺铂、卡铂、环磷酰胺、氟尿嘧啶以及丝裂霉素、阿霉素等。可单独或联合反复进行多个疗程治疗。给药途径，除全身应用外，尚可于腹腔内用药及腹壁下动脉插管注入，使局部药物达到较高浓度，增强疗效。

常用的PAC和PC方案，有效率可达80%，CP方案毒性反应小。疗程根据临床期别、残癌范围及化疗反应。术后1年内完成6~8个疗程。

腹腔化疗的优点在于：浓度明显高于血浆药物，为血浆药物的20~500倍，增加了肿瘤与药物的接触面积和时间，有利于杀灭癌细胞；血浆浓度低，毒副反应小；有效地控制腹水。适用于以下情况：全身化疗后的微小残余病灶；全身化疗获得缓解的高分化癌，进行巩固性治疗；Ⅰ、Ⅱ期高分化癌进行初次治疗；结合全身化疗加强局部治疗；晚期患者伴有腹水的治疗。但有一定的局限性，如诱发化学性腹膜炎及肠粘连及渗入肿瘤深度仅1~2mm。

（3）放疗：近年来应用高伏特带形移动多次照射技术，可减少副反应，对预防肿瘤复发可能起到较好的效果。亦可用放射性同位素^{32}P腹腔内注入。

（4）免疫治疗：靶向药物治疗是目前改善晚期卵巢癌预后的主要趋势。近几年，贝伐珠单抗在卵巢癌的一线治疗以及复发卵巢癌的治疗中都取得了较好的疗效，可提

笔记

高患者的无瘤生存期,但其昂贵的价格还需进行价值医学方面的评价。

3. 随访

(1) 随访时间:术后 1 年内每月 l 次,第 2 年每 3 月 1 次,3~5 年视病情 4~6 个月 1 次,5 年以后每年 1 次。

(2) 随访内容:症状、体征、B 超、盆腔检查(包括三合诊检查)、阴道细胞学涂片检查、胸片;血清 CA125 等肿瘤标志物或 CT、MRI 等检查。

(六) 预后

卵巢恶性肿瘤是女性生殖器官常见的恶性肿瘤之一,发病率仅次于子宫颈癌和子宫体癌而列居第三位。但卵巢上皮癌死亡率却占各类妇科肿瘤的首位。卵巢恶性肿瘤尤其是上皮癌难以早期发现,病因不明,目前主张早诊早治,争取早期发现病变。

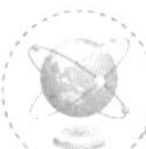
知识链接

卵巢交界性肿瘤

卵巢交界性肿瘤是一种组织学和生物学特点介于良性和恶性肿瘤之间的肿瘤。其病理特点是:上皮细胞表现为恶性特点,但无间质浸润。临床表现类似恶性,可发生转移,但总的预后良好,占卵巢上皮性肿瘤的 10%~20%。诊断主要依靠病理。治疗方案以手术为主,手术范围也应根据患者的年龄、对生育的要求及病变的临床期别而定。

(1) 卵巢交界瘤建议行全面分期手术,是否要行腹膜后淋巴结系统切除或取样活检,多数学者倾向否定意见,尤其是卵巢黏液性肿瘤。

(2) 年轻患者可考虑行保留生育功能治疗。

(3) 晚期复发是卵巢交界瘤的特点,78%在 5 年后甚至 10 年后复发。复发的肿瘤一般仍保持原病理形态,即仍为交界性肿瘤,复发的肿瘤一般仍可切除。

(4) 卵巢交界性瘤一般不主张进行术后化疗,化疗仅在以下几种情况考虑应用:①肿瘤期别较晚,有广泛种植,术后可施行 3~6 个疗程化疗;②有大网膜、淋巴结或其他远处部位浸润性种植的患者更可能发生早期复发,这些患者应按照低级别浆液性癌进行化疗。

第六节 输卵管肿瘤

输卵管肿瘤临床少见,有良性和恶性两类。输卵管良性肿瘤极少见。输卵管恶性肿瘤有原发和继发两种,80%~90%为继发性癌,原发灶大多位于宫体和卵巢,少数由宫颈癌、直肠癌或乳头癌转移而来。转移途径主要有直接蔓延及淋巴转移。病灶首先侵犯输卵管浆膜层,组织形态与原发灶相同。症状、体征和治疗取决于原发灶,预后不良。

原发性输卵管癌是少见的女性生殖道恶性肿瘤,其发病率仅占所有妇科恶性肿瘤的 0.1%~1.8%。以 40~65 岁居多,平均发病年龄为 52 岁,多发生于绝经后。

一、病因病理

(一) 病因

病因不明。70%患者有慢性输卵管炎,50%有不孕史。单侧输卵管癌患者,其对侧输卵管经病理检查多有炎性改变,推断慢性炎性刺激可能是发本病的原因。目前认

笔记

为，输卵管癌与卵巢上皮性癌均起源于米勒管上皮，有相似的病因学基础和基因异常，如 *c-erb*、*P53* 和 *K-ras* 突变等，并与 *BRCA1* 和 *BRCA* 基因突变有关。

（二）病理

单侧居多，好发于输卵管壶腹部，病灶起自黏膜层。早期呈结节状增大，病程逐渐进展，输卵管增粗形如腊肠。切面见输卵管管腔扩大，壁薄，有乳头状或菜花状赘生物。伞端有时封闭，内有血性液体，外观类似输卵管积水。镜下为腺癌，根据癌细胞分化程度及组织结构分 3 级，分级越高，恶性程度越高，预后越差。

（三）转移途径

1. 局部及腹腔内扩散　脱落的癌细胞可经开放的伞端转移至腹腔，种植在腹膜、大网膜、肠管表面，也可直接侵入输卵管壁肌层，然后蔓延至邻近器官。

2. 淋巴转移　子宫、卵巢与输卵管间有丰富的淋巴管沟通，常可转移至腹主动脉旁淋巴结和/或盆腔淋巴结。

3. 血行转移　少见或仅发生于晚期，经血循环可转移至肺、肝、脑及阴道等器官。

（四）临床分期

采用 FIGO（2006 年）制定的手术-病理分期（表 14-7）。

表 14-7　输卵管癌手术-病理分期（FIGO，2006 年）

期别	肿瘤范围
0 期	原位癌（局限于输卵管黏膜）
Ⅰ期	癌局限于输卵管
ⅠA	癌局限于一侧输卵管，已扩展至黏膜下和/或肌层，未穿破浆膜；无腹腔积液
ⅠB	癌局限于双侧输卵管，已扩展至黏膜下和/或肌层，未穿破浆膜；无腹腔积液
ⅠC	ⅠA 或ⅠB 伴癌达到或穿破浆膜面；腹腔积液或腹腔冲洗液含癌细胞
Ⅱ期	一侧或双侧输卵管癌伴盆腔内扩散
ⅡA	癌扩散和/或转移至子宫和/或卵巢
ⅡB	癌扩散至盆腔其他组织
ⅡC	ⅡA 或ⅡB，伴腹腔积液或腹腔冲洗液含癌细胞
Ⅲ期	一侧或双侧输卵管癌伴盆腔外转移和/或区域淋巴结转移；肝表面转移为Ⅲ期；癌局限于真盆腔内，但组织学证实癌扩展至小肠或大网膜
ⅢA	肉眼见肿瘤局限于真骨盆，淋巴结阴性，但组织学证实腹腔腹膜表面存在镜下转移
ⅢB	一侧或双侧输卵管癌，并有组织学证实的腹腔腹膜表面肿瘤种植，但直径≤2cm，淋巴结阴性
ⅢC	腹腔癌灶直径>2cm 和/或区域淋巴结转移
Ⅳ期	肿瘤侵犯一侧或双侧输卵管，伴有远处转移。有胸腔积液且胸腔细胞学阳性为Ⅳ期；肝实质转移为Ⅳ期

二、临床表现

输卵管癌患者常有原发或继发不孕史。早期无症状，体征常不典型，易被忽视或

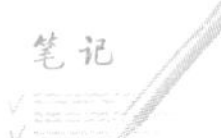

延误诊断。典型症状表现为阴道排液、腹痛、盆腔肿块，称为输卵管癌"三联征"，但具有典型"三联征"的患者不到15%。

1. 异常阴道流血　是最常见的主诉，超过50%的患者具有此症状，可伴有阴道水样分泌物和下腹部不适、腹胀和腹部压迫感。

2. 阴道排液　10%患者有阵发性阴道排液，为浆液性黄水，量或多或少，呈间歇性，有时为血性，一般无臭味。

3. 腹痛　多发生于患侧，为钝痛，以后逐渐加剧呈痉挛性绞痛。疼痛与肿瘤体积、分泌物积聚使输卵管承受压力加大有关，当阴道排出水样或血性液体后，疼痛常随之缓解。

4. 盆腔肿块　妇科检查可扪及肿块，位于子宫一侧或后方，活动受限或固定不动。肿块因液体自阴道排出能缩小，液体积聚后能再增大。

5. 腹腔积液　呈淡黄色，有时呈血性。

三、实验室及其他检查

1. 影像学检查　包括B超、CT、MRI等，可确定肿块部位、大小、性状及有无腹水和转移等。

2. 血清CA125测定　可作为输卵管癌诊断和判断预后的重要参考指标，但无特异性。

3. 细胞学检查　宫颈和宫腔脱落细胞学检查见不典型腺细胞，而排除子宫颈癌和子宫内膜癌后，应高度怀疑为输卵管癌。

4. 腹腔镜检查　见输卵管增粗、外观似输卵管积水，呈茄子形态，有时可见到赘生物。

四、诊断与鉴别诊断

因少见常被忽略。由于输卵管癌常累及卵巢，故手术前易误诊为卵巢癌。输卵管癌和卵巢肿瘤、输卵管卵巢囊肿不易鉴别。有阴道排液需与子宫内膜癌鉴别。若不能排除输卵管癌，应尽早剖腹探查确诊。

五、治疗

由于原发性输卵管癌的组织学特征、生物学行为和预后相关因素均与卵巢浆液性癌相似，因此原发性输卵管癌的处理原则参照卵巢上皮性癌，以手术为主，辅以化疗、放疗的综合治疗。早期患者行分期手术，晚期患者行肿瘤细胞减灭术。除了Ⅰ期、G1患者术后不需化疗外，其他所有患者术后均接受以铂类为基础的联合化疗。

六、预后

输卵管癌的预后相关因素与卵巢上皮性癌相似，但预后更差，尤其是早期病例。Ⅰ期患者5年生存率仅为65%，Ⅱ期为50%~60%，而Ⅲ~Ⅳ期为10%~20%。

笔记

第七节　妊娠滋养细胞疾病

妊娠滋养细胞疾病(GTD)是一组来源于胎盘滋养细胞的疾病。根据组织学可将其分为葡萄胎、侵蚀性葡萄胎、绒毛膜癌(简称绒癌)、胎盘部位滋养细胞肿瘤及上皮样滋养细胞肿瘤。传统认为,除葡萄胎外,其余均为恶性肿瘤,统称为妊娠滋养细胞肿瘤。2014年世界卫生组织基于妊娠滋养细胞疾病的组织学特征及其生物学的认识,将绒癌、胎盘部位滋养细胞肿瘤及上皮样滋养细胞肿瘤归类为肿瘤,侵蚀性葡萄胎归为葡萄胎妊娠。因该分类颁布后时间较短,故目前临床上尚未广泛应用。

一、病因病机

(一)中医病因病机

禀赋不足,或后天失调,七情郁结,或孕后感染邪毒,损伤冲任,精血逆乱,孕卵衰败,瘀滞胞宫等。

(二)西医病因病理

1. 葡萄胎

(1) 完全性葡萄胎

1) 病因:确切原因尚未完全清楚。营养状况与社会经济因素是可能的高危因素。饮食中缺乏维生素A及其前体胡萝卜素和动物脂肪者发生葡萄胎的概率显著升高。年龄是另一高危因素,大于35岁和40岁的女性妊娠时葡萄胎的发生率分别是年轻妇女的2倍和7.5倍,而大于50岁的妇女妊娠时约1/3可能发生葡萄胎。相反小于20岁妇女的葡萄胎发生率也显著升高。其原因可能与该两个年龄段容易发生异常受精有关。前次妊娠有葡萄胎史也是高危因素,有过1次和2次葡萄胎妊娠者,再次葡萄胎发生率分别为1%和15%~20%。另外,流产和不孕史也可能是高危因素。

2) 病理:大体检查为水泡状物形如串串葡萄,大小自直径数毫米至数厘米不等,有纤细的纤维素相连,常混有血块及蜕膜碎片。水泡状物占满整个宫腔,虽经仔细检查仍不能发现胎儿及其附属物或胎儿痕迹。镜下特征为:可确认的胚胎或胎儿组织缺失;绒毛水肿;弥漫性滋养细胞增生;种植部位滋养细胞呈弥漫和显著的异型性。

(2) 部分性葡萄胎

1) 病因:迄今有关部分性葡萄胎高危因素的流行病学调查资料较少。可能相关的因素有不规则月经和口服避孕药等,但与饮食因素及母亲年龄无关。其核型90%以上为三倍体,若胎儿同时存在,其核型一般也为三倍体。

2) 病理:仅部分绒毛变为水泡,可合并胚胎或胎儿组织,胎儿多已死亡,合并足月儿极少,且常伴发育迟缓或多发性畸形。镜下特征为:有胚胎和胎儿组织存在;局限性滋养细胞增生;绒毛大小及其水肿程度明显不一;绒毛呈显著的扇贝样轮廓、间质内可见明显的滋养细胞包涵体;种植部位滋养细胞呈局限和轻度的异型性。

2. 侵蚀性葡萄胎　可见子宫肌壁内有大小不等、深浅不一的水泡状组织,宫腔内可有或没有原发病灶。当侵蚀病灶接近子宫浆膜层时,子宫表面可见紫蓝色结节。侵蚀较深时可穿透子宫浆膜层或侵入阔韧带内。镜下可见侵入肌层的水泡状组织的形态与葡萄胎相似,可见绒毛结构及滋养细胞增生和异型性。但绒毛结构也可退化,仅

笔记

见绒毛阴影。

3. 绒毛膜癌　绝大多数绒癌原发于子宫体。肿瘤常位于子宫肌层内，也可突向宫腔或穿破浆膜，单个或多个，无固定形态，与周围组织分界清，质地软而脆，海绵样，暗红色，伴出血坏死。镜下可见细胞滋养细胞和合体滋养细胞，但不形成绒毛或水泡状结构，明显异型，成片状高度增生，排列紊乱，并广泛侵入子宫肌层并破坏血管，造成出血坏死。肿瘤中不含间质和自身血管，瘤细胞靠侵蚀母体血管而获取营养。

二、临床表现

（一）葡萄胎

1. 停经后阴道流血　为最常见的症状，出现于80%的患者。常在停经8~12周开始有不规则阴道流血，量多少不定。若母体大血管破裂，可造成大出血，导致休克，甚至死亡。葡萄胎组织有时可部分自行排出。反复阴道流血若不及时治疗，可导致贫血和继发感染。

2. 子宫异常增大、变软　约有半数以上葡萄胎患者的子宫大于相应停经月份，质地变软，并伴有血清 HCG 水平异常升高，为葡萄胎迅速增长及宫腔内积血所致。约1/3患者的子宫大小与停经月份相符，另少数子宫大小小于停经月份，其原因可能与水泡退行性变、停止发展有关。

3. 腹痛　因葡萄胎增长迅速和子宫过度快速扩张所致，表现为阵发性下腹痛，一般不剧烈，能忍受，常发生于阴道流血之前。

4. 妊娠呕吐　多发生于子宫异常增大和 HCG 水平异常升高者，出现时间一般较正常妊娠早，症状严重，且持续时间长。

5. 卵巢黄素化囊肿　因大量 HCG 刺激卵巢卵泡内膜细胞发生黄素化而形成囊肿，称卵巢黄素化囊肿。大多数为双侧性，也可为单侧性，大小不等。囊肿表面光滑，活动度好，切面为多房，囊肿壁薄，囊液清亮或琥珀色。

6. 其他症状　合并甲状腺功能亢进时，可出现心动过速、皮肤潮湿和震颤等症状。子痫前期征象多发生于子宫异常增大者。出现症状可比正常妊娠更早（妊娠24周前）、更严重，但子痫罕见。部分性葡萄胎症状相对较轻。

（二）侵蚀性葡萄胎和绒毛膜癌

1. 阴道流血　在葡萄胎排空、流产或足月产后，有持续不规则阴道流血，量多少不定。也可表现为一段时间的正常月经后再停经，然后再出现阴道流血。

2. 假孕症状　表现为乳房增大，乳头及乳晕着色，甚至有初乳样分泌，外阴、阴道、宫颈着色，质地变软。

3. 腹痛　一般无腹痛，但当子宫病灶穿破浆膜层时可引起急性腹痛及其他腹腔内出血症状。若子宫病灶坏死继发感染也可引起腹痛及脓性白带。卵巢黄素化囊肿发生扭转或破裂时，也可出现急性腹痛。

4. 子宫复旧不全或不均匀性增大　常在葡萄胎排空后4~6周子宫未恢复到正常大小，质地偏软。子宫也可不均匀性增大。

5. 卵巢黄素化囊肿　HCG 的持续作用使两侧或一侧卵巢囊性增大，并持续存在。

6. 转移性症状：主要经血行转移，发生早且广泛。最常见的转移部位是肺（80%），其次是阴道（30%），以及盆腔（20%）、肝（10%）和脑（10%）等。各转移部位症状的共同特点是局部出血。

（1）肺转移：可无症状，仅通过X线胸片或胸部CT做出诊断。典型表现为胸痛、咳嗽、咯血及呼吸困难，常急性发作，也可呈慢性持续状态。在极少数情况下，可因肺动脉滋养细胞瘤栓形成造成急性肺梗死，出现肺动脉高压、急性肺功能衰竭及右心衰竭。

（2）阴道转移：系宫旁静脉逆行性转移所致。转移灶常位于阴道前壁及穹窿，呈紫蓝色结节，破溃时引起不规则阴道流血甚至大出血。

（3）肝转移：为不良预后因素之一，多同时伴有肺转移。病灶小时无相关症状，也可表现为上腹部或肝区疼痛、黄疸等，若病灶穿破肝包膜可出现腹腔内出血，导致死亡。

（4）脑转移：预后凶险，为主要的致死原因。一般同时伴有肺转移和/或阴道转移。转移初期多无症状。脑转移的形成可分为3个时期，首先为瘤栓期，表现为一过性脑缺血症状如猝然跌倒、暂时性失语、失明等。继而发展为脑瘤期，出现头痛、喷射样呕吐、偏瘫、抽搐直至昏迷。最后进入脑疝期，因脑瘤增大及周围组织出血、水肿，造成颅内压升高，脑疝形成，压迫生命中枢、最终死亡。

（5）其他转移：包括脾、肾、膀胱、消化道、骨等，其症状视转移部位而异。

三、实验室及其他检查

1. 人绒毛膜促性腺激素（HCG）测定　一般表现为血或尿HCG值较正常妊娠明显升高，而且在停经8~10周后仍持续上升。但也有少数葡萄胎，尤其是部分性葡萄胎，因绒毛退行性变，HCG升高不明显。

2. B超检查　是诊断葡萄胎的可靠方法，完全性葡萄胎的典型超声图像表现为子宫明显大于相应孕周，无妊娠囊或胎心搏动，宫腔内充满不均质密集状或短条状回声，呈“落雪状”，若水泡较大而形成大小不等的回声区，则呈“蜂窝状”。常可测到两侧或一侧卵巢囊肿，多房，囊壁薄，内见部分纤细分隔。部分性葡萄胎宫腔内可见由水泡状胎块所引起的超声图像改变，有时可见胎儿或羊膜腔，胎儿常合并畸形。由于部分性葡萄胎和妊娠早期的完全性葡萄胎超声表现常不典型，容易造成误诊。

3. 流式细胞测定　完全性葡萄胎的染色体核型为二倍体，部分性葡萄胎为三倍体。

4. X线胸片　是诊断肺转移的重要检查方法。形态多样，典型表现为棉球状或团块状阴影。转移灶以右侧肺及中下部较为多见。

5. CT和磁共振（MRI）检查　CT对发现肺部较小病灶和肝、脑等部位转移灶有较高的诊断价值。磁共振主要用于脑和盆腔病灶的诊断。

6. 其他检查　包括动脉造影、腹腔镜等。

7. 临床分期（表14-8）

表14-8　妊娠滋养细胞肿瘤解剖学分期（FIGO，2000年）

期别	临床病理特征
Ⅰ期	病变局限在子宫
Ⅱ期	病变扩散，但仍局限于生殖器官（附件、阴道、阔韧带）
Ⅲ期	病变转移至肺，伴或不伴生殖系统病变
Ⅳ期	所有其他转移

笔记

四、诊断与鉴别诊断

（一）辨病要点

1. 临床症状及体征　凡有停经后不规则阴道流血，体格检查子宫大于停经月份者，应怀疑葡萄胎的可能。若在妊娠早期出现子痫前期或甲亢征象、妊娠呕吐严重、双侧卵巢囊肿及阴道排出物中见到水泡状组织等均支持诊断。结合相关辅助检查多可明确诊断。

2. 完全性葡萄胎和部分性葡萄胎的鉴别　主要依靠组织学，有时需要遗传学检查才能确定。

3. 根据葡萄胎排空后或流产、足月分娩、异位妊娠后出现阴道流血和/或转移灶及其相应症状和体征，结合肿瘤标志物 HCG 异常，可考虑诊断为妊娠滋养细胞肿瘤。大多数侵蚀性葡萄胎发生在葡萄胎排空后 6 个月内，而绒癌则在葡萄胎排空 12 个月后发生；流产、足月分娩、异位妊娠后出现上述情况临床可诊断为绒癌。

（二）辨证要点

首先辨虚实，若见葡萄胎排出后，或流产中止后，仍有阴道出血，腹痛，带下如酱、味臭，烦躁，舌质红有瘀斑，脉弦滑者为实证；若化疗或放疗后，见脱发、面色苍白、汗出乏力、消瘦、舌质淡或舌绛无苔、脉细者为虚证。

（三）诊疗思路

妊娠滋养细胞疾病诊疗思路见图 14-8。

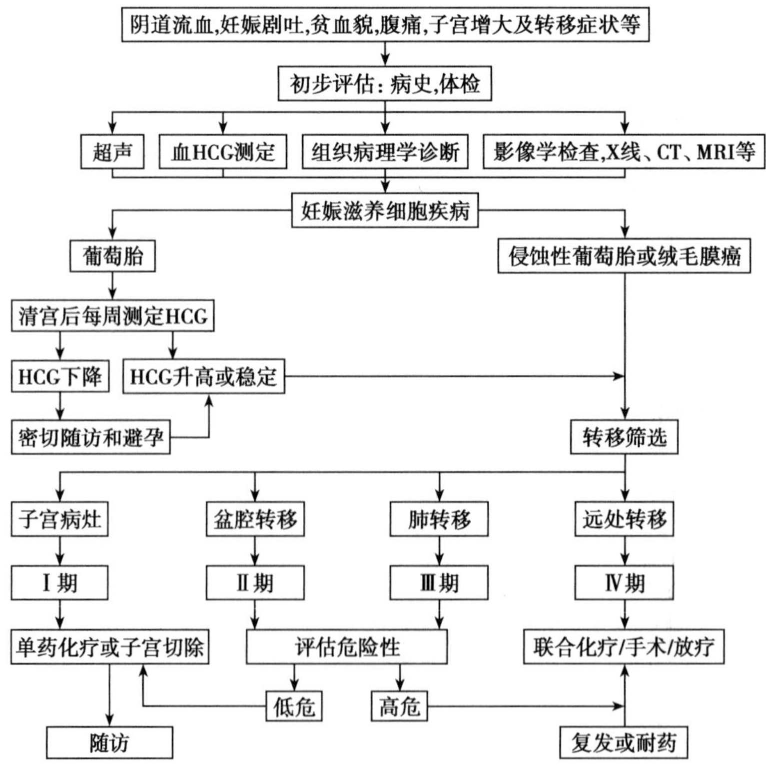

图 14-8　妊娠滋养细胞疾病诊疗思路图

（四）鉴别诊断

1. 流产　葡萄胎病史与先兆流产相似，容易相混淆。先兆流产有停经、阴道流血及腹痛等症状，妊娠试验阳性，B 超见孕囊及胎心搏动。但葡萄胎时多数子宫大于相应孕周的正常妊娠，HCG 水平持续高值，B 超显示葡萄胎特点。

2. 双胎妊娠　子宫大于相应孕周的正常单胎妊娠，HCG 水平也略高于正常，容易与葡萄胎相混淆，但双胎妊娠无阴道流血，B 超检查可以确诊。

3. 剖宫产术后子宫瘢痕　妊娠是剖宫产术后的一种并发症，胚囊着床于子宫瘢痕部位，表现为停经后阴道流血，容易与葡萄胎相混淆，B 超检查有助于鉴别。

五、治疗

（一）中医治疗

1. 气滞血瘀证

主要证候：停经后阴道流血，时多时少，淋漓不断，色暗红，夹血块或水泡状物，伴胸胁满闷，腹胀痛，拒按，无胎心胎动，胸胁胀满，烦躁易怒，舌质暗红有瘀斑，脉弦。

治疗法则：理气活血，祛瘀下胎。

方药举例：膈下逐瘀汤（《医林改错》）。

当归　生地黄　桃仁　红花　枳壳　赤芍　延胡索　五灵脂　牡丹皮　乌药　香附　甘草

2. 湿浊瘀结证

主要证候：停经后阴道流血，量少，夹血块或水泡状胎块，头晕胸闷，呕吐痰涎，或腹大异常，无胎心胎动，舌苔腻，脉滑。

治疗法则：祛湿化浊，活血下胎。

方药举例：平胃散（《太平惠民和剂局方》）加芒硝、枳壳、牛膝。

苍术　厚朴　陈皮　甘草

3. 肾气不足证

主要证候：停经后阴道流血，量多，或淋漓不断，色淡红，可有水泡状物排出；或腹痛绵绵，或腹大异常，无胎心胎动，腰膝酸软，倦怠乏力，舌质淡，苔薄白，脉沉细。

治疗法则：补肾固本，活血下胎。

方药举例：脱花煎（《景岳全书》）加续断、党参。

当归　川芎　肉桂　牛膝　红花　车前子

（二）西医治疗

1. 葡萄胎

（1）清宫：一般选用吸刮术。为减少出血和预防子宫穿孔，可在术中应用缩宫素静脉滴注，但缩宫素可能把滋养细胞压入子宫壁血窦，导致肺栓塞和转移。尽管目前尚无充分证据证实这一风险，但一般推荐缩宫素在充分扩张宫颈管和开始吸宫后使用。子宫大于妊娠 12 周或术中感到 1 次刮净有困难时，可于 1 周后行再次刮宫。葡萄胎每次刮宫的刮出物必须送组织学检查，应将子宫壁和子宫腔刮出物分别送病检。

（2）卵巢黄素化囊肿的处理：一般不需处理。发生急性扭转时，可在 B 超或腹腔镜下行穿刺吸液。如扭转时间较长而发生坏死，需行患侧附件切除术。

（3）预防性化疗：不常规推荐。有研究显示，预防性化疗可降低高危葡萄胎发生妊娠滋养细胞肿瘤的概率。因此,预防性化疗仅适用于有高危因素和随访困难的完全性葡萄胎,但也非常规治疗。预防性化疗应在葡萄胎排空前或排空时开始,一般选用甲氨蝶呤、氟尿嘧啶或放线菌素-D 等单一药物,一般采用多疗程至 HCG 正常。部分性葡萄胎不做预防性化疗。

(4) 子宫切除术:单纯子宫切除只能去除葡萄胎侵入子宫肌层局部的危险,而不能预防子宫外转移的发生,所以不作为常规处理。对于年龄接近绝经、无生育要求者可行全子宫切除术,保留两侧卵巢。对于子宫小于妊娠 14 周大小者,可直接切除子宫。手术后仍需定期随访。

2. 侵蚀性葡萄胎和绒毛膜癌　治疗原则以化疗为主,手术和放疗为辅。制订治疗方案前应根据类型、临床分期、预后评分(包括 HCG 水平、疾病持续时间、转移部位等)、以前的治疗、对生育的要求和经济情况等综合考虑。原则上低危或早期病例选择单一治疗,高危或晚期、复发病例选择综合治疗。

(1) 化疗:滋养细胞肿瘤化疗药物很多,一般低危早期病例选择单一药物化疗,高危晚期病例选择联合化疗。

1) 单一药物化疗:目前常用的药物有甲氨蝶呤(MTX)、氟尿嘧啶(5-Fu)、放线菌素-D(Act-D)、环磷酰胺(CTX)、长春新碱(VCR)、依托泊苷(VP16)等。

2) 联合化疗方案:适用于滋养细胞肿瘤联合化疗的方案繁多,其中首选 EMA-CO 方案或氟尿嘧啶为主的联合方案。

3) 疗效评判:在每 1 疗程结束后,应每周测定血清 HCG1 次,结合妇科检查、超声、胸片、CT 等检查。在每 1 疗程化疗结束至 18 日内,血 HCG 下降至少 1 个对数称为有效。

4) 毒、副作用防治:化疗的主要毒副作用为骨髓抑制,其次为消化道反应、肝功能损害、肾功能损害及脱发等。所以化疗前应先做血常规、尿常规、肝功能、肾功能等检查了解骨髓及肝肾功能,用药期间严密观察病情变化。

5) 停药指征:HCG 连续 3 次阴性后,低危患者至少给予 1 个疗程的化疗,而对于化疗过程中 HCG 下降缓慢和病变广泛者可给予 2~3 个疗程的化疗;高危患者继续化疗 3 个疗程,其中第一疗程必须为联合化疗。

(2) 手术治疗:作为辅助治疗。对控制大出血等各种并发症、切除耐药病灶、减少肿瘤负荷和缩短化疗疗程方面有一定作用,在一些特定的情况下应用。

1) 子宫切除:对于无生育要求的无转移患者在初次治疗时可选择全子宫切除术,并在术中给予单药单疗程辅助化疗,也可多疗程至血 HCG 水平正常。对于大病灶、耐药病灶或病灶穿孔出血者,可在化疗的基础上行全子宫切除术,生育期年龄妇女应保留卵巢。对于有生育要求者,若穿孔病灶不大,可做病灶切除加子宫修补术;若耐药病灶为单个及子宫外转移灶已控制,血 HCG 水平不高,可考虑做病灶剜出术。

2) 肺切除术:对于多次化疗未能吸收的孤立耐药病灶,且 HCG 水平接近正常,可考虑做肺叶切除。由于肺转移灶吸收后形成的纤维化结节可以在 HCG 转阴后在 X 线胸片上较长时间存在,所以在决定手术前应注意鉴别。

3) 开颅手术:作为急诊手术可迅速降低颅内压和控制颅内出血,以抢救生命。作为择期手术还可用于脑部孤立耐药病灶的切除。

(3) 放射治疗:目前应用较少,主要用于肝、脑转移和肺部耐药病灶的治疗。

（4）耐药复发的治疗：滋养细胞肿瘤约 20%高危转移患者可出现耐药复发。其策略大致有以下几点：

1）初始治疗前准确临床分期，给予规范的和合适的初始化疗方案。

2）采用有效的二线联合化疗方案，如 EP-EMA（EMA-CO 中的 CO 被顺铂和依托泊苷所替代）、PVB（顺铂、长春新碱、博来霉素）、BEP（博来霉素、依托泊苷、顺铂）、VIP（依托泊苷、异环磷酰胺、顺铂或卡铂）、TP/TE（紫杉醇、顺铂/紫杉醇、依托泊苷）等。超大剂量联合化疗及自体造血干细胞移植治疗耐药患者也有一定疗效。

3）合理适时应用手术和放疗。

4）探索新的治疗手段，如超选择动脉插管局部灌注化疗和栓塞治疗、生物治疗等。

（5）随访：治疗结束后应严密随访，第 1 次在出院后 3 个月，然后每 6 个月 1 次至 3 年，此后每年 1 次直至 5 年，以后可每 2 年 1 次。也可对Ⅰ～Ⅲ期低危患者随访 1 年，高危患者包括Ⅳ期随访 2 年。随访内容同葡萄胎。随访期间应可靠避孕，一般于化疗停止≥12 个月才可妊娠。

六、预后

大部分葡萄胎经积极治疗，预后良好。少数完全性葡萄胎可发生恶变，出现局部浸润及远处转移。

学习小结

1. 学习内容

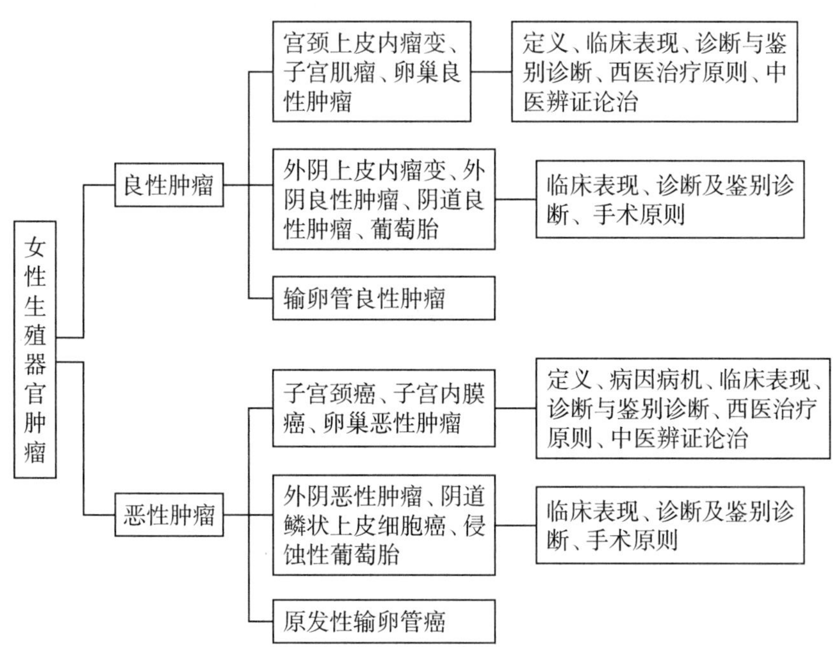

2. 学习方法

本章要结合临床实践，重点掌握妇科常见良性、恶性肿瘤的不同症状与体征。对于妇科三大恶性肿瘤，在诊断要点、临床分期以及治疗原则方面，要熟悉理解。通过学

笔记

习女性生殖器官不同部位肿块的比较和图片、表格等方法，浓缩本章的精华和知识点，去繁就简以强化理解和记忆。

（肖新春　谢萍）

复习思考题

子宫肌瘤的手术指征是什么？

第十五章

计划生育与生育指导

学习目的

通过本章学习，掌握计划生育常用方法的选择及适应证，学会常用避孕方法的使用及人工流产方法，以便做好计划生育工作。了解生育能力评估的方法及相应的生育指导。

学习要点

宫内节育器的适应证、放置和取出方法，药物避孕的种类与用法，输卵管结扎术的手术时间和手术方法，药物流产的用药方法，手术流产的适应证和操作方法、并发症及防治。卵巢功能评估的方法。

实行计划生育是我国的一项基本国策，即科学地控制人口数量，提高人口素质。包括晚婚、晚育、节育和提高人口素质。我国在一千多年前已有相关的记载，如南齐《褚氏遗书》明确提出“男虽十六而精通，必三十而娶；女虽十四而天癸至，必二十而嫁”，即已主张晚婚优育。唐代《备急千金要方》载有妇人断产方及断产灸法。宋代《妇人大全良方》有“妇人有临产艰难，或生育不已，而欲断之”的记载。

本章主要介绍避孕的各种方法与选择、绝育和避孕失败的补救措施，以及生育能力的评估。

第一节 避孕

避孕是计划生育的主要措施，是指采用科学手段使女性暂时不受孕。主要通过以下环节达到避孕目的：①干扰受精卵着床，使子宫内环境不适宜受精卵生长，如使用宫内节育器；②抑制排卵，如使用避孕药物；③阻止卵子和精子相遇，如使用避孕套、阴道隔膜或行输卵管结扎等；④改变阴道内环境，不利于精子获能，如使用外用杀精剂等。

一、工具避孕

（一）宫内节育器

宫内节育器（intrauterine device，IUD）是一种相对安全、有效、简便、经济、可逆的避孕工具，是目前我国育龄女性的主要避孕措施。IUD 可分为惰性 IUD（第一代 IUD）和活性 IUD（第二代 IUD）两大类（图 15-1）。惰性 IUD 是由惰性材料如金属、硅胶、塑

笔记

料等制成；活性 IUD 是指节育器内含有活性物质如金属、激素、药物及磁性物质等，目前我国临床常用的是带铜 T 形 IUD、左炔诺孕酮 IUD（曼月乐）等。

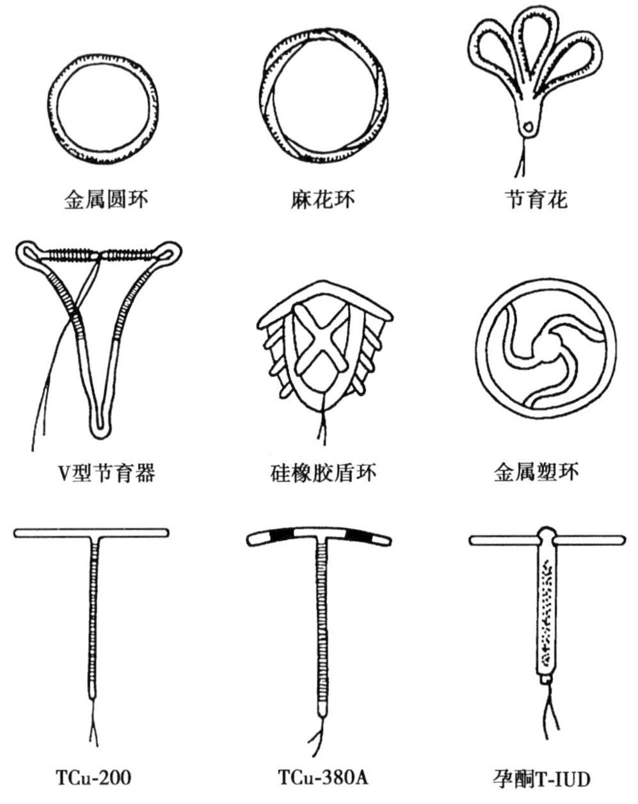

图 15-1 常用宫内节育器

1. 宫内节育器放置术

（1）适应证：凡育龄女性要求放置 IUD 而无禁忌证者。

（2）禁忌证：①生殖器急性炎症；②生殖器官肿瘤、生殖器官畸形；③宫颈内口过松、重度陈旧性宫颈裂伤或子宫脱垂；④妊娠或可疑妊娠；⑤严重的全身性疾患；⑥人工流产出血多、分娩或剖宫产后有妊娠组织残留或感染可能；⑦宫腔<5.5cm 或>9.0cm（除外足月分娩后、大月份引产后或放置含铜无支架 IUD）；对月经过多、过频和部分有血液系统疾病者，可在医生指导下放置含孕激素的 IUD；⑧铜过敏史者，不能放置带铜 IUD；⑨各种性病未治愈；⑩盆腔结核。

（3）放置时间：①常规为月经干净后 3~7 天无性交；②人工流产或钳刮术后可立即放置，中期妊娠引产术后 24 小时内或清宫术后（子宫收缩不佳、出血过多或有感染可能者除外）；③产后 42 天恶露已净，会阴伤口已愈合，子宫恢复正常；④剖宫产后半年放置；⑤哺乳期放置应先排除早孕可能；⑥自然流产于转经后放置，药流于 2 次正常月经后放置；⑦含孕激素 IUD 于月经第 3 日放置；⑧性交后 5 日内放置为紧急避孕方法之一。

（4）节育器大小选择：主要根据宫腔深度、节育器不同种类来选择，另外必须考虑宫腔大小，还应结合宫颈口松紧情况。

（5）节育器放置后随访：常规随访时间为术后第一年 1、3、6、12 个月，以后每年 1 次，直至停用。随访内容包括主诉、妇科检查 IUD 尾丝及超声检查 IUD 位置。

2. 宫内节育器取出术

（1）适应证：①因副反应治疗无效或出现并发症；②带器妊娠；③改用其他避孕措施；④计划再生育者；⑤放置期限已满需更换；⑥绝经过渡期停经 1 年内。

（2）取器时间：一般以月经干净后 3～7 日为宜；因子宫不规则出血而需取器者，随时可取，取器同时需行诊断性刮宫送病理检查。带器早期妊娠者在行人工流产时取器；带器异位妊娠者，于术前诊刮时或在术后出院前取器。取器前通过观察宫颈口尾丝或 B 超、X 线检查确定宫腔内是否存在 IUD 及其类型。

3. 宫内节育器的不良反应

（1）出血：常发生于 IUD 放置后半年内，尤其是前 3 个月。症状为经量增多、经期延长或少量点滴出血。

（2）腰酸坠痛：IUD 若与宫腔形态大小不符，可引起腰酸或下腹坠胀。

4. 宫内节育器的并发症

（1）子宫穿孔、节育器异位：子宫位置检查错误或哺乳期子宫质软易导致节育环穿孔至宫腔外。确认节育器异位后，应根据其所在部位，经腹或经阴道将节育器取出。

（2）术后感染：因生殖道炎症或手术操作导致上行性感染，病原体中厌氧菌、衣原体尤其放线菌感染占重要地位。感染发生后，应取出 IUD，并给予抗生素治疗。

（3）节育器嵌顿：由于节育器放置时损伤宫壁或放置时间过长，部分器体嵌入子宫肌壁或断裂，应及时取出。若取出困难，应在 B 超引导或宫腔镜直视下取出 IUD。

（4）脱落：多发生于带器后第 1 年，尤其头 3 个月内，且常在月经期与经血一起排出。有时带器者未能察觉，因此放器后第一年内应定期随访。

（5）带器妊娠：多因节育环异位下移、脱落所致，流产吸宫时可同时取出。

（二）外用避孕药具避孕

1. 阴茎套　也称避孕套，为男性避孕工具。由乳胶薄膜制成，性交时套在勃起的阴茎上，射精后精液排在套内，起到阻止精卵相遇的目的，正确使用的有效率可达 95%以上。阴茎套同时具有防止性传播疾病的作用。

2. 外用杀精剂　外用杀精剂是性交前置入阴道，以壬苯醇醚为主要成分，具有杀灭精子作用的化学制剂。包括避孕药膜、药栓、片剂、胶冻。使用前将上述制剂置入阴道，待 5～10 分钟药物溶解起效后开始性生活。正确使用有效率达 95%，少数女性偶有用后白带增多，外阴局部灼热瘙痒等症状。

二、药物避孕

我国目前常用的女用避孕药，主要为甾体激素，有口服避孕药片、注射避孕针、缓释系统避孕药等。以口服避孕药物尤为常用。

（一）作用机制

药物避孕的作用机制主要是抑制排卵；使宫颈黏稠度增加，不利于精子穿透，干扰输卵管的功能；改变子宫内膜组织形态与功能，不利于受精卵着床。

（二）适应证

生育年龄的健康女性均可服用。

笔记

（三）禁忌证

1. 严重心血管疾病，如冠状动脉粥样硬化和高血压。

2. 急、慢性肝炎或肾炎。

3. 内分泌疾病如糖尿病、甲状腺功能亢进者。

4. 恶性肿瘤、癌前病变、子宫或乳房肿块患者。

5. 哺乳期不宜服用，因避孕药可抑制乳汁分泌。

6. 原因不明的阴道异常出血。

7. 月经稀少或年龄>45 岁者。

8. 血液病或血栓性疾病史。

9. 精神病生活不能自理者。

（四）药物种类与用法

1. 短效口服避孕药

（1）制剂：①复方炔诺酮片（避孕片 1 号）：每片含炔雌醇 0.035mg，炔诺酮 0.6mg；②复方甲地孕酮片（避孕片 2 号）：每片含炔雌醇 0.035mg，甲地孕酮 1.0mg；③复方去氧孕烯片（妈富隆）：每片含炔雌醇 0.03mg，去氧孕烯 0.15mg；④炔雌醇环丙孕酮片（达英 35）：每片含炔雌醇 0.035mg，环丙孕酮 2.0mg；⑤屈螺酮炔雌醇片（优思明）：每片含炔雌醇 0.03mg，屈螺酮 3.0mg。

（2）用法及注意事项：复方炔诺酮片、复方甲地孕酮片，从月经第 5 日开始服用第 1 片，连服 22 日，停药 7 日后服第 2 周期。复方去氧孕烯片、炔雌醇环丙孕酮片、屈螺酮炔雌醇片，从月经第 1 日服药，连服 21 日，停药 7 日后服第 2 周期。若漏服应及早补服，且警惕有妊娠可能。

2. 长效避孕针　复方己酸孕酮避孕针（含戊酸雌二醇 2.0mg，己酸羟孕酮 250mg）、改良复方醋酸甲地孕酮避孕针（美尔伊，含 17β-雌二醇 3.5mg，甲地孕酮 25mg）每月注射一次，醋酸甲羟孕酮避孕针（含甲羟孕酮 150mg）每 3 月注射一次。

3. 探亲避孕药　使用于短期探亲夫妇临时服用。

（1）炔诺酮：每片（丸）含炔诺酮 5.0mg。若探亲时间在 14 天以内，于探亲同居的当晚开始服 1 片，以后每晚口服 1 片。探亲超过 14 天，可服完 14 片后接服短效避孕药至探亲结束。

（2）甲地孕酮探亲避孕片 1 号：每片含甲地孕酮 2.0mg。性交前 8 小时服 1 片，当晚再服 1 片，以后每晚服 1 片，直至探亲结束次晨加服 1 片。

（3）炔诺孕酮探亲避孕片：每片含炔诺孕酮 3.0mg。于探亲同居前 1~2 天开始服用，每天服 1 片，连续 14~15 天，如需继续避孕，可接服短效避孕药。

（4）53 号抗孕片：每片含双炔失碳脂 7.5mg。于每次性交后立即服 1 片，次晨加服 1 片，以后每日最多 1 片，每月不少于 12 片。若探亲结束未服完 12 片，则需每日服 1 片，直至服满 12 片。

4. 缓释系统避孕药　是将避孕药（主要是孕激素）与具备缓慢释放性能的高分子化合物制成多种剂型，在体内持续恒定进行微量释放，起长效避孕作用。

（1）皮下埋植剂：月经周期头 7 日内均可放置。在上臂或前臂内侧将硅胶囊呈扇形埋入皮下。可避孕 5 年，有效率 99%以上。优点是不含雌激素，随时可取出，恢复生育功能快，不影响乳汁质量，使用方便。副反应主要是不规则流血或点滴出血，少数

笔记

闭经。一般3~6个月后可逐渐减轻及消失。可按漏下辨证论治。

（2）微球和微囊避孕针：是近年研制的一种新型缓释系统的避孕针。采用具有生物降解作用的高分子化合物与甾体避孕药混合包裹制成的微球或微囊，微球直径100um，通过针头注入皮下，缓慢释放避孕药。高分子化合物在体内降解吸收。每月皮下注射一次，可避孕1个月。

5. 紧急避孕药　仅对一次无保护性生活有效，不能替代常规避孕。

（1）左炔诺孕酮片（毓婷）：含左炔诺孕酮0.75mg。在无保护性生活72小时内服用1片，12小时再服1片。

（2）米非司酮片：在无保护性生活120小时之内，服用10~25mg即可。

（五）药物副反应

1. 类早孕反应　食欲不振、恶心、呕吐、乏力、头晕。轻症数日后可减轻或消失；重者坚持1~3个周期后可消失，也可按恶阻论治或口服维生素B_6、复合维生素B对症处理。

2. 月经影响　一般服药后月经规则，经期缩短，经量减少，痛经减轻或消失；1%~2%女性发生闭经。因漏服、迟服避孕药或个体差异，可发生少量不规则出血，称突破性出血。若在服药前半周期出血，每晚增服炔雌醇0.005mg，与避孕药同时服至第22日停药。若在服药后半周期出血，每晚增服避孕药1/2~1片，同时服至第22日停药。若出血量多如月经或出血时间已接近月经期，可停止服药，待出血第5日再开始下一周期用药。

3. 体重增加　避孕药中的孕激素有弱雄激素活性，且雌激素可使水钠潴留。

4. 面部色斑　少数女性出现面部淡褐色色素沉着，停药后可自然消退或减轻。

5. 其他影响　头痛、乳房胀痛、皮疹等，可对症处理。一些学者建议应用短效口服避孕药者停药后即可妊娠；应用长效甾体激素避孕药者，应停药后半年再妊娠。

第二节　输卵管绝育术

输卵管绝育术是一种安全、永久性的节育措施。通过切断、结扎、电凝、钳夹、环套输卵管或用药物黏堵、栓堵输卵管管腔，使精子与卵子不能相遇而达到绝育目的。

一、经腹输卵管结扎术

（一）适应证

1. 自愿接受绝育手术而无禁忌证者。
2. 患有全身疾病不宜生育者。

（二）禁忌证

1. 全身情况不良，不能胜任手术者，如心力衰竭、血液病等。
2. 急、慢性盆腔炎，腹部皮肤有感染灶者。
3. 各种疾病急性期。
4. 24小时内两次体温在37.5℃或以上者。

笔记

5. 严重的神经官能症者。

（三）术前准备

1. 消除受术者思想顾虑，做好解释工作。

2. 详细询问病史，进行全身体格检查及妇科检查，检验血常规、尿常规、白带常规和出凝血时间、肝功能，必要时做胸透检查。

3. 腹部及外阴皮肤准备。

（四）手术时间

1. 月经干净后3~7日。

2. 人工流产、中期妊娠终止后即可手术。

3. 足月顺产后、剖宫产或施行其他妇产科手术的同时进行。

4. 哺乳或闭经女性则应排除早孕后进行手术。

（五）麻醉

局部浸润麻醉或腰麻联合硬膜外麻醉。

（六）手术方法

1. 寻找提取输卵管有指板取管法、吊钩取管法和卵圆钳夹取法三种。

2. 结扎常用抽心近端包埋法和双折结扎切除法。

（七）术后并发症

1. 脏器损伤粗暴操作致膀胱、肠管损伤。

2. 腹腔内积血或血肿。

3. 感染。

4. 输卵管再通。

二、经腹腔镜输卵管绝育术

（一）禁忌证

主要为腹腔粘连、心肺功能不全、膈疝等，余同经腹输卵管结扎术。

（二）术前准备

同经腹输卵管结扎术，但应取头低仰卧位。

（三）麻醉

连续硬膜外麻醉或全麻。

（四）手术方法

在腹腔镜直视下将弹簧夹或硅胶环，环套在输卵管峡部，也可采用双极电凝烧灼输卵管峡部1~2cm。

（五）术后处理

1. 术后静卧数小时，即可下床活动。

2. 术后观察有无体温升高、腹痛、腹腔内出血或脏器损伤征象。

第三节 人工终止妊娠术

人工终止妊娠术亦称人工流产，为在妊娠早期人为地采取措施终止妊娠的方法，作为避孕失败意外妊娠的补救措施，包括药物流产和手术流产。

一、药物流产

药物流产是指在妊娠早期用非手术措施终止早孕的一种方法。优点是:方法简便,效果确切。适用于确诊宫内妊娠而无用药禁忌的孕妇。药物流产由可以行急诊刮宫、输血、输液、给氧,就近转院的区县以上的医疗单位或计划生育服务站实施给药。

目前常用米非司酮与米索前列醇配伍终止早孕,完全流产率达 90%~95%。米非司酮为甾体类药物,可以阻断孕酮活性而终止妊娠,并促进子宫收缩及宫颈软化,米索前列醇对妊娠子宫有明显的收缩作用。

药物流产适应证:①停经 49 天内,自愿使用药物流产终止妊娠;②手术流产的高危对象如瘢痕子宫、骨盆畸形等;③对手术流产有顾虑恐惧心理。

药物流产禁忌证:①有使用米非司酮禁忌证,如肾上腺及其他内分泌疾病、妊娠期皮肤瘙痒、血液病、血栓等病史;②有使用前列腺素药物禁忌证,如心血管疾病、青光眼、哮喘、癫痫、结肠炎等;③其他:过敏体质、带器妊娠、宫外孕、妊娠剧吐、长期服用抗结核、抗癫痫、抗抑郁、抗前列腺素药等。

用药方法:米非司酮 150mg 顿服或分 2~3 日口服,服完米非司酮后,次日加用米索前列醇 0.6mg 口服。

药物流产的主要副作用是流产后出血量增多和出血时间延长,有些患者可出现恶心、呕吐、头痛、腹泻和乏力等表现。用药后严密随访,若药物流产失败,应及时采取手术终止妊娠。

二、手术流产

手术流产是指在妊娠 14 周内,采用手术方法终止妊娠。可分为负压吸引术和钳刮术。

(一)负压吸引术

1. 适应证　①妊娠 10 周内要求终止妊娠者;②因各种疾病不宜继续妊娠者。

2. 禁忌证　①生殖器官急性炎症;②各种疾病急性期或严重的全身性疾病如心力衰竭、高血压、严重贫血;③妊娠剧吐酸中毒尚未纠正;④术前两次体温≥37.5℃等。

3. 术前准备详细询问病史,常规内科检查,双合诊检查,进行辅助检查等明确早孕的诊断。受术者知情并签署同意书。

4. 手术操作

(1) 体位:取膀胱截石位。常规消毒铺巾。双合诊复查子宫的位置、大小及附件情况。

(2) 探测宫腔:阴道窥器暴露宫颈,宫颈钳夹宫颈前唇中部,用子宫探针探测子宫屈向和深度。

(3) 扩张宫颈:宫颈扩张器顺子宫位置方向,由小号到大号,依次扩张宫颈管,扩张至大于准备用的吸管半号或 1 号。

(4) 吸管吸引:试负压无误后按孕期选择吸管粗细及负压大小,负压一般为 400~500mmHg 左右。将吸管缓慢送入子宫底部,头部遇阻力时稍后退,将吸管按顺时针或逆时针方向转动 1~2 圈,当感觉宫腔缩小,宫壁粗糙、吸头紧贴宫壁、上下移动受阻时,仅见少量血性泡沫而无出血,表示已经吸净,不带负压取出吸管。

笔记

（5）检查宫腔是否吸净：用小号刮匙轻刮宫腔1周，尤其宫底及两侧宫角部，检查是否刮干净。检查吸出物有无绒毛及胚胎组织，有无水泡状物。肉眼观察发现异常者，应送病理检查。

（二）钳刮术

适用于妊娠10~14周者。术前应先充分做扩张宫颈准备。近年来多用米非司酮与米索前列醇替代钳刮术。

（三）手术流产的并发症及防治

1. 子宫穿孔　是手术流产严重的并发症的之一。器械进入宫腔突然出现“无底”感觉，或深度明显超过检查时子宫大小，即可诊断为子宫穿孔。若妊娠物已清除，穿孔小，无明显并发症，应当立即停止手术，给予缩宫素和抗生素，严密观察。若胚胎组织尚未吸净者，患者情况稳定，可在B超或腹腔镜监护下避开穿孔部位完成手术。若尚未进行吸宫操作者，则可等待1周后清除宫腔内容物。若穿孔较大，内出血增多或疑有脏器损伤者，应立即剖腹探查。

2. 人工流产综合反应　指受术者在人工流产术中或手术结束时出现心动过缓、心律紊乱、血压下降、面色苍白、出汗、头晕、胸闷，甚至发生晕厥和抽搐。动作轻柔或麻醉镇痛可预防其发生，严重者可注射阿托品0.5~1mg。

3. 吸宫不全　为人工流产后常见并发症。术后流血超过10日，血量过多，或流血停止后又有多量流血，应考虑为吸宫不全，B超检查有助于诊断。若无明显感染征象，应行刮宫术，刮出物送病理检查，术后用抗生素预防感染。

4. 漏吸　确定为宫内妊娠，但术时未吸到胚胎及胎盘绒毛。当吸出物过少，未见绒毛及胚胎组织，应排除异位妊娠的可能。确诊为漏吸，应再次行负压吸引术。

5. 术中出血　多发生于妊娠月份较大的钳刮术，主要因组织不能迅速排出，影响子宫收缩。可在扩张宫颈后，宫颈注射缩宫素促使子宫收缩，同时尽快钳取或吸取胎盘或胎体。

6. 术后感染　是指手术前无生殖器炎症，人工流产后1~2周内发生的生殖器炎症，术后应预防性应用抗生素，口服或静脉给药。宫腔内有残留妊娠物时按感染性流产处理。

7. 羊水栓塞　偶发于钳刮术。孕早期时羊水中有形成分少，即使并发羊水栓塞，其症状及严重程度较晚期妊娠轻。

8. 宫颈裂伤　多发生在宫颈较紧，或操作过猛，或不按顺序渐次扩张宫颈的情况下，妊娠月份大的胎儿骨骼硬，如宫颈扩张不充分，胎儿通过时均可裂伤宫颈。裂痕超过2cm者需缝合修补。

9. 远期并发症　宫颈、宫腔粘连，盆腔炎性疾病后遗症，月经异常，继发不孕等。

第四节　生育评估与生育指导

生育评估与生育指导主要是指导计划妊娠的夫妇双方在身心健康、家庭及工作环境良好的状况下妊娠。通过详细询问病史和体格检查后，评估夫妇双方健康情况、生育能力，对患者提出治疗建议，对未发现明显疾病者指导健康促进措施。随着我国“二孩”计划生育政策的放开，将有更多的高龄女性选择再生育。随着年龄的增长，不

笔记

但会出现生殖功能下降，还会导致染色体异常、胚胎停育、自然流产，以及发生妊娠并发症等显著增高。因此，孕前的生育评估与生育指导显得越发重要。

一、孕前准备

（一）生活方式及饮食结构的调整

建议孕前数月适宜规律的锻炼，将孕前身高体重指数控制在 18～24kg/m^2，均衡摄入营养物质，使饮食结构多样化、合理化。

（二）补充叶酸

叶酸缺乏会导致胎儿神经管缺陷发生，建议从孕前 3 个月开始每日补充叶酸 0.4mg，并持续整个孕期。

（三）改变不良生活习惯和远离不良环境

孕前 3 个月避免吸烟（包括二手烟）、酗酒，远离毒品，不饮浓茶、咖啡，规律作息，保证充足的睡眠，避免高强度工作，解除精神压力，保持心理健康。孕前 3 个月应避免高温、噪声、放射线、有害化学物质等接触，避免居住新装修、污染严重的房屋。

（四）基础疾病的处理

传染病尚未恢复、生殖器畸形未矫治者建议暂缓妊娠，患有心、肝、肾疾病，或高血压、糖尿病等女性，应于相关科室评估，能否承受妊娠过程，轻者可在专科医生指导下妊娠，重者应先治疗内科疾病，适宜妊娠时再受孕。对于经常发作的慢性阑尾炎、与妊娠相关的良性肿瘤如卵巢囊肿，建议孕前治疗。

（五）其他

服用长效避孕药者应在停药 3～6 个月后再妊娠；短效避孕药停药后即可妊娠；取环后 3 个月后再妊娠，如不到 3 个月妊娠者无须终止妊娠，定期随访。原则上孕前 3 个月内及孕期禁止接种疫苗，免疫用类毒素、灭活疫苗也应谨慎接种。对于有高危因素（如配偶为乙肝病毒感染者等）的女性孕前必须接种乙肝疫苗。

二、孕前评估

（一）一般健康状况

了解与生育有关的用药史、疾病史、婚育史、家族史、营养状况和生活习惯等。

（二）孕前检查

1. 一般检查

（1）体格检查：生命体征、身高、体重、体重指数（BMI）及妇科检查。

（2）辅助检查：血常规、尿常规、血型、肝肾功能、空腹血糖，HBsAg、梅毒螺旋体、HIV 筛查、宫颈细胞学检查（1 年内未查者）。必要时行阴道分泌物检查、甲状腺功能检测、TORCH 筛查、血脂、口服葡萄糖耐量试验、妇科超声检查、胸部 X 线及心电图检查等。

男方行 HBsAg、梅毒螺旋体、HIV 筛查的检测。

2. 生育力评估

（1）卵巢储备功能

1）年龄：是评估女性生育能力最常用、最关键、最直接的指标。女性从 35 岁开始生育力明显减退，主要与卵子数量减少和质量下降有关。≥40 岁妊娠率在 10%左右，

笔记

超过 45 岁后子代畸形和先天异常发生率显著增加。

2）生化指标

①基础 FSH：月经第 2~3 天血清 FSH>10IU/L，连续两个月经周期，预示卵巢功能不良；连续两个周期 FSH>40IU/L 提示卵巢功能衰竭。

②FSH/LH：FSH/LH>3 时提示卵巢储备功能及反应性下降。

③基础 E_2：月经第 2~3 天血清 E_2>80pg/ml，无论年龄与 FSH 如何，均提示卵巢储备功能下降。

④血清抗米勒管激素（AMH）随年龄增加而下降，可在月经任何时间检测，目前以 1.15ng/ml 作为卵巢储备功能降低的阈值。

3）影像学指标

①窦卵泡数目（AFC）：指早卵泡期阴道超声检测到直径<10mm 的窦卵泡数目，AFC<5 预示卵巢储备功能下降。

②卵巢体积：卵巢体积与卵巢内窦卵泡数目有关，当卵巢体积<3ml 提示卵巢功能下降。

③其他：平均卵巢直径<20mm 预示 IVF 治疗结局差；卵巢基质内动脉收缩期血流速度峰值（PSV）降低，提示卵巢功能下降。

4）刺激试验：包括氯米芬刺激试验、促性腺激素释放激素激动剂刺激试验、促性腺激素刺激试验等均可对卵巢功能进行评估。

（2）子宫：随着年龄增长，妇女患子宫肿瘤、子宫腺肌病、子宫内膜息肉和子宫内膜异位症等疾病的风险也明显增加，对于年龄较大者应常规妇科超声检查。对疑有子宫畸形、宫腔内占位病变，或既往有子宫手术史、分娩史及宫腔粘连者，应行宫腔镜检查。

（3）其他：男方行精液动力学和形态学检测。

3. 遗传学检测　既往有不良妊娠结局、有遗传性疾病患儿出生或有遗传性疾病家族史的夫妇，双方均应行遗传学咨询及细胞遗传学或分子遗传学检测。

三、生育指导

（一）卵巢储备功能减退与不孕

年龄>35 岁的女性若 6 个月内有正常性生活而未受孕，应积极检查并接受助孕治疗。年龄>40 岁的女性应尽快进行评估，若接受两个周期的促排卵治疗仍未孕，应考虑 IVF 助孕治疗。

（二）妇科合并症的处理

1. 子宫肌瘤　黏膜下肌瘤影响生育，应于孕前手术剔除。肌壁间肌瘤出现月经过多、贫血、压迫膀胱及直肠等症状者，建议手术。无论何种手术方式都会增加手术分娩和子宫破裂风险。浆膜下肌瘤无明显临产症状者无需处理，出现压迫、蒂扭转症状时应手术治疗。若肌瘤≥4cm，因发生孕期增大及红色变概率高，应考虑手术。

2. 子宫内膜异位症与子宫腺肌病　该类患者常合并不孕，对于年龄>35 岁卵巢储备功能正常的患者可行腹腔镜手术，术中评估疾病类型、分期及生育指数。术后辅助生殖助孕，助孕前应用 GnRH-a 预处理 3~6 个月。

3. 子宫内膜息肉　对于高龄、高血压、肥胖、息肉体积较大的患者，应首选宫腔镜

笔记

下息肉摘除及刮宫术。

4. 瘢痕子宫　孕前需了解手术时间、剖宫产次数、孕周、切口类型、切口缝合及愈合情况，肌瘤剔除者还应了解肌瘤大小、数目、类型、位置、手术方式等。剖宫产术后严格避孕至少2年，孕前无其他禁忌证可妊娠。人工流产术中穿孔建议避孕6个月。黏膜下肌瘤电切术后避孕3个月；肌壁间肌瘤较大、肌瘤突入宫腔、剔除数目≥3个、多发者，避孕1年；浆膜下肌瘤手术后无需等待。

5. 宫腔粘连　宫腔镜是诊断宫腔粘连的首选方法。对于月经过少、不孕、反复流产且有生育要求者，应行宫腔粘连分离手术，恢复宫腔形态及宫腔容积。术后可辅以雌孕激素序贯治疗促进内膜修复再生。轻者可先尝试自然受孕或人工授精；伴有子宫以外因素者尽早辅助生殖助孕。宫腔粘连患者妊娠后易出现胎盘异常的妊娠并发症，孕期应加强监测。

6. 妇科恶性肿瘤　结合患者年龄、临床分期、肿瘤病理类型、免疫组织分型、治疗方法、患者及家属意愿综合考虑。详细方案参考相关指南。

（三）产科合并症和并发症

1. 流产　高龄孕妇、既往有黄体功能不全所致流产及宫腔容受性差者均应警惕流产的发生，应加强监测，必要时保胎药物治疗。

2. 子代出生缺陷风险　对于高龄孕妇或有病残儿生育史者，孕前应行遗传学咨询、调查家族史，明确临床诊断，选择适当的遗传学检查，对子代患病风险进行评估，提供生育建议。孕期应加强监护，行胎儿遗传学检测，再次评估患儿出生风险。

3. 其他　孕前糖尿病患者孕期症状可加重，孕前应评价是否存在并发症，妊娠后需重新评估。既往妊娠期糖尿病患者再次妊娠前需行口服葡萄糖耐量试验（OGTT），若血糖正常，妊娠24~28周再次试验。有妊娠期高血压疾病高危因素的女性孕期子痫前期发病风险明显增加，孕前应对基础疾病和既往发病因素进行询问，并于专科进行评估，早期针对性治疗，预防子痫前期的发生。

学习小结

1. 学习内容

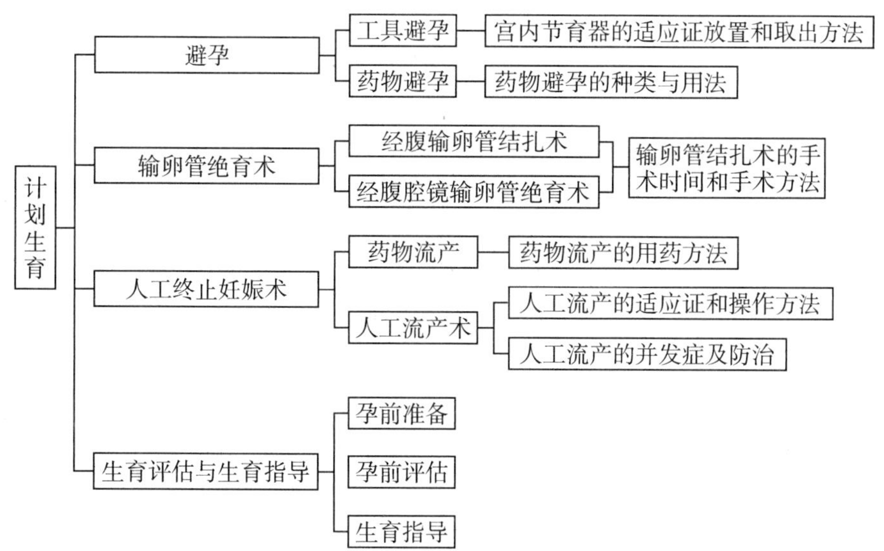

2. 学习方法

比较分析各种计划生育的适应证及使用方法，合理使用计划生育方法。

（闫　颖）

复习思考题

简述宫内节育器放置术的适应证和禁忌证。

第十六章

妇产科常用特殊检查

学习目的

通过本章学习，掌握妇产科常用特殊检查的临床应用，明确各种特殊检查的临床诊断价值，为今后临床正确使用妇产科特殊检查打下基础。

学习要点

生殖道细胞学检查的临床应用及在妇科肿瘤诊断中的价值，妇科内分泌检查的正常值和临床意义，产前诊断的常用方法，生殖道活组织检查的适应证及方法，输卵管通畅检查的适应证及基本方法，常用穿刺检查的适应证及基本操作方法，肿瘤标志物的诊断价值。超声检查在产科领域中的应用。

第一节　生殖道细胞学检查

生殖道脱落细胞包括阴道上段、宫颈阴道部、子宫、输卵管及腹腔的上皮细胞。其中以阴道上段、宫颈阴道部的上皮细胞为主。生殖道上皮细胞受卵巢激素的影响可出现周期性变化，妊娠期间亦有变化。因此，检查生殖道脱落细胞可反映出女性生殖系统性激素变化的过程，也可以协助诊断不同部位生殖器恶性肿瘤及观察其治疗效果，是一种简便、经济、实用的辅助诊断方法。

一、生殖道细胞学检查取材、制片及相关技术

（一）涂片种类及标本采集

采集标本前 24 小时内禁止性生活、阴道检查、阴道灌洗及用药，取标本的用具必须无菌、干燥。

1. 阴道涂片　用以了解卵巢或胎盘功能。对已婚女性，一般在阴道侧壁上 1/3 处用小刮板轻轻刮取黏液及浅层细胞，(应避免刮取深层细胞而影响诊断)，将刮取物薄而均匀地涂抹于玻片上；对于未婚或阴道分泌物极少的女性，可将消毒棉签用生理盐水浸湿，伸入阴道，在其侧壁上 1/3 处轻卷后取出棉签，在玻片上涂片，将涂片置固定液内固定后显微镜下观察。

2. 宫颈脱落细胞学检查　是筛查早期宫颈癌的重要方法。

（1）宫颈刮片：取材应在宫颈外口鳞柱状上皮交接处，以宫颈外口为圆心，将木

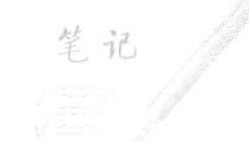

质铲形小刮板轻轻刮取宫颈一周，取出刮板，在玻片上向一个方向涂片，涂片置固定液内固定后显微镜下观察。操作注意避免损伤组织引起出血而影响检查结果。若分泌物较多，应先用无菌干棉球擦拭后再刮取标本。该方法获取细胞数较少，制片也较粗劣，目前临床应用已逐渐减少。

（2）薄层液基细胞学技术：是1996年美国FDA批准采用改良的制片技术。取材在擦拭干净宫颈表面分泌物后，用特制小刷子刷取宫颈细胞取材，标本取出后立即洗脱于有细胞保存液的小瓶中，通过高精密度过滤膜过滤，去除标本中杂质（血液、黏液），并使滤后的上皮细胞呈单层均匀地分布在玻片上，避免了细胞重叠，使异常细胞更易识别。该技术将识别宫颈高度病变的灵敏度和特异度提高到85%以上。此外，该技术一次取样可多次重复制片可供高危型HPV-DNA检测和自动阅片。

3. 宫颈管涂片　怀疑宫颈管癌，或绝经后的妇女由于宫颈鳞柱状交接处退缩至宫颈管内，为了解宫颈管情况，可行此检查。先将宫颈表面分泌物拭净，用小刮板进入宫颈管内，轻刮一周做涂片。使用特制“细胞刷”获取宫颈管上皮细胞效果更好。将“细胞刷”置于宫颈管内，达宫颈外口上方10mm左右，旋转360°后取出。旋转“细胞刷”将附着于刷子上的细胞均匀地涂布于玻片上，并立即固定。若涂片时用薄层液基细胞学制片法，则效果更佳。

4. 宫腔吸片　怀疑宫腔内有恶性病变时选用，阳性率高于阴道涂片及诊刮。选择直径1~5mm的不同型号的无菌塑料管，一端用大镊子轻轻放入宫腔达宫底部，上下左右转动方向，另一端接无菌注射器抽吸，吸取的标本涂片、固定、染色。注意在取出过程中经宫颈管时停止抽吸，避免将宫颈管内容物吸入。宫腔吸片标本中可能含有输卵管、卵巢、盆腹腔上皮细胞。另外，还可用宫腔灌洗获取细胞，用注射器将10ml无菌生理盐水注入宫腔，轻轻抽吸洗涤内膜面，将收集好洗涤液离心后取沉渣涂片。此法简单，取材效果好，患者痛苦小，易于接受，特别适合于绝经后子宫出血女性。

（二）染色方法

细胞学染色方法有多种，如巴氏染色法、邵氏染色法及其他改良染色法。常用的为巴氏染色法，该法既可用于筛查癌细胞，也可用于检查雌激素水平。

（三）辅助诊断技术

有免疫组织化学、原位杂交技术、影像分析、流式细胞仪测量及自动筛选或人工智能系统等。

二、正常生殖道脱落细胞的形态特征

（一）鳞状上皮细胞

阴道及宫颈阴道部被覆的鳞状上皮相仿，均为非角化性的分层鳞状上皮。上皮细胞分为表层、中层及底层，其生长与成熟受雌激素影响。女性一生中不同时期及月经周期中不同时间，各层细胞比例均不相同，细胞由底层向表层逐渐成熟。

1. 底层细胞　分为内底层细胞和外底层细胞。相当于组织学的深棘层。

（1）内底层细胞：又称生发层，只含一层基底细胞，是鳞状上皮再生的基础。其细胞小，为中性多核白细胞的4~5倍，呈圆形或椭圆形，巴氏染色胞质蓝染，核大而圆。内底层细胞不在育龄妇女的正常阴道细胞涂片中出现。

（2）外底层细胞：细胞3~7层，圆形，比内底层细胞大，为中性粒细胞的8~10

倍,巴氏染色胞质淡蓝,核为圆形或椭圆形,核浆比例约为 1∶2~1∶4。卵巢功能正常时,涂片中很少出现。

2. 中层细胞　是由底层逐渐向表层发育的移行层,也是鳞状上皮中最厚的一层,相当于组织学的浅棘层。接近底层的细胞呈舟状,接近表层的细胞大小与形状接近表层细胞,胞质巴氏染色淡蓝,核小,呈圆形或卵圆形,核浆比例低,约 1∶10。

3. 表层细胞　表层细胞位于组织学的表层。细胞大,为多边形,胞质薄而透明;细胞质粉染或淡蓝,核小固缩。核固缩是鳞状细胞成熟的最后阶段。表层细胞是育龄女性宫颈涂片中最常见的细胞。

(二)柱状上皮细胞

又分为宫颈黏膜细胞及子宫内膜细胞。

1. 宫颈黏膜细胞　有黏液细胞和带纤毛细胞。在宫颈刮片及宫颈管吸取物涂片中均可找到。黏液细胞呈高柱状或立方状,核在底部,呈圆形或卵圆形,染色质分布均匀,胞质内有空泡,易分解而留下裸核。带纤毛细胞呈立方形或低柱状,带有纤毛,核为圆形或卵圆形,位于细胞底部,胞质易退化融合成多核,多见于绝经后。

2. 子宫内膜细胞　较宫颈黏膜细胞小,细胞呈低柱状,为中性粒细胞的 1~3 倍,核呈圆形,核大小、形状一致,多成堆出现,细胞质少,呈淡灰色或淡红色,边界不清。

(三)非上皮成分

如吞噬细胞、白细胞、淋巴细胞、红细胞等。

三、生殖道脱落细胞在内分泌检查方面的应用

阴道鳞状上皮细胞的成熟程度与体内雌激素水平成正比,也就是说,阴道鳞状上皮细胞各层细胞的比例可反映体内的雌激素水平。临床上常用 4 种指数代表体内雌激素水平,分别是成熟指数、致密核细胞指数、嗜伊红细胞指数和角化指数。

1. 成熟指数(MI)　是阴道细胞学检查卵巢功能最常用的一种。计算方法是在低倍显微镜下观察计算 300 个鳞状上皮细胞,求得各层细胞的百分率,结果按底层、中层、表层顺序写出。若底层细胞百分率高称左移,提示不成熟细胞增多,即雌激素水平下降;若表层细胞百分率高称右移,表示雌激素水平升高。一般有雌激素影响的涂片基本上无底层细胞;轻度影响者表层细胞<20%;高度影响者表层细胞>60%。卵巢功能低落时则出现底层细胞:轻度低落底层细胞<20%;中度低落底层细胞占 20%~40%,高度低落底层细胞>40%。

2. 致密核细胞指数(KI)　是计算 100 个鳞状上皮细胞中表层致密核细胞的百分率。指数越高,表示上皮越成熟。

3. 嗜伊红细胞指数(EI)　是计算鳞状上皮细胞中表层红染细胞的百分率。红染表层细胞通常在雌激素影响下出现。因此,EI 可反映雌激素水平。指数越高,提示上皮细胞越成熟。

4. 角化指数(CI)　是指鳞状上皮细胞中表层(最成熟细胞层)嗜伊红致密核细胞的百分率,用以表示雌激素的水平。

四、生殖道脱落细胞检查的临床应用

(一)闭经

阴道涂片可协助了解卵巢功能和雌激素水平。若阴道涂片检查有正常周期性变

笔记

化，提示闭经原因在子宫及其以下部位，如子宫内膜结核、宫颈或宫腔粘连等。若涂片见中层和底层细胞多，表层细胞极少或无，无周期性变化，提示病变在卵巢，如卵巢早衰。若涂片表现不同程度雌激素低落，或持续雌激素轻度影响，提示垂体或下丘脑或其他全身性疾病引起的闭经。

（二）异常子宫出血

1. 无排卵性异常子宫出血　涂片显示中至高度雌激素影响，但也有较长期处于低至中度雌激素影响。雌激素水平高时右移显著，雌激素水平下降时出现阴道流血。

2. 黄体功能不足性异常子宫出血　涂片显示有周期性变化，MI 右移明显，中期出现高度雌激素影响，EI 可达约 90%。但排卵后，细胞堆积和皱褶较差或持续时间短，EI 虽下降但仍偏高。

（三）流产

1. 先兆流产　由于黄体功能不足引起的先兆流产，表现为 EI 在早孕期增高，经治疗后 EI 下降提示好转。若 EI 再度增高，细胞开始分散，流产可能性大。若先兆流产而涂片正常，表明流产并非黄体功能不足引起，用孕激素治疗无效。

2. 过期流产　EI 升高，出现圆形致密核细胞，细胞分散，舟形细胞少，较大的多边形细胞增多。

（四）生殖道感染性炎症

1. 细菌性阴道病　常见的有阴道嗜酸杆菌、球菌、加德纳尔菌和放线菌等病原体感染。涂片中炎性阴道细胞表现为细胞核呈豆状核，核破碎和核溶解，上皮细胞核周有空晕，细胞质内有空泡。

2. 衣原体性宫颈炎　在涂片上可见化生的细胞质内有球菌样物和嗜碱性包涵体，感染细胞肥大多核。

3. 病毒性感染　常见的有单纯疱疹病毒（HSV）Ⅱ型和人乳头瘤病毒（HPV）。

（1）HSV 感染：早期表现为感染细胞的核增大，染色质结构呈“水肿样”退变，染色质很细，散布在整个胞核中，呈淡的嗜碱性染色，均匀，如毛玻璃状，细胞多呈集结状，有许多胞核。晚期可见嗜伊红染色的核内包涵体，周围可见一清亮晕环。

（2）HPV 感染：鳞状上皮细胞被 HPV 感染后具有典型的细胞学改变。在涂片标本中见挖空细胞、不典型角化不全细胞及反应性外底层细胞。典型的挖空细胞表现为上皮细胞内有 1~2 个增大的核，核周有透亮空晕环或致密的透亮区。

五、生殖道脱落细胞在妇科肿瘤诊断中的应用

（一）癌细胞特征

主要表现在细胞核、细胞及细胞间关系的改变。

1. 细胞核改变　表现为核增大，核浆比例失常；核大小不等，形态不规则；核深染且深浅不一；核膜明显增厚、不规则，染色质分布不均匀；核分裂异常，可见双核或多核；核畸形，可见分叶、出芽、核边内凹等不规则形态；核仁增大变多以及出现畸形裸核。

2. 细胞改变　细胞大小不等，形态各异。细胞质减少，若变性其内出现空泡或畸形。

3. 细胞间关系改变　癌细胞可单独或成群出现，排列紊乱。早期癌涂片背景干

净清晰，晚期癌涂片背景较脏，见成片坏死细胞、白细胞及红细胞等。

（二）阴道细胞涂片中癌细胞的分类

1. 鳞状细胞癌

（1）细胞核的改变：核增大且大小不一致，呈不规则圆形、卵圆形或畸形，核深染，核膜增厚，不规则，可见双核、多核甚至裸核。

（2）细胞质的改变：细胞质量减少，染色为蓝色、粉色或橘红色；细胞变性时，细胞质可见空泡，或胞膜模糊，或为裸核；细胞质内有时出现吞噬现象。

（3）细胞形态的改变：大多数癌细胞体积大，甚至比浅层细胞还大，称为巨型瘤细胞。也有少数癌细胞较小，称为小型癌细胞。癌细胞形态多异，可出现纤维状、蝌蚪状及其他奇形怪状。

（4）细胞间关系的改变：癌细胞可以单个或成群出现，排列紊乱。早期癌涂片背景多清晰、洁净；晚期癌则可见成片坏死细胞、红细胞或多核白细胞。

2. 宫颈腺癌

（1）高分化细胞：细胞增大，呈高柱状，成群出现，边界清楚，排列成花瓣状、乳头状或散在的单个细胞；细胞质蓝染，有时可见空泡；核圆形或卵圆形，偏心，深染，常见巨大核仁；核膜增厚，染色质粗。

（2）低分化细胞：细胞成团脱落，排列紊乱，互相重叠；细胞质少，边界不清，或融合成片；核大小不一，深染，偏心，可见大核仁。

3. 子宫内膜腺癌　子宫内膜腺癌细胞较正常子宫内膜细胞增大，边界不清，细胞质少，细胞排列紊乱，有重叠，单个子宫内膜腺癌细胞为圆形或卵圆形，高分化的腺癌细胞仍可保持其柱状形态；细胞质蓝染，可见小空泡，也可见到大空泡将核挤到一边；核为卵圆型，单核，偶见双核或多核，深染，染色质分布不匀，颗粒粗，核偏心，多为小核仁。核的大小及核仁大小与数目多少，与癌细胞的分化程度有关。分化差的癌细胞核增大明显，深染，并可见大核仁。

六、宫颈/阴道细胞学诊断的报告形式

报告形式主要为分级诊断及描述性诊断两种。目前我国多数医院采用 TBS 分类法诊断。

1. 巴氏分类法诊断标准如下：

（1）巴氏Ⅰ级：正常。为正常的细胞涂片。

（2）巴氏Ⅱ级：炎症。细胞核增大，核染色质较粗，但染色质分布尚均匀。一般属良性改变或炎症。临床分为ⅡA 及ⅡB，ⅡB 是指个别细胞核异质明显，但又不支持恶性，其余为ⅡA。

（3）巴氏Ⅲ级：可疑癌。主要是核异质，表现为核大深染，核形不规则或双核。对不典型细胞，性质尚难肯定。

（4）巴氏Ⅳ级：高度可疑癌。细胞有恶性特征，但在涂片中恶性细胞数量较少。

（5）巴氏Ⅴ级：癌。具有典型的多量恶性细胞。

巴氏分级法的局限性是：以级别来表示细胞学改变的程度易造成假象，似乎每个级别之间有严格的区别，使临床医师仅根据分类级别的特定范围处理患者，实际上各级之间的区别并无严格的客观标准，主观因素较多；对癌前病变也无明确规定，可疑癌

笔记

是指可疑浸润癌还是CIN不明确；不典型细胞全部作为良性细胞学改变也欠妥，因为偶然也见到CIN Ⅰ伴微小浸润癌的病例；未能与组织病理学诊断名词相对应，也未包括非癌的诊断。

2. TBS分类法及其描述性诊断内容　为使细胞学的诊断与组织病理学术语一致并与临床处理密切结合，1988年美国制定了阴道细胞TBS命名系统。国际癌症协会于1991年对宫颈/阴道细胞学的诊断报告正式采用了TBS分类法。TBS分类法改良了以下三方面：将涂片制作质量作为细胞学检查结果报告的一部分；对病变的必要描述；给予细胞病理学诊断并提出治疗建议。TBS描述性诊断报告主要包括以下内容：

（1）未见上皮内病变和恶性细胞

1）感染：①原虫、滴虫或阿米巴原虫阴道炎或细菌；②真菌；③病毒。

2）非瘤样发现：①反应性细胞改变：炎症引起的反应性细胞改变（包括典型的修复）；放疗引起的反应性细胞改变；宫内节育器引起反应性细胞改变；②子宫切除后的腺细胞；③萎缩（有或无炎症）：常见于儿童、产后或绝经期。

3）其他：子宫内膜细胞出现在40岁以上妇女的涂片中，未见上皮细胞不正常。

（2）上皮细胞异常

1）鳞状细胞异常：①不典型鳞状细胞（ASC）；②低级别鳞状上皮内病变（LSIL）；③高级别鳞状上皮内病变（HSIL）；④鳞状细胞癌（SCC）：若能明确组织类型，应按下述报告：角化型鳞癌；非角化型鳞癌；小细胞型鳞癌。

2）腺细胞异常：①不典型腺上皮细胞（AGC）；②不典型腺细胞倾向瘤变（AGC favor neoplasia）；③腺原位癌（AIS）；④腺癌（ACA）。

3）其他恶性肿瘤细胞。

3. 计算机辅助细胞检测系统　计算机辅助细胞检测系统（CCT）是近年在宫颈癌早期诊断中常用的技术。其利用电脑及事先设计制作的软件对涂片进行自动扫描、读片、筛选，将可疑的涂片最后由细胞学专职人员做出最后诊断，CCT有效减少了因专职人员直接显微镜下读片造成视觉疲劳而导致的漏诊。

第二节　女性内分泌激素测定

女性生殖内分泌激素包括下丘脑、垂体、卵巢分泌的激素。这些激素在中枢神经系统的影响及各器官间的相互协调作用下，发挥正常的生理功能。测定生殖内分泌系统的激素水平，对于女性某些疾病的诊断、疗效的观察、预后的评估以及对于避孕药物作用机制的研究具有重要意义。

一、下丘脑促性腺激素释放激素

促性腺激素释放激素（GnRH）由下丘脑释放，人工合成的10肽GnRH能使垂体分泌LH的作用高于FSH，也称黄体生成激素释放激素（LHRH）。正常女性排卵前黄体生成素（LH）可达到高峰。外周血中GnRH量少，且半衰期短，测定困难，一般通过GnRH兴奋试验与氯米芬试验来了解下丘脑和垂体的功能状态。

（一）GnRH兴奋试验

1. 原理　LHRH对垂体促性腺激素有兴奋作用，给受试者注射LHRH制剂后在

笔记

不同时相抽取的外周血测定促性腺激素含量，以了解垂体功能。若促性腺激素水平升高则提示垂体功能良好；反之则反应性差。

2. 方法　上午 8 时静脉注射 LHRH 100μg（溶于 0.9%氯化钠溶液 5ml 中），于注射前、注射后 15 分钟、30 分钟、60 分钟和 90 分钟分别取静脉血 2ml，测定 LH 值。

3. 结果分析

（1）正常反应：静注 LHRH 后，LH 值比基值升高 2～3 倍，高峰出现在用药后的 15～30 分钟。

（2）活跃反应：高峰值比基值升高 5 倍。

（3）延迟反应：高峰出现时间迟于正常反应出现的时间。

（4）无反应或低弱反应：LH 值无变动，一直处于低水平或稍有上升但不足基值的 2 倍。

4. 临床意义

（1）青春期延迟：GnRH 兴奋试验呈正常反应。

（2）垂体功能减退：席汉综合征、垂体手术或放射治疗使垂体组织遭到破坏时。GnRH 兴奋试验呈无反应或低弱反应。

（3）下丘脑功能减退：可出现延迟反应或正常反应。

（4）卵巢功能不全：GnRH 兴奋试验呈活跃反应，卵泡刺激素（FSH），促黄体生成素（LH）基值均>30IU/L。

（5）多囊卵巢综合征：GnRH 兴奋试验呈活跃反应，LH/FSH 数值>3。

（二）氯米芬试验

1. 原理　氯米芬又称克罗米芬，是一种具有弱雌激素作用的非甾体类的雌激素拮抗剂，可阻断性激素对下丘脑和/或腺垂体促性腺激素细胞的负反馈作用，引起 GnRH 释放，以此来鉴别下丘脑或垂体病变。

2. 方法　月经来潮第 5 日起每日口服氯米芬 50～100mg，连服 5 日，服药后 LH 可增加 85%，FSH 增加 50%。停药后 LH、FSH 即下降。若 LH 再次上升达排卵期水平并诱发排卵则称为排卵型反应，排卵一般出现在停药后的第 5～9 日。若停药后 20 日不再出现 LH 上升则为无反应。分别在服药的第 1、3、5 日测 LH 和 FSH，第 3 周或经前测孕酮。

3. 临床意义

（1）下丘脑病变：GnRH 兴奋试验有反应，氯米芬试验无反应，则提示下丘脑病变。

（2）青春期延迟：检测 GnRH 兴奋试验，可判断青春期延迟是否为下丘脑、垂体病变所致。

二、垂体促性腺激素测定

（一）来源及生理作用

FSH 和 LH 是垂体在下丘脑 GnRH 的调控下分泌的促性腺激素，受 GnRH 和雌、孕激素的调节。育龄女性此类激素水平随月经周期性变化。

FSH 的生理作用主要是刺激卵泡生长、发育、成熟，并促进雌激素的分泌。FSH 在早卵泡期维持较低的水平，随着卵泡发育至晚期，雌激素水平升高，FSH 略下降，至排卵前 24 小时出现低值，随即迅速升高，24 小时后又下降，FSH 的峰值期即为排卵

笔记

期。黄体期 FSH 则维持在低水平状态。

LH 的生理作用主要是促进女性排卵和黄体生成，以促使黄体分泌孕激素和雌激素。LH 在早卵泡期处于低水平，之后逐渐上升，至排卵前约 24 小时与 FSH 同时出现高峰，24 小时后最高值骤降，黄体后期逐渐下降。LH 峰值的出现是预测排卵的重要指标。

（二）正常值

FSH 和 LH 正常值见表 16-1 和表 16-2。

表 16-1 血 FSH 正常范围（U/L）

测定时期	正常范围	测定时期	正常范围
青春期	≤5	绝经后	>40
正常女性	5~20		

表 16-2 血 LH 正常范围（U/L）

测定时期	正常范围	测定时期	正常范围
卵泡期	5~30	黄体期	3~30
排卵期	75~100	绝经后	30~130

（三）临床应用

1. 有助于判断闭经原因 FSH 及 LH 水平低于正常值，提示闭经原因在腺垂体或下丘脑；LH 明显升高，提示病变在下丘脑；LH 水平不增高，病变在腺垂体；FSH 及 LH 水平均高于正常，病变在卵巢。

2. 了解排卵情况测定 LH 峰值，可以估计排卵时间及了解排卵情况，有助于不孕症的治疗。

3. 协助诊断多囊卵巢综合征测定 LH/FSH 比值，若 LH/FSH>3，有助于多囊卵巢综合征的诊断。

4. 诊断性早熟 有助于区分真性和假性性早熟。真性性早熟由促性腺激素分泌增多引起，FSH 及 LH 呈周期性变化。假性性早熟的 FSH 及 LH 水平较低，且无周期性变化。

三、垂体催乳素测定

（一）来源及生理作用

催乳素（PRL）是垂体催乳素细胞分泌的一种多肽蛋白激素，受下丘脑催乳素抑制激素（主要是多巴胺）和催乳素释放激素的双重调节。此外，可能还有其他一些因子如促甲状腺释放激素、5-羟色胺、雌激素等对其有促进作用。PRL 的分泌受到睡眠、进食、哺乳、性交、应激等因素或某些药物的影响，因此 PRL 的测定应尽量避免上述因素的干扰。PRL 主要促进乳房发育及泌乳，与卵巢类固醇激素共同促进分娩前乳房导管及腺体的发育，PRL 还参与机体对生殖功能的调节活动。

（二）正常值

血 PRL 正常值见表 16-3。

笔记

表 16-3　血 PRL 的生理参考值（mmol/L）

测定时期	正常范围	测定时期	正常范围
非妊娠期	<1.14	妊娠中期	<7.28
妊娠早期	<3.64	妊娠晚期	<18.20

（三）临床应用

1. 月经失调甚至闭经、不孕者，无论有无泌乳均应测 PRL，以除外高催乳素血症。

2. 患者 PRL 异常增高时，应考虑有垂体催乳素瘤。

3. PRL 水平升高见于性早熟、原发性甲状腺功能低下、卵巢早衰、黄体功能不足、长期哺乳、神经精神刺激、某些药物作用（如氯丙嗪、避孕药等）因素等；PRL 水平降低多见于垂体功能减退、单纯性催乳素分泌缺乏症等。

四、雌激素测定

（一）来源及生理变化

雌激素主要由卵巢、胎盘产生，少量由肾上腺产生。雌激素（E）分为雌酮（E_1）、雌二醇（E_2）及雌三醇（E_3），可从血、尿、羊水中测出。三种雌激素中，雌二醇活性最强，是卵巢产生的主要激素之一，对维持女性生殖功能及第二性征有重要作用。绝经后女性的雌激素以雌酮为主，主要由肾上腺皮质分泌的雄烯二酮转化而得。雌三醇是雌酮和雌二醇的降解产物。妊娠期间胎盘产生大量雌三醇，测定血尿雌三醇水平可反映胎儿胎盘功能状态。雌激素在肝脏灭活和代谢，通过肾脏由尿液排出。

（二）正常值

雌激素正常值见表 16-4~表 16-6。

（三）临床应用

1. 监测卵巢功能

（1）判断闭经原因：①若激素水平符合正常的周期变化，表明卵泡发育正常，应考虑为子宫性闭经；②若雌激素水平偏低，应考虑原发或继发性卵巢功能低下，也可见于下丘脑-垂体-卵巢功能失调，高催乳素血症等。

表 16-4　血 E_1 生理参考值（pmol/L）

测定时期	正常范围	测定时期	正常范围
青春前期	62.9~162.8	黄体期	125.0~377.4
卵泡期	125.0~377.4	绝经后	—
排卵期	125.0~377.4		

表 16-5　血 E_2 生理参考值（pmol/L）

测定时期	正常范围	测定时期	正常范围
青春前期	18.35~110.10	黄体期	367.0~1 101.0
卵泡期	91.75~275.25	绝经后	18.35~91.75
排卵期	734.0~2202.0		

笔记

表 16-6 血 E_3 生理参考值（μmol/L）

测定时期（孕周）	正常范围	测定时期（孕周）	正常范围
33	26.34±5.00	39	53.85±11.45
35	35.26±7.95	41	56.39±11.00
37	45.28±7.95	43	47.23±13.64

（2）判断无排卵：雌激素无周期性变化，常见于无排卵性功能失调性子宫出血、多囊卵巢综合征、某些绝经后子宫出血。

（3）监测卵泡发育：在药物诱导排卵后，可测定外周血中 E_2 作为监测卵泡发育、成熟的指标之一。

（4）女性性早熟：8 岁以前出现第二性征发育，若外周血 E_2 水平>275pmol/L 可作为诊断性早熟的激素指标之一。

（5）其他：肝病或肾上腺皮质增生等可影响雌激素的灭活、排泄导致雌激素水平的升高。

2. 监测胎儿-胎盘单位功能　妊娠期 E_3 主要由胎儿-胎盘单位产生，测定孕妇尿 E_3 含量可反映胎儿-胎盘功能状态。正常足月妊娠尿中 E_3 的排出量平均为 88.7nmol/24h 尿。若妊娠 36 周后尿中 E_3 排出量连续多次均<37nmol/24h 尿或 E_3 骤减>30%~40%，提示胎盘功能减退；若 E_3<22.2nmol/24h 尿或骤减>50%，提示胎盘功能显著减退。

五、孕激素测定

（一）来源及生理作用

孕激素由卵巢、胎盘和肾上腺皮质产生，可以从血、尿中测出。正常月经周期中卵泡期血孕酮含量极低，排卵后孕酮水平迅速上升，在中期 LH 峰后的第 6~8 日血浓度达高峰，月经前 4 日孕酮含量下降至卵泡期水平。妊娠时血清孕酮水平随孕期增加而稳定上升。孕酮的作用主要是进一步使子宫内膜增厚、血管和腺体增生，利于胚胎着床；妊娠期孕酮可以降低母体免疫排斥反应，防止子宫收缩，同时还能促进乳腺腺泡导管发育，为泌乳做好准备。

（二）正常值

血孕酮正常值见表 16-7。

表 16-7 血孕酮正常范围（nmol/L）

测定时期	正常范围	测定时期	正常范围
卵泡期	<3.18	妊娠中期	159~318
黄体期	15.9~63.6	妊娠晚期	318~1 272
妊娠早期	63.6~95.4	绝经后	<3.18

（三）临床应用

1. 监测排卵　血孕酮>15.6nmol/L 提示有排卵；若孕酮水平下降应考虑原发性或继发性闭经、无排卵性异常子宫出血、多囊卵巢综合征、长期使用某些药物所致。

笔记

2. 了解黄体功能　黄体期血孕酮水平低于生理值，提示黄体功能不足；月经来潮4~5日血孕酮仍高于生理水平，提示黄体萎缩不全。

3. 观察妊娠状态　妊娠期胎盘功能减退时，血孕酮水平下降；异位妊娠时，孕酮水平较低，如孕酮水平>78.0nmol/L(25ng/ml)，基本可除外异位妊娠；若血清孕酮水平≤15.6nmol/L(5ng/ml)，提示为死胎可能；先兆流产时，若孕酮呈下降趋势，有流产可能。

六、雄激素测定

（一）来源及生理变化

女性体内雄激素来自卵巢及肾上腺皮质，主要有睾酮、雄烯二酮。睾酮主要由卵巢和肾上腺分泌的雄烯二酮转化而来；雄烯二酮50%来自卵巢，50%来自肾上腺。雄烯二酮的生物活性介于活性很强的睾酮和活性很弱的脱氢表雄酮之间。血清中的脱氢表雄酮主要由肾上腺皮质产生。绝经后雄激素的分泌主要来自肾上腺皮质。

（二）正常值

血睾酮正常值见表16-8。

表16-8　血睾酮正常范围（nmol/L）

测定时期	正常范围	测定时期	正常范围
卵泡期	<1.4	黄体期	<1.7
排卵期	<2.1	绝经后	<1.2

（三）临床应用

1. 诊断卵巢男性化肿瘤　女性在短期内出现进行性加重的雄激素过多症状，往往提示卵巢男性化肿瘤。

2. 评价多囊卵巢综合征治疗效果　若治疗前多囊卵巢综合征患者血清雄激素水平升高，经治疗后下降，可作为评价疗效的指标之一。

3. 肾上腺皮质增生或肿瘤血清雄激素异常升高。

4. 两性畸形的鉴别　男性假两性畸形及真两性畸形，睾酮水平在男性正常范围内；女性假两性畸形则在女性正常范围内。

5. 女性多毛症　若女性多毛症，血清睾酮水平正常时，多为毛囊对雄激素敏感所致。

6. 检测药物影响　应用睾酮或具有雄激素作用的内分泌药物如达那唑等，用药期间需定期监测雄激素。

7. 高催乳素血症　有雄激素过多症状和体征，而雄激素测定在正常范围内，应测定血催乳素。

七、人绒毛膜促性腺激素测定

（一）来源及生理变化

人绒毛膜促性腺激素（HCG）是一种糖蛋白激素，由α和β亚单位组成，主要是由妊娠时的胎盘滋养细胞产生，妊娠滋养细胞疾病、生殖细胞肿瘤及其他恶性肿瘤如肺、

笔记

肾上腺及肝脏肿瘤也可产生 HCG。

正常妊娠的受精卵着床时,即排卵后的第 6 日受精卵滋养层形成时开始产生 HCG,约 1 日后能测到血浆 HCG,以后每 1.7~2 日上升 1 倍,在排卵后 14 日约达 100U/L,妊娠 8~10 周达峰值(50 000~100 000U/L),以后逐渐下降,在妊娠中晚期,HCG 仅为高峰时的 10%。由于 HCG 分子的 α 链与 LH 分子的 α 链有相同结构,为避免与 LH 发生交叉反应,在测定其浓度时,常测定特异的 β-HCG 浓度。

(二)正常值

不同时期的血清 β-HCG 浓度见表 16-9。

表 16-9 不同时期的血清 β-HCG 浓度(U/L)

测定时期	正常范围	测定时期	正常范围
非妊娠女性	<3.1(μg/L)	孕 40 天	>2 000
排卵后 7~10 天	>5.0	滋养细胞疾病	>100 000
孕 30 天	>100		

(三)临床应用

1. 诊断早期妊娠　血 HCG 定量免疫测定<3.1μg/L 时为妊娠阴性,血浓度>25U/L 为妊娠阳性。可用于早早孕诊断。

2. 鉴别异位妊娠　血尿 HCG 维持在低水平,间隔 2~3 日测定无成倍上升,应怀疑异位妊娠。

3. 滋养细胞肿瘤的诊断和监测

(1)葡萄胎和侵蚀性葡萄胎:血 HCG 异常增高,甚至>100kU/L,且子宫大小明显超过孕周,HCG 维持高水平不降,提示葡萄胎。在葡萄胎块清除后,HCG 应呈大幅度下降,且在清除后的 16 周应为阴性;若下降缓慢或下降后又上升,16 周仍未转阴者,如排除宫腔内残留组织则可能为侵蚀性葡萄胎。

(2)绒毛膜癌:HCG 是绒毛膜癌诊断和活性滋养细胞监测唯一的实验室指标。HCG 下降与治疗有效性一致,尿 HCG<50U/L 及血 HCG<3.1μg/L,为阴性标准,治疗后临床症状消失,HCG 每周检查 1 次,连续 3 次阴性者视为近期治愈。

(3)性早熟和肿瘤:最常见的是下丘脑或松果体胚细胞的绒毛膜上皮瘤或肝胚细胞瘤以及卵巢无性细胞瘤、未成熟畸胎瘤分泌 HCG 导致性早熟。分泌 HCG 的肿瘤尚见于肠癌、肝癌、肺癌、卵巢腺癌、胰腺癌、胃癌,在成年女性可引起月经紊乱;因此成年女性突然发生月经紊乱伴有 HCG 升高时,应考虑到上述肿瘤的异位分泌。

八、人胎盘催乳素测定

(一)来源及生理变化

人胎盘催乳素(HPL)是与胎儿生长发育有关的重要激素,由胎盘合体滋养细胞产生、贮存及释放。HPL 自妊娠 5 周时即能从孕妇血中测出。随妊娠进展,HPL 水平逐渐升高,于妊娠 39~40 周时达高峰,产后迅速下降。

(二)正常值

不同时期的血清 HPL 浓度见表 16-10。

笔记

表 16-10　不同时期的血清 HPL 浓度（mg/L）

测定时期	正常范围	测定时期	正常范围
非孕期	<0.5	孕 30 周	2.8~5.8
孕 22 周	1.0~3.8	孕 40 周	4.8~12.0

（三）临床应用

1. 监测胎盘功能　妊娠晚期连续动态检测 HPL 可以监测胎盘功能。若妊娠 35 周后，多次测定血清 HPL 值均<4mg/L 或突然下降 50%以上，提示胎盘功能减退。

2. 诊断糖尿病合并妊娠　HPL 水平与胎盘大小成正比，如糖尿病合并妊娠时胎盘较大，HPL 值可能偏高。

3. 诊断胎盘部位滋养细胞肿瘤　若有胎盘部位滋养细胞肿瘤，HPL 一般轻度升高或阴性，但切除之肿瘤组织的免疫组化通常阳性。

第三节　产前诊断常用检查方法

产前诊断又称宫内诊断或出生前诊断，指在出生前应用各种先进的检测手段，影像学、生物化学、细胞遗传学及分子生物学等技术，对胎儿的先天性缺陷和遗传性疾病进行诊断，为胎儿的宫内治疗及选择性流产创造条件。

一、孕妇外周血检查

唐氏综合征具有较高的致死率和致残率，目前缺乏有效治疗方法。产前筛查和产前诊断可有效减少患儿出生。

（一）筛查标志物

孕妇产前需筛查各项血清生化标志物，主要有甲胎蛋白（AFP）、人绒毛膜促性腺激素（HCG）、游离雌三醇（uE_3）、抑制素 A（inhibin A）、妊娠相关性血浆蛋白（PAPP-A）等。其中 AFP 由胎儿卵黄囊和肝脏合成，可通过胎儿尿液及上皮组织进入羊水及孕妇外周血。同正常孕妇相比，唐氏综合征孕妇的血清 AFP 明显降低；HCG 和 uE_3 均由胎盘合体滋养细胞分泌，唐氏综合征孕妇血清 HCG 升高、uE_3 降低、PAPP-A 降低、inhibin A 升高。

（二）早孕期筛查

孕早期筛查可联合检测孕妇血清游离 HCG，PAPP-A 以及超声监测胎儿颈项后透明带厚度（NT）。NT 主要因胎儿颈部皮下水肿增厚。循证医学研究证实，妊娠 11~14 周 NT 增厚，唐氏综合征等严重染色体异常的风险增加。超声检查胎儿鼻骨长度也具有较高的筛查价值（详见本章“影像学检查”）。高危孕妇应在知情选择的基础上进行羊水或脐血染色体核型分析，确定诊断。

（三）中孕期筛查

我国一般在孕中期（孕龄 15~22 周）检查孕妇外周血 AFP，HCG，uE_3 等三联生化检查。通过专用分析软件，将血生化检查结果、实际孕龄以及孕妇年龄、体重、孕产次、有无吸烟史等信息进行综合分析，计算胎儿患唐氏综合征的危险度。

笔记

（四）无创产前检查技术（NIPT）

孕妇的外周血血清中有1%～5%的DNA来自于胎儿，通过对胎儿DNA的测序分析，是无创产前检查技术的基础。首先抽取孕妇外周血，提取DNA，采用高通量DNA测序技术，诊断染色体倍数异常和基因突变。目前临床主要用来诊断的疾病有21、18、13-三体染色体异常。若孕妇有染色体异常、多胎情况不适用。此法临床价值有待进一步评估。

二、介入性宫内取材检查

子宫内取材具有一定创伤性，可能有胎儿丢失、羊膜腔感染、胎儿肢体畸形等并发症的发生。因此，检查应有明确的适应证，并在知情同意的基础上进行，检查完毕后应注意观察有无胎心变化和产兆，必要时使用宫缩抑制剂。

（一）绒毛检查

1. 一般认为孕龄6～9周为最佳取材时间，此时，绒毛覆盖整个孕囊，与蜕膜组织附着疏松且较游离，羊膜与绒毛间的胚外体腔尚存，取绒毛不易伤及羊膜囊内胚胎。

2. 取材方法　可通过经宫颈、经腹部和经阴道穹窿3种途径，在超声引导下进入宫腔，抽吸15～20mg绒毛组织进行检查。

3. 检查内容根据产前诊断需要，可进行以下检查：

（1）细胞遗传学检查：通过绒毛培养染色体核型分析，诊断唐氏综合征等染色体数目或结构异常所导致的疾病。

（2）酶学检查：通过测定绒毛中的某些酶，可诊断基因突变导致的某些蛋白质或酶的异常或缺陷所引起的先天性代谢病。

（3）基因病诊断：采用分子生物学技术，对绒毛特定基因片段进行分析，可发现某些基因病如苯丙酮尿症。

（4）病原学检查：采用聚合酶链反应（PCR）、分子杂交等技术，从绒毛中检出巨细胞病毒等病原体的基因片段，可诊断为宫内感染。

（二）羊水检查

详见本章“常用穿刺技术”和“羊水检查”有关内容。

（三）脐血检查

1. 取材时间　孕龄18周胎儿凝血机制成熟后可进行穿刺取材，但孕龄22～25周穿刺成功率最高，此时羊水较多、脐血管较粗、穿刺针较易进入脐血管。产前诊断宫内感染宜在孕龄22周后进行，此时胎儿免疫系统发育渐趋成熟，产生的抗体达到检测水平。

2. 取材方法　超声定位，标出穿刺点。一般选择近胎盘根部2cm以内的脐带部，此处相对固定易于穿刺。在超声引导下，用无菌穿刺针经腹壁和宫腔刺入脐血管，抽取胎血。

3. 检查内容　同绒毛检查。

（四）胎儿镜检查

胎儿镜是用直径0.5～2mm光纤内镜，以套管针经孕妇腹壁穿刺，经过子宫壁进入羊膜腔，观察胎儿形体、采集胎血或胎儿组织，进行产前诊断检查。多在孕龄18～22周进行。流产率较高，目前临床尚未普及应用。

笔记

三、超声诊断

超声检查能动态观察宫内胎儿体格发育状态和有无先天畸形，目前主要用于检查有无下列异常：

(1) 神经系统发育异常比如无脑儿、脑积水、脊柱裂、脑膜膨出、脊膜膨出、小头畸形等。

(2) 消化系统发育异常比如消化道闭锁、腹裂畸形、脐膨出等。

(3) 泌尿系统发育异常比如多囊肾、肾缺如、肾发育不全、肾盂积水等。

(4) 心血管系统发育异常比如室间隔缺损、房间隔缺损等。

(5) 骨骼发育异常比如无指(趾)畸形、缺指(趾)畸形、多指(趾)畸形、短肢畸形、软骨发育不良等。

(6) 水液代谢异常比如胎儿水肿、羊水过多、羊水过少等。(详见本章"影像学检查")

第四节　女性生殖器官活组织检查

生殖器官活组织检查是在生殖器官病变或可疑病变部位取小部分组织进行病理学检查，简称"活检"。在绝大多数情况下，活检结果是最可靠的诊断依据。常用的操作方法有局部活组织检查、诊断性宫颈锥形切除、诊断性刮宫检查、组织穿刺等。

一、局部活组织检查

(一) 外阴活组织检查

1. 适应证

(1) 明确外阴色素减退疾病的类型及排除恶变。

(2) 排除外阴赘生物或久治不愈的溃疡需明确诊断及排除恶性病变者。

(3) 外阴特异性感染，如结核、尖锐湿疣、阿米巴原虫感染等。

2. 禁忌证

(1) 外阴急性化脓性感染。

(2) 月经期。

(3) 疑恶性黑色素瘤。

3. 方法　取膀胱截石位，常规外阴消毒铺巾，局部浸润麻醉。小赘生物可自蒂部剪下或用活检钳钳取，局部压迫止血，病灶面积大者可行部分切除，标本常规送病理检查。

(二) 阴道活组织检查

1. 适应证　阴道赘生物、阴道溃疡灶。

2. 禁忌证　急性外阴炎、阴道炎、宫颈炎、盆腔炎及月经期。

3. 方法　患者取膀胱截石位，阴道窥器暴露活检部位并消毒。活检钳钳取可疑部位组织，对表面有坏死的肿物，要取至深层新鲜组织。无菌纱布压迫止血，必要时阴道内放置无菌带尾棉球压迫止血，嘱患者 24 小时后自行取出。活检组织常规送病理检查。

笔记

（三）宫颈活组织检查

1. 适应证

（1）宫颈赘生物，反复溃疡、接触性出血；宫颈脱落细胞学涂片检查巴氏Ⅲ级或Ⅲ级以上；宫颈脱落细胞学涂片检查巴氏Ⅱ级，经抗感染治疗后仍为Ⅱ级；TBS 分类法诊断鳞状细胞异常者。

（2）阴道镜检查时反复可疑阳性或阳性者。

（3）疑有宫颈癌或慢性特异性炎症，需进一步明确诊断者。

2. 方法 患者取膀胱截石位，阴道窥器暴露宫颈，用干棉球揩净宫颈黏液及分泌物，局部消毒。用活检钳在宫颈外口鳞柱交接处或特殊病变处取材。为提高取材准确性，可在阴道镜检指引下行定位活检。宫颈局部填带尾棉球压迫止血，嘱患者 24 小时后自行取出。

3. 注意事项

（1）患有阴道炎症（阴道毛滴虫及真菌感染等）应治愈后再取活检。

（2）妊娠期原则上不做活检，以避免流产、早产，但临床高度怀疑宫颈恶性病变者仍应检查。经前不宜做活检，以免与经期出血相混淆，增加内膜在切口种植的机会。

（四）宫颈管活组织检查

宫颈管活组织检查常与宫颈活检同时进行，以确定宫颈管内有无病变或宫颈病变有无侵犯宫颈管。宫颈管的检查可以早期发现宫颈上皮内瘤样病变及早期宫颈癌。

常用的取样方法为宫颈管搔刮术，即以细小的刮勺伸入宫颈管全面搔刮 1~2 周，刮出物送病理检查。也可以使用宫颈管刷代替宫颈刮勺。

二、诊断性宫颈锥切术

（一）适应证

1. 宫颈刮片细胞学检查多次找到恶性细胞，而宫颈多处活检及分段诊刮病理检查均未发现病灶者。

2. 宫颈活检为原位癌或镜下早期浸润癌，而临床可疑为浸润癌，为明确病变累及程度及决定手术范围者。

3. 宫颈活检证实有高级别鳞状上皮内病变者。

（二）禁忌证

1. 生殖系统急性或亚急性炎症期。

2. 有血液病、凝血功能障碍者。

3. 月经期。

（三）方法

1. 取膀胱截石位，外阴、阴道常规消毒，铺无菌巾。

2. 导尿后，用阴道窥器暴露宫颈并消毒阴道、宫颈及宫颈外口。

3. 以宫颈钳钳夹宫颈前唇向外牵引，在病灶外或碘不着色区外 0.5cm 处，以尖刀在宫颈表面做环形切口，深约 0.2cm，包括宫颈上皮及少许皮下组织。斜向宫颈管并深入 1~2.5cm，锥形切除宫颈组织。

笔记

4. 将切除标本标记切缘后，以10%甲醛溶液固定，送病理检查。

5. 创面止血用无菌纱布压迫多可奏效。若有动脉出血，用可吸收线缝扎止血，也可加用止血粉、明胶海绵、凝血酶等止血。

6. 将要行子宫切除者，子宫切除手术最好在锥切术后48小时内进行，可行宫颈前后唇相对缝合封闭创面止血。若不能在短期内行子宫切除或无需做进一步手术者，则应行宫颈成形缝合术或荷包缝合术，术毕探查宫颈管。

（四）注意事项

用于诊断者，为防止组织变性而影响诊断结果，不宜用电刀切割。用于治疗者，手术应于月经净后3~7日内施行。术后6周探查宫颈管有无狭窄。2个月内禁性生活及盆浴。

三、诊断性刮宫

诊断性刮宫简称“诊刮”，是刮取子宫内膜和内膜病灶行活组织病理学检查。诊刮是诊断宫腔疾病最常用的方法。若怀疑同时有宫颈管病变时，需对宫颈管及宫腔分别进行搔刮，简称“分段诊刮”。

（一）一般诊断性刮宫

1. 适应证

（1）异常子宫出血或阴道排液需排除子宫内膜癌、宫颈管癌，或其他病变如流产、子宫内膜炎等。

（2）月经失调如排卵障碍性异常子宫出血或闭经，为了解子宫内膜变化及对性激素的反应。

（3）不孕症需了解有无排卵或疑有子宫内膜病变者。

（4）怀疑宫腔内组织残留或异常子宫出血量多时，彻底刮宫不仅有助于诊断，并能迅即止血。

2. 禁忌证

（1）急性生殖道炎症。

（2）急性严重全身性疾病。

（3）体温>37.5℃者。

3. 方法　一般不需麻醉，对宫颈内口较紧者，酌情给予镇痛剂、局麻或静脉麻醉。

（1）排尿后，患者取膀胱截石位，外阴、阴道常规消毒铺巾。

（2）查明子宫位置、大小，用阴道窥器暴露宫颈，再次消毒阴道、宫颈及宫颈外口。

（3）以宫颈钳夹持宫颈前唇或后唇，用探针测量宫腔方向及深度。

（4）阴道后穹窿处放置盐水无菌纱布一块，将小刮匙送达宫底部，由内向外沿宫壁及两侧宫角有序的搔刮内膜，将刮取的组织物收集在无菌纱布上，再将纱布上的全部组织固定于10%甲醛溶液中送检。

（二）分段诊断性刮宫

分段诊刮先不探查宫腔深度，避免把宫颈管组织带入宫腔混淆诊断。用小刮匙从

笔记

宫颈管内口至外口有序的搔刮一周,再行一般诊断性刮宫,刮出宫颈管组织及宫腔组织分别装瓶、固定,送病理检查。

若刮出物肉眼观察高度怀疑为癌组织时,不应继续刮宫,以防出血及癌扩散。若肉眼观察未见明显癌组织时,应全面刮宫,以防漏诊。

1. 适应证　适用于绝经后子宫出血或老年患者疑有子宫内膜癌,或需要了解宫颈管是否被累及时。

2. 禁忌证　同诊刮"禁忌证"。

3. 诊刮时注意事项

(1) 不孕症应选在月经前或月经来潮 12 小时内刮宫,以判断有无排卵。

(2) 排卵障碍性异常子宫出血:如考虑子宫内膜增生者,应在月经前 1~2 日或月经来潮 24 小时内刮宫;考虑子宫内膜不规则脱落者,则应于月经第 5~7 日刮宫;不规则出血则随时可行刮宫。

(3) 出血、子宫穿孔、感染是刮宫的主要并发症。哺乳期、绝经后及子宫患有恶性肿瘤者均应查清子宫位置并仔细操作,以防子宫穿孔。长期有阴道流血者宫腔内常有感染,刮宫能促使感染扩散,术前术后应给予抗生素。术中严格无菌操作。患者术后 2 周内禁性生活及盆浴,以防感染。

(4) 疑有子宫内膜结核者,刮宫时要特别注意刮子宫两角部,因该部位阳性率较高。

(5) 术者在操作时反复刮宫,伤及子宫内膜基底层,甚至刮出肌纤维组织,造成子宫内膜炎或宫腔粘连,导致闭经,应注意避免。

第五节　输卵管通畅检查

输卵管通畅检查的主要目的是检查输卵管畅通情况,初步了解宫腔和输卵管腔的形态、输卵管的阻塞部位等。常用方法有输卵管通液术、子宫输卵管造影术。近年随着内镜的临床应用,已普遍采用腹腔镜直视下输卵管通液检查、宫腔镜下经输卵管口插管通液检查和腹腔镜联合检查等方法。

一、输卵管通液术

输卵管通液术是检查输卵管是否通畅的一种方法,并具有一定的治疗功效。通过导管向宫腔内注入液体,根据注液阻力大小、有无回流及注入液体量和患者感觉等判断输卵管是否通畅。操作简单,便于临床应用。

(一)适应证

适用于不孕症,男方精液正常,疑有输卵管阻塞者;检验和评价输卵管绝育术、输卵管再通术或输卵管成形术的效果,对输卵管黏膜轻度粘连有疏通作用。

(二)禁忌证

内外生殖器急性炎症或慢性炎症急性或亚急性发作者;月经期或有不规则阴道流血者;可疑妊娠者;严重全身性疾病,如心、肺功能异常等;不耐手术者;体温高于 37.5℃者。

笔记

（三）方法步骤

时间以月经干净 3~7 日为宜，术前 3 日禁性生活。通入液常用生理盐水或抗生素溶液（庆大霉素 8 万 U+地塞米松 5mg+透明质酸酶 1 500U+注射用水 20~50ml，可加用 0.5%利多卡因 2ml 减少输卵管痉挛）。患者取膀胱截石位，外阴、阴道常规消毒后铺无菌巾，双合诊了解子宫位置及大小。放置阴道窥器充分暴露宫颈，再次消毒阴道穹窿及宫颈，以宫颈钳钳夹宫颈前唇沿宫腔方向置入宫颈导管，并使其与宫颈外口紧密相贴。用 Y 形管将宫颈导管与压力表、注射器相连。将注射器与宫颈导管相连，并使宫颈导管内充满通入液。排尽空气，缓慢推注，压力不超过 160mmHg，观察推注时阻力大小、经宫颈注入的液体是否回流、患者下腹部是否疼痛等。若注入无阻力、外溢及回流，患者无不适感，表示输卵管通畅；推注有阻力，再经加压注入又能推进，患者感轻微腹痛，表示输卵管通而不畅；勉强注入 5ml 即感阻力，患者感下腹胀痛，停止推注液体明显回流，表明输卵管阻塞。

术后 2 周禁盆浴及性生活，酌情给予抗生素预防感染。

二、子宫输卵管造影

子宫输卵管造影（HSG）是通过导管向宫腔及输卵管注入造影剂，行 X 线透视及摄片，根据造影剂在输卵管及盆腔内的显影情况了解输卵管是否通畅、阻塞部位及宫腔形态。该检查损伤小，能对输卵管阻塞做出较正确诊断，准确率达 80%，且具有一定的治疗作用。

（一）适应证

可了解输卵管是否通畅及其形态、阻塞部位。同时了解宫腔形态，确定有无子宫畸形及类型，有无宫腔粘连、子宫黏膜下肌瘤、子宫内膜息肉及异物等。了解宫颈内口是否松弛，宫颈有无畸形。内生殖器结核非活动期。

（二）禁忌证

同通液术。

（三）方法步骤

时间以月经干净 3~7 日为宜，术前 3 日禁性生活。

造影剂目前国内外均使用碘造影剂，分油溶性与水溶性两种剂型。油剂显影好，但检查时间长，吸收慢，易出现肉芽肿或油栓。水剂吸收快，检查时间短，但子宫输卵管边缘部分显影欠佳，细微病变不宜观察。目前常用水剂 76%的泛影葡胺。术前需做碘过敏试验。手术步骤基本同通液术。将造影剂充满宫颈导管，排尽空气，徐徐推注造影剂，在 X 线透视下观察造影剂流经输卵管及宫腔情况并摄片。造影后 2 周禁盆浴及性生活，可酌情给予抗生素预防感染。若出现输卵管不通的假象，必要时重复进行。

三、妇科内镜输卵管通畅检查

内镜使用为输卵管通畅检查提供了新方法，包括腹腔镜直视下输卵管通液检查、宫腔镜下经输卵管口插管通液检查和腹腔镜联合检查等方法，其中腹腔镜直视下输卵管通液检查准确率达 90%~95%。内镜手术对器械要求较高，且腹腔镜仍是创伤性手

笔记

术，故不推荐作为常规检查方法，通常仅对不孕、不育患者行内镜检查时例行输卵管通液（加用亚甲蓝染液）检查。

第六节　常用穿刺检查

妇产科常用的穿刺检查有经腹壁腹腔穿刺、经阴道后穹窿穿刺及羊膜腔穿刺。

一、经腹壁腹腔穿刺术

通过经腹壁腹腔穿刺术明确盆、腹腔积液性质或查找肿瘤细胞。该手术既可用于诊断又可用于治疗。穿刺抽出的液体，除观察其颜色、浓度及黏稠度外，还可送检行常规化验检查、细胞学检查、细菌培养、药敏试验等。

（一）适应证

协助诊断腹腔积液的性质；鉴别贴近腹壁的肿物性质；穿刺放出部分腹水，使呼吸困难等症状暂时缓解，使腹壁松软易于做腹部及盆腔检查；腹腔穿刺注入药物行卵巢癌化疗等。

（二）禁忌证

疑有腹腔内严重粘连者或巨大卵巢囊肿者。

（三）方法步骤

经腹 B 超引导下穿刺，需膀胱充盈；经阴道 B 超指引下穿刺，则术前排空膀胱。腹腔积液量较多及囊内穿刺时，患者取仰卧位；液量较少取半卧位或侧斜卧位。穿刺点一般选择在脐与左髂前上棘连线中外 1/3 交界处，囊内穿刺点宜在囊性感明显部位。

常规消毒穿刺区皮肤，铺无菌孔巾，术者需戴无菌手套。穿刺一般不需麻醉，对于精神过于紧张者，0.5%利多卡因行局部麻醉，深达腹膜。7 号穿刺针从选定点垂直刺入腹腔，穿透腹膜时针头阻力消失，拔去针芯，见有液体流出，用注射器抽出适量液体送检。腹水细胞学检验约需 100~200ml，其他液体仅需 10~20ml。若需放腹水则接导管，导管另一端连接器皿。放液量及导管放置时间可根据患者病情和诊治需要而定。若为查明盆腔内有无肿瘤存在，可放至腹壁变松软易于检查为止。操作结束，拔出穿刺针。局部再次消毒，覆盖无菌纱布，固定。若针眼有腹水溢出可稍加压迫。

术后卧床休息 8~12 小时，给予抗生素预防感染。

二、经阴道后穹窿穿刺术

（一）适应证

疑有腹腔内出血时，如异位妊娠、卵巢黄体破裂等；了解盆腔内积液、积脓的性质；盆腔脓肿的穿刺引流及局部注射药物；明确位于直肠子宫陷凹盆腔肿块的性质；B 超引导下行卵巢子宫内膜异位囊肿或输卵管妊娠部位注药治疗。B 超引导下经阴道后穹窿穿刺取卵等。

（二）禁忌证

盆腔严重粘连；疑有肠管与子宫后壁粘连；高度怀疑恶性肿瘤，异位妊娠非手术治疗时。

（三）方法步骤

患者体位、消毒及妇科基本检查同通液术。宫颈钳钳夹宫颈后唇，向前提拉，充分暴露阴道后穹窿，再次消毒。用22号长针头接5~10ml注射器，检查针头有无堵塞，在后穹窿中央或稍偏患侧，距离阴道后壁与宫颈后唇交界处稍下方平行宫颈管刺入，当针穿过阴道壁，有落空感（进针深约2cm）后立即抽吸，必要时适当改变方向或深浅度，如无液体抽出，可边退针边抽吸。针头拔出后，穿刺点如有活动性出血，可用棉球压迫片刻。血止后取出阴道窥器。

三、经腹壁羊膜穿刺术

经腹壁羊膜穿刺术是在中晚期妊娠时用穿刺针经腹壁、子宫壁进入羊膜腔抽取羊水供临床分析诊断，或注入药物或生理盐水用于治疗。

（一）适应证

1. 治疗　胎儿异常或死胎需做羊膜腔内注药引产终止妊娠。若必须在短时间内终止妊娠，胎儿未成熟需行羊膜腔内注入地塞米松10mg以促进胎儿肺成熟。羊水过多，胎儿无畸形放出适量羊水改善妊娠结局；羊水过少，胎儿无畸形注入生理盐水增加羊水量；胎儿生长受限者，注入氨基酸等促进胎儿发育。母儿血型不合需给胎儿输血。

2. 诊断　羊水细胞染色体核型分析、染色质检查诊断或评估胎儿遗传病；羊水生化测定AFP、血型物质、胆红素、雌三醇等以了解胎儿有无畸形、胎儿血型、成熟度及预后；羊膜腔造影等。

（二）禁忌证

孕妇曾有流产征兆；术前24小时两次体温在37.5℃以上；急性生殖道炎症；严重全身性疾病，如心、肝、肺、肾功能异常等。

（三）方法步骤

引产宜在16~26周，产前诊断宜在16~22周。助手固定子宫，于宫底下2~3横指中线或两侧选择囊性感明显部位作为穿刺点。若B超定位，穿刺时尽量避开胎盘，在羊水量相对较多的暗区进行。

孕妇排尿后取仰卧位，腹部皮肤常规消毒，铺无菌孔巾。在选择好的穿刺点用0.5%利多卡因行局部浸润麻醉。用22号或20号腰穿针垂直进入腹壁，穿刺阻力第一次消失表示进入腹腔。继续进针又有阻力表示进入宫壁，阻力再次消失表示已达羊膜腔。拔出针芯即有羊水溢出。抽取所需羊水量或直接注药。将针芯插入穿刺针内，迅速拔针，敷以无菌干纱布，加压5分钟后胶布固定。

受术者必须住院观察穿刺后有无副反应。

第七节　妇科肿瘤标志物检查

肿瘤标志物是肿瘤细胞异常表达所产生的蛋白抗原或生物活性物质，可在肿瘤患者的组织、血液或体液及排泄物中检测出，有助于肿瘤诊断、鉴别诊断及监测。

笔记

一、肿瘤相关抗原及胚胎抗原

（一）癌抗原 125

癌抗原 125（CA125）检测方法多选用放射免疫测定方法（RIA）和酶联免疫法（ELISA），可使用标准试剂盒。常用血清检测阈值为 35u/ml。

CA125 在多数卵巢浆液性囊腺癌表达阳性，一般阳性准确率可达 80%以上，在临床上用于鉴别诊断盆腔肿块，监测卵巢癌治疗后病情进展以及判断预后等。

（二）NB70/K

NB70/K 测定多选用单克隆抗体 RIA 法，正常血清检测阈值为 50AU/ml。

NB70/K 是用人卵巢癌相关抗原制备出的单克隆抗体，对卵巢上皮性肿瘤敏感性达 70%。早期卵巢癌患者 50%血中可检出阳性。

（三）糖链抗原 19-9

糖链抗原 19-9（CA19-9）测定方法有单抗或双抗 RIA 法，血清正常值为 37Uarb/ml。

CA19-9 是由直肠癌细胞系相关抗原制备的单克隆抗体，除了对消化道肿瘤如胰腺癌、结肠直肠癌、胃癌及肝癌有标记作用外，对卵巢上皮性肿瘤也有约 50%的阳性表达，卵巢黏液性囊腺癌阳性表达率可达 76%，而浆液性肿瘤则为 27%。子宫内膜癌及宫颈管腺癌也可阳性。

（四）甲胎蛋白

甲胎蛋白（AFP）是由胚胎肝细胞及卵黄囊产生的一种糖蛋白，通常应用 RIA 或 ELISA 检测，血清正常值为 10～20ng/L。

AFP 是属于胚胎期的蛋白产物，但在出生后部分器官恶性病变时可以恢复合成 AFP 的能力。在卵巢生殖细胞肿瘤中，部分类型肿瘤 AFP 水平明显升高。AFP 对卵巢恶性生殖细胞肿瘤尤其是内胚窦瘤的诊断及监视有较高价值。

（五）癌胚抗原

癌胚抗原（CEA）检测方法多采用 RIA 和 ELISA。血浆正常阈值因测定方法不同而有出入，一般不超过 2.5～20ng/ml。当 CEA>5ng/ml 可视为异常。

CEA 属于一种肿瘤胚胎抗原，属糖蛋白，胎儿胃肠道及胰腺、肝脏有合成 CEA 的能力，出生后血浆中含量甚微。多种妇科恶性肿瘤如宫颈癌、子宫内膜癌、卵巢上皮性癌、阴道癌及外阴癌等均可表达阳性，因此 CEA 对肿瘤类别无特异性标记功能。借助 CEA 测定手段，可动态监测各种妇科肿瘤的病情变化和观察其治疗效果。

（六）鳞状细胞癌抗原

鳞状细胞癌抗原（SCCA）通用的测定方法为 RIA 和 ELISA，也可采用化学发光方法，其敏感度明显提高。血浆 SCCA 正常阈值为 1.5μg/L。

SCCA 是从宫颈鳞状上皮细胞癌分离制备得到的一种肿瘤糖蛋白相关抗原。SCCA 对绝大多数鳞状上皮细胞癌均有较高特异性。SCCA 对宫颈癌患者有判断预后、监测病情发展的作用。

二、雌激素受体与孕激素受体

雌激素受体(ER)与孕激素受体(PR)多采用单克隆抗体组织化学染色定性测定，若从细胞或组织匀浆进行测定，则定量参考阈值 ER 为 20pmol/ml，PR 为 50pmol/ml。

ER 和 PR 存在于激素的靶细胞表面，能与相应激素发生特异性结合进而产生特异性生理或病理效应。激素与受体的结合有专一性强、亲和力高和结合容量低等特点。ER 和 PR 主要分布于子宫、宫颈、阴道及乳腺等靶器官。实验研究表明，ER、PR 在大量激素的作用下可影响妇科肿瘤的发生和发展。

三、妇科肿瘤相关的癌基因和肿瘤抑制基因

包括 *Myc* 基因、*Ras* 基因、*C-erb* B_2 基因、*P53* 基因等。

四、人乳头瘤病毒

人乳头瘤病毒(HPV)属嗜上皮性病毒。现已确定的 HPV 型别有 120 余种。目前，国内外已公认 HPV 感染是导致宫颈癌的主要病因。依据 HPV 型别与宫颈癌发生的危险性高低将 HPV 分为高危型和低危型两类。

第八节 羊水检查

羊水检查是经羊膜腔穿刺取羊水进行羊水成分分析的一种产前诊断方法。可用于母儿血型不合的检查、染色体核型分析或性染色体检查判断胎儿性别，以及酶的分析。此外，还用羊水做各项生化测定。

（一）适应证

见常用穿刺检查经腹壁羊膜穿刺术。

（二）禁忌证

见常用穿刺检查经腹壁羊膜穿刺术。

（三）方法步骤

见常用穿刺检查经腹壁羊膜穿刺术。

（四）临床应用

1. 胎儿成熟度检查　胎肺成熟度检查(包括卵磷脂与鞘磷脂比值、磷脂酰甘油测定)、胎儿肾成熟度检查(测定羊水肌酐含量)、胎儿肝成熟度检查(测定羊水胆红素含量)、胎儿皮肤成熟度检查(测定羊水含脂肪细胞出现率)。

2. 细胞遗传学及先天性代谢异常的检查　多在妊娠中期进行，检查染色体异常(羊水细胞培养做染色体核型分析)、先天性代谢异常(经羊水细胞培养做某些酶的测定)、基因病(从羊水细胞提取胎儿 DNA，针对某一基因做直接或间接分析或检测)等。

3. 羊水上清液的生化检查　羊水甲胎蛋白测定，用于诊断胎儿开放性神经管缺陷；羊水雌三醇(E_3)测定，用于预测胎盘功能及估计异常胎儿的预后；胎儿血型预测；羊水特异性免疫球蛋白测定，用于预测孕妇因风疹等病毒引起的宫内感染等。

4. 协助诊断胎膜早破　对可疑胎膜早破者，可用 pH 试纸检测阴道内排液的 pH 值。胎膜早破时，因羊水偏碱性，pH 值应>7。亦可取阴道后穹窿处液体一滴置于玻

笔记

片上，烘干后在光镜下检查，胎膜早破时可见羊齿植物叶状结晶和少许毳毛。

第九节 影像检查

超声检查因对人体损伤小、可重复、诊断准确而广泛应用于妇产科领域，其他影像学检查如X线、计算机体层成像（CT）、磁共振成像（MRI）、正电子发射体层显像（PET）等检查，也逐渐成为妇产科领域重要检测方法。

一、超声检查

（一）B超检查

B超检查是应用二维超声诊断仪，在荧屏上以强弱不等的光点、光团、光带或光环，显示探头所在部位脏器或病灶的断面形态及其与周围器官的关系，并可做实时动态观察和照相。检查途径有经腹壁及经阴道两种。

（二）彩色多普勒超声检查

彩色多普勒和频谱多普勒同属于脉冲多普勒，是一种面积显像技术，在妇产科领域中用于评估血管收缩期和舒张期血流状态的3个常用指标为阻力指数（RI）、搏动指数（PI）和收缩期/舒张期（S/D）。

（三）三维超声诊断法

三维超声诊断法（3-DUI）可显示超声的立体图像。表现为多平面成像和图像旋转，有利于系统分析胎儿解剖结构。

（四）超声检查在产科领域中的应用

通过超声检测胎儿发育是否正常，有无胎儿畸形，可测定胎盘位置和胎盘成熟度以及羊水量、母胎血流情况等。

1. 正常妊娠

（1）早期妊娠：妊娠时子宫随停经周数相应增大，妊娠5周时可见妊娠囊，图像呈圆形光环，中间为无回声区；妊娠5~6周，可见心管搏动；妊娠6~7周，妊娠囊出现强光团，为胚芽早期图像；妊娠8周初具人形，可测量从头至臀的数值，即顶臀长（CRL），以估计胎儿的孕周，即孕周=CRL+6.5，或查表推知相应孕周。

（2）中晚期妊娠：胎儿主要的生长径线测量，包括双顶径（BPD）、胸围（TD）、腹围（AD）和股骨长度（FL）等，估计胎儿体重、胎盘定位和胎盘成熟度检查、探测羊水量。

2. 异常妊娠　探测与鉴别葡萄胎、胎儿是否存活、异位妊娠、前置胎盘、胎盘早剥、多胎妊娠、胎儿畸形（脑积水、无脑儿、脊柱裂、多囊肾）等。

（五）超声检查在妇科领域的应用

用于监测卵泡、探测子宫肌瘤、子宫腺肌病和腺肌瘤、盆腔炎性疾病、卵巢肿瘤、宫内节育器，以及介入超声的应用等。

二、X线检查

X线检查借助造影剂可了解子宫腔和输卵管腔内形态，对诊断先天性子宫畸形和

笔记

输卵管通畅程度仍是首选的检查方法。此外,X线摄片对骨产道各径线的测定、骨盆入口形态、骶骨屈度、骶坐切迹大小等方面的诊断,可为临床判断有无自然分娩可能性提供重要依据。

三、计算机体层扫描检查

计算机体层扫描(CT)除显示组织器官形态外,还能高分辨显示组织密度。在妇产科领域主要用于卵巢良、恶性肿瘤的鉴别诊断。CT诊断良性卵巢肿瘤的敏感性达90%,确诊率达93.2%,而对恶性肿瘤病变范围的判断敏感性达100%,确诊率达87.5%。

四、磁共振成像检查

磁共振成像(MRI)是利用原子核在磁场内共振产生的信号经重建后获得图像的一种影像技术。磁共振成像能清晰地显示肿瘤信号与正常组织的差异,故能准确判断肿瘤大小及转移情况,并能直接区分流空的血管和肿大的淋巴结,在恶性肿瘤术前分期方面属最佳影像学诊断手段。对浸润性宫颈癌的分期精确率可达95%。

五、正电子发射体层显像

正电子发射体层显像(PET)是一种通过示踪原理,以解剖结构方式显示体内生化和代谢信息的影像技术。目前PET主要用于卵巢癌的研究,可用于原发或复发卵巢癌的分期,但任何影像学方法均不能完全替代剖腹探查术。

学习小结

1. 学习内容

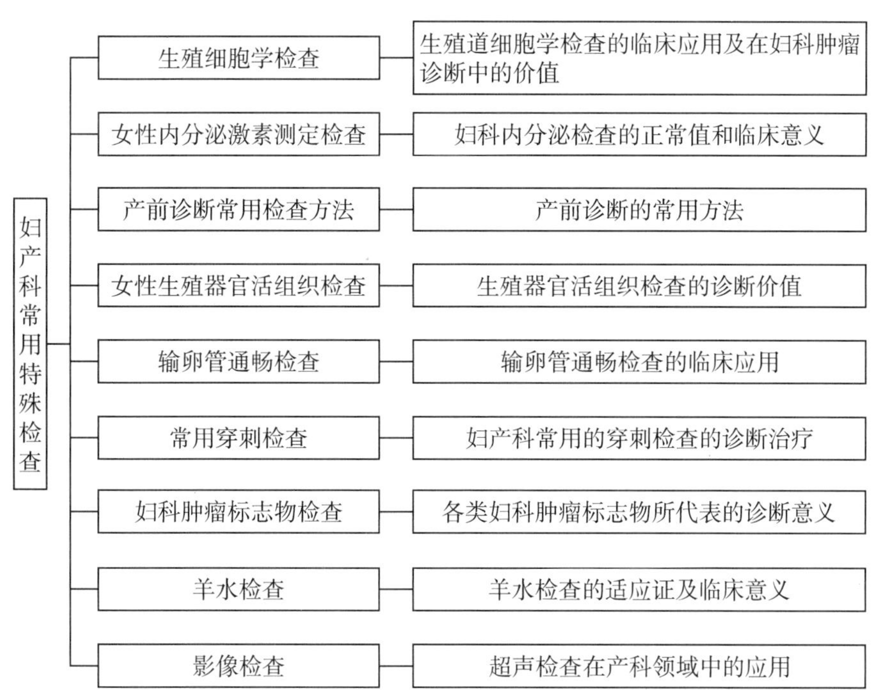
妇产科常用特殊检查
生殖细胞学检查
生殖道细胞学检查的临床应用及在妇科肿瘤诊断中的价值
女性内分泌激素测定检查
妇科内分泌检查的正常值和临床意义
产前诊断常用检查方法
产前诊断的常用方法
女性生殖器官活组织检查
生殖器官活组织检查的诊断价值
输卵管通畅检查
输卵管通畅检查的临床应用
常用穿刺检查
妇产科常用的穿刺检查的诊断治疗
妇科肿瘤标志物检查
各类妇科肿瘤标志物所代表的诊断意义
羊水检查
羊水检查的适应证及临床意义
影像检查
超声检查在产科领域中的应用

笔记

2. 学习方法

结合妇产科各章节具体疾病，理解并熟悉各项检查的临床意义。

（殷岫绮　卫爱武）

复习思考题

子宫输卵管造影的适应证和禁忌证是什么？

第十七章

妇产科内镜

学习目的

通过学习本章节，了解妇产科常用内镜的适应证、禁忌证和并发症，以便能在今后临床工作中正确使用妇产科内镜。

学习要点

阴道镜的适应证、禁忌证；宫腔镜的适应证、禁忌证和并发症；腹腔镜的适应证、禁忌证和并发症；胎儿镜的适应证。

内镜技术系通过将带有冷光源的窥镜置入人体的腔道，观察内部器官病理生理变化，进行诊断和手术处理的一项技术。目前，妇产科常用的内镜有阴道镜（colposcope）、宫腔镜（hysteroscope）、腹腔镜（laparoscope）和胎儿镜。

第一节 阴道镜

阴道镜检查是利用阴道镜在强光源照射下，将下生殖道上皮和血管放大10~40倍，观察有无异型上皮、异型血管，在可疑部位进行定位活检，以提高疾病确诊率。

（一）适应证

1. 宫颈细胞学异常　巴氏分级Ⅱ级以上或TBS系统中提示ASC-US或AGS阳性以上和/或高危型HPV-DNA阳性者。

2. 临床症状可疑　接触性阴道流血、不规则阴道流血、异常排液等。肉眼观察阴道及宫颈病变不明显者。

3. 肉眼观察可疑癌变，对可疑病灶行定位活检。

4. 可疑下生殖道尖锐湿疣，可疑阴道腺病、阴道恶性肿瘤。

5. 宫颈锥切术前确定切除范围。

6. 宫颈、阴道及外阴病变在治疗前需明确诊断及排除恶变者。

7. 宫颈、阴道及外阴病变治疗后复查和评估。

（二）禁忌证

阴道镜检查无绝对禁忌证，但镜下活检，需外阴、阴道、宫颈、盆腔急性炎症控制后实施；下生殖道有伤口或挫伤后待上皮修复后再查；有活跃出血时，止血后再查；有醋酸、碘过敏史者，禁忌做醋酸和碘实验。检查前24小时内避免阴道操作（性交、冲洗、

笔记

妇科检查、活检等),以减少对检查部位的刺激和干扰。

第二节 宫 腔 镜

宫腔镜检查与治疗是将循环的液体膨宫介质正压注入宫腔使宫腔膨胀,同时通过光导玻璃纤维束和柱状透镜将冷光源和宫腔镜导入宫腔内,直视下观察子宫颈管、子宫腔和输卵管开口,对其生理与病理情况进行检查和治疗,已成为诊治宫内疾病不可缺少的技术。目前比较广泛应用的宫腔镜为电视宫腔镜。

(一)适应证

1. 宫腔镜检查适应证

(1) 异常子宫出血,或异常排液。

(2) 诊断宫腔畸形或宫腔粘连。

(3) 评估超声或子宫造影的异常结果。

(4) 宫腔内异物诊断:残留或嵌顿环、流产不全等。

(5) 查找原因不明的不孕、复发性流产的子宫内病因。

(6) 阴道脱落细胞检查发现可疑癌细胞,且不能用宫颈来源解释者。

(7) 宫腔病变治疗后复查与评估。

2. 宫腔镜治疗适应证

(1) 子宫内膜息肉。

(2) 子宫黏膜下肌瘤。

(3) 宫腔粘连分离。

(4) 子宫内膜活检或切除。

(5) 子宫纵隔切除。

(6) 子宫腔内异物取出。

(7) 宫腔镜直视下输卵管插管治疗,如输卵管给药、疏通或黏堵。

(二)禁忌证

1. 绝对禁忌证

(1) 生殖道感染急性期、生殖道结核未经治疗。

(2) 发热期。

(3) 近期(3 个月内)有子宫穿孔史或子宫壁手术史者。

(4) 妊娠期。

(5) 宫颈恶性肿瘤。

(6) 对膨宫液过敏。

(7) 严重心、肝、肾疾病及其他不能胜任手术者。

2. 相对禁忌证

(1) 宫颈瘢痕,不能充分扩张者。

(2) 宫颈裂伤或松弛,灌流液大量外漏者。

(三)并发症

损伤(子宫颈裂伤、子宫穿孔、泌尿道及肠管损伤等)、出血、过度水化综合征、心脑综合征、气体栓塞、盆腔感染、术后宫腔粘连、子宫内膜癌癌细胞播散等。

笔记

第三节　腹　腔　镜

腹腔镜是一种带有微型摄像头的器械，腹腔镜手术就是运用数字摄像技术使腹腔镜镜头拍摄到的图像，通过光导纤维传导至后级信号处理系统，并且实时显示在专用监视器上，通过监视器屏幕上所显示患者器官不同角度的图像，对患者的病情进行分析判断，并且运用特殊腹腔镜器械进行手术。目前，腹腔镜手术已取代大部分经典的妇科剖腹手术，成为现代妇产科必备的诊疗技术。

（一）适应证

1. 腹腔镜诊断适应证

（1）子宫内膜异位症：腹腔镜可观察盆、腹腔的子宫内膜异位病灶，对可疑病灶活检并行镜下分期，是诊断子宫内膜异位症的最佳方法。

（2）盆腔肿块：了解盆腹腔肿块的部位、性质或取活检诊断，恶性肿瘤可以进行临床分期。

（3）盆腹腔疼痛：不明原因急、慢性腹痛和盆腔痛。

（4）不孕或不育患者：可明确或排除盆腔疾病，判断输卵管通畅情况，明确输卵管阻塞部位，判断生殖器有无畸形。

（5）计划生育并发症的诊断：包括寻找及取出异位节育环、确诊吸宫术或取环术导致的子宫穿孔或腹腔脏器损伤。

（6）其他：查找腹水原因、不规则阴道流血原因、监护宫腔手术等。

2. 腹腔镜治疗适应证

（1）输卵管手术：输卵管妊娠切开去除胚胎术、输卵管囊肿剥除术、病变输卵管切除术、输卵管吻合术、输卵管疏通术、输卵管绝育术等。

（2）卵巢手术：卵巢良性肿瘤剥除术或卵巢切除术或附件切除术、多囊卵巢打孔术、卵巢粘连分离术、卵巢脓肿切开引流术等。

（3）子宫手术

1）子宫肌瘤或和腺肌病：行肌瘤或和腺肌瘤切除术、子宫切除术等。

2）子宫及阴道穹窿脱垂：腹腔镜下子宫悬吊术、阴道穹窿悬吊术。

3）子宫恶性肿瘤：广泛性子宫切除术、盆腔和/或腹腔淋巴结切除术。

（4）其他手术：盆腔子宫内膜异位症行病灶电凝或切除、粘连分离、盆腔脓肿引流等。

（二）禁忌证

1. 绝对禁忌证

（1）严重心、肝、肺、脑、肾功能不全。

（2）腹腔内广泛粘连。

（3）凝血功能障碍未纠正。

（4）大的腹壁疝或横膈疝。

（5）弥漫性腹膜炎。

（6）腹腔内活动性大出血等。

笔记

2. 相对禁忌证

（1）既往有下腹部手术史或腹膜炎病史。

（2）过度肥胖或过度消瘦。

（3）盆腔肿块过大，超过脐水平。

（4）妊娠>16 周。

（三）并发症

1. CO_2 气体介质引起的并发症　皮下气肿、腹膜外气肿、气胸和纵隔气肿、气体栓塞、高碳酸血症、膈肌抬高增加呼吸道阻力、刺激膈神经引起术后肩痛等。

2. 心血管并发症　高碳酸血症使体内儿茶酚胺释放，引起心律不齐，甚至心搏骤停。

3. 出血损伤　腹壁血管、腹膜后大血管和盆腹腔器官血管引起出血，严重者可因短时间内大量出血而危及生命。

4. 脏器损伤　主要指与内生殖器官邻近的脏器损伤，如膀胱、输尿管及肠管损伤，多因周围组织粘连导致解剖结构异常、电器械使用不当或手术操作不熟练等所致。

5. 其他并发症　感染、切口疝等。

第四节　胎　儿　镜

胎儿镜是用直径 0.5~2mm 的高像素纤维内镜，以套管针从孕妇腹壁穿刺，经子宫壁进入羊膜腔，观察胎儿外观，抽取脐血、取胎儿活体组织检查及进行宫内治疗的方法。一般检查时间根据羊水量、胎儿大小、脐带粗细和检查目的而定。妊娠 15~17 周时，羊水达足够量，胎儿也较小，适宜观察胎儿外形；妊娠 18~22 周时，羊水继续增多，脐带增粗，适宜做脐血取样及胎儿宫内治疗。妊娠 22 周后，羊水透明度下降，不利于胎儿外形的观察。由于胎儿镜设备昂贵，技术要求高，目前临床尚未普及应用。

（一）适应证

1. 可疑胎儿体表畸形　观察胎儿有无唇腭裂、多指（趾）、并指（趾）、脊柱裂、脑脊膜膨出、腹裂、外生殖器畸形等体表畸形。

2. 抽取脐血　协助诊断胎儿有无地中海贫血、镰状细胞贫血、遗传性免疫缺陷、酶缺陷和血友病等遗传性疾病，鉴别胎儿血型（Rh 及 ABO）。

3. 胎儿组织活检　如皮肤活检可发现大疱病、鱼鳞病等遗传性皮肤病。

4. 胎儿宫内治疗　胎儿宫内输血；先天性膈疝、腹裂、羊膜束带综合征等宫内治疗；脑积水或泌尿道梗阻放置导管引流；用激光切除寄生胎。在某些多胎妊娠中，其中一个胎儿先天异常可采用胎儿镜做选择性减胎。

（二）禁忌证

宫内感染；孕妇 Rh 阴性、丈夫 Rh 阳性；孕妇有出血倾向。

（三）并发症

胎儿镜检查属侵入性和创伤性检查，所以有可能引起感染（羊膜炎发生率为 5%）、出血（损伤腹壁、宫体、胎盘及脐带血管所致）、胎膜早破、流产、胎死宫内、羊水渗漏（羊水由穿刺点渗漏到羊膜囊外，沿子宫壁经宫颈口流出）等并发症。

1. 学习内容

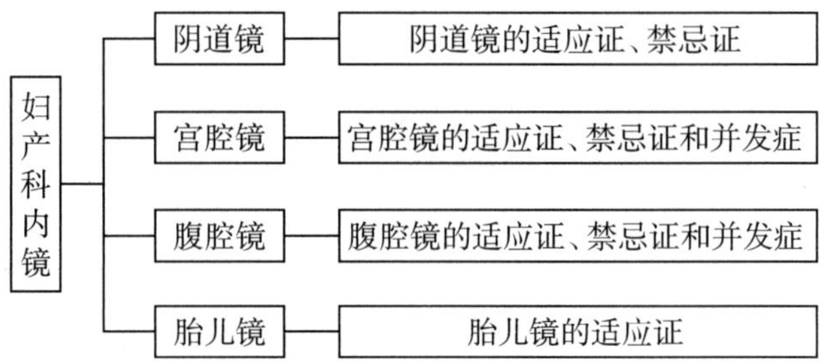

2. 学习方法

比较分析阴道镜、宫腔镜、腹腔镜、胎儿镜的适应证、禁忌证和并发症，指导临床合理使用妇产科内镜。

（张翼宙）

复习思考题

腹腔镜手术的适应证和禁忌证是什么？

方剂汇编

二　画

二仙汤(《中医方剂临床手册》):仙茅　淫羊藿　当归　巴戟天　黄柏　知母

二至丸(《医方集解》):女贞子　墨旱莲

人参养荣汤(《太平惠民和剂局方》):人参　黄芪　白术　茯苓　远志　陈皮　五味子　当归　白芍　熟地黄　肉桂　炙甘草　生姜　大枣

八珍汤(《正体类要》):当归　川芎　白芍药　熟地黄　人参　茯苓　炙甘草　白术

八珍益母汤(《景岳全书》):当归　白芍　丹参　黄芪　熟地黄　党参　茯苓　白术　炙甘草　益母草

三　画

下乳涌泉散(《清太医院配方》):当归　川芎　白芍　生地黄　天花粉　柴胡　漏芦　桔梗　麦芽　通草　白芷　穿山甲　王不留行　甘草

大补元煎(《景岳全书》):人参　山药　熟地黄　杜仲　当归　山茱萸　枸杞子　炙甘草

大黄牡丹皮汤(《金匮要略》):大黄　牡丹皮　桃仁　冬瓜仁　芒硝

四　画

开郁种玉汤(《傅青主女科》):当归　白芍　白术　茯苓　花粉　牡丹皮　香附

天王补心丹(《摄生秘剖》):生地黄　麦冬　天冬　玄参　人参　朱砂　茯苓　五味子　酸枣仁　柏子仁　远志　桔梗　当归　丹参

天仙藤散(《校注妇人良方》):天仙藤　香附　陈皮　甘草　乌药　生姜　紫苏叶　木瓜

五苓散(《伤寒论》):桂枝　泽泻　茯苓　猪苓　白术

五味消毒饮(《医宗金鉴》):银花　野菊花　蒲公英　紫花地丁　紫背天葵子

止带方(《世补斋·不谢方》):猪苓　茯苓　车前子　泽泻　茵陈　赤芍　牡丹皮　黄柏　栀子　牛膝

少腹逐瘀汤(《医林改错》):小茴香　干姜　没药　当归　川芎　官桂　赤芍　延胡索　蒲黄　五灵脂

内补丸(《女科切要》):鹿茸　菟丝子　潼蒺藜　黄芪　肉桂　桑螵蛸　肉苁蓉　制附子　白蒺藜　紫菀茸

牛黄清心丸(《痘疹世医心法》):牛黄　朱砂　黄连　黄芩　栀子　郁金

长胎白术散(《叶氏女科证治》):白术　当归　川芎　熟地黄　阿胶　黄芪　茯苓　艾叶　补骨脂　牡蛎

化瘀止崩汤(《中医妇科学》):炒蒲黄　五灵脂　益母草　南沙参　当归　川芎　三七粉

丹栀逍遥散(《女科撮要》):牡丹皮　山栀子　当归　白芍　柴胡　白术　茯苓　炙甘草　煨姜　薄荷

六味地黄丸(《小儿药证直诀》):熟地黄　山药　山萸肉　茯苓　泽泻　牡丹皮

五　画

玉女煎(《景岳全书》):熟地黄　生石膏　知母　牛膝　麦冬

甘麦大枣汤(《金匮要略》):小麦　甘草　大枣

左归丸(《景岳全书》):熟地黄　山药　山茱萸　枸杞子　牛膝　菟丝子　鹿角胶　龟板胶

左归饮(《景岳全书》):熟地黄　山药　枸杞子　炙甘草　茯苓　山茱萸

右归丸(《景岳全书》):熟地黄　山药　山茱萸　枸杞子　鹿角胶　菟丝子　杜仲　当归　肉桂　制附子

龙胆泻肝汤(《医方集解》):龙胆　黄芩　山栀子　泽泻　木通　车前子　当归　柴胡　甘草　生地黄

归肾丸(《景岳全书》):熟地黄　山药　山茱萸　茯苓　枸杞子　杜仲　菟丝子　当归

归脾汤(《校注妇人良方》):白术　茯神　黄芪　龙眼肉　酸枣仁　人参　木香　当归　远志　甘草　生姜　大枣

四君子汤(《太平惠民和剂局方》):人参　白术　茯苓　甘草

四物汤(《仙授理伤续断秘方》):熟地黄　当归　白芍　川芎

四神丸(《证治准绳》):补骨脂　吴茱萸　肉豆蔻　五味子

四海舒郁丸(《疡医大全》):青木香　陈皮　昆布　海藻　海带　海螵蛸　海蛤壳

生化汤(《傅青主女科》):当归　川芎　桃仁　炮姜　炙甘草

生地黄饮子(《杂病源流犀烛》):人参　黄芪　生地黄　熟地黄　石斛　天冬　麦冬　枳壳　泽泻　枇杷叶　甘草

加味五淋散(《医宗金鉴》):赤茯苓　栀子　当归　白芍　黄芩　甘草梢　生地黄　泽泻　木通　车前子　滑石

生脉散(《医学启源》):人参　麦冬　五味子

失笑散(《太平惠民和剂局方》):蒲黄　五灵脂

仙方活命饮(《校注妇人良方》):银花　赤芍　乳香　没药　当归尾　花粉　甘草　穿山甲　陈皮　防风　贝母　皂角刺　白芷

白术散(《全生指迷方》):白术　茯苓　大腹皮　生姜皮　陈皮

瓜蒌薤白半夏汤(《金匮要略》):瓜蒌　薤白　法半夏

半夏白术天麻汤(《医学心悟》):半夏　白术　天麻　茯苓　陈皮　甘草　生姜　大枣

加参生化汤(《傅青主女科》):人参　桃仁　当归　川芎　炮姜　甘草

加减一阴煎(《景岳全书》):生地黄　熟地黄　白芍　麦冬　知母　地骨皮　炙甘草

加减苁蓉菟丝子丸(《中医妇科治疗学》):肉苁蓉　菟丝子　覆盆子　枸杞子　熟地黄　当归　焦艾叶　桑寄生

六　画

百合固金汤(《慎斋遗书》):生地黄　熟地黄　麦冬　百合　桔梗　贝母　玄参　当归　白芍　甘草

夺命散(《妇人大全良方》):没药　血竭末

血府逐瘀汤(《医林改错》):川芎　当归　生地黄　赤芍　桃仁　红花　枳壳　柴胡　甘草　桔梗　牛膝

安胎饮(《太平惠民和剂局方》):当归　川芎　熟地黄　白芍　黄芪　阿胶　白术　茯苓　甘草　地榆　半夏

导赤散(《小儿药证直诀》):生地黄　淡竹叶　甘草梢　木通

阳和汤(《外科证治全生集》):麻黄　熟地黄　白芥子　炮姜炭　肉桂　甘草　鹿角胶

七　画

寿胎丸(《医学衷中参西录》):菟丝子　桑寄生　续断　阿胶

苍附导痰丸(《叶天士女科诊治秘方》):苍术　胆南星　香附　枳壳　半夏　陈皮　茯苓　甘草　生姜　神曲

杞菊地黄丸(《麻疹全书》):熟地黄　山茱萸　山药　泽泻　茯苓　牡丹皮　枸杞子　菊花

两地汤(《傅青主女科》):生地黄　玄参　白芍　麦冬　阿胶　地骨皮

牡蛎散(《证治准绳》):煅牡蛎　川芎　熟地黄　白茯苓　龙骨　续断　当归　炒艾叶　人参　五味子　地榆　甘草

身痛逐瘀汤(《医林改错》):秦艽　川芎　桃仁　红花　甘草　羌活　没药　当归　五灵脂　香附　牛膝　地龙

免怀散(《济阴纲目》):红花　当归尾　赤芍　川牛膝

完带汤(《傅青主女科》):人参　白术　白芍　山药　苍术　陈皮　柴胡　黑芥穗　车前子　甘草

启宫丸(《医方集解》):制半夏　苍术　香附(童便浸炒)　茯苓　神曲(炒)　陈皮　川芎　炙甘草

补中益气汤(《脾胃论》):人参　黄芪　白术　当归　橘皮　甘草　柴胡　升麻

补肾固冲丸(《新编中医治疗学》):菟丝子　川断　巴戟天　杜仲　鹿角霜　当归　熟地黄　枸杞子　阿胶　党参　白术　大枣　砂仁

补肾祛瘀方(经验方):淫羊藿　仙茅　熟地黄　怀山药　香附　鸡血藤　三棱　莪术　丹参

八　画

肾气丸(《金匮要略》):熟地黄　山药　山萸肉　茯苓　泽泻　牡丹皮　附子　桂枝

固冲汤(《医学衷中参西录》):白术　黄芪　煅龙骨　煅牡蛎　山茱萸　白芍　海螵蛸　茜草根　棕榈炭　五倍子

知柏地黄丸(《医宗金鉴》):熟地黄　山茱萸　山药　泽泻　茯苓　牡丹皮　知母　黄柏

参附汤(《正体类要》):人参　附子

参苓白术散(《太平惠民和剂局方》):人参　茯苓　白术　山药　白扁豆　莲肉　桔梗　薏苡仁　砂仁　甘草

九　画

荆防四物汤(《医宗金鉴》):荆芥　防风　川芎　当归　白芍　熟地黄

茵陈蒿汤(《伤寒论》):茵陈　栀子　大黄

茯苓导水汤(《医宗金鉴》):茯苓　猪苓　白术　泽泻　槟榔　木瓜　砂仁　木香　陈皮　大腹皮　桑白皮　苏叶

胃苓汤(《丹溪心法》)苍术　厚朴　陈皮　桂枝　白术　泽泻　茯苓　猪苓　生姜　大枣　甘草

香砂六君子汤(《古今名医方论》):人参　白术　茯苓　甘草　半夏　陈皮　砂仁　木香　生姜

香棱丸(《济生方》):木香　丁香　京三棱　枳壳　青皮　川楝子　茴香　莪术

保阴煎(《景岳全书》):生地黄　熟地黄　白芍　山药　续断　黄芩　黄柏　甘草

胎元饮(《景岳全书》):人参　当归　杜仲　白芍　熟地黄　白术　陈皮　炙甘草

独活寄生汤(《备急千金要方》):独活　桑寄生　秦艽　防风　细辛　当归　川芎　干地黄　杜仲　牛膝　人参　茯苓　甘草　桂心　芍药

养心汤(《仁斋直指方论》):人参　黄芪　肉桂　茯苓　当归　川芎　远志　茯神　五味子　柏子仁　炙甘草　法半夏　酸枣仁

养荣壮肾汤(《叶氏女科证治》):当归　川芎　独活　肉桂　杜仲　川断　桑寄生　防风　生姜

养精种玉汤(《傅青主女科》):大熟地黄(酒蒸)　当归(酒洗)　白芍(酒炒)　山萸肉(蒸熟)

送子丹(《傅青主女科》):生黄芪　当归　麦冬　熟地黄　川芎

举元煎(《景岳全书》):人参　黄芪　白术　升麻　甘草

宫外孕Ⅱ号方(山西医科大学第一医院):丹参　赤芍　桃仁　三棱　莪术

宫外孕Ⅰ号方(山西医科大学第一医院):丹参　赤芍　桃仁

栀子清肝汤(《外科正宗》):栀子　牡丹皮　柴胡　当归　白芍　茯苓　川芎　牛蒡子　甘草　黄连　黄芩　煅石膏

十　画

泰山磐石散(《景岳全书》):人参　黄芪　白术　炙甘草　当归　白芍　川芎　熟地黄　砂仁　糯米　川断　黄芩

海藻玉壶汤(《外科正宗》):海藻　昆布　海带　青皮　陈皮　半夏　贝母　连翘　甘草　当归　川芎　独活

真武汤(《伤寒论》):炮附子　白术　茯苓　芍药　生姜

桂枝茯苓丸(《金匮要略》):茯苓　桂枝　牡丹皮　赤芍　桃仁

桃红四物汤(《医垒元戎》):当归　熟地黄　白芍　川芎　桃仁　红花

桃核承气汤(《伤寒论》):大黄　芒硝　桃仁　桂枝　炙甘草

逐瘀止崩汤(《安徽中医验方选集》):当归　川芎　三七　没药　五灵脂　牡丹皮炭　炒丹参　炒艾叶　阿胶(蒲黄炒)　龙骨　牡蛎　乌贼骨

柴胡疏肝散(《证治准绳》):柴胡　枳壳　炙甘草　白芍　川芎　香附　陈皮

逍遥散(《太平惠民和剂局方》):柴胡　当归　白芍　白术　茯苓　甘草　煨姜　薄荷

消渴方(《丹溪心法》):黄连　生地黄　藕汁　天花粉　人乳汁　姜汁　蜂蜜

健固汤(《傅青主女科》):人参　茯苓　白术　巴戟天　薏苡仁

益气养阴煎(经验方):党参　生黄芪　白术　白芍　天冬　麦冬　牡丹皮　鹿角霜　生地黄　天花粉　枸杞子　五味子　广木香　佛手片

调肝汤(《傅青主女科》):山药　阿胶　当归　白芍　山茱萸　巴戟天　甘草

调经散(《太平惠民和剂局方》):当归　肉桂　没药　琥珀　赤芍　细辛　麝香

通乳丹(《傅青主女科》):人参　生黄芪　当归　麦冬　木通　桔梗　七孔猪蹄

十一画

理冲汤(《医学衷中参西录》):生黄芪　党参　白术　山药　天花粉　知母　三棱　生鸡内金　莪术

黄芪桂枝五物汤(《金匮要略》):黄芪　芍药　桂枝　生姜　大枣

黄连解毒汤(《外台秘要》):黄连　黄芩　黄柏　栀子

救母丹(《傅青主女科》):人参　当归　川芎　益母草　赤石脂　炒荆芥

银甲丸(《王渭川妇科经验选》):银花　鳖甲　连翘　升麻　红藤　蒲公英　紫花地丁　生蒲黄　椿根皮　大青叶　茵陈　桔梗　琥珀末

脱花煎(《景岳全书》):当归　川芎　红花　牛膝　车前子　肉桂

羚角钩藤汤(《通俗伤寒论》):羚羊角　钩藤　桑叶　菊花　贝母　竹茹　生地黄　白芍　茯神　甘草

清肝止淋汤(《傅青主女科》):白芍　生地黄　当归　阿胶　牡丹皮　黄柏　牛膝　香附　红枣　小黑豆

清肺解毒散结汤(《中医妇科临床手册》):金银花　连翘　鱼腥草　薏苡仁　瓜蒌仁　川贝母　沙参　生地黄　麦冬　牡丹皮　桃仁　山慈菇　白茅根　生甘草

清经散(《傅青主女科》):牡丹皮　地骨皮　白芍　熟地黄　青蒿　黄柏　茯苓

清热安胎饮(《刘奉五妇科经验》):山药　石莲　黄芩　黄连　椿根白皮　侧柏炭　阿胶

清热固经汤(《简明中医妇科学》):生地黄　地骨皮　炙龟板　牡蛎粉　阿胶　黄芩　藕节　棕榈炭　甘草　焦栀子　地榆

清热调血汤(《古今医鉴》):牡丹皮　黄连　生地黄　白芍　当归　川芎　红花　桃仁　延胡索　莪术　香附

十二画

趁痛散(《经效产宝》):当归　黄芪　白术　炙甘草　肉桂　独活　牛膝　生姜　薤白

温土毓麟汤(《傅青主女科》):人参　白术　山药　巴戟天　覆盆子　神曲

温经汤(《妇人大全良方》):人参　当归　川芎　白芍　肉桂　莪术　牡丹皮　甘草　牛膝

温经汤(《金匮要略》):吴茱萸　当归　白芍　川芎　人参　桂枝　阿胶　生姜　甘草　半夏　牡丹皮　麦冬

温胞饮(《傅青主女科》):巴戟天　补骨脂　菟丝子　肉桂　附子　杜仲　白术　山药　芡实　人参

犀角地黄汤(《外台秘要》):犀角(现用水牛角代)　生地黄　牡丹皮　芍药

十　三　画

催生立应散(《古今医鉴》):车前子　当归　冬葵子　牛膝　川芎　大腹皮　枳壳　白芷　白芍

解毒活血汤(《医林改错》):连翘　葛根　柴胡　枳壳　当归　赤芍　生地黄　红花　桃仁　甘草

十　四　画

毓麟珠(《景岳全书》):人参　白术　茯苓　芍药(酒炒)　川芎　炙甘草　当归　熟地黄　菟丝子(制)　鹿角霜　杜仲(酒炒)　花椒

膈下逐瘀汤(《医林改错》):当归　赤芍　川芎　桃仁　红花　枳壳　延胡索　五灵脂　牡丹皮　香附　甘草　乌药

漏芦散(《太平惠民和剂局方》):漏芦　蛇蜕　瓜蒌

十五画及以上

增液汤(《温病条辨》):生地黄　玄参　麦冬

鲤鱼汤(《备急千金要方》):鲤鱼　当归　白芍　白术　茯苓　生姜　橘红

橘皮竹茹汤(《金匮要略》):橘皮　竹茹　大枣　人参　生姜　甘草

英文缩写与英中文对照

3-DUI	3-dimension ultrasonography imaging	三维超声诊断法

A

ACTH	adrenocorticotropic hormone	促肾上腺皮质激素
AD	abdominal diameter	腹径
AFI	amniotic Fluid Index	羊水指数
AFP	alpha-fetoprotein	甲型胎儿蛋白
AFS	American Fertility Society	美国生育学会
AFV	amniotic fluid volume	单一最大羊水暗区垂直深度测定/羊水容量
AGC	atypical glandular cells	非典型腺细胞
AGS	American Gynecological Society	美国妇科学会
AI	artificial insemination	人工授精
AID	artificial insemination with donor' s sperm	供精人工授精
AIS	adenocarcinoma in situ	原位腺癌
ART	assisted reproductive techniques	辅助生殖技术

B

BBT	basal body temperature	基础体温
BPD	biparietal diameter	双顶径

C

CT	computerized tomography	计算机体层成像
CA125	cancer antigen 125	癌抗原 125
CA19-9	carbohydrate antigen19-9	糖链抗原 19-9
CAH	congenital adrenal hyperplasia	先天性肾上腺皮质增生症
CCT	computer-assisted cytology test	计算机辅助细胞检测
CDC	centers for disease control	疾病控制中心
CEA	carcinoembryonic antigen	癌胚抗原
CI	cornification index	角化指数
CIN	cervical intraepithelial neoplasia	宫颈上皮内瘤变
CMV	cytomegalovirus	人类巨细胞病毒
CRL	crown-rump length	头臀长

D

DIC	disseminated or diffuse intravascular coagulation	弥散性血管内凝血
DNA	deoxyribonucleic acid	脱氧核糖核酸

E

E	estrogen	雌激素
E_1	estrone	雌酮
E_2	estradiol	雌二醇
E_3	estriol	雌三醇
ECC	endocervical curettage	宫颈管搔刮术
EI	eosinophilic index	嗜伊红细胞指数
ELISA	enzyme linked immunosorbent assay	酶联免疫吸附测定法
ER	estrogen receptor	雌激素受体

F

FDP	fibrinogen degradation product	纤维蛋白原裂解产物
FIGO	international federation of gynecology and obstetrics	国际妇产科联盟
FL	femur length	股骨长度
FSH	follicle-stimulating hormone	卵泡刺激素

G

Gn	gonadotropin	促性腺激素
GnRH	gonadotropin-releasing hormone	促性腺激素释放激素
GTD	gestational trophoblastic disease	妊娠滋养细胞疾病

H

HCG	human chorionic gonadotrophin	人绒毛膜促性腺激素
HMG	human menopausal gonadotropin	人尿促性腺激素
HPL	human placental lactogen	人胎盘催乳素
HPOA	hypothalamus-pituitary-ovary axis	下丘脑-垂体-卵巢轴
HPV	human papilloma virus	人乳头瘤病毒
HSG	hystero-salpingography	子宫输卵管造影
HSV	herpes simplex virus	单纯疱疹病毒
HT	hormone therapy	性激素治疗

I

IUD	intrauterine device	宫内节育器
IVF-ET	in vitro fertilization and embryo transfer	体外受精-胚胎移植

K

KI	karyopyknotic index	致密核细胞指数

L

LH	luteinizing hormone	黄体生成素

LHRH	luteinizing hormone releasing hormone	黄体生成激素释放激素
LMP	last menstrual period	末次月经
LUFS	lutenized unruptured	未破裂卵泡黄素化综合征

M

MDC	minimal deviation adenocarcinoma	微偏腺癌
MI	maturation index	成熟指数
MRI	magnetic resonance imaging	磁共振成像

N

NT	nuchal translucency	胎儿颈项后透明带厚度

O

OHSS	ovarian hyperstimulation syndrome	卵巢过度刺激综合征

P

P	progesterone	孕酮
PAPP-A	pregnancy associated plasma protein-A	妊娠相关蛋白 A
PCOS	polycystic ovary syndrome	多囊卵巢综合征
PCR	polymerase chain reaction	聚合酶链反应
PET	positron emission tomography	正电子发射体层显像
PG	prostaglandin	前列腺素
PI	pulsatility index	搏动指数
PIF	permeability increasing factor	通透性增加因子
PMP	previous menstrual period	前次月经日期
PMS	premenstrual syndrome	经前期综合征
PR	progestogen receotor	孕激素受体
PRL	prolactin	催乳素

R

RIA	radioimmunoassay	放射免疫测定

S

SCCA	squamous cell carcinoma	鳞状细胞癌

T

T	testosterone	睾酮
TD	thoracic diameter	胸径
TRH	thyrotropin releasing hormone	促甲状腺素释放激素
TVT-O	trans vaginal taping obturator	经闭孔无张力尿道中段悬吊带术

U

uE_3	free estriol	游离雌三醇

V

VIN	vulvar intraepithelial neoplasia	外阴上皮内瘤变

W

WHO	world health organization	世界卫生组织

主要参考文献

1. 乐杰. 妇产科学[M]. 7版. 北京:人民卫生出版社,2008.
2. 丰有吉,沈铿. 妇产科学[M]. 2版. 北京:人民卫生出版社,2010.
3. 谢幸,苟文丽. 妇产科学[M]. 8版. 北京:人民卫生出版社,2013.
4. 沈铿,马丁. 妇产科学[M]. 3版. 北京:人民卫生出版社,2015.
5. F. Gary Cunningham, Normanegant, Kenneth,等. 威廉姆斯产科学[M]. 21版. 段涛,丰有吉,狄文主译. 济南:山东科技出版社,2006.
6. 司徒仪. 中西医结合妇产科学[M]. 2版. 北京:科学出版社,2008.
7. 庄依亮. 现代产科学[M]. 北京:科学出版社,2009.
8. 刘敏如,谭万信. 中医妇产科学[M]. 北京:人民卫生出版社,2011.
9. 曹泽毅. 中华妇产科学[M]. 2版. 北京:人民卫生出版社,2004.
10. 苏应宽,徐增祥,江森,等. 实用产科学[M]. 2版. 山东:山东科学技术出版社,2004.
11. 张晓丹. 中西医结合妇产科学[M]. 北京:人民军医出版社,2006.
12. 马宝璋. 中医妇科学[M]. 上海:上海科技出版社,2006.
13. 尤昭玲. 中西医结合妇产科学[M]. 北京:中国中医药出版社,2006.
14. 郎景和,沈铿,向阳. 临床妇科肿瘤学[M]. 6版. 北京:人民卫生出版社,2003.
15. 张玉珍. 中医妇科学[M]. 2版. 北京:中国中医药出版社,2007.
16. 刘敏如,谭万信. 中医妇产科学[M]. 北京:人民卫生出版社,2011.
17. 罗颂平. 刘雁峰. 中医妇产科学[M]. 北京:人民卫生出版社,2016.
18. 王泽华. 妇产科学[M]. 6版. 北京:人民卫生出版社,2009.
19. 欧阳慧卿. 中医妇科学[M]. 北京:人民卫生出版社,2002.
20. 中华医学会妇产科学分会产科学组. 新产程标准及处理的专家共识(2014). 中华妇产科杂志,2014,49(7):486.

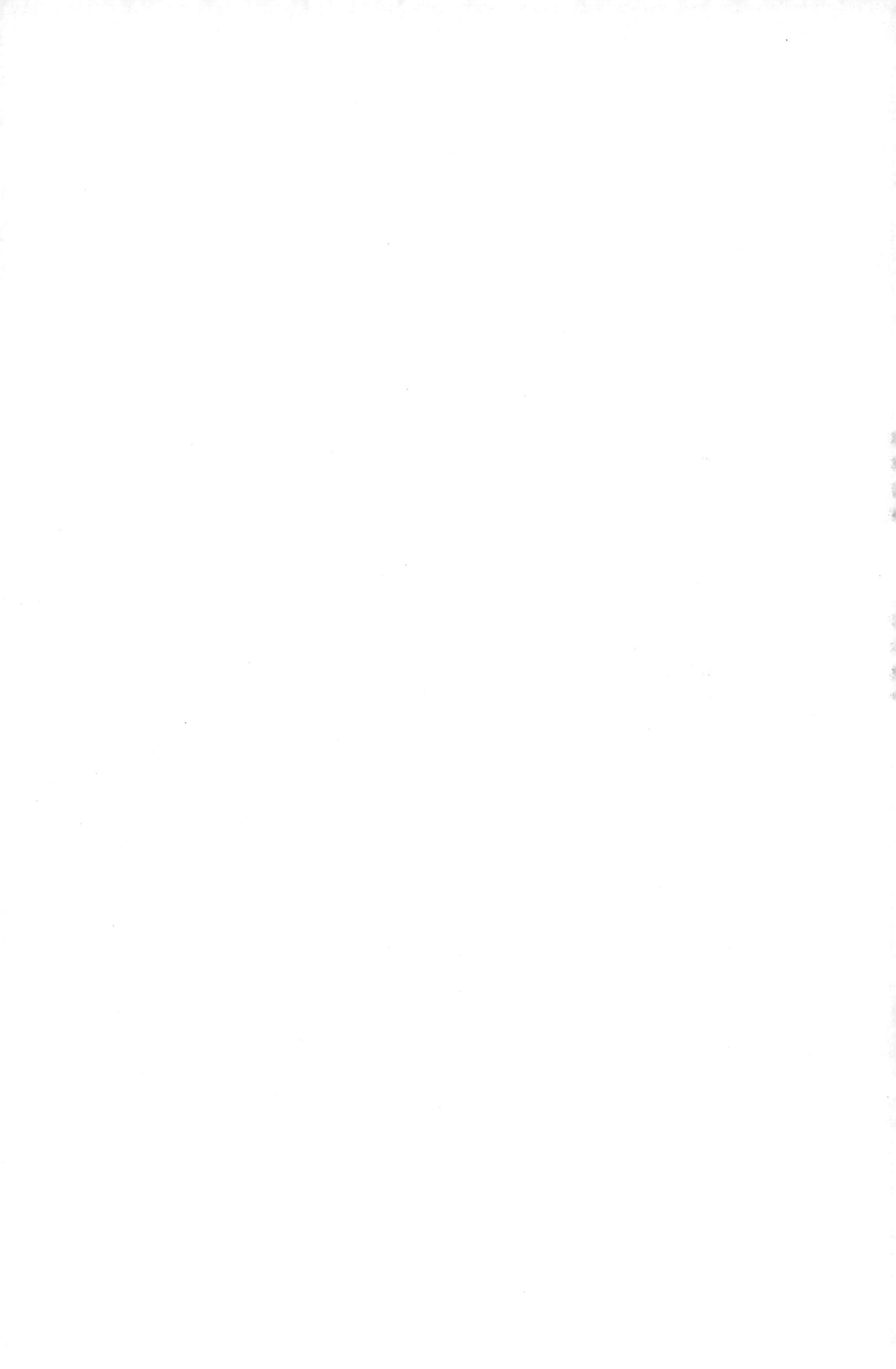

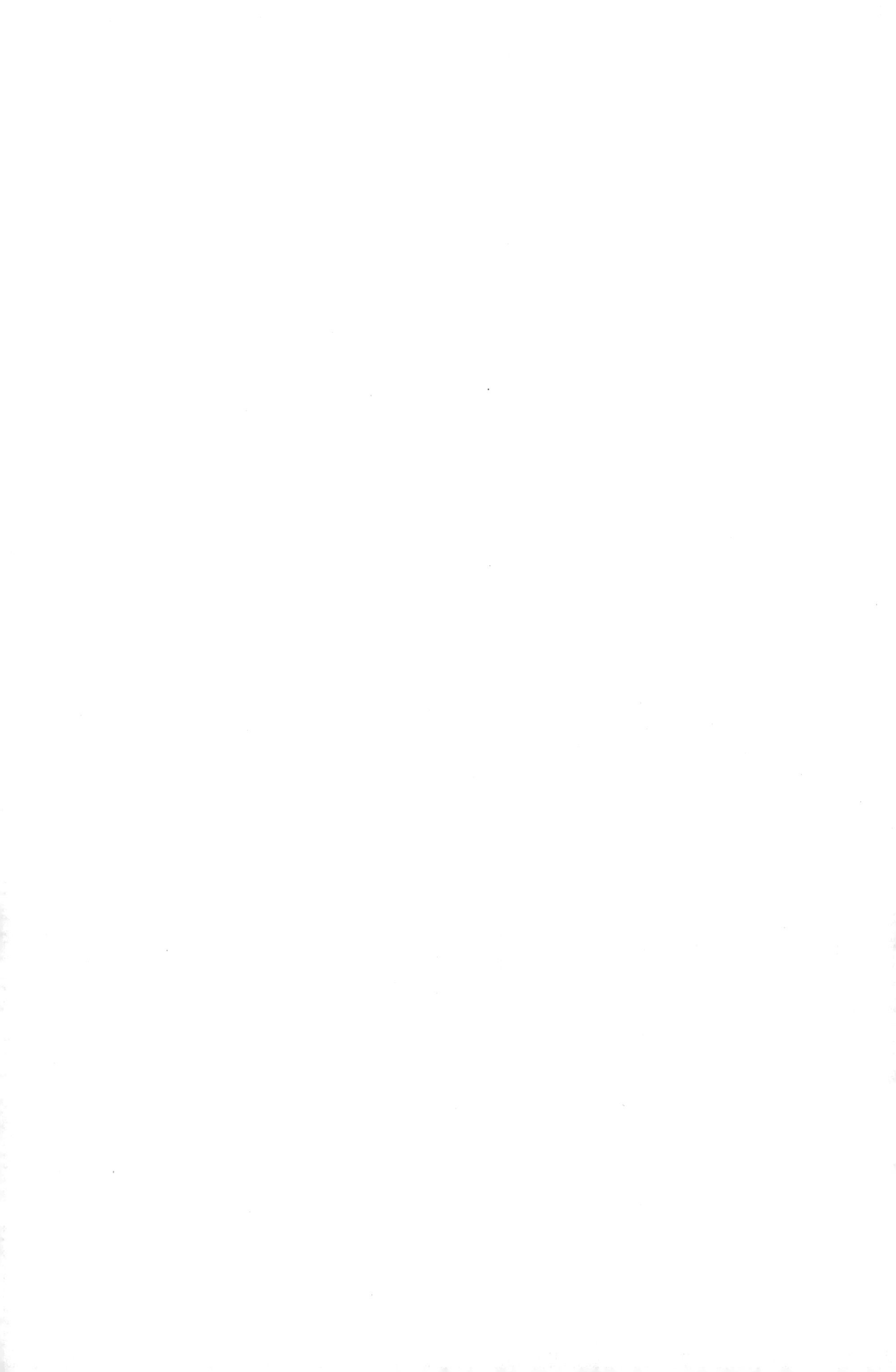

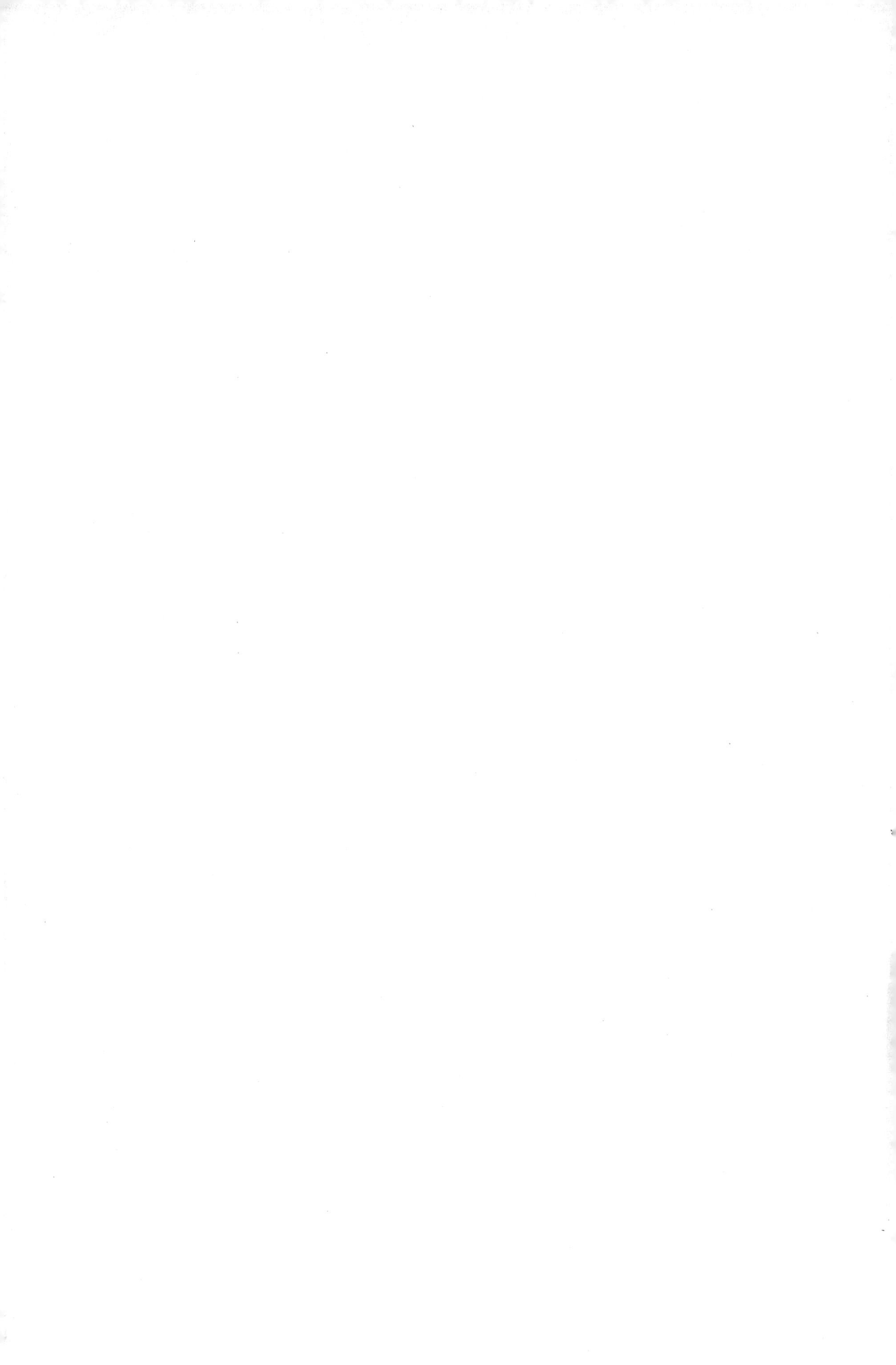